DICTIONNAIRE
HISTORIQUE
DE LA
MÉDECINE.

TOME PREMIER.

DICTIONNAIRE
HISTORIQUE
DE LA
MÉDECINE,

CONTENANT

SON ORIGINE, SES PROGRÈS,

ses Révolutions, ses Sectes & son Etat chez différens Peuples ; ce que l'on a dit des Dieux ou Héros anciens de cette Science :

L'HISTOIRE

DES PLUS CÉLÉBRES MÉDECINS,

Philofophes ou Perfonnes favantes de toutes Nations qui ont concouru à fon avancement ;

DES FAMEUX ANATOMISTES , CHIRURGIENS, BOTANISTES & CHIMISTES;

AVEC

L'expofition de leurs Sentimens & de leurs Découvertes, & le Catalogue de leurs principaux Ouvrages ; le tout d'après ce que les meilleurs Auteurs ont écrit fur cette Matiére.

Par Mr. ELOY, Médecin-Confultant de S. A. R. Madame la Princeffe de Lorraine, & Penfionnaire de la Ville de Mons.

TOME PREMIER.

A LIÉGE & à FRANCFORT *en Foire*,
Chez J. F. BASSOMPIERRE, Imprimeur & Libraire. **1755.**
Avec Approbation.

*Quidni ego magnorum virorum & imagines ha-
beam , incitamenta animi , & natales celebrem ?
Quidni eos honoris causâ femper appellem ?... Ego
verò illos veneror & tantis nominibus affurgo.*

Seneca Epiftolâ LXIV.

AVERTISSEMENT.

JE me fais un devoir d'avertir que cet Ouvrage n'eſt qu'un amas de matériaux étrangers, & que les choſes qui viennent de moi, ſe rapportent preſ-que toutes au choix & à l'arrangement, ainſi qu'à la traduction de quelques paſſages tirés des Hiſto-riens Latins, que j'ai mis en notre Langue, pour éviter une bigarrure incommode. Le Dictionnaire hiſtorique de *Moreri*; le Dictionnaire univerſel de Médecine de *James*, mis au jour par Mr. *Julien Buſſon*, Docteur Régent de la Faculté de Paris; la Bibliothéque Belgique de Mr. *Foppens*, Cha-noine de l'Egliſe Métropolitaine de Malines; le Dictionnaire hiſtorique portatif de Mr. *l'Advocat*, Docteur & Bibliothéquaire de Sorbonne; les Hiſ-toires de la Médecine que nous ont données les célébres Médecins *Freind* & *Daniel Le Clerc*; l'Etat de la Médecine ancienne & moderne de *Clifton*; le cinquiéme Livre des Maux Vénériens du ſavant *Aſtruc*; l'Ouvrage de *Vander Linden*, *de Scriptis medicis*; le Traité de l'Opinion de Mr. *Le Gendre*; les Eloges des Hommes ſavans de Mr. *De Thou*, avec les Additions de *Teiſſier*; enfin, les Vies des Auteurs que j'ai trouvées à la tête de leurs Ouvrages, ſont les ſources principales où j'ai puiſé ce qui convenoit à mon texte.

Les Profeſſions les plus ſérieuſes ont leurs amu-ſemens; le bon gout fait y joindre l'utile, & il n'en eſt point de plus fructueux pour l'Homme de Let-tre, que la lecture de l'Hiſtoire de ſa Profeſſion:

A iij

c'eſt être étranger chez ſoi, que d'ignorer l'Hiſtoire du Pays qu'on habite. Pour éviter un pareil reproche, dès que je fus entré dans la Médecine, je m'amuſai beaucoup de l'Hiſtoire de ma Profeſſion, & de celles des grands Hommes qui l'ont exercée; & croyant que cet amuſement pourroit plaire à d'autres, je conçus le deſſein de donner à mes Confreres l'Hiſtoire de cette République, dont ils ſont les Citoyens & les Membres. C'eſt dans cette vue que, depuis pluſieurs années, j'ai employé mes heures de loiſir à raſſembler dans un ſeul Ouvrage ce que j'avois rencontré dans différens Auteurs, avoir du rapport à l'Hiſtoire de la Médecine & des Médecins; & pour fournir à la curioſité un moyen plus facile de ſe contenter, j'ai préféré l'ordre alphabétique à celui de la chronologie. En effet, on trouve à l'inſtant dans un Dictionnaire, ce qu'on devroit chercher plus long-tems dans un livre écrit d'une autre façon : d'ailleurs, les Dictionnaires ſont aujourd'hui à la mode, & je m'y ſuis conformé.

Il eſt peu de Science qui ait ſouffert autant de révolutions que la Médecine. Comme elle a toujours eu beſoin d'être ſoutenue par la raiſon, elle a éprouvé toutes les viciſſitudes de l'eſprit humain. D'abord *l'Art de guérir* fut purement naturel; la néceſſité & le hazard en avoient jetté les premiers fondemens. On en fit enſuite un Corps de Science, que l'on diviſa en pluſieurs mains, pour multiplier les ſecours auxquels l'attention d'un ſeul homme n'auroit pu ſuffire. Les différentes Sectes que produiſit l'eſprit de ſiſtême, retarderent dans tous les tems, les heureux progrès de la Médecine vers ſa perfection : c'eſt au ſiécle où nous vivons, qu'il étoit reſervé d'y mettre le comble. Voilà le fond

de l'Hiftoire de la Médecine que renferme ce Dictionnaire ; & pour le rendre complet, on y a joint
le portrait de l'état où étoit cette Science chez les
différens Peuples qui l'ont anciennement cultivée,
& chez qui elle ne fait aujourd'hui qu'une figure fort
trifte. Quant à l'Hiftoire des Médecins, on s'eft étudié à parler des plus célébres de toutes les Nations,
des Chimiftes, Botaniftes, Anatomiftes ; on a rangé
dans le même ordre alphabétique, les Chirurgiens
les plus fameux, les Philofophes-Médecins, & les
Perfonnes favantes qui ont concouru pour quelque
chofe, à l'avancement de la Médecine. A tout ce
qu'on a pu recueillir de la vie de ces grands Hommes, on a joint leurs fentimens & leurs découvertes, & le titre, ainfi que l'endroit de l'impreffion de
leurs principaux Ouvrages. On n'a pas même oublié l'Hiftoire des Dieux & des Héros de la Médecine ancienne. Tout le monde fait que dans le
tems des ténébres de l'Idolâtrie, il en coutoit peu
à la vanité des hommes pour fe faire déifier, &
qu'il en coutoit encore moins à l'admiration des
Peuples pour ranger au nombre de fes Dieux, ceux
qui s'étoient diftingués par leurs fervices ou par
leur induftrie.

Voilà le précis des matiéres que j'ai arrangées
dans ce Dictionnaire. Qu'on ne me reproche point
de n'en être que le Copifte ; en ceci je me fais
honneur de l'être ; je nomme mes Originaux. A
quoi auroit fervi de donner un tour différent aux
morceaux d'Hiftoire que je rapporte, quand je les
ai trouvé bien écrits ? L'ambition a porté plufieurs
Ecrivains à éviter de paroître Copiftes ; fous un
foible déguifement ils ont profité dans le filence
des travaux d'autrui, & par-là font devenus Pla-

A iv

giaires. J'avertis donc, encore une fois, que cet Ouvrage n'eſt qu'une compilation de matériaux étrangers, & j'eſpére que le favorable accueil que le Public a fait aux Auteurs qui ſont mes Originaux, paſſera juſqu'aux morceaux détachés, qui ne ſont pas moins leur Ouvrage, pour être arrangés dans ce Dictionnaire.

Je prie le Lecteur de conſulter la Table ſuivante, pour fixer les différens points de Chronologie qu'il rencontrera.

Depuis la Création du monde juſqu'au Déluge, ſont écoulés   1656 ans.

Depuis la Création juſqu'à la Fondation de Rome   3253

Depuis la Création juſqu'à JESUS-CHRIST,   4004

La Ville de Troye fut priſe par les Grecs, l'an du monde   2820

La premiére Olympiade a commencé l'Eté de l'an du monde   3228

L'Hégire a commencé l'an de ſalut   622

Comme les années de l'Hégyre ſont lunaires, &, par conſéquent, plus courtes que les nôtres, elles ne s'y rapportent qu'en faiſant une trente-troiſiéme année intercalaire ; ce qui ſuffit à peu près pour faire quadrer le tems, au moins avec aſſez de juſteſſe pour l'Hiſtoire.

DICTIONNAIRE
HISTORIQUE.

A.

AARON ou AHRON d'Alexandrie, Médecin, qui vêcut vers l'an 22 du septiéme siécle. Il écrivit en Langue Syrienne un Ouvrage de Médecine, qu'il divifa en 30 Traités, & intitula : *Pandecte ;* Maferjawaih le traduifit en Arabe environ l'an 623. Aaron avoit puifé la matiére de cet Ouvrage dans les Auteurs Grecs, ainfi qu'avoient fait avant lui la plupart de ceux qui avoient écrit en Langue Syrienne ; & ce fut principalement par le moyen des livres écrits en cette derniére Langue, que la doctrine des Grecs paffa chez les Arabes. Aaron eft le plus ancien Auteur qui ait parlé de la petite verole.

AARON HARISCHON, célébre Rabbin Caraïte, exerçoit la Médecine à Conftantinople en 1294. On a de lui un favant Commentaire fur le Pentateuque qui fe trouve manufcrit à la Bibliothéque du Roi de France ; une bonne Grammaire Hébraïque imprimée à Conftantinople en 1581. in-8vo. & plufieurs autres Ouvrages. Il cite fouvent les traditions des anciens Hébreux, & fuit prefque par-tout le fens litteral.

ABANO. *Voyez* APONO.

ABARIS, Scythe, qu'on croit avoir été verfé dans la Médecine. Il étoit Prêtre d'Apollon l'Hyperboréen. Ce fut un de ces Barbares dont la Gréce admira la fageffe & la vertu. On dit qu'il étoit habile à prédire les tempêtes, les tremblemens de terre, & qu'il parcouroit le monde en rendant des oracles. On le donne pour l'Auteur de plufieurs Talifmans, dont la vertu étoit de préferver à jamais les Villes de la pefte. Platon exalte fon intelligence dans l'art des incantations; d'autres affurent que les Troyens acheterent de lui le *Palladium*, qu'il avoit compofé d'os humains, & pour cette raifon on le place avant la guerre de Troye; d'autres, avec plus de vraifemblance, le renvoient au tems de Pythagore, & difent qu'il fut envoyé en ambaffade à Athénes par les Hyperboréens vers 564. avant J. C. Il eft bien apparent que tout ce qu'on en raconte, eft fabuleux, & que la feule chofe qui foit vraie, c'eft que ce fut un homme très-confidéré.

ABATIA, (Bernard) de Touloufe, Médecin, Jurifconfulte & Mathématicien, a fleuri fur la fin du feiziéme fiécle. Il enfeigna le Droit, les Mathématiques & les Langues favantes à Paris & ailleurs; il compofa auffi divers Traités, dont les Auteurs de ce tems parlent avec éloge.

ABEILLE, (Scipion) frere de Gafpar, célébre Poëte François, mourut à Paris le 9 Décembre 1697. Il étoit habile Chirurgien. Il compofa une Hiftoire abrégée des os, qui eft eftimée, & dans laquelle il inféra des vers de fa façon, dont l'Abbé Abeille, fon frere, auroit pu fe faire honneur.

ABERCROMBYUS, (David) Médecin Anglois, de qui nous avons un Traité touchant la cure des maux vénériens, imprimé à Londres en 1684. fous ce titre :

Tuta ac efficax luis venerea, fæpè abfque Mercurio & femper abfque falivatione mercuriali, curandæ methodus, in-12.

Nous avons du même Médecin un autre Ouvrage, où il traite encore de cette maladie; il eft intitulé :

Davidis Abercrombyi Opufcula hactenus edita. Londini, 1687. in-12.

ABETHENCOURT, (Jacques) Médecin de Rouen, de qui nous avons le Traité fuivant :

Nova pœnitentialis Quadragefima, & Purgatorium in morbum Gallicum five venereum, unà cum Dialogo aquæ argenti ac ligni Guaiaçi colluctantium fuper dicti morbi curationis prælatura. Opus fructiferum. Parifiis, 1527. in-8vo.

Il eft le premier Médecin François qui ait écrit fur les maux vénériens, peut-être parce que cette maladie fe fit fentir à Rouen avant qu'elle ne fe communiquât aux autres Villes du Royaume : c'eft du moins ce qu'en penfent Rabelais & Menjot.

ABHOMERON-ABEN-ZOAR. Il est le même qu'Avenzoar.

ABI-OSBAIA, Historien Arabe, qui a écrit la vie de plus de 300 Médecins, tant de sa Nation, que Syriens, Persans & Egyptiens. Sa façon d'écrire est mêlée d'enthousiasme, & remplie de quantité de fables ; en quoi il s'est assez conformé au gout de la plupart des Arabes. Le principal but de cet Historien, est de vanter les grands honneurs, les pensions & les recompenses considérables que les Califes avoient accordé aux Médecins, dont il fait mention dans son Ouvrage. Voilà à quoi se bornent les connoissances que cet Auteur nous a transmises ; il se tait sur d'autres plus interessantes, telles que sont les écrits de ces Médecins, dont malheureusement aucuns ne sont parvenus jusqu'à nous, si on excepte ceux de Mesué, de Rhazes & d'Avicenne.

ABIOSI, (Jean) de Naples, vivoit sur la fin du XV. siécle, vers l'an 1494. Il étoit Professeur en Médecine & aux Mathématiques, & il laissa divers Ouvrages beaucoup estimés. Entre ceux-là, il y a un Dialogue de l'Astrologie judiciaire, qu'il dédia à Alphonse Roi de Naples, & qui a été mis au nombre des Ouvrages censurés.

ABOLI-ABISCENNE. *Voyez* Avicenne.

ABOUL-MIAMEN-MOSTHAFA , Médecin célébre parmi les Arabes, qui a travaillé sur un livre intitulé : *Escharat val Nadhair*, qui est un Ouvrage de Phisionomie. Il mourut l'an de l'Hégire 1015. qui est de salut 1606.

ABOU-MAHER-MOUSSA-BEN-JASSER, Maître d'Ali-Ben-Abbas, & Auteur d'un Cours de Médecine, intitulé : *Maleki*. Les Orientaux s'en sont toujours servi jusqu'à ce que le Canon d'Avicenne ait paru.

ABOU-SAHAL, surnommé Al-Massihi, c'est-à-dire, *le Chrétien*, fut Maître d'Avicenne dans la Médecine, & composa un livre qu'il intitula : *Miat*, c'est-à-dire, *Centiloquium*, *les cent Traités*.

ABOU-SALEM, Médecin Chrétien, Jacobite de secte, surnommé Ben-Caraba, natif de Malatie, ou Melitenne en Armenie, servoit Aladin le Selgiucide, Sultan d'Iconie. Il s'empoisonna lui-même par désespoir, croyant avoir perdu les bonnes graces de ce Prince.

ABRAHAM, célébre Patriarche & Pere des Croyans,

nâquit à Ur dans la Chaldée vers 1996. avant Jefus-Chrift. On dit que ce Patriarche fut la Médecine, & qu'il l'apprit aux Egyptiens pendant fon féjour dans leur Pays. On ne trouve rien dans l'Ecriture qui puiffe fervir de fondement à cette opinion. Cette tradition doit fon origine au fentiment des Mages Perfes, qui confondent Abraham avec Zoroaftre, le Fondateur de leur Religion & de leur Philofophie, ainfi que de la Philofophie & de la Religion des Chaldéens.

ABRAHAM DE BAULME, natif de Lecci, & Docteur en Médecine au XVI. fiécle. Il a fait une Grammaire Hébraïque qu'on a traduite en Latin, & qui n'eft pas fort eftimée.

ABREU, (Alexis) né à Alcaçovas dans la Province d'Alentejo en Portugal, fut un des plus illuftres Médecins de ce Royaume à la fin du XVI. fiécle, & au commencement du fuivant. Dom Alfonfe Hurtado de Mendoça, Viceroi d'Angola, ayant voulu l'avoir auprès de lui, Abreu le fervit non-feulement en qualité de Médecin, mais quelquefois en homme de guerre. Il joignit auffi l'exercice de la Chirurgie à celui de la Médecine : mais enfin s'étant ennuyé de demeurer fi loin de fa Patrie, il revint au bout de neuf années, en 1606. à Lisbonne, où il fut nommé Médecin du Roi. Ce fut dans cette Ville qu'il publia, en 1622. un Traité intitulé :

De feptem Infirmitatibus.

ABSYRTUS, Médecin natif de la ville de *Prufa* ou *Burfa*, place de la Bithinie au pied du Mont Olympe. Il étoit en réputation vers l'an 330. Nous avons de lui quelques fragmens *De Re rufticá*, difperfés en différentes éditions ; & quelques chapitres *De Mulo Medicina*, qu'on trouve dans les Auteurs qui ont traité de la vétérinaire ou Médecine des bêtes.

ABU-BAHAR-IBNU-CHALSON, Philofophe, Médecin, Aftrologue & Poëte élégant, nâquit à Grenade, & mourut dans la même Ville l'an de falut 1424.

ABUBETER-RHAZES. *Voyez* RHAZES.

ABULFARAGE, (Gregoire) fameux Médecin & célèbre Hiftorien Chrétien, natif de Malafia proche l'Euphrate. On a de lui une Hiftoire univerfelle depuis la création du monde jufqu'à fon tems, fort eftimée des Orientaux. La partie la plus excellente de cet Ouvrage eft celle qui concerne les Sarrazins, les Mogols & les con-

quêtes de Gengis-Kan. Pocock a traduit cet Ouvrage d'A-
rabe en Latin, & l'a fait imprimer en 1663. Abulfarage
vivoit au XIII. siécle. Il a composé d'autres Ouvrages touchant la Théologie. Pocock refute ceux qui ont prétendu
que cet Auteur avoit abjuré le Christianisme.

ABULHUSEN-IBNU-TELMID nâquit à Bag-
dad; son pere étoit à la tête du Clergé de cette Ville. Il
étoit Chrétien de la Secte des Jacobites. Il étudia avec
tant de succès, qu'il devint en peu de tems très-habile Médecin. Il composa un Ouvrage dans lequel il traita de
toutes les maladies du corps humain, en commençant par
la tête, passant aux différens membres, & finissant aux
pieds; il est intitulé : *Elmalihi*, c'est-à-dire, *la vraie réalité*;
& il fut présenté par l'Auteur au Soudan qui regnoit alors.
C'est ainsi qu'il se fit connoître à la Cour. Son Ouvrage
fit du bruit, & lui valut la place de Médecin ordinaire
de la Maison du Soudan : il s'aquit dans ce poste de l'honneur & des richesses. Il ne prit jamais d'argent ni des ou-
vriers, ni des pauvres, par la raison, disoit-il, qu'il n'é-
toit pas homme à vendre ses secours pour des bagatelles.
Quant aux présens considérables qui lui venoient des Princes, des Nobles & des Riches, il les acceptoit volontiers.
Il exerçoit sa Profession avec un tel despotisme, que s'il
arrivoit à un de ses malades de transgresser ses ordonnances dans la plus légére circonstance, il cessoit de le visiter,
fût-ce le Soudan même. Il mourut l'an de J. C. 994.

ACACIA ou AKAKIA, (Martin) Professeur en
Médecine & en Chirurgie dans le XVI. siécle, étoit fils
de Martin Acacia de Châlons-sur-Marne. Il étudia à Paris sous le fameux Brissot, & enseigna ensuite lui-même
au Collége Royal de cette Ville avec beaucoup de réputation. Il mourut en 1588. Le Public lui est obligé d'un
grand nombre d'Ouvrages. Les principaux sont :

Cl. Galeni Pergameni Ars Medica, quæ & Ars parva Mart.
   Akakia interprete & enarratore. Lugduni, 1548. *in-16.*
   Venetiis, 1587. *in-8vo.*

Cl. Galeni Pergameni de ratione curandi ad Glauconem, li-
   bri duo. Mart. Akakia interprete. Lugduni, 1551. *in-16.*

Commentarii ejusdem in eosdem libros. Lugduni, 1551.
   in-16.

De Morbis muliebribus libri duo. Extant in Gynaciorum li-
   bris ab Isr. Spachio editis.

Synopsis eorum quæ quinque prioribus libris Galeni de facul-

tatibus simplicium medicamentorum continentur. Parisiis, 1555. *in-8vo.*

Consilia medica. **Extant in opere Laurentii Scholzii.** *Franccfurti,* 1598. *in-folio.*

Son fils Martin Akakia, fut aussi Professeur de Chirurgie au Collége Royal, & Docteur en Médecine.

ACCOROMBONUS (Jérôme) étoit natif de Gubio ou Eugubio, Ville d'Italie dans l'état de l'Eglise au Duché d'Urbin. Il enseigna la Médecine à Padoue avec beaucoup de réputation, vers l'an 1534. Nous avons de lui quelques Traités, comme

De Lacte. Venetiis, 1536. *Noriberga,* 1538. *in-8vo.*

De Catarrho. Venetiis, 1536. *in-8vo.*

De Putredine. Venetiis, 1534. *in-8vo.*

ACESIAS, Médecin Grec, lequel ayant entrepris de guérir un homme travaillé de gouttes, ne fit qu'augmenter sa douleur, & rendre son mal incurable. Il étoit si malheureux dans l'exercice de sa Profession, que lorsqu'on vouloit parler de quelqu'un qui avoit échoué dans une entreprise, on disoit communément en Proverbe : *Acesias s'en est mêlé.* Il en est parlé dans les Auteurs qui ont recueilli les Proverbes d'Aristophane.

Athénée fait mention d'un Acesias que l'on met au nombre des Auteurs qui ont traité de la maniére de faire des Conserves, lequel, à ce que prétend Fabricius, est différent de celui dont nous parlons.

ACESO, fille d'Esculape, à qui la Fable attribue une connoissance profonde de la Médecine. Le Clerc prétend que les Anciens, sous l'allégorie d'Aceso, ont voulu désigner un air épuré par les rayons du soleil, & rendu par-là médecinal & propre à réparer les forces de ceux qui le respirent.

ACHILLES, Héros du siége de Troye, qui a passé, ainsi que son pere Pelée, pour avoir connoissance de la Médecine, qu'il avoit apprise à l'école du Centaure Chiron. On dit qu'Achilles allant au siége de Troye qui fut prise par les Grecs l'an du monde 2820. y porta une lance, dont Chiron avoit fait présent à son pere, & qui avoit la vertu de guérir les blessures qu'elle avoit faites; ce que Telephe expérimenta heureusement. Le fer de cette lance étoit d'airain ; & Pausanias rapporte qu'on le voyoit encore de son tems dans un Temple de Minerve qui étoit à Phaselis, Ville de Pamphylie.

Pline raconte la guérifon de Telephe d'une autre maniére, & il rapporte là-deffus deux fentimens différens :
„ Quelques-uns, dit cet Auteur, prétendent qu'Achilles
„ guérit Telephe avec la plante nommée *Achillea*, qui eft
„ une efpéce de Millefeuille. Les autres veulent qu'il ait
„ inventé le *Verd de gris*, qui eft d'un grand ufage pour les
„ emplâtres ; & ils ajoutent que c'eft pour cela qu'on peint
„ Achilles raclant le Verd de gris (qui eft une efpéce de
„ rouille de cuivre) de la pointe de fa lance, & le faifant
„ tomber fur la plaie de Telephe.

Homére nous apprend encore qu'Euripile ayant été bleffé,
prioit Patrocle, ami d'Achilles, de lui faire part des excellens remédes qu'il avoit appris de ce Héros, difciple de
Chiron le plus jufte des Centaures.

ACHILLINI, (Alexandre) Profeffeur en Philofophie & Médecin, étoit de Bologne, grande, riche & très-
belle Ville d'Italie. Son efprit étoit extrêmement vafte ; il
s'attacha aux fentimens d'Averroez, & fut furnommé le
grand Philofophe. Padoue & Bologne le virent triompher
dans leurs Univerfités, où il attiroit des écoliers de toutes
les parties du monde. Pomponace ne fut pas de fes amis,
& ils fe décrioient l'un l'autre.

Achillini publia divers Ouvrages de Philofophie, & les
fuivans de Médecine :

De fubjecto Medicinæ.

Corporis humani Anatomia. Venetiis, 1521.

In Mundini Anatomiam Annotationes.

Ce dernier Ouvrage parut avec le *Fafciculus Medicinæ*
de Jean de Ketham, à Venife en 1522. On attribue à Achillini la découverte du marteau & de l'enclume, deux offe-
lets de l'organe de l'ouïe. Ce grand Homme mourut à
Bologne en 1512. & il fut enterré dans l'Eglife de faint
Martin, où l'on voit cette épitaphe de la façon de Janus
Vitalis :

> *Hofpes, Achillinum tumulo qui quæris in ifto*
> *Falleris : ille fuo junctus Ariftoteli*
> *Elyfium colit ; & quas rerum hîc difcere caufas*
> *Vix potuit, plenis nunc videt ille oculis.*
> *Tu modò, per campos dum nobilis umbra beatos*
> *Errat, dic longum perpetuumque vale.*

ACHIMBASSI, nom d'un office, ou plutôt d'un Of-
ficier du Grand-Caire. Il fignifie le Chef ou le Préfet des

Médecins. Son office eſt de s'informer du mérite de ceux qui exercent la Médecine dans cette Ville, & de leur accorder des Priviléges. On a fort peu d'égard au mérite & au ſavoir de celui qu'on honore du titre d'*Achimbaſſi*; car le Baſſa du Caire en revêt toujours celui qui le paie le mieux. Celui-ci, à ſon tour, ne s'embarraſſe pas davantage du mérite de ceux qui ſe préſentent pour obtenir leurs licences; & ils en ſavent toujours aſſez, pourvu qu'ils ne ſe préſentent point les mains vuides.

ACHROMOS, femme ſuppoſée, que le fameux Juriſconſulte Tiraqueau a mis au nombre de celles qui ont exercé la Médecine. Cet Auteur veut qu'Hippocrate en ait parlé au ſujet d'un reméde qu'elle avoit pour la guériſon de la Diſſenterie. Mais ceci eſt une équivoque, à qui certaine traduction d'un paſſage du livre VII. des Maladies épidémiques du même Hippocrate a donné lieu. *Fabius Calvus*, Médecin de Ravenne, qui a le premier traduit Hippocrate en Latin ſur un Manuſcrit du Vatican, par ordre du Pape Clément VII. explique le premier mot de ce paſſage, comme s'il avoit lu πόρνη *Meretrix*, au lieu de πορνείη *Fornicatio*; & prenant le mot qui ſuit pour un nom de femme, il traduit ainſi tout le paſſage : *Meretrix Achromos dyſenteriæ medela*, comme s'il y avoit eu du tems d'Hippocrate une femme débauchée, nommée Achromos, qui avoit un reméde pour la Diſſenterie. Mais d'autres interprétes ont traduit différemment ce paſſage. *Cornarius & Foëſius* diſent : *Scortatio impudens, vel turpis, dyſenteria medetur*. Dacier le traduit ainſi en François : *La Fornication eſt un méchant & déteſtable reméde à la Diſſenterie*. Ordonnance, à la vérité, extraordinaire, & dont on fait rarement uſage dans cette intention. Hipprocrate n'eſt pas cependant le ſeul qui en faſſe mention. Aëtius dit que la fornication arrête les Diſſenteries chroniques; Paul dit, preſque mot à mot, la même choſe, & quelques Auteurs modernes paroiſſent l'avoir copié.

ACRON ou AGRON d'Agrigente ou Gergenti, Ville de Sicile, célébre Médecin, contemporain d'Empedocle, fleuriſſoit vers le commencement du XXXVI. ſiécle. L'oppoſition qui regnoit entre les ſentimens de ces deux Médecins, fait croire qu'ils n'étoient pas bons amis. Empedocle expliquoit les ſimptomes des maladies & l'efficacité des remédes par les principes de la Philoſophie; au lieu qu'Acron penſoit que le raiſonnement étoit tout-à-fait

ſuperflu

ſuperflu en fait de Médecine. Il paſſe pour avoir pratiqué cette ſcience avec beaucoup de ſuccès, & on croit communément qu'il a été l'inventeur de la Secte Empirique; au moins l'Empiriſme le revendique comme un de ſes Sectateurs. Ce ſentiment eſt fondé ſur un paſſage de Pline, où il dit : *Alia factis ab experimentis ſe cognominans Empiricen, cœpit in Sicilia, Acrone Agrigentino Empedoclis Phyſici authoritate commendato.* Mais comment pourroit-on croire qu'Empedocle ſeroit devenu le prôneur des ſentimens d'Acron, puiſqu'ils étoient en faits contraires entre eux ? Il eſt bien plus probable de penſer que la Secte Empirique ne commença que fort long-tems après le Médecin d'Agrigente, & que Serapion l'Alexandrin & Philinus de Cos en furent les chefs dans le trente-huitiéme ſiécle. Il eſt cependant vrai qu'Acron étoit Empirique ; mais à la manière des Aſclépiades, & ſans s'être jamais érigé en chef des Sectaires. Quoiqu'il en ſoit, il fut extrêmement conſidéré ; c'eſt lui qui délivra la Ville d'Athènes de la grande peſte qui vint au commencement de la guerre du Peloponéſe. Il fit allumer des feux pour purifier l'air, & éloigna ainſi cette terrible maladie. Acron avoit appris ce ſecret des Egyptiens.

Diogéne de Laërce dit qu'Acron ayant demandé aux Agrigentins un lieu dans la Ville pour s'y bâtir un tombeau, Empedocle détourna le peuple de lui accorder cette demande ; & qu'à ce ſujet il fit un diſcours, dans lequel il ſoutint fortement, que puiſque perſonne n'avoit la permiſſion d'avoir ſa ſépulture dans la Ville, on devoit également en exclurre le Médecin Acron. Ce fut la jalouſie qui fit agir Empedocle dans cette occaſion ; il étoit piqué de ce qu'Acron ſe regardoit pour le Prince des Médecins, & qu'il prétendoit que ſa demande ne pouvoit lui être refuſée, à raiſon de cette qualité. Suidas rapporte qu'Empedocle, pour ſe railler de la vanité d'Acron, lui propoſa enſuite s'il voudroit bien ſe contenter de cette inſcription pour Epitaphe :

> *Acronem ſummum Medicum, ſummo patre natum,*
> *In ſumma tumulus ſummus habet patriâ.*

Ces vers Latins ſont faits d'après les Grecs, & Daniel le Clerc en donne cette traduction Françoiſe : " Acron Agrigentin, le plus éminent des Médecins, fils d'un pere éminent, gît dans ce roc éminent, à l'endroit le plus

„ éminent de sa Patrie éminente. Suidas ajoute qu'Acron
„ écrivit en Langue Dorique un Traité de Médecine , &
„ un livre des alimens dont on devoit se servir, quand
„ on étoit en santé.

ACRON, (Jean) Médecin & Mathématicien, naquit
dans la Frise , une des Provinces-Unies ; il enseigna les
Mathématiques à Basle, où il mourut en 1563. Nous avons
de lui divers Traités :

De Terra Motu.

De Sphæra.

De Astrolabii & Annuli Astronomici confectione.

ACTUARIUS, célébre Médecin Grec, qui professa
la Médecine à Constantinople ; mais on ne sait précisément
en quel tems. Selon Justus , *in Chronol. Medicor.* il vivoit
vers l'an 1100. selon René Moreau vers 1200. Fabricius
le place au tems d'Andronic Paléologue, aux environs de
l'an 1300. mais aucun Ecrivain de ces siécles n'en ayant
parlé, il est difficile de fixer le tems auquel il a vêcu. Nous
n'avons d'autres connoissances de son éducation, de ses
sentimens & de ses études, que celles que nous pouvons
tirer de ses Ouvrages.

Jean, fils de Zacharias, étoit son véritable nom. Tous
les Médecins de la Cour de Constantinople porterent le
titre d'*Actuarius ;* mais par une distinction dont nous ne
connoissons point la cause, & dont nous ne pouvons rendre raison , il demeura si particuliérement attaché à l'E-
crivain dont il est ici question, qu'à peine le connoit-on
sous un autre nom que sous celui d'Actuarius.

Les six livres de Therapeutique qu'il écrivit pour l'u-
sage du Grand-Chambellan qui fut envoyé en ambassade
dans le Nord , quoique composés, comme il nous l'apprend, en fort peu de tems, & destinés à l'utilité particuliére de l'Ambassadeur, contiennent au jugement du Docteur Freind, une compilation judicieuse des Ecrivains qui
l'ont précédé, & quelques observations qu'on n'avoit point
faites avant lui, comme on peut voir dans la section de
la palpitation du cœur. Cet Ouvrage n'a jamais paru en
Grec ; Ruel a traduit en Latin le cinquiéme & le sixiéme
livre, & sa version a été imprimée à Paris. L'Ouvrage entier a été traduit par Henri Mathisius de Bruges, sous ce
titre : *Methodi medendi libri sex. Venetiis,* 1554. *in-4to.*

Quant aux deux Ouvrages d'Actuarius concernant les
esprits , ce n'est , selon le Docteur Freind, qu'un extrait

de Galien, & ils ne font prefque d'aucun ufage dans la pratique de la Médecine. Goupil les fit paroître en Grec à Paris ; & Jules Alexandrin les donna en Latin fous le titre : *De actionibus & affectibus fpiritûs animalis, hujufque nutritione, libri II. Parif.* 1557.

Actuarius a auffi expofé fort au long la doctrine des urines dans fept Traités. Il fe flatte d'avoir pouffé cette partie bien au delà du point où fes prédéceffeurs l'avoient laiffée, & il affure qu'il a fait à leurs obfervations des additions très-confidérables. Cet Ouvrage, qui n'a jamais été publié en Grec, a été traduit en Latin par Ambroife Leon de Nole, & Goupil en a revu la traduction. *De urinis libri feptem. Venetiis,* 1519. *in-4to. Bafilea,* 1528. *Parifiis,* 1548. *in-8vo.*

Les autres Ouvrages de ce Médecin, font :

De Medicamentorum compofitione liber, Joanne Ruellio interprete. Parifiis, 1539. *in-12. Bafilea,* 1540. *& 1546, in-8vo.*

De Febribus liber. Extat operis Veneti de Febribus, pag. 176.

De Venâ fectione.

De Diæta.

Regales.

Commentarii in Hippocratis Aphorifmos.

Les quatre derniers Traités font demeurés en manufcrits.

Actuarius avoit du panchant pour les fiftêmes, la théorie & les raifonnemens. Il ne fe contentoit pas de philofopher fur les maladies qui lui étoient connues par fa propre expérience ; il étendoit fes fpéculations jufques à celles dont il n'étoit inftruit que par les defcriptions qu'il en trouvoit dans les Auteurs, qui font en ceci prefque toujours des guides trompeurs. Il nous apprend dans le dernier chapitre des urines, qu'ayant donné quelque tems à l'étude de la nature, il fe fentit puiffamment entrainé à celle de la Médecine, & que les liaifons de la théorie de cette Science avec la Philofophie naturelle, le déterminerent pour cette partie : quant à la pratique, que le travail & les dégouts dont elle ne manque jamais d'être accompagnée, l'en auroient éloigné pour jamais, s'il ne s'étoit apperçu qu'une jufte & folide théorie de la Pathologie étoit d'une néceffité abfolue pour la connoiffance de l'art de guérir. Je penfai, dit-il, qu'on ne pourroit compter fur une méthode de traiter une maladie, quelle qu'elle fût, fi elle n'étoit fondée fur le raifonnement, & qu'avec une bonne théorie on pourroit faire fans peine de grands progrès dans l'étude de la Médecine, & la pratiquer avec fuccès. L'autorité d'Actuarius n'étant pas d'un affez grand poids pour entraîner le Lecteur dans fes erreurs, je ne m'occuperai point à démêler ce qu'il y a de vrai dans fes idées d'avec ce qu'il y a de faux. Je remarquerai feulement que la théorie peut faciliter l'art de guérir ; mais que c'eft à l'expérience qu'il faut en rapporter les fuccès.

Actuarius eft le premier de tous les Auteurs Grecs qui ait introduit en Médecine la connoiffance & l'ufage des Minoratifs, comme de la Caffe, de la Manne, Senné & d'autres femblables. Il avoit lu apparemment les Médecins Arabes, & il paroit que c'eft d'eux qu'il avoit emprunté cette forte de purgatifs. Il a auffi tiré beaucoup de chofes des Oeuvres de Galien, d'Ætius & de Paul d'Egine ; il femble même qu'il n'a prefque rien écrit que d'après ces Auteurs , puifque toutes les maladies dont il parle, font celles que les Médecins Grecs avoient décrites avant lui. Cependant il dit fur ce fujet des chofes particuliéres & qui lui font propres ; principalement fur l'urine & fur le pouls, dont il avoit coutume de faire ufage pour fes indications.

ACUMENUS, Médecin d'Athénes, dont Platon & Xénophon parlent avantageufement. Il fut ami de Socrate, & pere d'Euriximachus. Tout ce que nous favons de fes fentimens rélativement à la Médecine, c'eft qu'il croyoit avec raifon que la promenade en plein air étoit un exercice plus fain que la promenade fous les portiques & autres lieux couverts.

ADAM. Les Proffeffions ont toutes la vanité de faire remonter leur origine le plus loin dans l'antiquité qu'elles peuvent ; & la Médecine ne s'eft non plus oubliée en cela qu'aucune autre. Adam eft connu de tout le monde pour le premier homme ; mais c'eft une queftion s'il doit être auffi regardé comme le premier Médecin. Plufieurs lui accordent la connoiffance de la Médecine *dogmatique* ou *raifonnante ;* & d'autres affurent qu'il poffédoit au moins la *naturelle.* On ne peut contefter que le même décret du Tout-puiffant qui l'avoit condamné à la mort, ne l'ait auffi rendu fujet aux maladies ; & delà il s'enfuit qu'il a fait tout ce qu'il a pu pour s'en garantir ou pour s'en délivrer. Quand même Adam n'auroit rien appris, par la révélation , touchant le bien ou le mal que lui pouvoient faire par rapport à la fanté, les plantes, les fruits & toutes

les autres chofes que la terre & le refte des élémens produifent , l'Hiftoire fainte nous apprend qu'il a vécu affez.
long-tems pour pouvoir faire, à cet égard, plufieurs expériences fur lui-même & fur fes enfans. Il eft vrai que la
maniére de vivre, fimple & uniforme des premiers tems,
& la bonne conftitution des corps qui fortoient, pour
ainfi dire , des mains du Créateur , devoient rendre les
maladies plus rares qu'elles n'ont été dans la fuite ; & delà
on pourroit conclurre qu'Adam n'a point eu affez d'occafions pour s'inftruire de la Médecine par expérience.
Mais fi l'on fait attention au commandement exprès de
multiplier le genre-humain, ainfi qu'aux exercices violens
qu'ont dû fupporter les premiers hommes pour fe loger,
fe nourrir & fe défendre contre les infultes des animaux,
on s'appercevra bien vite que les occafions de fe fervir de
la Médecine, ont fuivi de près la prévarication du premier
Homme. En effet, les accouchemens & leurs fuites dangereufes demandoient dans l'homme des connoiffances
particuliéres pour fe conferver dans fes defcendans : la punition d'enfanter avec douleur, portée contre les femmes
dans la perfonne d'Eve, demandoit qu'on eût quelque reffource , au moins dans les cas les plus opiniâtres : auffi les
meres & les enfans auroient le plus fouvent échoué contre les fâcheux & nombreux écueils de l'humanité naif-
fante, fi Dieu n'avoit mis dans l'efprit d'Adam les notions néceffaires pour les éviter, ou fi celui-ci ne s'étoit
appliqué à en détourner les dangers, enfuite de ce qu'il
avoit appris par l'expérience. D'une autre part , l'exercice & le travail , fi propres à éloigner les malades, devinrent eux-mêmes les fources d'une infinité de maux.
Les bleffures , les froiffemens, les déboitemens, les fractures & tant d'autres accidens funeftes, firent naître l'occafion d'inventer & de fe fervir de cette partie de la Médecine, qu'on a depuis appellé *Chirurgie*.

Mais quand toutes ces raifons n'établiroient point la
néceffité , &, par conféquent, l'ufage de la Médecine du
tems même d'Adam, il en eft d'autres qui prouvent que
Dieu avoit donné au premier Homme la connoiffance de
l'art de guérir, & que c'eft des mains de Dieu même que
l'ancienne Médecine tenoit tous fes remédes. Dieu , en
tirant l'homme du néant , lui apprit les fecours par lefquels il devoit fe conferver , lorfqu'il lui enfeigna l'ufage
des fruits & des légumes pour la nourriture : *Ecce dedi*

vobis omnem herbam & universa ligna.... ut sint vobis in escam. Les Livres saints nous apprennent aussi que le Très-haut a créé les médicamens, & qu'il est insensé de les mépriser : *Altissimus creavit de terra medicamenta, & vir prudens non abhorrebit illa.* N'est-ce pas encore des mêmes Livres saints que l'on sait que Dieu a créé le Médecin & la Médecine ; qu'il a donné la science aux hommes & que c'est lui qui guérit l'homme ? Saint Augustin s'explique fort clairement à ce sujet au Livre III. de la Cité de Dieu : *Corporis medicina,* dit-il, *si altius rerum originem repetas, non invenitur undè ad homines manare potuerit, nisi à Deo, cui rerum omnium status salusque est tribuenda.* On trouve encore dans la sainte Ecriture que Dieu fit venir tous les animaux devant Adam, afin qu'il leur imposât des noms convenables ; d'où quelques-uns croient pouvoir inférer, que le premier Homme avoit reçu en même-tems une connoissance parfaite de toutes leurs qualités, aussi-bien que de celles de toutes les autres créatures ; & cela étant, il s'ensuit qu'il n'ignoroit pas leurs usages par rapport à la Médecine.

On dira, peut-être, qu'Adam, pour avoir été créé dans l'état de grace, n'avoit aucun besoin de la science de la Médecine, puisqu'elle n'est autre que celle de guérir, & que les maladies n'avoient alors aucun empire sur lui. Mais Dieu qui avoit prévu la chute de notre commun Pere, voulut bien lui accorder cette science, quoique surabondante dans l'état où il avoit été créé, parce qu'elle étoit le reméde que sa miséricorde infinie avoit préparé aux maux & aux infirmités, qui devoient faire partie du châtiment destiné à l'homme revolté contre son Créateur. Ainsi le don de la Médecine qu'Adam avoit reçu dans l'état de grace, étoit plutôt un ornement pour son esprit, qu'une notion nécessaire à son état ; & il posséda cette science dans toute sa plénitude, tandis que se soumettant aux ordres de Dieu, il se fit un crime de s'en rendre le prévaricateur. Mais devenu criminel, à la sollicitation de sa Femme que le Serpent avoit séduit, & s'étant laissé entraîner au désir présomptueux de devenir semblable au Créateur, il s'apperçut d'abord des épaisses ténébres dont son esprit fut enveloppé, & ne devint plus sage, que pour sentir la honte de sa nudité, & les éguillons des tristes maux dont il alloit être la juste victime. La science de la Médecine, qui alors étoit devenue un secours nécessaire à Adam, fut con-

fidérablement obfcurcie en conféquence de fa chute ; elle
auroit même été comprife dans ce dégré d'ignorance où
fes autres connoiffances furent plongées, fi Dieu, également miféricordieux dans fes vengeances, & jufte dans
fes arrêts, n'avoit bien voulu lui laiffer quelques rayons
de cette fcience, pour fe conferver lui & fa poftérité, &
réparer les infultes des maux inféparables de fa nature.

ADELPHE, (Jean) Médecin de Strasbourg, mort
dans le XVI. fiécle, a écrit l'Hiftoire de Fréderic I. Empereur, & un Recueil de bons Contes. Eifengrinius en
fait mention fous l'année 1515.

ADER, (Guillaume) Médecin de Touloufe, a donné
au Public un Livre curieux & qui ne manque pas d'érudition. Il eft intitulé :

> *Enarrationes de Ægrotis & Morbis in Evangelio ; Opus in*
> *Miraculorum Chrifti Domini amplitudinem Ecclefia Chrif-*
> *tiana eliminatum. Tolofa, 1621.*

L'Auteur cherche dans cet Ouvrage, fi l'on auroit pu
guérir par l'Art de la Médecine les maladies que Jefus-
Chrift guériffoit par miracle, & fait voir pour conclufion,
que les miracles de Jefus-Chrift font d'autant plus merveilleux, que les maladies dont il a guéri les hommes,
étoient incurables.

ADRIANI, (Matthieu) Médecin Efpagnol, étoit
Chrétien, quoique né de parens Juifs. La connoiffance
qu'il avoit de la Langue fainte, le rendit cher à Erafme
& aux autres Savans de fon teins. Il refta quelque teins
en Allemagne, & puis en 1518. il enfeigna la Langue
Hébraïque à Louvain ; après cela, étant paffé en France,
il fit imprimer quelques Ouvrages à Lyon, où il s'arrêta
durant quelque teins.

ADRIEN (l'Empereur) qui commença à regner l'an
120. du falut, favorifoit beaucoup les Sciences, & avoit
établi des Colléges pour les gens de Lettres. Aurelius Victor rapporte que ce Prince poffédoit plufieurs fciences,
entre lefquelles il met la Médecine. Mais tout fon favoir,
joint à celui de fes Médecins, n'empêcha pas qu'une perte
de fang à laquelle il étoit fujet, ne le jettât enfin dans
une hidropifie qui le porta à fe tuer, en fe bleffant fous
la mammelle à un endroit qu'Hermogéne lui avoit indiqué
comme le plus propre à rendre fa bleffure mortelle. A l'é-
gard de fes Médecins, bien loin de s'en louer, il s'écria
un peu avant de mourir : *Que le grand nombre des Méde-*

cins avoient tué le Roi. Ces paroles d'Adrien étoient une espéce de proverbe, sur lequel Pline, qui vivoit avant cet Empereur, fait cette remarque : *Hinc illa infelicis monumenti inscriptio, turbâ se Medicorum periisse.*

ÆDITUUS, (Martin) natif d'Amsterdam, a rempli avec honneur l'emploi de premier Médecin de Fréderic II. Roi de Dannemarc, qui monta sur le trône en 1559. Adrien Junius lui a dédié un de ses Ouvrages, intitulé :

De Coma Commentarius.

ÆGIDIUS, Moine de l'Ordre de saint Benoit, étoit d'Athénes : on dit qu'il fut Médecin de Philippe-Auguste Roi de France. Ægidius vivoit dans le douziéme siécle ; il composa trois Traités de Médecine en vers hexamétres : ·

De Virtutibus Medicamentorum.

De Urinis.

De Pulsu. Venetiis, 1494. *in-8vo. Lugduni,* 1505. *in-8vo. Basil.* 1529.

Ces Ouvrages furent reçus avec tant d'applaudissement, qu'on en professa la doctrine dans les Chaires, & que Gentilis, qui passoit pour un de plus savans de son siécle en fait de commentaires, les donna au Public avec des notes de sa façon.

Ægidius n'a pas été le seul Moine qu'on ait vu Médecin dans les Cours des Princes ; les Rois de France, entre autres, n'en avoient guères que de cette qualité, vers le onziéme & douziéme siécle.

ÆGIMUS ou ÆGIMIUS, ancien Médecin de Velie ou d'Elis, que Galien dit avoir le premier écrit touchant *le pouls,* quoique son Livre soit intitulé : *Des palpitations;* parce qu'en ce tems-là pouls & palpitation signifioient une même chose. Le tems auquel il a vêcu n'est pas marqué ; mais on présume par le titre de son Livre, qu'il doit avoir écrit avant Hippocrate, qui parle du pouls en divers endroits, quoiqu'il ne paroisse pas s'être fort attaché aux indices que les Médecins des siécles suivans en ont tiré.

Pline fait mention d'un Ægimius qui fut remarquable par le grand âge auquel il poussa sa vie. Il vêcut deux cens ans. Comme cet Auteur n'ajoute rien de plus, on ne sait si cet Ægimius est l'ancien Médecin dont il est question, ou quelqu'autre personnage du même nom.

ÆGINETA. *Voyez* PAUL D'EGINE.

ÆGLE', fille allégorique d'Esculape. Æglé signifie, selon Le Clerc, la lumiére du soleil, en tant qu'elle purifie l'air.

ÆLIANUS MECCIUS, Médecin qui vécut fous l'Empereur Adrien. Galien dit qu'il eft le plus vieux de tous fes Maîtres , & il ajoute que cet Ælianus, auquel il rend témoignage qu'il étoit habile homme, & d'ailleurs honnête autant qu'on peut l'être, faifoit beaucoup de cas de la Thériaque. Il difoit que dans une pefte, qui avoit ravagé l'Italie, & emportoit fubitement beaucoup de monde , il avoit confeillé à plufieurs perfonnes d'ufer de cet antidote; ce qui avoit très-bien réuffi, foit pour préferver de cette maladie, foit pour guérir ceux qui en étoient atteints. Le même Galien remarque, au livre *de mufculorum diffectione in proemio*, que fon précepteur Elianus avoit bien écrit touchant la diffection des mufcles.

ÆLIUS PROMOTUS , Médecin d'Alexandrie, qui a écrit quelques Ouvrages en Langue Gréque. Il eft cité par Poflevin, comme ayant vêcu fous Pompée. Gefner & Tiraqueau difent que fes Ecrits font dans quelques Bibliothéques d'Italie. Mercurial cite un paffage de cet Auteur au fujet de l'Acconit, & il ajoute que le Livre d'Ælius Promotus , qui traite des venins & des poifons, eft dans la Bibliothéque du Vatican.

Il y a eu un autre Médecin du même nom ; il fut difciple d'Oftanes de Perfe, & accompagna Xerxès en Gréce.

ÆMILIUS MACER, fameux Poëte , étoit de Verone , & vivoit fous Augufte. Macer avoit écrit concernant la Médecine ; c'eft de lui de qui Ovide dit :

> *Sæpè fuas volucres legit mihi grandior ævo ,*
> *Quæque nocet ferpens, quæ juvat herba , Macer.*

C'eft du même que parle encore l'Auteur des diftiques de Caton , dans le vers fuivant :

> *Herbarum vires Macer mihi carmine dicet.*

On pourroit inférer de ce dernier témoignage, que Macer avoit écrit de toutes les plantes en général ; mais il y a plus d'apparence qu'il n'avoit eu en vue que celles qui fervent contre les venins. C'eft ce qu'Ovide infinue dans les vers qu'on a cités ; mais Quintilien ne laiffe prefque aucune raifon d'en douter, lorfqu'il dit, que Macer avoit imité *Nicander*, autre Poëte-Médecin, qui s'étoit renfermé dans la feule matiére des venins & des contrepoifons. Macer mourut en Afie, comme on l'apprend de faint Jérôme ; & quant aux Ouvrages de ce Poëte qui font parvenus jufqu'à nous, on n'en connoit d'autre que le fuivant, qui a été plusieurs fois imprimé dans le seiziéme siécle, sous le titre d'*Æmilii Macri de Herbarum virtutibus Opusculum.* Jean Cornarius & Henri Rantzovius en ont procuré les éditions.

Il est des Savans qui croient tous les Ouvrages de Macer perdus ; ceux qui portent son nom, passent chez eux pour être supposés : ils ont été écrits, à ce qu'on dit, par un certain *Odolonus.*

ÆSCHRION, Médecin Empirique du deuxiéme siécle de Jesus-Christ, que Galien appelle son Concitoyen & son Maître, & qu'il dit avoir été très-entendu dans la matiére des médicamens. Cet Auteur rapporte un reméde contre la morsure des chiens enragés, qu'il avoit appris d'Æschrion & qu'il estime très-efficace. Voici la maniére de préparer ce reméde : *Prenez des cendres d'Ecrevisses brûlées vives dans un vaisseau de cuivre rouge, dix parties; de gentiane, cinq parties; d'encens, une partie.* Que le malade prenne de ces ingrédiens mêlés dans de l'eau une bonne cuillerée pendant quarante jours de suite. Si on n'a point usé de ce reméde immédiatement après qu'on a été mordu ; il faudra en doubler la dose, & appliquer en même-tems sur la plaie une emplâtre de poix *Brutia*, d'Opoponax, & de vinaigre. Æschrion choisissoit, pour brûler ses Ecrevisses, le tems du lever de la canicule, lorsque le soleil étoit entré dans la constellation du Lion, trois jours après la pleine lune ou le dix-huitiéme de la lune.

ÆTIUS. Il paroit qu'il y a eu trois Médecins de ce nom, & qu'ils ont tous trois mérité qu'on en fît mention.

Le premier est *Ætius Sicanius.* C'est de ses Ecrits & des Ouvrages de quelques autres Auteurs, qu'on dit que Galien a tiré le Livre *de atra bile*, qu'on lui attribue.

Le second est *Ætius* d'Antioche, fameux par les différens états qu'il embrassa successivement : il cessa d'être Vigneron pour devenir Orfévre : il quitta le tablier d'Orfévre pour étudier la Médecine, & il renonça à la Médecine pour se rendre chef de parti. Ce fut un des grands défenseurs de l'hérésie Arienne. Il entra au service d'un Médecin nommé *Sopolis;* il étudia les Belles-Lettres aux dépens d'un certain Arménien; il exerça la Médecine, qu'il abandonna pour prendre les Ordres sacrés. Il paroit qu'il s'avança dans ce dernier état; car il devint Evêque aux environs de l'an 361.

Le troifiéme fut Ætius d'Amida en Méfopotamie. Il étudia & exerça la Médecine à Alexandrie, où il fit de grands progrès fur la fin du quatriéme fiécle, ou vers le milieu du cinquiéme. Vanderlinden le place en 455. René Moreau en 350. & quelques autres en 437. Les Ouvrages d'Ætius ne permettent pas de douter de fon érudition : il y a recueilli tout ce qu'il a trouvé de meilleur dans les livres des Médecins qui l'ont précédé ; & on y trouve divers fragmens de l'antiquité qu'on ne voit point ailleurs, ainfi que la defcription de quelques nouvelles maladies, & bien des chofes concernant les maladies des yeux & les remédes externes. Ætius aimoit beaucoup cette forte de remédes, appellés *Topiques*, & il ne raifonne pas mal fur la vertu de plufieurs. Il avoit une fi haute eftime des Cautéres, que parlant de l'Afthme invétéré & de l'Empiéme, il en confeille l'application en nombre d'endroits du corps : il n'eft pas même fort fcrupuleux pour le choix de ces endroits, puifqu'il défigne rarement les parties mufculeufes, quoiqu'elles fuffent les plus propres à cette opération. Il nous a auffi donné quelques remarques fur les *Charmes* & les *Amuléres*, qui étoient fi en vogue chez les Egyptiens, avec plufieurs réflexions fur la Pharmacie ; & il eft le premier Médecin Grec, Chrétien, qui faffe mention de ces Amulétes.

Ætius pratiquoit encore la Chirurgie, & il nous a donné des remarques fur chaque forte d'Opérations, excepté par rapport aux fractures & aux luxations. Nous avons quelques Ouvrages de la façon de ce Médecin, comme :

Contracta ex veteribus Medicinæ Tetrabiblos, hoc eft, libri quatuor. Bafil. 1535. *in-folio. Lugd.* 1549. *in-folio,* 1560. *in-*12. 4 *vol.*

De Febribus liber, extat operis Veneti de Febribus, pag. 58.

AGAMEDA, femme de *Mulius,* à qui le Poëte Homére rend témoignage qu'elle connoiffoit autant de Médicamens que la terre en nourriffoit. On l'appelloit autrement *Périméde ;* quelques-uns croient même que celle qu'Homére appelle ailleurs *Hecameda,* qui lavoit la plaie de Machaon avec de l'eau tiéde, étoit la même.

AGAPIUS étoit d'Alexandrie, & il enfeigna la Médecine à Bizance, où fon mérite lui aquit l'eftime de tout le monde, & fa Profeffion des biens & des richeffes confidérables.

AGATHARCIDES, Auteur dont il eft parlé dans

Plutarque (*Sympofiac, L. VIII. proll. 9.*) Il a écrit une hiftoire où il parloit d'une maladie endémique, à laquelle les Peuples qui habitent les côtes de la Mer Rouge, font fujets; c'eft ce qui fait que Le Clerc l'a mis au rang des Médecins, quoiqu'il ne fût pas de cette Profeffion. Il a compofé une Hiftoire des Pays voifins de la Mer Rouge, dans laquelle il décrit certains petits Dragons ou petits Serpens d'une longueur affez confidérable, qui s'engendrent dans les parties mufculeufes des bras & des jambes.

Cet Auteur, que l'on diftingue des autres du même nom par le furnom de *Cnidien*, vivoit fous Ptolomée Philometor, qui regnoit environ 130 ans après Alexandre le Grand, vers 180 avant Jefus-Chrift.

AGATHINUS, Médecin, dont il eft parlé dans Galien, dans Cœlius Aurelianus & dans Ætius. Il a compofé différens Traités fur l'Ellebore, le pouls & divers autres fujets. Il étoit de la Secte Pneumatique, &, par conféquent, partifan d'Athénée. Suidas nous apprend qu'il avoit été Maître d'Archigéne, qui exerça la Médecine à Rome fous l'Empire de Trajan. Galien, qui refute les fentimens d'Agathinus, remarque que ce Médecin n'approuvoit pas que l'on entreprît de vouloir tout enfeigner par des définitions; d'où il paroit qu'il n'étoit pas fort pour la Logique. Galien parle d'un de fes Maîtres, Médecin Pneumatique, qui fe moquoit auffi des Logiciens, & qu'il quitta pour cette raifon, après avoir commencé d'étudier fous lui.

AGNODICE, jeune fille d'Athénes, laquelle ayant quelques commencemens des Belles-Lettres, & fouhaitant avec paffion de favoir la Médecine, déguifa fon fexe fous l'habit d'un garçon, & fréquenta les Ecoles d'Hiérophile, où elle apprit cette Science. Mais la voulant encore favoir par pratique, elle s'y appliqua avec foin, & fur-tout pour la délivrance des femmes groffes. Les autres Médecins, qui faifoient alors l'office de fages-femmes, l'accuferent dans l'Aréopage de n'exercer cette Profeffion que pour corrompre les femmes; mais Agnodice fit voir leur calomnie, en découvrant fon fexe aux Juges, qui défendirent aux hommes de pratiquer à l'avenir le métier d'Accoucheur.

AGRICOLA, (George) Médecin Allemand, a été en eftime dans le XVI. fiécle. Il naquit à Glaneb ou Glauca en Mifnie, le 24 Mars de l'an 1494. Il étudia à Leipfic, où il apprit le Grec & le Latin ; & ensuite étant passé en Italie, il y eut pour maîtres les plus doctes personnages de son tems. Etant revenu en Allemagne, il y exerça la Médecine avec beaucoup de gloire, & il composa ces admirables Ouvrages que nous avons de lui, & qui lui ont fait mériter tant de beaux éloges ; en voici les titres :

De ortu & causis Subterraneorum, libri V.

De natura eorum quæ effluunt ex terra, libri IV.

De natura Fossilium, libri X.

De veteribus & novis Metallis, libri II.

Bermannus, sive de Re metallicâ dialogus, liber I.

Interpretatio vocum Rei metallicæ, conjunctim Basil. 1558. *in-fol. Wittembergæ,* 1612. *in-8vo.*

De Re metallica, libri XII. quibus officia, instrumenta, machinæ, ac omnia denique ad Metallicam spectantia, non modò luculentissimè describuntur, sed & per effigies, &c. ob oculos ponuntur. Basil. 1561. *in-folio. Wittembergæ,* 1614. *in-8vo. Schweinfurti,* 1607. *in-8vo.*

De Mensuris & Ponderibus Romanorum atque Græcorum, libri V.

De externis Mensuris & Ponderibus, libri II.

De Mensuris quibus intervalla metimur, liber I.

De restituendis Ponderibus atque Mensuris, liber I.

De pretio Metallorum & Monetis, libri III. conjunctim Basil. 1550. *in-folio.*

De Animantibus subterraneis, liber I.

De Peste, libri III. Basil. 1554. *in-8vo. Schweinfurti,* 1607. *in-8vo.*

Agricola employa tout son bien à rechercher les secrets de la Nature, & il y fit de si rares découvertes, qu'il surpassa de bien loin Pline & Aristote ; quoique dans ce dessein il ne fût pas secouru des richesses d'un Prince aussi grand qu'Alexandre, comme l'avoit été ce dernier. C'est en visitant toutes les Mines, & en s'entretenant familiérement avec les Mineurs, qu'il aquit une connoissance parfaite de tous les procédés des Métaux. La plupart de ceux qui ont écrit depuis lui, ont tiré de son Ouvrage la plus grande partie de ce qu'ils ont su. Tout ce qu'il dit est de la derniére fidélité, & son stile est d'une élégance digne de l'ancienne Rome.

Les plus doctes personnages de son tems l'honorerent de leur estime ; tels sont Wolfgang, Meurer, George Fabrice, Valerius Cordus, Jean Driander, Paul Eber, &

Deidier Erasme, qui mit une Préface à la tête du Dialogue d'Agricola, *de Re metallicâ*. André Alciat ne le traita pas aussi favorablement que les grands Hommes qu'on vient de nommer ; il écrivit contre lui au sujet des poids & des mesures ; mais Agricola y répondit par un Ouvrage rempli d'érudition, qui est intitulé :

Ad ea quæ Andr. Alciatus denuò disputavit de mensuris & ponderibus, brevis Defensio.

Voici ce que Mr. De Thou dit de ce docte Médecin, en parlant des hommes de Lettres qui moururent en 1555. ,, Je mettrai parmi eux George Agricola, natif de Glauca ,, en Misnie, qui a écrit des Métaux, des Mines, des ,, Animaux souterrains avec tant d'exactitude, qu'il a surmonté ,, monté tous les Anciens en ce genre, & éclairci cette ,, partie de l'Histoire naturelle, non-seulement par l'ex,, plication de ce que les Anciens ont dit, mais en trou,, vant plusieurs choses que les autres siécles n'avoient pas ,, trouvées. Il a fait aussi, après Guillaume Budée, Leo,, nard Portio & André Alciat, un Traité fort exact des ,, poids, des mesures, du prix des métaux & des monoies. ,, Il mourut le 21 Novembre de cette année 1555. à Chem,, nitz en Misnie, près de ces fameuses miniéres des Elec,, teurs de Saxe, après avoir découvert & observé beau,, coup de choses inconnues aux Anciens.

Au commencement de la Religion prétendue réformée, Agricola parut la vouloir embrasser ; il avoit même fait une Epigramme contre les Indulgences : mais ayant reconnu les erreurs, il témoigna dans la suite beaucoup d'aversion pour ces nouvelles opinions, & mourut en bon Chrétien dans le sein de l'Eglise Romaine. George Fabricius fit son Epitaphe, & composa sur ses Ouvrages cette Epigramme, qui mérite d'avoir ici sa place :

Viderat Agricolæ, Phœbo monstrante, libellos.
Jupiter ; & tales edidit ore sonos.
Ex ipso hic terræ thesauros eruet orco,
Et Fratris pandet tertia regna mei.

AGRICOLA AMMONIUS, (Jean) Allemand, étoit Professeur en Médecine & en langue Gréque à Ingolstadt vers l'an 1496. Son savoir extraordinaire le fit passer pour le Médecin le plus éclairé de son tems ; il mit en ordre les Oeuvres d'Hippocrate, & commenta quelques livres de Galien. Voici les titres de ses Ouvrages :

Hippocratis Coi, Medicinæ & Medicorum omnium Principis, Aphorismorum & sententiarum medicarum, libri VII. Ingolstadii, 1537. in-4to.

Scholia copiosa in Theurapeuticam methodum Galeni, 1534. in-8vo. Augusta.

In Artem medicinalem Galeni Commentarii. Basil. 1541. in-8vo.

In Galeni libros sex de locis affectis Commentarii. Norimbergæ, 1538. in-4to.

Oratio de præstantia Corporis Humani.

Annotatiuncula in librum Nicolai Alexandrini, de compositione Medicamentorum. Ingolstadii, 1541. in-4to.

AGRIPPA, (Henri-Corneille) Médecin contemporain de Paracelse, que plusieurs Auteurs ont mis au même rang que ce dernier, nâquit à Cologne le 14 Septembre 1486. Tessier, dans son éloge des Hommes savans, & Vanderlinden dans son Ouvrage *de Scriptis Medicis*, le font natif de Nettesheim dans l'Electorat de Cologne. Son livre *de la Philosophie occulte*, qu'il avoit composé en sa jeunesse, a donné lieu de croire qu'il menoit toujours avec lui un Démon, sous la forme d'un chien noir. Paul-Jove, qui a donné dans cette fable, a écrit qu'Agrippa, peu avant que de mourir, renvoya un grand chien noir qui l'accompagnoit par-tout; qu'il lui ôta un collier plein de figures & d'images magiques, en lui disant tout ému de colére : *Abi perdita bestia quæ me totum perdidisti;* & que le chien alla se précipiter dans la Saône. Paul-Jove suppose ici qu'Agrippa mourut à Lyon : mais suivant Naudé, qui justifie ce Médecin du crime de Magie, il est constant qu'il mourut à Grenoble chez le Receveur des Finances de la Province; & au rapport du même Naudé, l'histoire de Paul-Jove touchant le chien noir, n'est point plus véritable que ce qu'il dit de l'endroit où Agrippa finit ses jours. Ceux qui ont rapporté jusqu'aux minucies qui regardent ce savant Homme, ont dit qu'il avoit ordinairement deux chiens dans son cabinet, dont l'un s'appelloit *Monsieur* & l'autre *Mademoiselle*. Il en nourrissoit toujours cinq ou six, dont les noms sont repétés souvent dans ses lettres; & l'on trouve à la fin de ses Ouvrages, les Epitaphes que ses amis firent pour quelques-uns d'eux.

Melchior Adam, qui a écrit un Abrégé de la vie d'Agrippa, dit de lui, entr'autres choses, qu'il avoit pratiqué la Médecine à Geneve, à Fribourg en Brisgaw & en France.

On ne fait pas s'il demeura long-tems à Geneve; mais il paroit par les Regîtres du Conſeil de cette Ville, qu'il y fut reçu Bourgeois *gratis*, l'onziéme Juillet de l'an 1522. Voici les propres termes du Regître de cette année-là, que rapporte Mr. Daniel Le Clerc : *Spectabilis Dominus Henricus-Cornelius Agrippa, Artium & Medicinæ Doctor, de Collonia ſuper Rhenum, fuit admiſſus Burgenſis gratis.*

Il y eut bien du haut & du bas dans la vie d'Agrippa. Il commença, à ce qu'on dit, par être Secrétaire de l'Empereur Maximilien I., puis Capitaine dans les troupes d'Antoine de Leve; enſuite Profeſſeur des Lettres ſaintes à Dole & à Paris; Sindic & Avocat-Général à Metz; Médecin de la Ducheſſe d'Anjou, mere de François I. & enfin Conſeiller & Hiſtoriographe de Charles-Quint. Son livre *de la vanité des ſciences* lui attira beaucoup d'ennemis & de perſécutions : l'Empereur Charles-Quint rendit ſa diſgrace publique; & cet homme extraordinaire, ce prodige de ſavoir, qui avoit paſſé par des Charges conſidérables, & qui avoit eu l'eſtime de tout ce qu'il y avoit d'illuſtre parmi les Grands & les Savans, fut généralement décrié, & mourut enfin accablé de miſéres & de pauvreté.

Ceux qui accuſent Agrippa de Magie, racontent qu'étant à Louvain, & le Diable ayant étranglé un de ſes Diſciples, ce Médecin ordonna à un Démon d'entrer dans le cadavre, & de lui faire traverſer cinq ou ſix fois la place publique, afin que le peuple prît cette mort pour une Apoplexie naturelle. Mais cette Hiſtoire n'eſt, ſans doute, pas mieux fondée que celle du grand Chien noir; & quoiqu'il ſoit vrai qu'Agrippa ait étudié la Magie, il n'y a point d'apparence que de la ſpéculation il auroit paſſé à la pratique. Voici le jugement qu'il nous a lui-même laiſſé de cette ſcience, lorſque revenu des erreurs de ſa jeuneſſe, il a parlé de bonne foi : " Celui, dit-il, „ *(de vanitate ſcientiarum, cap. 45.)* qui conſidérera les „ livres de Magie de bien près, & avec jugement, les „ connoitra aiſément par leurs régles & préceptes, par „ les coutumes & cérémonies dont ils traitent, par la „ maniére de leurs caractéres, figures & langage, ordre „ de leurs diſcours & termes ineptes, être pleins de pures „ rêveries & impoſtures, & avoir été forgés depuis „ peu d'années par gens ignorans de toute la Magie uſitée „ entre les anciens, méchans artiſans de tout artifice mauvais,

„ mauvais, d'un mêlange d'aucunes cérémonies prifes de
„ la Religion, avec paroles & fignes étranges & inconnus,
„ pour effrayer les fimples & étourdis, les infenfés, &
„ ceux qui n'ont appris les bonnes lettres. Mais nonobf-
„ tant tout cela, il ne s'enfuit pas que ces arts foient fa-
„ buleux, & qu'ils ne produifent aucun effet : car s'ils
„ n'étoient point, & que par iceux on n'effectuât plu-
„ fieurs chofes admirables, méchantes & dommagea-
„ bles, ils ne feroient pas prohibés tant étroitement &
„ expreffément par les Loix divines & humaines, pour
„ être du tout chaffés & exterminés de la terre.

„ Je confeffe, ajoute-t'il, (*ibid. cap.* 48.) qu'étant encore
„ jeune, je me fuis mis à écrire trois livres d'affez grand
„ volume de la Magie, que j'ai intitulés de l'Occulte Phi-
„ lofophie, ès quels tout ce que je peux avoir forfait par
„ curiofité de jeuneffe, je veux bien amender par cette
„ mienne rétractation. Toutefois j'y ai au moins tant pro-
„ fité, que j'ai appris à favoir diffuader les autres d'y
„ mettre leur étude. Partant quiconque préfume de favoir
„ deviner, non par la vertu & felon la vérité de Dieu,
„ mais par des vertus diaboliques, & par des opérations
„ des Efprits malins ; ceux qui fe vantent de faire des
„ miracles par vanité de magie, exorcifmes, enchante-
„ mens, compofitions amoureufes & attrayantes, & au-
„ tres artifices diaboliques, & en exerçant idolâtries frau-
„ duleufes, éblouiffent les yeux & font appercevoir des
„ fantômes, qui bientôt après s'évanouiffent ; tous ceux-
„ là, dis-je, avec Jannès, Mambrès & Simon le Magicien,
„ feront deftinés au feu en perpétuel tourment.

Agrippa eft mort en 1535. âgé de 49 à 50 ans. Nous
avons de lui les Ouvrages fuivans, concernant la Médecine :

Contra Peftem Antidota fecuriffima, pag. 588.
De Medicina in genere.
De Medicina operatrice.
De Pharmacopolia.
De Chirurgia.
De Anatomiftica.
De Veterinaria.
De Diætaria.
De Arte Coquinaria.
De Alcumiftica. Lugduni, 1535. *in-8vo. pag.* 234.
Tout ceci eft renfermé dans le deuxième Tome de fes Ou-
vrages.

Tome I.   C

AGRON. *Voyez* ACRON d'Agrigente.

AIALA, (Gabriel) Médecin d'Anvers & Docteur de l'Université de Louvain dans le XVI. siécle. Il étoit parent, peut-être frere de Balthasar, dont le Duc de Parme fit tant d'estime, qu'il le fit Intendant de Justice, & puis Conseiller à la Cour de Malines. Tous deux furent en grande réputation de doctrine, & avec sujet. Nous avons plusieurs Ouvrages de la façon de Gabriel Aiala & entre autres :

Popularia Epigrammata Medica.

Carmen pro vera Medicina ad Luem peſtilentem, **additis** *ab Authore in hunc ipſum Scholiis.*

Elegiarum liber unus, coniunctim. Antuerpiæ, 1562. *in-4to.*

AIDOUN-ABOUL-HASSAN-AL-MOKHTAR-BEN-AIDOUN, Médecin de Bagdet, eſt Auteur du *Takwim al-Schat*, qui eſt un Traité des Maladies & de leurs Remédes, rédigées par ordre alphabétique, & séparées en diverses classes, à la maniére d'un Zige, c'eſt-à-dire, de Tables Aſtronomiques.

AKAKIA. *Voyez* ACACIA.

ALBERT, (Salomon) profeſſa la Médecine à Wirtemberg. On lui attribue, avec raiſon, la découverte de la Valvule du Colon, qu'on appelle communément **la Valvule de Bauhin,** *Valvula Bauhini.* Il dit l'avoir apperçue pour la premiére fois dans un Biévre ou Caſtor, & enſuite dans l'Homme. Il publia en 1583. un Ouvrage intitulé :

Hiſtoria plerarumque Humani Corporis partium membratim ſcripta, & in uſum Tyronum retractatius edita. Wittemberga, in-8vo. ibid. 1630. *in-8vo.*

Nous avons encore de lui :

Tres Orationes. I. De Cognitione Herbarum. II. De Moſchi aromatis pretioſiſſimi naturâ & efficaciâ. III. De Diſciplinâ Anatomicâ : tum de Galeni libro, qui de oſſibus inſcribitur & Tyronibus nuncupatur. Norimbergæ, 1585. *in-8vo.*

Orationes quatuor. I. De Studio Doctrinæ Phyſicæ. II. De Felle ad inteſtina reſtagnante, neque tamen vitalem ſuccum è ventriculo demiſſum contagione depravante. III. De Sudore cruento. IV. De medendi Scientia, Profeſſoribus ejus, imprimis de Raſis libro nono Manſori Arabum Regi dicato. Wittembergæ, 1590. *in-8vo.*

Oratio de Surditate & Mutitate. Norimbergæ, 1591. *in-8vo.*

Scorbuti Historia. Wittemberge, 1594. *in-8vo.*

Consilia aliquot medica. Extant eo in opere quod Joannes Phil. Brendelius collegit & edidit. Francof. 1615. *in-4to.*

ALBERT LE GRAND , plus connu sous ce nom que sous celui d'Albert Bolstadius, étoit surnommé *Grotus*. Il nâquit dans la Souabe , & s'aquit beaucoup de réputation par son savoir en Théologie, en Médecine & en Philosophie. Il entra dans l'Ordre des Dominicains, & fut reçu Docteur à Paris en 1236. Il enseigna ensuite à Cologne, où il eut saint Thomas d'Aquin pour disciple. En 1260. on le plaça sur le Siége Episcopal de Ratisbonne; mais en 1263. il se démit de cette Dignité, pour reprendre ses exercices ordinaires dans les Academies. Il rentra dans son Monastère de Cologne, où il mourut en 1282. à l'âge de 75 ans.

On prétend qu'Albert le Grand étoit si stupide & si pesant dans sa jeunesse, que ses compagnons d'étude en faisoient leur jouet ordinaire. A la fin, ne pouvant plus résister à leurs railleries, il prit l'étrange résolution de se précipiter des murs du Couvent en bas. Comme il étoit sur le point de le faire, la sainte Vierge s'apparut à lui sur la muraille, & lui donna ce savoir & cette habileté qui l'ont rendu si fameux dans la suite. Albert le Grand se fit sur-tout admirer à Paris; il enseigna dans cette Ville avec tant de réputation , que l'Ecole n'étant pas assez grande pour contenir tous ses disciples, il fut contraint de continuer ses leçons au milieu d'une place publique, qui depuis a été appellée la *Place Maubert*, comme qui diroit la place de Maître Aubert.

Mayerus, qui, en fait de Chimie, a avancé quantité de fables, rapporte que saint Dominique avoit eu le secret de la Pierre Philosophale; qu'il l'avoit transmis à Albert le Grand, qui par ce moyen avoit aquitté en trois mois les grosses dettes de son Évêché de Ratisbonne; & qu'enfin celui-ci avoit enseigné cette science à saint Thomas son disciple. Il est vrai qu'Albert le Grand croyoit la transmutation des métaux possible, en les purifiant & séparant de tout ce qu'il y a d'impur. Il appelloit le plomb un *or lépreux* ; expression qu'il disoit être tirée d'Aristote : il posoit encore pour principe général, que tous les métaux ont une origine commune dans le vif-argent & le soufre. Mais tout cela ne donne aucun dégré de vraisemblance au conte de Mayerus; ces sentimens d'Albert le Grand ne

paſſent point les bornes de la Théorie ; & ſur cette matiére , de la théorie à la pratique, il y a encore bien du
chemin. C'eſt à la correſpondance qu'il entretenoit avec
les Mineurs répandus dans toute l'Allemagne, qu'il devoit
ſes connoiſſances ſur la Métallurgie.

Albert le Grand a été accuſé de Magie ; mais Trithéme,
Pic de la Mirandole & Naudé l'ont lavé de ce reproche.
La ſcience qu'il avoit des ſecrets de la Nature, l'a encore
expoſé à paſſer pour Auteur de beaucoup de recettes fri-
voles, d'opinions ſuperſtitieuſes & de Traités apocriphes,
indignes de la ſcience & de la gravité de ce ſaint Evêque.
Il a écrit plus de vingt volumes *in-folio*. Voici les titres
des Ouvrages appartenant à la Médecine, qu'on a publiés
ſous ſon nom :

> *De Nutrimento & Nutribili Liber. Venetiis,* 1517. *in-4to.*
> *De Alchymia Liber. Baſil.* 1561. *cum aliis.*
> *Scriptum ſuper Arborem Ariſtotelis. Baſil.* 1516. *cum aliis.*
> *De Mineralibus & Rebus Metallicis Libri V. Argent.* 1541.
>   *in-8vo.*
> *De Concordia Philoſophorum in Lapide Philoſophico.*
> *Compoſitum de Compoſitis.*
> *Liber octo Capitulorum de Lapide Philoſophorum.* **Argent.**
>   1613. *vol.* 4. *Theatri Chemici.*
> *Lilium Floris de Spinis avulſum.*
> *Speculum Alchemia, de compoſitione lapidis, &c.*
> *De Memoria & Intellectu Libri II. Venet.* 1517. *in-folio.*
> *De Virtutibus Herbarum , Lapidum & Animalium quo-*
>   *rumdam.*
> *De Secretis Mulierum Libellus, cum ſcholiis, &c. Antuerp.*
>   1538. *in-8vo.*

Nous ne ferons qu'un article d'Albert le Grand & de
ſon Diſciple ſaint Thomas, auſſi Religieux de l'Ordre de
ſaint Dominique. Il nâquit en 1227. de la Famille des
Comtes d'Aquin. Il mourut dans ſon voyage au ſecond
Concile de Lyon, où il avoit été appellé par le Pape Urbain IV. dans le Monaſtére de Foſſa Nova, près de Ter-
racine, en 1274. Les Ouvrages qu'on lui attribue ſur la
Chymie, ſont les ſuivans :

> *Secreta Alchemia magnalia de Corporibus ſupercœleſtibus,*
>   *& quod in rebus inferioribus inveniantur , quoque modo*
>   *extrahantur.*
> *De Lapide Minerali , Animali & Plantali.*
> *Theſaurus Alchemia ſecretiſſimus , quem dedit fratri ſuo Rei-*

naldo. Colonia, 1579. *in-4to. Lugduni Batavorum*, 1602. *in-8vo.*

Aurora, *sive Aurea Hora.*

Commentarium super Turbam Philosophorum breviorem, ut dicitur, cum aliis. Francof. 1625. *in-8vo.*

On a encore imprimé sous son nom :

De motu cordis Liber. Romæ 1570. *in-fol. cum reliquis ejus operibus.*

ALBINUS, (Bernard) l'un des plus fameux Médecins de son tems, nâquit le 7 Janvier 1653. à Deffau, où son pere Chriftophe Albinus étoit Bourguemaître. Après l'avoir fait étudier quelque tems dans la maifon fous un Précepteur, on l'envoya au Collége dont le favant Henri Alers étoit alors Recteur, & qui peu de tems après, fut appellé dans l'Ecole de Brême, où le jeune Albinus âgé de 16 ans, le fuivit du confentement de fon pere. De Brême, où il avoit fait de grands progrès, fur-tout dans la Philofophie & dans la Médecine, il fe tranfporta à Leyde, où il profita fi bien des leçons de Charles Drelincourt, de Théodore Kranen, & de Luc Schacht, qu'il devint un des plus habiles Médecins que cette Academie ait produit. Cependant fes parens fouhaitant impatiemment de le voir, il alla en 1676. leur rendre une vifite ; mais fa mere étant morte peu de tems après, il retourna à Leyde l'année fuivante. Enfuite il fe mit à voyager dans les Pays-Bas, en France & en Lorraine, & retourna dans fa Patrie en 1680. La même année il fut appellé Profeffeur en Médecine à Francfort fur l'Oder. Sa renommée s'étendit delà fi loin, que Fréderic-Guillaume Electeur de Brandebourg, l'invita à venir à fa Cour, où il le fit fon Médecin & Confeiller Privé. Il exerça dignement ces deux emplois jufqu'à la mort de l'Electeur, laquelle arriva le 29 Avril 1688. Il fe retira alors à Francfort, où il reprit fa charge de Profeffeur. Environ fix ans après, les Curateurs de l'Academie de Groningue lui offrirent la dignité de Docteur Provincial & de Profeffeur en Médecine. Il étoit affez difpofé à accepter ces offres ; mais l'Electeur Fréderic pour l'en empêcher, lui augmenta fa penfion, le combla de bienfaits, & lui fit de belles promeffes par écrit, s'engageant outre cela, de lui donner la premiére place de Chanoine qui viendroit à vaquer à Magdebourg. Ces promeffes furent accomplies trois ans après ; car en 1697. l'Electeur l'appella à Berlin pour le faire fon Médecin, & il eut la même année un Canonicat à Magdebourg : mais comme il ne pouvoit vaquer à tous les devoirs de Chanoine, il le rendit à un autre avec l'approbation de l'Electeur. Cinq ans après, le Comte de Watlenaar ayant au nom de l'Academie de Leyde, réitéré les inflances qu'il avoit faites auprès du Roi de Pruffe deux ans auparavant, pour avoir Mr. Albinus en qualité de Profefleur en Médecine, il réuffit dans cette derniére tentative. Albinus entra dans fon Profefforat à Leyde en 1702. & il s'en aquitta pendant 19 ans, c'eft-à-dire, jufqu'à fa mort, avec toute l'application poffible. Il mourut le 7 du mois de Septembre 1721. à l'âge de 68 ans & 8 mois. Il époufa en 1696. Madame Sufanne Catherine fille de Mr. Thomas Sifroi Rings, Profefleur en Jurifprudence à Francfort fur l'Oder. Il en eut onze enfans, quatre fils & fept filles. Les deux aînés de fes fils font, Mr. Bernard Sifroi, & Mr. Chriftian Bernard, qui marchent dignement fur fes traces. Le premier eft Profefleur en Médecine à Leyde, & le fecond Profefleur extraordinaire dans la même Faculté à Utrecht.

Mr. Bernard Albinus a écrit entre autres livres :

De Corpufculis in fanguine contentis.

De Tarantula mira vi.

De facro Frepenum faflum fonte.

Bernard Sifroi a donné au Public les Ouvrages fuivans :

Hiftoria Mafculorum Hominis. Lugduni Batav. 1734. *in-4to.*

Icones offium fœtus humani ; accedit Ofteogenia brevis hiftoria. Lugd. Batav. 1737. *in-4to.*

Tabulæ anatomicæ. Lug. Bat. 1741. *in-fol.*

ALBUCASIS, Médecin Arabe, connu fous le nom d'*Albucafa*, *Albuchafias*, *Buchafis*, *Bulcafis Galaf*, *Alfaharavius* & *Azaravius*. Aucun Médecin Arabe n'a parlé de cet Auteur, & il n'a été connu en Europe que de Mathieu *De Gradibus*, qui mourut en 1460. jufqu'à ce que P. Ricius en ait donné une affez mauvaife traduction en 1519. que Gefner n'a jamais connue. Le Traducteur le comble d'éloge, & ne reconnoit qu'Hippocrate & Galien au-deffus de lui. Il prétend que fes Ouvrages font écrits avec beaucoup de clarté, de précifion & de netteté. Il a compofé un Ouvrage appelé *Al-Tafrif*, ou *Méthode de Pratique*, divifé en trente-deux Traités, dans lequel il paroit exceller dans la partie diagnoftique & dans la defcription des fimptomes des maladies. Il eft vrai que ce livre eft fort méthodique, & mérite qu'on en faffe cas ; mais il eft bon d'obferver qu'il ne contient rien qu'on ne trouve dans les Ouvrages de Rhazes : par exemple , le vingt-fixiéme Traité fur les Maladies des enfans, le vingt-huitiéme fur les Maladies Arthritiques , & le trentiéme qui traite des Médicamens capables de caufer la mort, font entiérement copiés d'après cet Auteur. Bien plus, la defcription qu'il donne de la petite Verole, dans le trente & uniéme Traité, eft mot à mot la même que celle que Rhazes donne de la pefte, dont il a même confervé les divifions & le titre des chapitres. L'*Al-Tafrif* d'Albucafis a été traduit en Latin, & imprimé à Bâle en 1541. *in-folio*, fous ce titre :

Methodus medendi certa, clara & brevis, plæraque quæ ad Medicinæ partes omnes, præcipuè quæ ad Chirurgiam requiruntur, libris tribus exponens.

On a auffi imprimé les Ouvrages d'Albucafis à Venife en 1500. *in-folio*, & à Strasbourg en 1532. *in-fol.* On y voit beaucoup de figures d'inftrumens de Chirurgie, qui eft la partie de la Médecine qu'il étudia avec plus de foin. Pour ce qui regarde la Lithotomie, il décrit le même endroit pour la fection, que le frere Jacques & Mr. Rau ont choifi dans ces derniers tems par rapport à la taille laterale. Albucafis avoit une haute opinion du Cautére, & il a été plus hardi Opérateur qu'aucun de ceux qui l'ont précédé.

On ignore en quel tems cet Auteur a vêcu ; mais on fuppofe communément qu'il vivoit vers l'an 1085. quoiqu'on ait lieu de croire qu'il n'eft pas fi ancien : car, en traitant des bleffures, il décrit les fléches dont fe fervent les Turcs, qui n'ont commencé à figurer dans le monde que vers le milieu du douziéme fiécle. On peut même inférer de ce qu'il dit, que la Chirurgie étoit prefque éteinte dans fon tems, & qu'il reftoit à peine quelques veftiges de cet art, qu'il eft venu long-tems après Avicenne qui mourut l'an 1036. car l'on fait que du vivant de cet Auteur, la Chirurgie étoit fort cultivée. Albucafis, qui la fit revivre, croit que c'eft une témérité extrême de s'en mêler fans être parfaitement verfé dans l'Anatomie, & fans connoître à fond les vertus des remédes qu'on doit employer ; & il confeille à tous ceux qui l'exercent, de ne point traiter par avidité du gain, une maladie dont ils ignorent la caufe, & qu'ils font incapables de traiter. Il rejette tout ce qui n'eft fimplement que de précaution dans l'art de guérir, & ne retient que ce qui eft d'une nécellité abfolue. Il nous apprend qu'il joignoit beaucoup de lecture à une longue expérience, & qu'il ne rapporte rien dont il n'ait été témoin. Il est le seul de tous les Anciens qui ait décrit & enseigné l'usage des instrumens qui conviennent à chaque opération. Mais une chose remarquable dans ce Médecin, c'est qu'il avertit le Lecteur toutes les fois qu'il y a quelque danger dans l'opération ; il en indique les causes, & fait connoître les moyens qu'on peut employer pour le dissiper ou au moins le diminuer.

ALBUHAZAN-IBNU-HAIDOR, Philosophe, Médecin, Astrologue, naquit à Fez, Capitale du Royaume de ce nom en Afrique, sur la côte de Barbarie. Il fut pendant plusieurs années, Médecin des Rois de ce Pays; il mourut de la peste l'an de notre Seigneur 1415. Il a laissé un Traité de la cure de la maladie dont il est mort.

ALCACAR ou ALCAZAR, (André) Médecin & Chirurgien, étoit de Guadalaxara Ville d'Espagne dans la nouvelle Castille. Il enseigna la Chirurgie dans l'Université de Salamanque, où il fit imprimer en 1575. un Ouvrage intitulé :

Chirurgia Libri sex, in-folio.

Nous avons encore de lui :

De Vulneribus capitis Liber, 1582.

ALCADIN, fils de Garsin, natif de Saragosse en Sicile, a été un savant Philosophe & un Médecin très-fameux. Après avoir professé la Philosophie & la Médecine dans l'Université de Salerne, il fut choisi par l'Empereur Henri VI. pour être son Médecin ordinaire, & il guérit d'abord ce Prince d'une maladie très-dangereuse; ce qui le mit fort en crédit. Après la mort de Henri, arrivée en 1198. Alcadin ne fut pas moins estimé de Fréderic II. son successeur, à qui il dédia un Traité des Bains de Pouzol, qu'il composa en vers, parce que cet Empereur aimoit la Poësie. Ce qui n'étoit pas une chose nouvelle, puisque d'autres Savans, comme Democrate, Philon, Nicandre, Q. Serenus & Andromaque, avoient fait autrefois plusieurs poëmes sur des Sujets de Médecine, dont Galien fait mention.

ALCAIME, (Marc-Antoine) Médecin, né en Sicile, s'est fait estimer par sa doctrine en 1630. & 1635. Il a composé quelques Ouvrages très-ingénieux, & entr'autres :

Consultatio pro Ulceribus.

ALCHINDUS, (Jacques) Médecin Arabe, étoit en réputation vers l'an 1145. Nous avons de lui :

De Medicinarum compositarum gradibus investigandis, Libellus, cum Mesues Operibus. Patavii, 1584. in-8vo.

ALCMOEOM, disciple de Pythagore, étoit de Crotone. Quoique Philosophe, il s'étoit particuliérement attaché à la Médecine; & au rapport de *Chalcidius*, ancien Commentateur de Platon, il est le premier qui ait disséqué des animaux, dans le dessein de connoître les parties qui les composoient. Plusieurs Auteurs anciens rapportent les sentimens de ce Philosophe-Médecin. On l'a soupçonné de connoître la communication de la bouche avec les oreilles, que nous appellons aujourd'hui la Trompe d'Eustachi, sur ce qu'il assura que les chévres respiroient en partie par les oreilles.

ALCON, Chirurgien fameux, que Pline appelle *Medicus vulnerum.* Cet Alcon, à ce que dit le même Auteur, avoit fait un si grand gain dans sa pratique, qu'ayant payé à l'Empereur Claude une amende de dix millions de petits sesterces, qui font un million de nos livres, & ayant été exilé & ensuite rappellé, il gagna dans peu d'années, une pareille somme. On ne sait rien touchant la Chirurgie d'Alcon, sinon qu'il étoit expert dans l'art de traiter les Hernies par l'incision, & dans celui de reduire les fractures, comme il paroit par ces Vers de Martial, qui peut avoir été son contemporain:

> *Mitior implicitas* Alcon *secat enterocelas,*
> *Fractaque fabrili dedolat ossa manu.*   **Lib. 2. Epigr. 85.**

ALDROANDUS ou ALDOBRANDI, (Ulisse) de Bologne, Philosophe & Médecin, étoit en grande réputation vers la fin du XVI. siécle. Ses Ouvrages témoignent que sa science étoit universelle. Il a composé cent & un Traité que nous avons en plusieurs volumes, & on estime particuliérement ceux où il parle des oiseaux, des animaux à quatre pieds, des poissons, &c. Voici les principaux de ces Traités:

Ornithologia, hoc est, de Avibus Historia Libri XII. Agunt. de Avibus rapacibus. Bononia, 1599. *in-folio.*

Ornithologia Tomus alter : Agit de Avibus terrestribus mensa inservientibus & canoris. Bononia, 1600. *in-folio.*

Ornithologia Tomus tertius ac postremus : Agit de Avibus aquaticis & circa aquas degentibus. Bononia, 1603. *Francof.* 1621.

De Animalibus insectis Libri VII. cum singulorum iconibus ad vivum expressis. Bononiæ, 1602. *Francof.* 1623. *in-fol.*

De Quadrupedibus solidipedibus, volumen integrum. Bononiæ, 1616.

Quadrupedum omnium Bisulcorum Historia. Bonon. 1613. *in-folio.*

De Piscibus Libri quinque, & de Cetis Liber unus. Bon. 1613.

De reliquis animalibus exanguibus Libri IV. nempè de Mollibus, Crustaceis, Testaceis & Zoophytis. Bonon. 1606. *in-folio.*

Aldroandus a professé à Bologne l'Histoire naturelle, dans laquelle il a effacé tous ceux qui l'ont devancé; il n'a épargné pour cela ni dépenses, ni voyages; & il avoit à sa suite des Dessinateurs, des Peintres, des Sculpteurs & Graveurs, à qui il donnoit de gros gages. Il mourut aveugle à l'Hôpital de Bologne en 1605. après avoir ruiné sa santé & dépensé son bien dans ses recherches. Le Cardinal Maphée Barberin, qui fut depuis élevé à la thiâre sous le nom d'Urbain VIII. lui dressa un très-bel éloge en vers.

ALEXANDRE, Médecin, qui mourut à Lyon pour la Foi de Jésus-Christ, vers la fin du deuxiéme siécle, sous les Empereurs Marc-Auréle & Lucius-Verus.

ALEXANDRE D'APHRODISE'E, fameux Commentateur d'Aristote, vivoit du tems de Galien dans le deuxiéme siécle de notre Seigneur. On le peut conter entre les Médecins, pour avoir traité dans ses problêmes diverses questions qui concernent la Médecine, & pour avoir écrit en particulier sur les Fiévres. George Valla, de Plaisance, a mis en Latin les Ouvrages d'Aphrodisée, sous ces titres:

Problematum Sectiones quinque.

De Febrium causis & differentiis Opusculum. Basil. 1542. *in-8vo.*

ALEXANDRE, surnommé PHILALETHE, c'est-à-dire, ami de la vérité, étoit Médecin, & avoit succédé à Zeuxis dans une Ecole d'Hérophiliens, qui étoit en Phrygie.

ALEXANDRE TRALLIEN, savant Médecin & Philosophe, ainsi nommé parce qu'il étoit natif de Tralles, Ville fameuse de la Lydie où l'on parloit la langue Gréque mieux qu'ailleurs. On ne sait pas en quel tems il a vécu; quelques-uns disent que ç'a été dans le IV. siécle vers l'an 360. & d'autres dans le V. en 413. Il y a cependant plus d'apparence que ce fut dans le VI. vers l'an

560. fous l'empire de Juſtinien le Grand ; & il femble même qu'on n'en doit pas douter après le témoignage d'Agathias. " *Anthemius* le Trallien , dit-il, a admirablement
„ réuffi à faire des machines : fon frere *Metrodore* a été un
„ célébre Grammairien , & Olympius un excellent Jurif
„ confulte. *Diodore* a enfeigné la Médecine aux Tralliens ,
„ & *Alexandre* s'eft établi à Rome, & il y a vêcu avec
„ honneur. „ C'eft cet Alexandre dont nous parlons, qui vivoit peu de tems avant qu'Agathias commençât d'écrire fon hiftoire en 565. Cet Hiftorien en parle avec avantage , de même que de fes quatre freres, dont il rapporte les noms & la Profeſſion dans le paffage qu'on vient de citer.

Le Pere d'Alexandre fe nommoit Etienne. Il étoit Médecin lui-même ; d'où nous pouvons conjecturer qu'il ne négligea rien pour l'inftruction & les progrès de fon fils dans fon Art. Alexandre, après avoir pris quelque tems les leçons de fon pere, voyagea dans les Gaules, en Efpagne & en Italie , & enfin s'arrêta à Rome, où il s'aquit une grande réputation. Cette réputation étoit telle , qu'il ne paffoit pas feulement dans cette Capitale pour un grand homme dans fon Art , mais qu'on le confultoit même comme tel, dans les diverfes Contrées qu'il avoit parcourues ; en un mot, il étoit connu fous le titre d'*Alexandre le Médecin*. Il ne paroit pas que ce titre fût mal aquis, & qu'il le dût ou au caprice du Peuple ou à quelques cures dont il fallut plutôt attribuer le fuccès au hazard qu'à fon favoir. Il le mérita par l'étendue de fes connoiffances & par la fageffe de fa pratique. Il eft le feul Auteur de ces derniers fiécles des Lettres, qui fe fût fait un plan avant que d'écrire , & qu'on puiffe appeller un Auteur original. Ses Ouvrages font fi méthodiques, quoiqu'il ne fût point du tout de la fecte des *Méthodiftes*, qu'on le peut regarder, avec *Areteus*, comme le meilleur Auteur en Médecine qui eût paru entre les Grecs depuis le tems d'Hippocrate. Il commence par les maladies de la tête, d'où il defcend à celles de toutes les parties du corps qu'il parcourt dans leur ordre naturel. Son exactitude fe remarque particuliérement dans ce qu'il a dit des fignes diagnoftics, fur-tout lorfqu'il fait voir la différence entre deux maladies qui paroiffent affez femblables, comme la Pleurefie & l'Inflammation du Foie, la Pierre & la Colique, &c. Quant à fa maniére de traiter les Maladies, elle eft ordinairement raifonnée & falutaire.

Alexandre eſt fort exact dans l'expoſition qu'il fait des vertus des Médecines, & dans ce qu'il enſeigne ſur le tems & la maniére d'en faire uſage. Mais il eſt quelquefois trop crédule ſur cette matiére; il pouſſe même la crédulité juſqu'à la ſuperſtition, ſur-tout à l'égard des Amulétes & des enchantemens, auxquels il paroit attribuer beaucoup de vertus. Il a fait mention de quelques recettes de cette nature contre la Fiévre, la Pierre, la Goutte & la Colique. On l'accuſe auſſi de s'être attaché à la Magie, & il a tiré là-deſſus pluſieurs choſes des Ecrits d'*Oſthanes*, un des plus anciens Magiciens chez les Perſans. Au reſte, ſa méthode en général eſt toujours conforme aux circonſtances des Maladies; & toutes les fois qu'il entreprend de raiſonner ſur la pratique, il le fait d'une maniére admirable. On lui attribue l'introduction de l'uſage du Fer en ſubſtance dans la Médecine; car il n'en eſt fait mention dans aucun Auteur qui lui ſoit antérieur.

Il paroit que ce Médecin n'a écrit que dans un âge très-avancé, & lorſqu'il avoit une fort grande expérience; ſur quoi il eſt aſſez étonnant qu'il n'ait traité d'aucunes maladies des femmes, lui qui avoit pu remarquer bien des choſes eſſentielles à cet égard.

Nous avons les Editions ſuivantes des Ouvrages d'Alexandre, en Grec:

Pariſiis apud Robertum Stephanum, 1548. *in-folio*, *cum caſtigationibus Jacobi Goupili.*

Une vieille & barbare Traduction Latine, que Fabricius dit avoir été faite ſur quelque traduction Arabe. Cette traduction a pour titre:

Alexandri Iatros practica.

Il y en a eu les Editions ſuivantes:

Lugduni, 1504. *in-4to.*

Papia, 1512. *in-8vo.*

Venetiis, 1522. *in-folio.*

Albanus Torinus remit les Ouvrages d'Alexandre en meilleur Latin; mais il ne travailla pas ſur le Grec, il ne fit que retoucher la vieille Traduction Latine dont on vient de parler. La traduction d'Albanus parut, *Baſilea apud Henricum Petri*, 1533. & 1541. *in-folio.*

Joannes Guinterius Andernacus traduiſit le Grec en Latin. On a donné les Editions ſuivantes de cette traduction:

Argentorati, apud Remigium Guidonem, 1549. *in-8vo.*

Lugduni, apud Antonium Vincentium, 1560. *in-12.*

Lugduni, 1575. *cum Joannis Molinæi annotationibus.*

Il y a un petit Traité intitulé : *Des Vers*, que Mercurialis attribue à Alexandre, & qu'Alexandre dédie à son ami Théodore. Il a été imprimé dans les Ouvrages de Mercurialis sous ce titre :

> *Epistola de Lumbricis, ex antiquissimo Codice Vaticana Bibliotheca.*

Cette piéce ne se trouve point parmi les autres Ouvrages d'Alexandre.

ALEXANDRIE. (Bibliothéque d') Cette fameuse Bibliothéque commença sous Ptolomée Soter dans les premiéres années du trente-huitiéme siécle du monde ; sous son fils Ptolomée Philadelphe, elle étoit déja composée de cent mille volumes ; Evergetes, fils de ce dernier, travailla aussi à l'augmenter par les soins d'Eratosthéne le Cyrénien, son Bibliothécaire ; & depuis elle s'accrut prodigieusement. Le bâtiment, qui contenoit l'ancienne Bibliothéque, s'étant trouvé rempli de quatre cens mille volumes, on fut obligé de mettre dans le Temple de Sérapis, les Livres nouveaux dont on fit l'aquisition ; & cette seconde Bibliothéque, qui n'étoit que le Supplément de la premiére, en contenoit trois cens mille.

Tel étoit l'état de cette fameuse collection, lorsque César, au tems de la guerre contre Pompée, se trouvant en danger dans la sédition d'Alexandrie, fit mettre le feu aux vaisseaux qui étoient dans le Port : l'embrasement se communiqua à l'ancienne Bibliothéque, & les quatre cens mille volumes qui y étoient renfermés, furent consumés par les flammes. La Ville d'Alexandrie se releva cependant de cette perte immense ; les deux cens mille volumes de la Bibliothéque de Pergame, donnés par Marc-Antoine à Cleopatre, & les autres additions qu'on s'empressa d'y faire, rendirent la nouvelle collection plus magnifique & plus nombreuse que n'avoit été l'ancienne. Ce prodigieux amas de Livres contribua infiniment à la réputation de la Ville d'Alexandrie ; les Savans s'y rassembloient de toute part ; & en particulier les Ecoles de Médecine étoient si célébres sous l'Empire de Valens, vers l'an 367. qu'Ammian Marcellin rapporte qu'il suffisoit à un Médecin d'avoir été instruit dans ces Ecoles, pour se rendre d'abord recommandable, & s'aquerir l'estime du Public.

Le grand nombre de Livres qu'on avoit amassés avec autant de soin que de dépense dans cette fameuse Biblio-

théque, & que le feu avoit épargné en partie au tems de l'incendie survenue pendant la guerre de César contre Pompée, devint enfin la victime des flammes en 642. lorsque les Sarrasins firent la conquête de l'Egypte. Gregoire Abulfarage rapporte qu'*Amri* ou *Amrou*, Général des Sarrasins, avoit eu quelque dessein de conserver cette Bibliothéque, à la priére de Jean le Grammairien, sectateur d'Aristote; mais qu'Amri en ayant écrit à *Omar* Calife, celui-ci lui fit réponse : " Que si tous ces Livres ne contenoient que
" les mêmes choses que l'Acoran, ils devoient être brûlés
" comme inutiles, parce que l'Alcoran suffisoit, comme
" rempli de toutes les vérités qu'il importoit de savoir :
" que s'ils contenoient des choses contraires, il étoit en-
" core plus nécessaire de les brûler. ,, Sur la décision de ce Barbare, ennemi ou contempteur des Sciences dont il cherchoit à abolir tous les monumens, ce prodigieux assemblage de Livres fut condamné aux flammes. On ne les brûla cependant pas à la fois; mais on les distribua dans les Bains de la Ville, dont le nombre montoit alors à quatre mille, & ils servirent pendant six mois à chauffer ces Bains. A peine en échappa-t'il quelques-uns, & parmi ceux qui furent souftraits à la fureur des flammes, se trouverent heureusement les Ecrits des anciens Médecins Grecs, que ces Barbares ne conserverent qu'en considération d'eux-mêmes, espérant y trouver dequoi se prolonger la vie. Jean le Grammairien & quelques autres Savans qui reftoient alors à Alexandrie, tenterent toutes fortes de moyens pour dérober au feu quelques Manuscrits, & ils y réuffirent à leur fatisfaction.

Avant la prise d'Alexandrie par Amri, les Arabes ne connoiffoient point les Auteurs Grecs; ce ne fut qu'après la conquête de cette Ville qu'ils commencerent à les étudier. La premiére version qu'on fit de ces Auteurs, fut en Syriaque, les Syriens étant plus portés aux Sciences spéculatives que les Arabes. Mais dans la fuite ils furent traduits de Syriaque en Arabe ; & il eft à remarquer que dans toutes ces versions ou imitations Arabes, les Auteurs Grecs ont toujours été défigurés.

Diodore de Sicile rapporte que la plus ancienne Bibliothéque a été celle d'Ofymandias Roi d'Egypte; on lifoit cette inscription sur le frontispice : *Remédes pour les maladies de l'ame.* Mais depuis il y eut une grande émulation entre les Rois d'Egypte & de Pergame, à qui auroit la plus belle & la plus nombreufe collection.

ALEXANDRINI DE NEUSTAIN, (Jules)
de·Trente, Médecin de l'Empereur Charles V. ou de Ferdinand son frere, a été en estime dans le XVI. siécle, vers l'an 1556. Il fut très-cher à l'Empereur Maximilien II. qui étoit un Prince valétudinaire, & il en reçut des bienfaits considérables & de grands honneurs, que ce bon Empereur lui permit de remettre à ses enfans, quoiqu'ils ne fuſſent pas légitimes. Alexandrini a écrit en proſe & en vers divers Ouvrages considérables, qui témoignent que sa doctrine étoit solide & univerſelle. Voici le catalogue de ces Ouvrages :

De Medicina & Medico Dialogus. Tiguri, 1557. *in-4to.*

Salubrium , ſive de Sanitate tuendà , Libri triginta tres.
   Coloniæ, 1575.

In Galeni præcipua ſcripta Annotationes. Baſil. 1581. *in-fol,*

Pædotrophia, carmine. Tiguri, 1559. *in-8vo.*

Antargenterica pro Galeno. Venetiis, 1552. *in-4to.*

Antargentericorum ſuorum adverſus Galeni calumniatores
   Defenſio. Venetiis, 1564. *in-4to.*

Epiſtola apologetica adversùs Remb. Dodoneum. Francof.
   1584. *in-4to.*

Epiſtola ad Petrum Andræam Matthiolum, de animadverſionibus quibuſdam in Galenum.

Epiſtola ad Andræam Camutium.

Enantiomateon ſexaginta quatuor Galeni Liber. Item *Galeni Encomium. Venetiis*, 1548. *in-8vo.*

Conſilia Medica.

Ce Médecin mourut âgé de 84 ans ; mais on ne ſait en quelle année. Voici ſon Epitaphe :

> *Cæſaribus ſi quis multos inſerviit annos ,*
>   *Acceptus magnis Principibuſque fuit.*
> *Te, Juli, vatem poſſum medicumque fateri,*
>   *Doctrinâ in cujus gratia tanta fuit.*

ALEXION, Médecin qui vivoit du tems de Ciceron & de Pomponius Atticus. Ces deux illuſtres Perſonnages paroiſſent l'avoir honoré d'une grande amitié. Il mourut avant le premier, & il en fut extrêmement regretté, comme il paroit par ce que Ciceron lui-même en écrit à Atticus. Voici ſes termes : *O factum malè de Alexione! incredibile eſt quantà me moleſtiâ aſfecerit ; nec , me Hercule, ex ea parte maximè quòd plerique mecum ; ad quem igitur te Medicum conferes ? Quid mihi jam Medico? aut ſi opus*

eft, tanta inopia eft? Amorem ergà me, humanitatem fuavi-
tatemque defidero ; etiam illud; quid eft quod non pertimef-
cendum fit, cum hominem temperantem, fummum Medicum,
tantus improvisò morbus oppreſſerit? Sed ad hæc omnia una
confolatio eft, quod eâ conditione nati fumus; ut nihil quod
homini accidere poſſit recufare debeamus. Epift. ad Atticum.
Libro XV. cap. I.

Sur cet éloge que Ciceron fait d'Alexion, on ne peut
qu'en concevoir une haute eftime, & regretter les particularités de fa vie, qui nous manquent.

ALEXIPPUS fut un des Médecins d'Alexandre le
Grand; ce Prince lui écrivit, à ce que Plutarque raconte,
une lettre pour le remercier de ce qu'il avoit tiré Peuceftas
d'une maladie fort dangereufe.

ALIPTÆ, Domeftique dont l'emploi étoit de frotter
les perfonnes au fortir du Bain. Dans les commencemens
ils travailloient fous la direction du Médecin, qui auroit
choqué la décence de fon état, en s'abaiffant à ce vil fervice. Il fe bornoit à commander aux *Aliptæ.* Les Romains
appellerent auffi ces Domeftiques *Unctores* ou *Reunctores:*
ils étoient regardés chez eux comme des gens du bas éta-
ge; & cela paroit bien par ce que Pline dit de Prodicus de
Selivrée : *Mediaftinis reunctoribus vectigal invenit.* Il ga-
gnoit fa vie parmi la troupe fervile de frotteurs. Mais ces
Domeftiques n'eurent pas plutôt aquis quelque dextérité
dans cette partie éloignée de l'Art, qu'ils commencerent
à fecouer le joug & à fe fouftraire à l'autorité des Médecins. Avec le tems, ils parvinrent à fe mêler de Médecine. Ils changerent leur nom d'*Aliptæ* en celui de *Ia-
troaliptæ*, & bientôt après, ils fe décorerent du titre de
Médecin.

Une foule d'Efclaves s'affocia aux *Aliptæ.* Ils rempli-
rent bientôt les maifons des Grands. Ils y exercerent l'art
de guérir d'une façon deshonorante pour les vrais Médecins; & delà viennent le préjugé qu'ont de certaines gens,
& le reproche qu'ils nous font encore aujourd'hui, que la
Médecine étoit exercée chez les Romains par des Efclaves:
ils ne s'apperçoivent point que pour donner quelque fondement à leur opinion, il leur plaît d'ériger en Médecins
des Valets de Bain, tels que ceux dont nous nous fervons.
Car rien n'eft plus vrai, que nos Valets de Bain font les
vrais fucceffeurs des anciens *Aliptæ*, dont l'unique fonction étoit de baigner, de frotter & d'oindre, dans ces
tems

tems où la lutte & les autres exercices des Athlétes étoient en ufage.

ALMELOVEEN (Theodore Janffon d') nâquit le 24 Juillet de l'an 1657. Après avoir fait fes Humanités, il alla à l'Univerfité d'Utrecht, où il fit de grands progrès fous les Profeffeurs Grævius, de Vries & Leufden, & par rapport à la Médecine, fous les Profeffeurs Vallan & Munniks. En 1681. le 23 Juin, il fut reçu Docteur en Médecine. Il alla enfuite à Amfterdam pour y exercer fa Profeffion, jufqu'à ce qu'en 1687. il époufa la fille de Mr. d'Immerfeel, Bourguemaître de la Ville de Goude, où il fixa fon domicile, & où il fe fignala par plufieurs Ouvrages, qui lui procurerent dans le Collége, appellé *Collegium Cæfareum Naturæ curioforum*, une place qu'il occupa fous le nom de Celfus Secundus. En 1697. il fut appellé à Harderwyk Profeffeur en Hiftoire & en Langue Grecque, & il exerça cet emploi jufqu'à fa mort, d'une maniere qui fait beaucoup d'honneur à fa mémoire. En 1702. il fut auffi fait Profeffeur ordinaire en Médecine. Il eft mort à Amfterdam en 1712. fans laiffer d'enfans. Il a laiffé à l'Univerfité d'Utrecht toutes les Editions de Quintilien qu'il avoit pu ramaffer, & fes Manufcrits à un de fes amis. Ses Ouvrages font:

De vitis Stephanorum.

Nota ad Juvenalem.

Inventa Nov-antiqua.

Opufcula.

Varii Tomi Horti Indici Malabarici.

Onomafticon rerum inventarum.

Celfus cum notis.

Hippocratis Aphorifmi.

Fragmenta veterum Poëtarum.

Strabo cum notis variorum.

Fafti Confulares.

Nota ad Cœlium Aurelianum, &c.

ALMENAR, (Jean) Efpagnol, étoit Docteur ès Arts & en Médecine. Nous avons de lui *de Morbo Gallico Liber*, imprimé à Pavie en 1516. Il eft le premier Médecin de fa Nation, qui ait écrit quelque chofe fur cette matiére.

ALPINI, (Profper) Médecin célébre, étoit de Maroftica, petite Ville de l'Etat de Venife, où il nâquit le 23 de Novembre de l'an 1553. François Alpini fon pere, qui étoit auffi Médecin, le voulut d'abord pouffer dans les études ; mais il avoit plus d'inclination pour les armes, voulant suivre un de ses freres, qui les portoit avec réputation dans l'Etat de Milan, où il eut même des Emplois considérables. Cependant comme son pere le pressoit d'étudier en Médecine, il ne lui voulut pas desobéir, & il se fit une affaire d'honneur de réussir dans la Profession qu'on lui conseilloit de suivre ; & en effet, étant allé à Padoue, il y étudia avec tant de soin & d'assiduité, qu'ayant été reçu Docteur en 1578. avec un applaudissement général, il résolut de se retirer de la foule des Médecins, par son mérite & par ses Ouvrages. C'est alors qu'il s'attacha à la Botanique, & qu'il conçut le dessein de composer l'Histoire du Baume. Mais pour y réussir, il crut, qu'à l'exemple de Galien, il devoit voyager & examiner la nature des Plantes par la qualité des terres qui les produisent. Le Ciel favorisa le dessein de ce grand Homme ; car la République de Venise ayant nommé George Hemi pour être Baile ou Consul en Egypte, celui-ci y mena Alpini en qualité de son Médecin. Les Ouvrages qui nous restent de lui, sont les témoins & les dépositaires des recherches curieuses qu'il fit pendant trois ans de séjour en ce Pays. A son retour en Italie, André Doria, Prince de Melphe, l'engagea à être son Médecin ; mais la République de Venise ne voulant pas être plus long-tems privée d'un de ses Sujets du mérite de Prosper Alpini, le nomma Professeur en Botanique dans l'Université de Padoue. Il y parut avec beaucoup d'éclat & de réputation, & y mourut le même jour du mois de Novembre, auquel il étoit né, en 1616.

Il laissa quatre fils : *Antoine*, savant Jurisconsulte, mourut de peste en 1631. *Jean*, qui étoit Médecin, mourut en 1637. *Maurice*, Moine du Mont Cassin, paya le tribut à la nature en 1644. & le dernier fit profession des armes. Mais si sa famille est périe en si peu de tems, les enfans de son esprit ne mourront jamais. Outre divers Ouvrages manuscrits qu'il a laissé, nous avons les suivans qui ont été imprimés :

De Medicina Methodica Libri XIII. Patavii, 1611. *in-folio.*

De Medicina Ægyptiorum Libri IV. Venetiis, 1591. *in-4to.*

De Plantis Ægyptii Liber. Venetiis, 1592. *in-4to.*

De Balsamo Dialogus. Venetiis, 1592. *in-4to.*

De Plantis exoticis Libri II. Venetiis, 1628. *in-4to.*

De presagienda vita & morte ægrotantium Libri VII. Venet,

1601. *in-4to. Francof.* 1621. *in-8vo.* Boerhaave en a procuré une nouvelle édition.

ALSAHARAVIUS. *Voyez* ALBUCASA.

ALTOMARI, (Donat ab) Médecin & Philofophe, étoit de Naples, où il s'attira beaucoup de réputation vers l'an 1558. Nous avons de lui *Opera omnia in unum collecta*, Ouvrage *in-folio*, imprimé à Lyon en 1565. & à Venife en 1574. Il contient les Traités fuivans :

De Utero gerentibus.

De Alteratione, Concoctione, Digeftione, Præparatione ac Purgatione.

De Sedimento in Urinis.

Quod functiones principes, juxtà Galeni decreta, anima non in cerebri finubus, fed in ipfius corpore exerceat.

Quod naturalis fpiritus in doctrina admittatur, & non omninò fit abolendus, ut quibufdam vifum eft.

Quod exquifita Tertiana, ad ejufdem Hippocratis & Galeni fententiam, in genere acutorum morborum contineatur.

De Sanitatis latitudine.

De medendis Humani Corporis malis Ars Medica.

De medendis Febribus.

De Peftilenti Febre.

De Mannæ differentiis ac viribus, deque eas dignofcendi viâ ac ratione.

De Vinaceorum facultate & ufu.

AMALTHE'E, (Jérôme) natif d'Oderzo dans la Marche Trevifane, fut un favant Philofophe & un très-habile Médecin, vers l'an 1570. Il avoit une douceur fi engageante, qu'on ne pouvoit le voir fans l'aimer ; & il faifoit de fi beaux vers, que Mr. Antoine Muret, ce juge pénétrant des beautés de la poëfie, lui donnoit l'avantage fur tous les Poëtes Italiens. Amalthée mourut en fon Pays âgé de 67 ans, & fut enterré dans l'Eglife de faint Martin. Jean-Baptifte & Corneille, fes freres, excelloient auffi dans la poëfie ; on a imprimé un recueil de leurs Ouvrages à Amfterdam en 1685.

AMAND, (Jean de Saint) Médecin, nâquit dans le Hainau, & fut Chanoine de l'Eglife Cathédrale de Tournai. Nous avons de lui :

De ufu idoneo auxiliorum. Moguntiæ, 1534. in-4to.

Expofitio five Additio fuper Antidotarium Nicolai. Venet, 1527. & 1589. cum Operibus Joannis Mefuæ.

Areola de Virtutibus Simplicium.

Ce dernier Ouvrage n'a point été imprimé que dans la Bibliothéque Médecinale de Schenckius.

AMATUS DE PORTUGAL ou LUSITANUS, excellent Médecin, qui vivoit vers l'an 1550. Son véritable nom étoit Jean-Roderiguez de Castello-Bianco, c'est-à-dire, de Château-Blanc; c'étoit le lieu de sa naissance. Il étudia à Salamanque, & il aquit la réputation d'un des plus habiles Médecins de son tems; il fit même beaucoup de progrès en Chirurgie, par l'exercice qu'il en prit dans les Hôpitaux de cette Ville. Il voyagea en France, dans les Pays-Bas & en Italie, où il enseigna à Ferrare, & delà il se retira à Ancone. Le Roi de Pologne & la République de Raguse voulurent l'attirer dans leurs Etats; mais il refusa les offres avantageux qu'on lui fit, pour aller à Thessalonique ou Salonicki, célébre Ville de la Turquie Européenne, où il embrassa le Judaïsme. Ce fut alors qu'il se contenta du nom d'*Amatus Lusitanus*. Il a écrit divers excellens Ouvrages :

Curationum Medicinalium Centuria VII. Conjunctim cum sequent.

Commentatio de introitu Medici ad ægrotantem.

De Crisi & diebus decretoriis. Burdigalæ, 1620. in-4to. Venet. 1557. in-8vo. Lugduni, 1560. in-16.

In Dioscoridis Anazarbei de Materia Medica Libros V. Enarrationes eruditissimæ. Venetiis, 1557. in-4to. 1553. in-8vo. Argentinæ, 1565. in-4to. Lugduni, 1558. in-8vo.

AMBOISE, (Jacques d') troisiéme fils de Jean d'Amboise, Chirurgien du Roi au Chatelet, nâquit à Paris & succéda à l'Emploi de son pere. Après avoir exercé long-tems la Chirurgie avec honneur, il se mit sur les bancs de la Faculté de Médecine de Paris, & parvint au Doctorat. Il jouit d'un honneur singulier pendant son cours de Médecine; il fut nommé Recteur de l'Université, & prêta, en son nom, le serment de fidélité au Roi Henri IV. Jacques d'Amboise mourut le 5 Août de l'an 1606.

AMMONIUS, ancien Chirurgien, étoit d'Alexandrie. Il fut surnommé *Lithotome*, c'est-à-dire, coupeur de pierre, parce qu'il s'avisa le premier de couper ou de rompre dans la vessie les pierres qui étoient trop grosses pour pouvoir sortir sans danger par l'ouverture qui se fait pour cela. Sa méthode étoit de saisir la pierre avec un crochet pour l'empêcher de rentrer, & de la couper ensuite avec un instrument convenable, mince & émoussé par sa pointe, après l'avoir pofé à plomb, en prenant garde de ne point offenfer la veffie avec l'inftrument ou avec les éclats de la pierre.

AMULE'TES (les) étoient des mots écrits fur de certaines chofes, que l'on attachoit au corps du malade, ou qu'on lui faifoit porter. C'eft ce que les Latins ont appellé *Amuleta*, du verbe *amovere*, ôter, éloigner. Ils les appelloient encore *Proebia* ou *Proëbra*, de *prohibere*, garantir, défendre. Les Grecs les ont appellé dans le même fens *Apotropæa*, *Phylacteria*, *Amynteria*, *Alexiteria*, *Alexipharmaca*, parce qu'ils croyoient que ces remédes défendoient ou garantiffoient non-feulement contre les maladies provenant des caufes naturelles, mais contre les charmes ou les enchantemens qui pouvoient avoir été faits par d'autres en vue de nuire.

La matiére des Amulétes étoit tirée des pierres, des métaux, des fimples, des animaux, & généralement de prefque tout ce qu'il y a au monde. On gravoit fur les pierres, fur les métaux & fur le bois, des caractéres, ou des figures, ou des mots, qui devoient être difpofés en un certain ordre, auffi-bien que ceux que l'on écrivoit fur du papier. Tel eft le mot *Abracadabra*, de l'invention de Serenus Sammonicus, pour guérir une efpéce de fiévre que les Médecins appellent *Hemitritée* : tel eft auffi le mot *Abracalan*, qui étoit en ufage chez les Juifs.

On trouve dans Marcellus Empiricus, dans Trallian & ailleurs, divers exemples d'Amulétes faits par des caractéres rangés en certain ordre, & gravés fur des métaux, fur des pierres, &c. Quelquefois on n'écrivoit, ni on ne marquoit rien fur les matiéres propres à faire des Amulétes, mais on employoit je ne fais combien de cérémonies fuperftitieufes dans leur préparation & dans leur application, fans compter la peine qu'on fe donnoit pour obferver que les aftres fuffent difpofés favorablement. Les Arabes ont donné à cette derniére forte d'Amulétes, dont la vertu dépend principalement de l'influence des aftres, le nom de *Talifmans*, c'eft-à-dire, Images.

On faifoit des Amulétes de toutes fortes de formes, & on les attachoit à toutes les parties du corps, d'où vient qu'on les appelloit encore *Periapta* & *Periammata*, d'un verbe Grec, qui fignifie attacher autour de quelque chofe. Quelques-uns reffembloient à une piéce de monoie, qu'on perçoit pour les pendre au col avec un filet. D'autres étoient faits en anneaux, pour être mis aux doigts ou ailleurs; d'autres comme des braffelets ou des colliers, qu'on portoit aux bras ou autour du col, ou comme des couronnes dont on entouroit la tête.

On pourroit joindre aux Amulétes tous les autres remédes fuperftitieux. On fait que l'antiquité y ajoutoit beaucoup de foi, & en employoit un grand nombre. Il y avoit, par exemple, certains fimples que l'on ne cueilloit, que l'on ne préparoit, & que l'on n'appliquoit point fans pratiquer en même-tems de certaines chofes, qui d'elles-mêmes ne pouvoient point faciliter l'effet du reméde ni augmenter fa vertu; en un mot, qui fembloient tout-à-fait indifférentes, mais fans lefquelles on prétendoit néanmoins que le reméde étoit inutile. Les livres des anciens Médecins contiennent plufieurs defcriptions de femblables remédes, qui font encore pratiqués aujourd'hui par des Empiriques, des femmes ou d'autres perfonnes crédules & fuperftitieufes.

Il y a des Amulétes, où ni les charmes ni les fuperftitions n'ont point de part, quoique perfonne ne puiffe rendre une raifon folide des effets qu'on leur attribue, ni de la maniére dont ils agiffent : tel eft le corail porté fur foi contre le flux de fang, l'ongle d'Elan contre le mal caduc, &c. Cette derniére forte d'Amulétes eft encore aujourd'hui approuvée par divers Médecins, quoique d'autres refufent, avec raifon, d'y ajouter foi.

ANATOMIE. Ce terme, felon fon étimologie Gréque, ne fignifie autre chofe qu'une diffection, divifion ou féparation; ainfi on peut définir l'Anatomie, " Une divi-" fion artificielle du Corps humain mort, en fes parties, " tant internes qu'externes, faite avec ordre & dextérité, " pour aquerir une connoiffance diftincte des différens " organes qui entrent dans fa compofition.

L'Anatomie doit être fort ancienne; car il eft prefque impoffible que les hommes n'aient point eu, même dans les premiers âges du monde, une connoiffance générale de la ftructure des parties du Corps humain. Les hazards, les meurtres, les accidens de la guerre, & l'ouverture des animaux deftinés à leur nourriture, fuffifoient pour les en inftruire. Mais en quel tems commença-t'on de la cultiver comme une fcience? C'eft un point qui n'eft pas fans obfcurité. Si nous en croyons Manethon, l'étude de l'Anatomie fe fit de très-bonne heure. Eufébe rapporte qu'on

lifoit dans ce fameux Ecrivain Egyptien, que le Roi d'E-
gypte *Athotis* avoit compofé plufieurs Traités d'Anatomie.
Or, Athotis vêcut plufieurs fiécles avant la création d'A-
dam, fi nous nous en rapportons à la Chronologie des
Egyptiens. Quoique la date de ce fait foit fauffe, toutefois on en peut conclurre que l'Anatomie eft une fcience fort
ancienne. Galien eft dans le fentiment que cette partie de
la Médecine étoit en vogue chez les Afclépiades; il en
parle plus d'une fois; voici entr'autres comme il s'explique : " Dans le tems que la Médecine étoit toute renfer-
„ mée dans la famille des Afclépiades, les peres enfei-
„ gnoient l'Anatomie à leurs enfans, & les accoutumoient
„ dès l'enfance, à difféquer des animaux; en forte que cela
„ paffant de pere en fils, comme par une tradition ma-
„ nuelle, il étoit inutile d'écrire comme cela fe faifoit;
„ puifqu'il étoit autant impoffible qu'ils l'oubliaffent, que
„ les lettres de l'alphabet qu'ils avoient apprifes prefqu'en
„ même tems. „ Mais on peut oppofer à l'autorité de Galien, celle de *Chalcidius*, ancien Commentateur de Platon,
qui attribue au Philofophe *Alcmœom* d'avoir été le premier
qui ait difféqué quelque animal : or, cet Alcmœom, difciple
de Pythagore, n'a vêcu que dans le trente-cinquiéme fiécle du monde; & ainfi cette connoiffance d'Anatomie chez
les Afclépiades, puifée dans la diffection des cadavres, ne
doit s'entendre que de ceux qui ont fuivi ce Philofophe.
D'ailleurs, le peu de progrès que l'on avoit fait dans l'A-
natomie du tems même d'Hippocrate, fait clairement connoître que l'on n'avoit examiné, avant lui, les corps des
animaux qu'affez fuperficiellement. Il ne refte qu'un ex-
pédient à Galien pour foutenir fa théfe; il prétend qu'il y
a eu un intervalle entre les plus anciens Afclépiades &
Hippocrate, pendant lequel l'Anatomie a été fort négligée.
Cet Auteur fixe le commencement du déclin de l'Anatomie, au tems que la Médecine a commencé de fortir de la
famille des Afclépiades, qui enfeignerent leur Art à des
étrangers : mais il y a bien de l'apparence que ce fentiment de Galien ne vient d'autre chofe, que de ce qu'il a
fuivi en aveugle fa prévention en faveur de cette ancienne
famille. Ce n'eft pas qu'on veuille dire que les Afclépiades n'euffent aucune connoiffance des parties du corps;
cette penfée feroit abfurde; car fans cela, ils n'auroient
pu exercer ni la Médecine en général, ni la Chirurgie en
particulier, qui eft ce qu'ils entendoient le mieux.

D iv

Il semble d'abord que les Asclépiades ne pouvoient pas connoître la situation & la figure des parties du corps, sans être Anatomistes, ou sans avoir jamais disséqué d'animal : mais il est aisé de faire voir qu'ils avoient pu, sans cela, aquerir ces connoissances. La première & la plus familière instruction, étoit celle que leur fournissoit ce qu'ils voyoient faire à la boucherie & dans les sacrifices. Et pour ce qui regarde le Corps humain en particulier, ils profitoient avec empressement de l'occasion qu'ils avoient de s'instruire, lorsqu'ils trouvoient sur les champs des os décharnés par les bêtes, ou par la longueur du tems que ces corps avoient été exposés à l'air, ou lorsqu'ils rencontroient en quelque lieu écarté le cadavre de quelque pauvre voyageur qui avoit été égorgé par des voleurs, ou ceux des soldats qui étoient morts de quelque grande blessure dans les combats. Ils considéroient alors, sans être obligés de faire d'autres ouvertures que celles qu'ils trouvoient faites, ni de passer par-dessus le scrupule qui les empêchoit de toucher ces corps, ce que le hazard leur découvroit.

L'ancienne coutume d'embaumer les corps morts chez les Egyptiens, & l'obligation où ils étoient pour cela de les ouvrir, a aussi fourni un moyen d'apprendre quelle étoit la disposition de quelques-unes des principales parties de ces corps : & il se peut que les Asclépiades aient encore profité des découvertes des Egyptiens. Mais la meilleure école pour eux, & qui leur servoit plus que tout le reste, c'étoit la pratique de leur Art, qui leur fournissoit tous les jours des occasions de voir sur des corps vivans, ce qu'ils n'avoient pu découvrir sur les morts, lorsqu'ils avoient à traiter des plaies, des ulcéres, des tumeurs, des fractures, des dislocations & autres maladies dépendantes de la Chirurgie. Et comme la Médecine s'étoit conservée dans la famille des Asclépiades pendant plusieurs siécles, & qu'elle y passoit de pere en fils, la tradition & les observations des peres & des ancêtres suppléoient au défaut·de l'expérience de chaque particulier. Ce dernier moyen joint aux premiers, est ce que quelques Médecins ont appellé, *une voie douce & naturelle, quoique longue, d'apprendre à connoitre le Corps humain*. C'est aussi par cette voie que les Asclépiades ont pu aquerir quelques connoissances sur l'Anatomie, sans avoir jamais passé à la dissection. Hippocrate, l'un des plus illustres descendans d'Esculape, chez qui l'Anatomie eſt traitée comme une ſcience, ne paroit pas avoir employé d'autre moyen pour s'en inſtruire, que cette voie douce & naturelle ; cependant par une ſupériorité de génie, qui lui étoit propre, il en a ſu tirer meilleur parti qu'aucun de ſes ancêtres. Cet Auteur a ſemé dans ſes Ouvrages une grande quantité d'obſervations anatomiques ; & ſi l'on parcourt les Traités admirables qu'il nous a laiſſés ſur les luxations, les fractures & les articulations, on ne doutera point qu'il n'eut une profonde connoiſſance de l'oſteologie. Convaincu lui-même des progrès ſurprenans qu'il avoit faits dans cette partie, & jaloux de tranſmettre à la poſtérité des preuves de ſa ſcience & de ſon induſtrie, nous liſons dans Pauſanias qu'il fit fondre un ſquelette d'airain, qu'il conſacra à Apollon de Delphes.

Le ſcrupule dont on a parlé, étoit ſi grand parmi les Anciens, qu'il conſte par un paſſage d'Ariſtote, que de ſon tems, c'eſt-à-dire, vers le milieu du trente-ſeptiéme ſiécle du monde, on n'avoit point encore diſſéqué de Corps humain. Ce ne fut que dans le trente-huitiéme, du tems d'Eraſiſtrate & d'Hérophile, qu'on paſſa par-deſſus ce ſcrupule. On accorda alors aux Médecins les corps des criminels qu'on avoit ſuppliciés ; & ſuivant le témoignage de Celſe, Hérophile & Eraſiſtrate ont même diſſéqué vifs des criminels condamnés à la mort, que les Rois tiroient des priſons pour les leur remettre. Il ſe trouve cependant des Auteurs qui ont combattu ce témoignage de Celſe, & leurs raiſons ſont aſſez plauſibles.

Pendant qu'Hérophile & Eraſiſtrate rencontroient ſi peu d'obſtacles pour s'inſtruire de l'Anatomie, il ſe trouvoit ailleurs des Médecins qui n'avoient guères la même aiſance à cet égard, & parmi ceux-ci furent principalement les Romains. On brûloit la plupart des cadavres humains auſſi-tôt après leur mort ; on avoit même fait une loi à Rome, en vue des déſordres qui accompagnoient la guerre civile du tems de Marius & de Sylla, qui défendoit de faire aucun outrage aux corps des morts : & on ſait d'ailleurs, que l'on avoit anciennement horreur de toucher les cadavres ou ſeulement d'en approcher ; & par cette raiſon, ceux qui enterroient les morts & même ceux qui préparoient les cuirs des bêtes, demeuroient hors de la Ville de Rome. La difficulté qu'il y avoit de trouver des cadavres humains, pour en faire la diſſection, paroit encore

d'un paffage de Pline, qui confirme la même chofe, lorfqu'il dit qu'il étoit défendu de regarder les entrailles des
hommes. Mais cette difficulté diminua dans la fuite; puifque Sénéque, qui vivoit du tems d'Augufte, de Tibére &
de Néron, dit que de fon tems on difféquoit les membres
des cadavres pour voir la fituation des nerfs & des jointures.
Il étoit auffi permis aux Médecins Romains d'anatomifer
les cadavres des ennemis, & c'eft ce qu'ils firent fous
Marc-Auréle à l'égard des Allemands, comme on l'apprend de Galien. Ce Médecin lui-même a pu difféquer des
corps humains; mais il y a apparence que ce n'a été que
fort rarement qu'il l'a fait, &, peut-être, affez imparfaitement : ce que Galien prouve lui-même par la peine qu'il
fe donne de parler de divers autres moyens, par lefquels
il juge que l'on peut apprendre l'Anatomie. Ce ne fut
donc encore que poftérieurement à Galien qu'on fe donna
une liberté entiére pour les recherches anatomiques, en la
diffection des cadavres humains.

Il refteroit bien des chofes à dire pour completer l'hiftoire de l'Anatomie, mais on en trouvera le détail à l'article des Médecins qui fe font le plus appliqués à cette
fcience.

ANAXILAÜS de Lariffa en Theffalie, Philofophe
Pythagoricien, paffoit pour Magicien, & en cette qualité
il fut chaffé d'Italie par Augufte. Anaxilaüs étoit auffi
Médecin. La raifon pour laquelle on l'accufa de Magie,
c'eft parce qu'il faifoit de certaines chofes, qu'on croyoit
alors ne pouvoir s'opérer naturellement ; il faifoit, par
exemple, que tous ceux qui fe trouvoient dans une affem-
blée, paroiffoient avoir des vifages de morts; ce qui étoit
l'effet, à ce que dit Pline, de la vapeur d'un peu de fouffre qu'il faifoit brûler dans la chambre, où ces perfonnes étoient.

ANDRAPODOCAPELOI, efpéce de Trafiquans
dont Galien fait mention en plufieurs endroits. On donnoit jadis ce nom à des gens qui logeoient de jeunes filles, des eunuques, de jeunes garçons & d'autres perfonnes de cette efpéce. Il n'étoit point queftion de débauche dans leur commerce. Ils le faifoient valoir le plus
qu'ils pouvoient, en fe chargeant de foigner & d'embellir le corps de ceux qu'on mettoit entre leurs mains.
C'eft pourquoi nous lifons dans Galien, qu'ils avoient coutume de laver le vifage de leurs penfionnaires avec de la

décoction d'orge paffée, de la farine de féves, & quelquefois du nitre, afin de leur rendre le teint plus brillant ;
qu'ils battoient les hanches de ceux qui étoient maigres
avec des cordes, & qu'ils les frottoient enfuite d'huile, pour
que leur corps parût plus plein & mieux taillé ; qu'ils
ferroient les côtes aux jeunes filles avec de fortes bandes,
afin que leur gorge parût plus relevée, & leurs hanches
plus remplies ; deux chofes qui paffoient pour orner beaucoup le corps d'une femme ; & qu'ils avoient différens
moyens de faire tomber les poils qui croiffoient fur les
joues & fur les autres parties du corps, pour les rendre
plus belles, & leur donner l'air de jeuneffe. Les Ediles
Romains ordonnerent par une loi de marquer les maladies
ou les défauts des efclaves que l'on expofoit en vente, afin
qu'on ne s'en prît point aux *Andrapodocapeloi*, auxquels
on les confieroit, lorfqu'on viendroit à leur découvrir des
maladies ou des défauts au fortir de leurs mains.

ANDREAS, Médecin qu'on croit avoir vêcu fous Ptolomée Philopator vers la fin du trente-huitiéme fiécle du
monde, étoit difciple d'Hérophile. Galien, parlant de lui,
dit qu'il avoit rempli fes livres de fauffetés & de chofes
vaines & fuperftitieufes ; mais on peut croire qu'il n'en a
ufé ainfi à l'égard d'Andreas, que pour fe venger de ce
que ce Médecin avoit écrit contre Hippocrate, qu'il difoit
*avoir quitté fa Patrie & s'étre enfui en Theffalie après avoir
mis le feu à la Bibliothéque de Cnide*. Il eft affuré d'ailleurs
qu'Andreas ne regardoit pas Hippocrate de bon œil ; la
différence des fentimens de celui-ci d'avec ceux d'Hérophile, dont il étoit fectateur, le portoit, fans doute, à en
agir ainfi : mais il ne s'enfuit pas delà que le conte d'Andreas foit exempt de calomnie, ni qu'il lui eut été permis
de le débiter.

Entre les Livres qu'Andreas avoit compofés, il y en
avoit un intitulé : *Narthex*. Parmi les différentes fignifi-
cations de ce mot Grec, on trouve le mot François *Boëtte*
ou *Boëttier*, & il y a apparence que c'eft ce dernier fens
qu'Andreas avoit en vue. Ils vouloient, fans doute, dire
que les Médecins & les Chirurgiens devoient porter ce Livre avec eux, comme une efpéce de Boëttier où ils trou-
veroient des médicamens pour toutes les maladies. Divers Médecins qui vinrent après lui, donnerent le même
titre à des Livres où ils décrivoient des Médicamens. On
apprend d'ailleurs qu'Andreas avoit beaucoup écrit fur la

Chirurgie, & il eſt même cité par Celſe entre les principaux Auteurs de cet Art.

Caſſius fait mention d'un Andreas de Cariſte ; & Galien cite un Médecin du même nom, qu'il dit fils de Chry-
ſaris : on ne fait ſi ces Auteurs parlent du même ou d'un
autre.

ANDROCYDE, Médecin, lequel écrivant à Alexandre le Grand, lui parloit en ces termes : "Sire, ſouvenez-
„ vous en buvant, que le vin eſt le ſang de la terre & le
„ poiſon de l'homme. „ Pline, qui le rapporte, dit auſſi
qu'Androcyde donnoit un remède contre les vapeurs du vin.

ANDROMAQUE le pere, nâquit en Créte, &
vêcut ſous le regne de Néron. Nous ne ſavons rien concernant les ſentimens & la méthode de ce Médecin. La
ſeule choſe qui nous reſte de lui, c'eſt un grand nombre
de deſcriptions de Médicamens compoſés, qui étoient, en
partie, de ſon invention. Galien, qui a pris ſoin de les
rapporter, met Andromaque au rang des Auteurs qui ont
le mieux écrit des Médicamens : mais il le blâme de ce
qu'il s'étoit contenté d'en donner la deſcription, ſans
ajouter leurs propriétés, ou ſans indiquer pour l'ordinaire
les Maladies auxquelles ces Médicamens ſont propres.

La plus fameuſe des compoſitions qu'Andromaque a
données, c'eſt l'antidote qu'il appella *Galené*, c'eſt-à-dire,
Tranquile, & qu'on nomma dans la ſuite *Thériaque*. Andromaque compoſa un Poëme Gréque en vers Elégiaques,
qu'il dédia à Néron, & qui nous reſte encore aujourd'hui,
où il enſeigne la maniére de préparer cet antidote, & où
il déſigne les Maladies auxquelles il eſt propre. Il fit cette
deſcription en vers plutôt qu'en proſe, afin qu'on ne pût
pas y faire ſi facilement quelque altération. C'eſt du moins
ce qu'en a penſé Galien, qui approuve en cela la prudence
d'Andromaque.

Juſqu'alors l'Antidote de Mithridate avoit été le ſeul
qui fut entre les mains de tout le monde. Mais auſſi-tôt
que celui d'Andromaque fut connu, le premier devint
preſque hors d'uſage, quoiqu'à dire le vrai, ce dernier ne
fût qu'une imitation de l'autre : la ſeule différence eſſen-
tielle qui s'y rencontre, ne conſiſte preſque que dans l'ad-
dition des vipéres qui entrent de plus dans la Thériaque.
Quoi qu'il en ſoit, l'antidote d'Andromaque fut ſi fort
eſtimé à Rome, que quelques Empereurs le firent compoſer dans leurs Palais, & qu'ils prirent un ſoin particulier

de faire venir toutes les Drogues néceffaires, & de les avoir bien conditionnées. L'Empereur Antonin en prenoit même tous les jours à jeun, gros comme une fève; & telle fut la réputation de ce reméde, que divers Médecins entreprirent en vain d'y faire des changemens, & de produire diverfes Thériaques de leur façon. La Thériaque d'Andromaque fe foutient; & ce qu'il y a de particulier, c'eft qu'encore qu'on y ait remarqué depuis long-tems bien des défauts & des fuperfluités, on ne laiffe pas aujourd'hui dans les meilleures Villes de l'Europe, de fuivre fcrupuleufement la defcription de ce Médecin de Néron.

Andromaque eut un fils du même nom que lui; il mit en profe la defcription de la Thériaque que fon pere avoit donnée en vers.

ANDRY, (Nicolas) Docteur Régent & ancien Doyen de la Faculté de Médecine de Paris, Confeiller du Roi, Lecteur, & Profeffeur au Collége Royal, étoit en grande réputation vers le milieu du XVIII. fiécle. Ce célébre Médecin étoit en correfpondance de lettres avec George Baglivi, Profeffeur d'Anatomie dans la Sapience de Rome, comme on le voit dans les Ouvrages de celui-ci. Nous avons, de la façon d'Andry, un excellent Traité *de la Génération des Vers dans le Corps humain;* il fut reçu du Public avec un applaudiffement général, & c'eft à ce bel Ouvrage qu'on doit une infinité d'éclairciffemens intereffans, dont la Médecine & la Phifique ont été enrichies fur cette matiére. Andry en fit faire une nouvelle impreffion en 1741. elle eft confidérablement augmentée. En la même année il donna encore au Public fon *Orthopedie,* ou *l'Art de prévenir & de corriger dans les enfans les difformités du corps.*

Andry eut plufieurs démêlés litteraires avec *Philippe Hecquet,* fon collégue, au fujet des Traités fur la Saignée & les Difpenfes du Carême, que celui-ci mit au jour. Les chofes avoient été pouffées affez vivement de part & d'autre, & le Public les regardoit comme ennemis. Mais ces deux grands Hommes, qui ne fe propofoient dans leurs Ecrits d'autre but que la perfection de la Médecine, pouvoient-ils réellement être ennemis, pour avoir embraffé des opinions différentes? La promotion d'Andry au Décanat de la Faculté en 1724. fit voir que non : à peine fut-il élu Doyen, que Philippe Hecquet lui fit demander par un ami commun, fon heure pour aller fe réjouir avec lui de la justice que la Faculté venoit de rendre au mérite d'un homme qu'elle sembloit avoir oublié trop long-tems. Andry, touché de ses avances, voulut prévenir Hecquet, & lui rendit, en effet, la première visite. Depuis ce tems ils n'ont point cessé de se donner réciproquement toutes sortes de témoignages de l'amitié la plus sincére.

ANGITIA, fille d'Æeta, Roi de Colchide, est celle de qui les Marses, Peuple d'Italie, avoient appris la maniére de charmer les serpens. On lui attribue d'être la première qui a découvert les Herbes venimeuses ou les poisons tirés des Plantes. Quelques-uns ont cru qu'elle s'appelloit encore *Angerona*, parce que les Romains étant affligés de la maladie qu'on appelle *Angina*, c'est-à-dire, *Esquinancie*, en furent guéris ensuite des vœux qu'ils lui avoient faits. On dit aussi qu'*Angitia* étoit fille du Soleil, & l'on prétend qu'elle est la même que *Medée*, qui passe chez d'autres pour sa sœur, ainsi que *Circé*.

ANTIOCHUS, Médecin contemporain de Galien, qui alloit à pieds assez loin voir ses malades, quoiqu'il eût plus de 80 ans. Il usa d'un régime de vivre si convenable, qu'il atteignit presque l'âge de cent ans, ayant toujours joui d'une santé parfaite. Ce Médecin mangeoit trois fois le jour dans la vieillesse, mais peu à chaque fois. Le matin il se faisoit frotter, après avoir été à la selle ; sur les 9 à 10 heures il mangeoit du pain & du miel attique ; depuis ce tems-là jusqu'à midi il étudioit. Il se baignoit ensuite, se faisoit frotter ; & après avoir pris quelque petit exercice, il commençoit son dîner par des viandes propres à lâcher le ventre, & le finissoit en mangeant un peu de bon poisson. Enfin, à souper il prenoit un bouillon simple, où dans lequel on avoit délayé de la farine & du *Mulsum*. Il étoit d'ailleurs logé dans une petite maison, mais fort commode & bien située.

ANTIOCHUS, (Saint) Médecin qui souffrit généreusement le martire sous l'Empereur Adrien, dans le deuxiéme siécle de salut.

ANTIPATER, Médecin de la Secte Méthodique, qui mourut, comme le croyoit Galien, d'un tubercule crud formé dans les artéres du poumon, & qui lui avoit rendu le pouls inégal & intermittant pendant quelque mois.

ANTISTIUS, Médecin, qui visita les plaies de Jules-César, après qu'on l'eût assassiné.

ANTONIUS CASTOR, Médecin célèbre qui a

vêcu du tems de Pline vers l'an 70 de la naissance du Fils de Dieu. Il étoit savant dans la connoissance des simples, & le même Pline parle de ceux qu'il avoit dans son jardin. Il ajoute qu'Antonius Castor étoit âgé de plus de cent ans, & qu'il se portoit encore bien, se souvenant de tout ce qu'il avoit vu & raisonnant très-juste.

ANTONIUS GALATEUS, ainsi nommé, parce qu'il étoit de *Galatina*, qui est un Village d'Italie dans le Pays des Salentins ou Terre d'Otrante. Il a vêcu dans le XV. siécle, & il a été très-estimé par son esprit & par sa doctrine. Il étoit Philosophe, Médecin, Poëte & Géographe; & ses Ouvrages témoignent qu'il avoit le génie délicat & beaucoup d'érudition. Antonius Galateüs avoue lui-même que ses parens étoient des Prêtres, qui l'avoient élevé, avec beaucoup de soin, dans la connoissance des Langues & des Belles-Lettres. Il étudia d'abord à *Nardo*, Ville Episcopale du Royaume de Naples dans la Terre d'Otrante, & il continua ailleurs avec beaucoup de succès.

Hermolaüs Barbarus lui dédia en 1480. la traduction de la Paraphrase de Themistius en huit livres, & les Savans de son tems le consulterent dans les difficultés qu'ils avoient. Galateüs fut tourmenté de la goutte sur la fin de sa vie; & pour se divertir, il en composa l'éloge sous le titre de *Laudatio Podagra*. C'est à ce sujet que Latomus lui fit ce quatrain:

Quam laudas, Podagramque vocas Galathée, puellam
  Quamvis prostituas, intereà ipse premis.
Avelli sed posse negas, ergò potes idem,
  Publicus & Mango, Mœchus & esse domi.

On ne sait pas le tems de la mort de ce grand Homme: il y a apparence que ce fut devant l'an 1490. Les Auteurs qui parlent de lui, n'ont pas eu soin de nous le marquer.

ANTONIUS MUSA, Médecin de l'Empereur Auguste, étoit Grec de nation, & frere d'Euphorbus, Médecin de Juba, Roi de Numidie.

Auguste étant dangereusement malade, & ne pouvant néanmoins se résoudre à prendre aucun reméde, *Antonius Musa* lui conseilla de se baigner dans l'eau froide & même d'en boire. Cela réussit fort bien, & valut à *Musa*, outre de grandes largesses qui lui furent faites par l'Empereur & par le Sénat, le privilége de porter un anneau d'or; ce qui jusques-là n'avoit été permis qu'aux personnes de la première condition. Le même privilége fut commun à tous ceux de sa Profession, & ils furent encore exemptés, à cause de lui, de tous impôts pour toujours. Suetone dit que le Sénat fit élever à *Musa* une statue d'airain, que l'on plaça à côté de celle d'Esculape.

On rapporte que *Musa* ayant voulu traiter *Marcellus*, neveu & fils adoptif d'Auguste, comme il avoit traité l'Empereur, il en couta la vie à ce jeune Prince. On ajoute même que Livie, voyant avec chagrin Marcellus préféré à ses fils, avoit gagné *Musa* pour le faire périr en le baignant à contre-tems. Quelques-uns prétendent encore que ce Médecin, ayant passé de la Pharmacie à la pratique de la Chirurgie qu'il n'entendoit pas, traita les malades d'une manière si cruelle avec le fer & le feu, que le Peuple Romain, qui peu de tems auparavant l'avoit comblé d'honneurs, indigné de sa façon d'agir, le lapida & traina ensuite son cadavre par toute la Ville. Mais c'est à juste titre qu'on révoque en doute ce dernier fait; puisque Pline, de qui on apprend que Musa guérissoit des ulcéres très-fâcheux, nous dit qu'il ne faisoit presque autre chose, pour parvenir à ces sortes de guérisons, que de prescrire de la chair de vipéres à ses malades.

Le Poëte Horace parle d'Antonius Musa en ces termes:

> . . . . . . *Nam mihi baias*
> *Musa supervacuas Antonius.*

On a imprimé à Basle en 1528. & 1549. parmi d'autres Traités sur la matiére médecinale, un Ouvrage d'Antonius Musa, intitulé : *Libellus de Betonica;* mais quelques-uns ne le croient pas de cet Auteur, & l'attribuent à L. Apulée.

ANTONIUS MUSA BRASSAVOLUS de Ferrare, Ville fameuse d'Italie, vivoit vers l'an 1534. C'étoit un savant Médecin, à qui le public est obligé de divers Ouvrages. Les principaux sont :

In octo Libros Aphorismorum Hippocratis & Galeni, Commentaria & Annotationes. Basilea, 1541. in-folio.

In Libros de Ratione victûs in Morbis acutis Hippocratis & Galeni, Commentaria & Annotationes. Venetiis, 1546. in-folio.

De Morbo Gallico Liber.

De Radicis Chyna usu Tractatus. Extant Tomo I. Operis de Morbo Gallico.

De

De Medicamentis tam simplicibus quàm compositis cathar-
ticis, quæ unicuique humori sunt propria, tractatus in-
signis. Lugdini, 1555. in-16. Tiguri, 1555. in-8vo.

Examen omnium Simplicium quorum usus est in publicis of-
ficinis. Romæ, 1536. in-fol. Lugduni, 1556. in-16.

Et de plus, différens Ouvrages contenant l'examen des Loochs, des Poudres, Eaux, Décoctions, Huiles, Electuaires, Confections purgatives, Pilules, Trochisques, Onguents, Cérats, &c. qui étoient en usage chez les Apotiquaires de Ferrare.

ANTYLUS ou ANTILLUS, fameux Médecin de l'antiquité, souvent cité par Oribase, Aetius, Paul Eginete qui lui donne le titre de très-savant en Chirurgie, par Stobée Avicenne & Rhasis. Cet Auteur est le même qu'*Antilis* ou *Antiles;* & il y a apparence que la variété de noms propres qu'on remarque dans ce Médecin, & dans les Auteurs Arabes, ne provient que de la négligence des Traducteurs & des Copistes.

On trouve dans Aetius divers fragmens tirés des Ouvrages d'*Antylus;* savoir:

De Insolatione & Arenæ aggestione, ac aliis vaporatoriis
* fomentis.*

Quomodo Vena secunda est, de Magnitudine & Figurâ
* sectionis.*

De Cucurbitularum usu.

De Purgatione.

Quibus dandum sit Veratrum, quibus non.

Chirurgia eversionis palpebrarum.

APIAN, (Philippe) Mathématicien & Médecin, fils de Pierre, nâquit à Ingolstadt, Ville forte de la Baviére, le 14 de Septembre de l'an 1531. Son pere, qui fut un excellent Astrologue & Mathématicien, le fit élever avec beaucoup de soin; & il répondit à ces soins par son assiduité & par la force de son génie propre pour les belles sciences. Il y fit de si grands progrès, que l'Empereur Charles V. en fut charmé, & il se faisoit souvent un plaisir d'être entretenu par Apian. Ce savant Homme voyagea beaucoup; il alla à Strasbourg, puis à Dole; & ensuite étant venu en France, il s'arrêta à Paris, à Bourges & à Orléans, pour y écouter les grands Hommes qui y professoient les Belles-Lettres. En 1552. il retourna à Ingolstadt; & comme il y avoit déja été reçu Professeur aux Mathématiques, il commença par se faire admirer en les enfeignant publiquement après la mort de fon pere.

Apian étoit extrêmement valétudinaire, & pour ce fujet il réfolut d'étudier à fond la Médecine. Pour exécuter ce deffein, il fit un voyage en Italie, où il fe fit gloire d'être le difciple des grands Hommes qui y profeffoient cette Science, dont il reçut le Bonnet de Docteur à Bologne. A fon retour en Allemagne, il travailla à la defcription de la Baviére, qu'il dédia à Albert qui en étoit Duc, & qui lui fit un préfent de 2500 écus d'or. Apian publia auffi un Traité *de Umbris*, & travailla à d'autres Ouvrages qui ne furent imprimés qu'après fa mort. Comme ce Médecin faifoit profeffion de la Religion nouvelle, & qu'elle n'étoit point foufferte à Ingolftadt, il fut obligé d'en fortir. Il s'arrêta quelque tems à Vienne en Autriche, où l'Empereur Maximilien le reçut avec beaucoup de bonté; & enfuite y étant revenu en 1569. il y profeffa les Mathématiques, & enfin y mourut d'apoplexie le 12 de Novembre 1589.

APIS. *Voyez* OSIRIS.

APOLLODORE, Médecin natif de Lemnos, Ifle célébre de l'Archipel, vivoit dans le commencement du 38 fiécle du monde, & avoit dédié quelques livres à Ptoloinée Soter. Il n'eft peut-être pas différent de celui que Pline dit avoir écrit au Roi Ptoloinée, touchant les vins dont ce Prince devoit boire.

Le même Pline parle encore de deux Apollodores, dont l'un étoit de *Tarente*, & l'autre de *Citium*; ils avoient écrit touchant les contrepoifons. C'eft apparemment de l'un des deux que Galien a tiré la defcription d'un Antidote contre la vipére; & fans doute c'eft auffi un des mêmes qui eft cité par le Scholiafte de Nicandre, comme ayant écrit touchant les plantes venimeufes. Pline cite encore un Apollodore de Pergame.

APOLLON, HORUS ou PÆON, à qui la Fable attribue l'invention de la Médecine, étoit fils d'*Ifis*. Cette Déeffe, dit Diodore, ayant trouvé dans l'eau fon fils Horus, qui avoit été tué par les Titans, lui redonna la vie & le fit de plus immortel. Cet Auteur ajoute que l'on a rendu le nom d'Horus par celui d'Apollon, & que l'on a cru que ce fils d'Ifis avoit appris de fa mere l'art de la Médecine & celui de deviner, & qu'il avoit été d'une grande utilité aux hommes par fes oracles & par fes remédes. Il femble par ce qu'on vient de dire, qu'Horus ne doit pas paſſer pour avoir inventé la Médecine, puiſque ſa mere la lui avoit enſeignée ; mais s'il eſt le même qu'Apollon, comme l'étimologie de ſon nom, que l'on tire du mot Hébreu, qui ſignifie *brûler* ou *éclairer*, ſemble le prouver, on fait que ce dernier a eu la réputation d'avoir lui-même été l'Inventeur de la Médecine. Pline attribue l'invention de quelques remédes à Horus, Roi d'Aſſyrie. On ne fait ſi c'eſt le même que le fils d'Iſis ; & Galien parle d'un *Horus Mendeſius* le jeune.

Ovide introduit Apollon diſant de lui-même : La Médecine eſt de mon invention, & la vertu des plantes m'eſt aſſujettie :

Inventum Medicina meum eſt, opiferque per orbem
Dicor; & herbarum ſubjecta potentia nobis.   Metam. lib. 1.

On peut dire que cet Apollon, ainſi que celui des autres Poëtes, eſt un perſonnage feint, par lequel on a voulu déſigner le Soleil. L'on a fait cet aſtre auteur de la Médecine, ou plutôt on lui a attribué le pouvoir de faire vivre & mourir les hommes, de donner la peſte & de la guérir, parce que le ſoleil ou ſa chaleur ſont regardés comme le principe de la génération & de la corruption de toutes choſes, & que la ſanté & les maladies dépendent beaucoup de la maniére dont le ſoleil agit ſur les corps des animaux & ſur ceux qui les environnent. *Hyginus* y entend bien plus de fineſſe, lorſqu'il dit qu'*Apollon a été le premier Médecin oculiſte;* faiſant alluſion à la clarté du ſoleil, & à ce que les Poëtes l'appellent l'Oeil du monde.

On donnoit encore à Apollon le nom de *Pæon*, d'un verbe qui ſignifie *guérir*, ſelon quelques-uns, mais qui ſe prend plus ordinairement pour *frapper*. Euſtathe remarque du moins que le Pæon qu'Homére introduit comme *le Médecin des Dieux*, étoit Apollon lui-même. C'eſt d'ailleurs une choſe connue qu'on donnoit à Apollon le ſurnom de *Pæan*, & que ceux qui chantoient des himnes à ſa louange, y mettoient ce refrein *Io Pæan*. Servius, ſur le douziéme de l'Enéide, remarque que Pæan étoit un mot Dorique, dans lequel, ſelon l'uſage de cette Dialecte, l'O étoit changé en A, *Pæan* pour *Pæon*. Mais le Scholiaſte de Nicandre n'eſt pas de ce ſentiment : *Pæon*, dit cet Auteur, *eſt le même qu'Eſculape.* Il y a auſſi un paſſage dans le Plutus d'Ariſtophane, où l'on donne à Eſculape le ſurnom de *Pæon*. Il ſe peut que cette épithéte ait apparatenu premiérement & proprement à Eſculape, & conſéquemment à tous les Médecins que l'on a cru habiles : c'eſt dans ce ſens-là qu'Homére dit que *les Médecins ſont de la race de Pæan.*

APOLLONIDES, Médecin de Cos, qui vivoit un peu avant Empedocle, c'eſt-à-dire, dans le trente-cinquiéme ſiécle du monde. Il eſt connu par une avanture qui le fit périr malheureuſement, & qui deshonore ſa mémoire pour avoir abuſé de ſa Profeſſion. Megabiſe étant mort, ſa veuve qui s'appelloit *Amytis*, fille de Xerxès, eut une maladie qui parut d'abord de peu de conſéquence, pour laquelle elle conſulta le Médecin Apollonides qui étoit à la Cour. Celui-ci voulant ſe prévaloir du foible de la Princeſſe, qui avoit eu auparavant diverſes galanteries, lui fit accroire que ſon mal étoit un *Mal de mere*, dont elle ne pouvoit guérir que par le commerce honteux qu'il lui propoſa. Mais ce reméde n'ayant produit aucun effet, & tout au contraire *Amytis* venant de jour en jour plus défaite & plus maigre, cette Princeſſe en fit confidence à la Reine ſa mere, qui ayant porté ſes plaintes au Roi, Apollonides fut condamné à des tourmens cruels pendant deux mois, & enfin enterré vif le jour qu'*Amytis* mourut. C'eſt de Cteſias, *de Rebus Perſicis*, que l'on apprend cette Hiſtoire.

Il eſt fait mention, parmi les Médecins Méthodiques, d'un *Apollonides* de Chypre, diſciple d'Olympicus de Milet, & maître d'un Julien qui vivoit en même-tems que Galien.

APOLLONIUS, pere & fils, étoient tous deux d'Antioche, & avoient ſuccédé à Philinus & Serapion, ſuivant que le rapporte l'Auteur du Livre intitulé : *l'Introduction*, qui eſt parmi les Oeuvres de Galien. Il ſe peut que l'un de ces Apollonius ait été plus fameux que l'autre, puiſque Celſe n'en reconnoit qu'un ſeul. Galien ne parle auſſi que d'un Apollonius, Empirique, qu'il dit avoir demeuré long-tems à Alexandrie, & avoir compoſé des livres intitulés : *des Médicamens aiſés à préparer ou à trouver.* Il rapporte même la deſcription de pluſieurs de ces Médicamens, & marque avoir de l'eſtime pour leur Auteur, quoiqu'il le cenſure en quelques endroits, pour avoir traité cette matiére ſans diſtinguer aſſez exactement les cas où les remédes, dont il s'agit, peuvent être propres.

APOLLONIUS, Médecin, disciple d'Hippocrate. On l'a fort blâmé de ce qu'il donnoit beaucoup à manger à ses malades, & les faisoit d'ailleurs mourir de soif. Erasistrate disoit de lui, ainsi que de Dexippus autre disciple d'Hippocrate, pour les tourner en ridicules, *qu'ils faisoient douze portions de la sixiéme partie d'une Cotile d'eau, qu'ils mettoient chacune dans autant de petites coupes de cire, pour en donner une ou deux tout au plus à leurs malades, dans l'ardeur de la Fiévre;* or, la Cotyle étoit une mesure qui ne contenoit que neuf onces de liqueur, & à ce compte ces coupes de cire n'auroient contenu que la huitiéme partie d'une once; ce qui étoit plutôt faire gouter l'eau au malade que lui en donner à boire. Mais Galien, de qui nous apprenons cette particularité, prétend que ce soit là un effet de la malignité d'Erasistrate, qui avoit en vue de faire tomber sur le Maître ce qu'il disoit des disciples.

APOLLONIUS surnommé MUS ou LE RAT, étoit Concitoyen & condisciple d'Heraclide Erythréen. Il avoit écrit, aussi-bien que Bacchius & quelques autres Herophiliens, divers livres touchant la Secte d'Herophile, & d'autres sur la composition des Médicamens. Strabon rapporte qu'Apollonius & Heraclide avoient vêcu de son tems; or, cet Auteur a vêcu depuis le tems de Jules-César jusqu'à celui de Tibére, qui monta sur le Tróne l'an 14 de salut, & mourut l'an 37.

Outre les *Apollonius* dont on vient de parler, il y eut encore d'autres Médecins du même nom; comme Apollonius de Pergame, Médecin souvent cité par les Auteurs anciens. Il a écrit un Traité des choses rustiques; mais on ne sait point en quel tems il a vêcu, aussi-bien qu'Apollonius de Pitanée, Médecin dont il est parlé dans Pline. On trouve encore un Apollonius de Memphis, Sectateur d'Erasistrate; un Apollonius d'Apulée; Apollonius Archristator; Apollonius de Tharse, & une douzaine d'autres cités par différens Auteurs.

APONO ou ABANO, (Pierre de) autrement APON, surnommé *Conciliator*, Philosophe & Médecin, qui vivoit sur la fin du treiziéme siécle & au commencement du quatorziéme. Il étoit fils d'un Notaire, nommé *Constans*, qui demeuroit dans un Bourg du Territoire de Padoue, dit Apon ou Abani, d'où Pierre a tiré son nom;

il y nâquit en 1253. Il étudia pendant affez long-tems à Paris, il y prit même fes dégrés en Médecine ; & comme il étoit un des plus grands génies de fon tems, il parut comme un prodige. Outre la connoiffance des Langues, il en avoit une parfaite des fciences moins communes, & de la Philofophie, de la Médecine & de l'Aftrologie ; auffi les Papes & les autres Princes d'Italie firent une eftime très-particuliére de fon efprit & de fon favoir. Cependant comme le fiécle, où il vivoit, étoit le tems du regne de l'ignorance, & qu'il fuffifoit alors d'être favant pour être d'abord foupçonné de Magie, Apon en fut effectivement accufé, & on lui imputa d'avoir aquis la connoiffance de fept Arts libéraux par le moyen de fept efprits qu'il tenoit dans un criftal. Il fut mis à l'Inquifition à l'âge de 80 ans ; mais étant mort avant le jugement de fon procès, il fut enterré dans l'Eglife de S. Antoine. Quelques-uns mettent cette mort en 1316. & à ce compte il n'auroit vécu que 63 ans. Naudé & Conringius devancent même le tems de fon décès, & le fixent en 1305 : Mais le Docteur Freind, conformément au fentiment d'Aquilinus, ne le fait fleurir qu'en 1319. fous le Pontificat de Jean XXII. à qui il a dédié fon Ouvrage intitulé : *Conciliator differentiarum Philofophorum & præcipuè Medicorum.* Quoi qu'il en foit, les zélés ne trouverent pas bon qu'on lui eut donné la fépulture, de forte qu'on jugea que fes os feroient déterrés & brûlés ; mais comme fes amis les avoient cachés, on fe contenta de les brûler en effigie, & de défendre la lecture de trois de fes Livres, qui font, *Heptameron*, que nous avons fur la fin du premier tome des Oeuvres d'Agrippa ; un fecond nommé par Trithéme : *Elucidarium Necromanticum Petri de Apono ;* & un autre intitulé : *Liber Experimentorum Mirabilium de Annulis, fecundùm viginti octo manfiones lunæ.*

Pierre Apon a traduit les Livres de Rabi Abraham Aben-erza ; il a compofé un Traité des jours critiques, & un éclairciffement de l'Aftronomie. Les Ouvrages fuivans, qui ont été imprimés, font encore de fa façon :

Conciliator differentiarum Philofophorum & præcipuè Medicorum. Papiæ, 1490. *in-fol. Venet.* 1496, 1504, 1565.

De Venenis eorumque Remediis Liber. Marpurgi, 1537. *in-8vo. Venetiis,* 1550. *in-8vo.*

Supplementum in Mefuem, de Curatione Morborum à membris nutritionis ad cor. Extat cum Operibus Mefuè.

Expofitio Problematum Arifiotelis. Venetiis, 1519. *in-fol. cum aliis.*

Quæftiones de Febribus. Extant Operis Veneti de Febribus, p. 218.

Ce qui juftifie le plus Apon de la fentence portée contre lui, c'est que Fréderic, Duc d'Urbin, fit mettre fa ftatue entre celles des Hommes illuftres; & que le Sénat de la Ville de Padoue la fit placer fur la porte de fon Palais, entre celles de Tite-Live, d'Albert & de Julius-Paulus, avec cette Infcription fur la bafe:

PETRUS APONUS PATAVINUS,
Philofophiæ, Medicinæque fcientiffimus,
ob idque Conciliatoris nomen adeptus;
Aftrologiæ verò adeò peritus,
ut in Magiæ fufpicionem inciderit;
falfoque Hærefi poftulatus, abfolutus fuerit.

APULEIUS CELSUS, Médecin natif de *Centuripa*, dite aujourd'hui *Centorbi* en Sicile. Il a été en grande eftime fous l'Empire de Tibére vers l'an 30 ou 35 de falut. Scribonius Largus dit qu'Apuleius avoit été fon Précepteur & celui de Valens, qui étoit un célébre Médecin; & Marcel l'Empirique, qui a vécu fous Theodofe & Gratien, le nomme entre ceux qui avoient mieux écrit de la Médecine. On lui attribue un Traité des chofes ruftiques, que nous avons dans les Editions de Bafle de l'an 1539 & 1540. fous le titre: *de Re Ruftica felectorum Libri viginti.*

Dans une édition faite à Bafle des Oeuvres d'Apulée de Madaure, on a mis un Traité *de Herbis,* qu'on eftime être du même Apuleius Celfus; mais le ftile fe fent peu du fiécle d'Augufte & de Tibére, & d'ailleurs il eft peu conforme à celui d'un Philofophe Platonicien.

Il eft parlé d'un Apuleius, Médecin, dans l'Infcription fuivante:

L. APULEIUS L. L. EROS,
MEDICUS.

On croit qu'il pourroit bien avoir été un Affranchi de *Luce Apulée* le Philofophe. Ce ne feroit pas le feul Médecin qu'il auroit eu à fon fervice; il parle lui-même d'un *Themifon* qu'il appelle Médecin.

AQUAPENDENTE. *Voyez* FABRICIO.

AQUILANUS, (Sébaftien) Médecin, dont on ne fait pas le nom; car il eft à foupçonner que le furnom d'*Aquilanus* n'est pas le sien, mais qu'il fut ainsi appellé pour avoir pris naissance dans la Ville Episcopale d'Aquilée. Il étoit en réputation du tems de Louis de Gonzales, Evêque de Mantoue, vers l'an 1508. & il fut un des plus zélés défenseurs de la doctrine de Galien. Nous avons de lui :

De Febre Sanguineâ ad mentem Galeni. Extat cum Marci Gatinaria Practica. Basileæ, 1537. *in-8vo. Lugduni*, 1538. *in-8vo. Francofurti*, 1604. *in-8vo.*
De Morbo Gallico Tractatus.

ARABES. (Etat de la Médecine chez les) Ce fut au tems de la décadence des Sciences dans le septiéme siécle, que les Arabes commencerent à connoître les Auteurs Grecs. La fureur de la Guerre avoit dispercé les Savans, détruit les Ecoles, brûlé les Bibliothéques publiques ; & par ce moyen, avoit mis les Sciences à la veille d'être entiérement abolies. La Ville d'Alexandrie, qui étoit l'endroit où elles fleurissoient davantage, & qui étoit sur-tout renommée pour la Médecine, fut saccagée par les Sarrasins vers l'an 640. & sa fameuse Bibliothéque presque entiérement brûlée : ce qui resta de Livres de Médecine ne doit sa conservation qu'à l'amour de la vie, qui avoit porté ces Barbares à les épargner. Les Ouvrages des Grecs, qu'on avoit amassés avec tant de soin dans cette magnifique Bibliothéque, étant ainsi passés en la possession des Arabes, ces hommes, pour la plupart vains & orgueilleux, ne tarderent guéres à se parer des travaux d'autrui ; & de la Langue Syriaque en laquelle les Livres Grecs avoient d'abord été traduits, ils en firent des versions en Arabe. La Médecine souffrit infiniment de cette révolution ; car les Arabes, non contens de s'être attribués les Ecrits des Auteurs Grecs, y mêlerent encore les traits grossiers de leur vanité & de leurs superstitions ; & comme ils fondoient principalement toute leur science sur des raisonnemens généraux, & sur les traditions des remédes qu'ils n'examinoient point, ils la reduisirent peu à peu à un jeu de mots & un vain appareil d'érudition.

La Médecine, ainsi mise en piéces par les Arabes en général, ne laissa pas de leur être redevable de quelques progrès. Mais si l'on considére tous les avantages qu'ils avoient pour perfectionner l'Art, & le tems qu'ils ont eu de le faire, on jugera que ces progrès ont été bien foibles. Ce furent eux qui commencerent à introduire la Chimie dans la Médecine. Ils enrichirent la Botanique & la matiére médecinale, & perfectionnerent la Pharmacie. Pour l'Anatomie, elle resta telle qu'elle étoit; cependant la Chirurgie fit des progrès par le moyen d'Albucasis.

Les Médicamens simples dont les Grecs & les Romains n'ont point parlé, mais dont nous devons la connoissance aux Arabes, sont les purgatifs tirés des plantes, comme la Manne, le Séné, la Rhubarbe, les Tamarins, la Casse, les Mirobolans, qui sont beaucoup plus doux que ceux dont les Grecs se servoient. Ils ont encore rendu l'usage du Sucre plus commun dans la Médecine; & delà ce grand nombre de compositions où il entre, & qui étoient inconnues avant eux, comme les Sirops, les Juleps, les Conferves, les Confections. On doit d'ailleurs leur tenir compte de ce qu'ils nous ont les premiers indiqué plusieurs sortes d'Aromates; ils ont aussi introduit dans la Médecine les pierres précieuses, & les feuilles d'or & d'argent; mais en cela ils n'ont fait autre chose que travailler pour la parade, & satisfaire une vanité mal placée.

Quant aux Médicamens tirés de la Chimie, c'est au tems d'Avicenne que l'introduction s'en est faite dans la Médecine. L'Ecole, où les Arabes avoient appris ce qu'ils savoient là-dessus, c'est l'Egypte où cet Art a été inventé. *Coringius* a cru qu'il avoit passé des Egyptiens aux Grecs & de ceux-ci aux Arabes : on convient que ces derniers pouvoient avoir tiré la connoissance qu'ils avoient de la Chimie, d'Auteurs qui avoient écrit en Grec; mais aussi il est probable que ces Auteurs étoient nés en Egypte, & qu'ils y faisoient leur demeure. On sait d'ailleurs que depuis l'établissement de la Monarchie des Grecs fondée par Alexandre le Grand, la Langue Gréque s'introduisit peu à peu dans tout l'Orient, & que du tems de nos Arabes & même dès plusieurs siécles avant eux, cette Langue étoit autant ou plus en usage en Egypte, que l'ancienne Langue du Pays.

Mais pour donner une idée générale de l'état de la Médecine parmi les Arabes, je vais rapporter ici le précis d'une Lettre de Mr. l'Abbé Renaudot à Mr. Dacier, qu'il a mise à la tête des Ouvrages qu'il a traduits d'Hippocrate, & que Fabricius nous a donnée en Latin dans sa Bibliothéque Gréque.

,, La connoissance des Langues Orientales a pu être au-
,, trefois fort utile aux Médecins, quand ils n'étudioient

„ leur Art que dans des livres faits ou traduits par des
„ Arabes, ce qui a duré jufqu'à la fin du quinziéme fié-
„ cle : mais depuis qu'ils ont commencé à lire les princi-
„ paux Auteurs dans leur Langue, comme la lecture des
„ Arabes eft entiérement tombée, à peine eft-il refté un
„ habile homme qui voulût lire Hippocrate, Diofcoride,
„ Galien dans de mauvaifes traductions faites fur celles
„ des Arabes. Il eft cependant refté une opinion parmi
„ les Savans, que fi la lecture de leurs Ouvrages n'étoit
„ plus néceffaire, elle n'étoit pas inutile pour corriger
„ les textes originaux. Cette opinion s'eft établie trop
„ facilement, parce qu'on a pris trop férieufement ce que
„ ceux qui ont cultivé les Langues Orientales ont dit à la
„ louange des Arabes, & qu'on en a porté les conféquen-
„ ces trop loin. Il eft vrai que dans la décadence des
„ Lettres en Europe, les Arabes ont cultivé toutes les
„ Sciences; qu'ils ont traduit les principaux Auteurs, &
„ qu'il y en a quelques-uns qui étant perdus en Grec,
„ ne fe peuvent trouver que dans les traductions Arabes;
„ & c'eft ce qui a produit tant de Philofophes, tant de
„ Médecins & de Mathématiciens Arabes, dont le mé-
„ rite n'eft pas égal.... On ne peut refufer aux Orien-
„ taux la véritable louange qu'ils méritent d'avoir cul-
„ tivé les Sciences : mais quand on nous les donne pour
„ d'excellens traducteurs, c'eft affurément parce qu'on ne
„ les connoit pas. Mr. Saumaife a beaucoup fervi à éta-
„ blir cette opinion, en citant toujours ces Livres qu'il
„ ne connoiffoit pas, & promettant de reftituer Diofco-
„ ride par la verfion Arabe qu'il avoit lue dans Eben-
„ beitar. Mr. Dodart, qui a vu quelques effais de cet
„ Auteur, ne paroit pas en juger de la même maniére.
ARANTIUS (Jules-Célar) nâquit à Bologne, & il
étudia les élemens d'Anatomie fous fon oncle Bartholo-
mæus Magus l'an 1548. Il fut enfuite difciple de Vefale.
Ce Médecin-Anatomifte a fait plufieurs découvertes; il a obfervé le premier l'ouverture interne du Larinx, & la comparaifon qu'il en fait aux ouvertures des inftrumens de mufique à vent, eft fort jufte. C'eft auffi lui qui a pareillement
découvert le mufcle externe propre de l'index, & il traite
très-exactement & fort au long du trou ovale dans le cœur
du Fœtus. Nous avons les Ouvrages fuivans de fa façon:
   De humano Fœtu Liber. Venetiis, 1571. *Bafil.* 1579. *in-8vo.*
   Venet. 1587.

Anatomicarum Observationum Liber.
De Tumoribus secundum locos affectos Liber.
In Hippocratis Librum de Vulneribus capitis Commentarius brevis. Lugduni, 1579. in-8vo.

ARBILLEM, (Laurent) fameux Médecin que le Magiſtrat de Bruxelles fit venir d'Angleterre, au ſujet de la peſte qui ravagea cette Capitale du Brabant en 1668. On lui aſſigna une penſion & un logement ſur le coin du vieux Marché, pour avoir ſoin des pauvres malades. Ce Médecin s'étoit déja rendu célébre à Londres dans la peſte qui avoit déſolé cette Ville.

ARCERIUS, (Sextus) nâquit dans la Friſe, & fut Docteur en Médecine de l'Univerſité de Franeker, Capitale de la même Province. Il enſeigna la Médecine & la Langue Gréque dans cette Académie, où il vêcut avec beaucoup de réputation. Il mourut en célibat l'an 1623. âgé de 53, & fut enterré dans l'Egliſe principale d'Alcmaer, où l'on voit ſon égitaphe :

D. G. ET MEMORIÆ
CLARISS. VIRI D. SEXTI ARCERII,
MEDICI EXPERIENTISS.

Græcarum Litterarum & Hippocrat. per XVIII. annos in Academia
Friſiorum interpretis.
Qui poſtquam cum laude ſuum ævum in cælibatu tranſegiſſet vixiſſetque
annos 52, menſes 7, dies 19.
Lentá tabe correptus vivere deſiit.
Kal. Auguſt. M. D. C. XXIII.
Frater Paulus & Jaquelina Soror hoc monumentum Fratri deſideratiſſ.
Meſti poſuerunt.

Nous avons de lui la traduction ſuivante avec des notes : *Galeni Oratio hortatoria ad Artium Liberalium ſtudium capeſſendum, item quod optimus Medicus niſi etiam Philoſophus non ſit. Franckeræ, 1616. in-4to.*

ARCHAGATUS, fils de Lyſanias, étoit du Péloponéſe. Il fut le premier des Médecins Grecs qui vint s'établir à Rome, ſous le conſulat de Lucius Æmilius & de Marcus Livius, l'an 535. de la fondation de la Ville. Son arrivée fut très-agréable à tout le monde; on lui donna le droit de Bourgeoiſie, & le Public lui acheta une boutique à ſes dépens dans le carrefour d'Acciſius pour y exercer ſa Profeſſion. Au commencement on lui avoit donné le ſurnom de Guériſſeur de plaies, *Vulnerarius;* mais peu de tems après, la pratique de couper & de brûler, dont il se servoit, ayant paru cruelle, on changea son premier surnom en celui de Bourreau, & l'on prit dès lors une grande aversion pour la Médecine & pour tous les Médecins. Mais elle ne dura pas long-tems, car on s'apperçut bientôt que c'étoit moins l'art, que ce cruel Artiste, qu'il falloit condamner.

ARCHIATRE. Il y a trois ou quatre différens sentimens sur la signification du titre *Archiater*. Chassanée croyoit que *Archiater* ou *Archiatros* signifie *le Portier du Palais du Prince*, comme qui diroit *Princeps Atrii;* mais cela se réfute de soi-même. Accurse a mieux rencontré en traduisant *Archiater* par *Prince des Médecins* ou qui est des premiers Médecins. Ce sentiment d'Accurse avoit été suivi par les anciens Traducteurs de Galien & par divers autres Savans, qui avoient rendu le même mot par *Medicus Primarius*. Mercurial est le premier qui se soit déclaré contre cette explication, & qui ait soutenu que *Archiater* signifie le *Médecin du Prince*. Il appuie son sentiment, premiérement par cette raison que le mot *Archiater* n'a jamais été employé par aucun Auteur Grec ou Latin, avant les Empereurs Romains. Il croit même que ce n'est qu'après les regnes de Tibére & de Claude qu'on l'a mis en usage. Ce titre, ajoute Mercurial, n'étoit pas en usage avant les Empereurs, parce que la chose qu'il désigne, n'étoit pas encore, c'est-à-dire, qu'il ne pouvoit pas y avoir des Médecins des Empereurs avant que les Empereurs fussent établis. Voilà ce que dit cet Auteur; à quoi l'on peut répondre que les Rois & les Souverains, qui ont été en d'autres Pays, pouvoient également avoir donné le nom d'Archiatre à leurs Médecins, si ce nom signifie le *Médecin du Prince*. Mais on peut dire aussi contre le sentiment d'Accurse, que si *Archiater* signifie *le Prince* ou *le premier des Médecins*, il semble que les Grecs n'auroient pas manqué de donner ce titre à Hippocrate, à Erasistrate & à divers autres grands Médecins.

Mercurial se sert encore de deux autres preuves : la premiére c'est qu'Andromachus n'est pas simplement appellé *Archiatre*, mais qu'il est appellé *l'Archiatre de Néron :* la seconde, c'est que si Démetrius & Magnus, qui sont appellés Archiatres, & qui ont possédé ce titre sous les Antonins, n'avoient pas été les Médecins de ces Empereurs, on ne voit pas pourquoi ils auroient eu le titre d'Archiatres, préférablement à Archigéne, à Soranus & à divers autres Médecins qui étoient à peu près du même tems, & qui ont été très-célébres.

Alciat est d'un troisiéme sentiment, qui semble tenir le milieu entre celui d'Accurse & celui de Mercurial. Il croit que l'Archiatre est effectivement le *Prince des Médecins*, parce qu'il est le *Médecin du Prince*, & que par cette raison il est au-dessus des autres Médecins ou du moins doit être regardé de cette maniére.

Voilà trois différens sentimens sur cette affaire, car celui de Chassanée ne doit pas être compté. Alciat n'a guéres été suivi ; mais le gros des Savans se trouve partagé à l'égard des explications d'Accurse & de Mercurial. Voici les raisons qu'apporte Meibomius pour soutenir le sentiment d'Accurse : c'est, premiérement, que de tous les autres mots Grecs qui commencent par Archi, comme *Architectus*, *Archiepiscopus*, *Architriclinus*, *Archilestes*, *Archierus*, pas un ne désigne rien qui appartienne au Prince ou qui regarde le Prince ; mais tous ces mots marquent également quelque chose qui est la premiére ou la plus excellente en son genre. De même, dit Meibomius, l'Archiatre n'est pas *le Médecin du Prince*, mais *le Prince ou le premier des Médecins ;* autrement ce mot seroit le seul excepté de la régle dont on vient de parler.

La seconde raison que le même Meibomius emploie pour prouver que l'Archiatre n'étoit pas le Médecin du Prince, c'est qu'il est parlé dans quelques Auteurs d'un *Theon* & d'un *Glauque*, Archiatres d'Alexandrie, & d'un *Cyrus* qui étoit Archiatre d'Edesse : or, il n'y avoit point de Roi ou de Prince dans ces Villes du tems de ces Archiatres. Il apporte, en troisiéme lieu, un passage d'Oribase, où cet Auteur dit, que l'Empereur Adrien avoit mandé les Archiatres de tout le Pays, & qu'il en avoit choisi soixante-douze qu'il avoit cru les plus habiles, du nombre desquels étoit Oribase lui-même : d'où il s'ensuit que le nombre des Archiatres étoit très-grand, & qu'il y en avoit par tout l'Empire. Mais on peut répondre à Meibomius que ce passage ne se trouve pas dans l'Oribase Grec. Le quatriéme argument de ce savant Médecin est tiré de ce que Galien, ou l'Auteur du Livre intitulé : *De la Thériaque*, dit, en parlant d'Andromachus, qu'il possédoit fort bien la Médecine, & que c'est pour cela que les Empereurs l'avoient choisi pour *présider sur les autres Mé-*

decins, c'eft-à-dire, pour être *Archiatre*, comme il en portoit le titre. La cinquiéme preuve eft tirée de ce que faint Auguftin appelle Efculape *Archiatre*, c'eft-à-dire, comme il eft tout vifible, *chef des Médecins*. Meibomius ajoûte que le mot *Archiater* fe trouve traduit par celui de *Proto-Medicus*, dans les Auteurs de la baffe latinité. Il dit enfin que les Médecins des Empereurs s'appelloient fimplement *Médecins de Céfar* ou *de l'Empereur* tel ou tel, comme cela paroit par quelques infcriptions; & qu'ils ne prenoient point le titre d'Archiatres, qu'ils ne fuffent du rang de ceux que l'on appelloit ainfi.

Godefroid eft du fentiment de Mercurial par rapport à l'étimologie du mot *Archiater*. Mais il remarque qu'il y avoit deux fortes d'Archiatres, que Mercurial a confondu. Les premiers étoient appellés *Archiatri S. Palatii*, qui ne fervoient, dit Godefroid, que dans la Cour des Empereurs. Les autres qu'on appelloit fimplement *Archiatri* ou *Archiatri populares*, fervoient le Peuple dans les Villes de Rome & de Conftantinople. On les appelloit *Archiatri* auffi-bien que les premiers, pourfuit cet Auteur, par rapport à la Ville où ils pratiquoient; comme qui auroit dit *Principis Urbis Medici*, c'eft-à-dire, les Médecins de la Ville principale ou de la Ville dans laquelle le Prince fait fa réfidence. Ces derniers Archiatres étoient au nombre de quatorze, autant qu'il y avoit de quartiers à Rome; & comme ils avoient un falaire du Public, & d'ailleurs divers priviléges, ils étoient obligés de voir indifféremment tous les malades fans rien exiger d'eux; le but de l'établiffement de ces Archiatres ayant été d'empêcher que les pauvres ne fouffriffent faute de Médecins.

Si Godefroid ne s'eft point trompé en ce qu'il prétend que les Archiatres de Rome & de Conftantinople étoient ainfi appellés, parce qu'ils étoient Médecins des Villes où étoit le Siége des Empereurs, ceci fortifieroit beaucoup le fentiment de Mercurial. Mais outre que ce Jurifconfulte ne prouve pas ce qu'il avance, on peut lui oppofer qu'il y avoit des Archiatres en d'autres Villes que dans les deux Capitales de l'Empire; comme à Alexandrie où il y avoit un Archiatre nommé Theon, & à Edeffe, Ville de Syrie, où il y avoit un autre Archiatre nommé Cyrus, ainfi qu'on l'a remarqué ci-devant. Il paroit d'abord qu'on pourroit répondre à cela, en difant que Theon & Cyrus pouvoient être tous deux Archiatres de Rome ou de Conftantinople, quoique l'un fût d'Alexandrie & l'autre d'Edeſſe ; en ſorte que ces derniéres Villes doivent être regardées comme leur Patrie, & non pas comme le lieu où ils avoient leur emploi. Mais ſi l'établiſſement des Archiatres de Rome & de Conſtantinople étoit d'un ſi grand uſage qu'il paroit par ce qui a été dit, on ne voit pas pourquoi on n'en auroit pas auſſi établi dans toutes les bonnes Villes de l'Empire.

De cette maniére la difficulté touchant l'étimologie du mot *Archiater* ſubſiſteroit toujours, & il ſeroit toujours incertain lequel auroit raiſon de Mercurial ou de Meibomius. Si j'oſe dire ce que je penſe là-deſſus, pourſuit Daniel Le Clerc, de qui on a copié cet article, il me ſemble que le premier argument de Meibomius eſt très-fort, & que ſi on a égard à la juſteſſe de l'étimologie ou à l'analogie grammaticale, qui dit *Archiater*, dit *un Médecin du premier rang* ou *un Médecin qui eſt par-deſſus les autres*. La plupart des preuves que ce ſavant Homme apporte d'ailleurs pour ſoutenir cette ſignification, ne ſont pas moins convaincantes. Mais cela n'empêche pas que ſi l'on fait réflexion ſur l'office des anciens Archiatres, ou des Archiatres proprement dits, on ne voie que s'ils n'étoient pas *les Médecins du Prince* par rapport à l'étimologie de leur nom, ils l'étoient à l'égard de leur office ou de leur emploi ; & en ce ſens-là Mercurial pourra auſſi avoir raiſon. Il eſt clair premiérement, pour ce qui regarde les *Archiatres du Palais*, qu'ils étoient les Médecins des Empereurs ou de la Cour ; quoique tous ceux qui ſervoient la Cour, ne fuſſent pas néceſſairement Archiatres. Secondement, pour ce qui eſt des *Archiatres populaires*, on peut dire qu'ils étoient auſſi en quelque façon les Médecins du Prince, puiſqu'ils étoient à ſes gages, & même que le Prince les nommoit ou les confirmoit, après qu'ils avoient été élus par leurs Collégues. Cela ſuppoſé, il ne reſte plus qu'à ſavoir pourquoi ces Médecins du Prince ou du Public étoient appellés *Archiatres* ou *les premiers des Médecins*. Or, il eſt aiſé de répondre à cette queſtion, en diſant que c'eſt parce que ces mêmes Médecins prenoient le pas devant les autres, ce qui ſuffiſoit pour les faire appeller *Archiatri*, c'eſt-à-dire, *Médecins du premier rang*, quoiqu'ils ne fuſſent pas toujours les premiers en mérite. Ceci revient à peu près au ſentiment d'Alciat. J'ajoute que cette prérogative, je veux dire, le rang qu'on leur donnoit, étoit un honneur attaché à leur emploi, & dont les Médecins des Princes étoient, fans doute, en poffeffion avant que le titre, dont il s'agit, eût été inventé.

On pourra demander en fecond lieu, à quoi étoient donc utiles les autres Médecins, fi les Archiatres étoient deftinés à fervir le Prince & le Public? On répond à cela, que l'établiffement des *Archiatres populaires*, qui étoit principalement fait en vue de foulager les pauvres, n'empêchoit point les riches d'appeller tel des autres Médecins que bon leur fembloit. De cette maniére ces derniers Médecins ne laiffoient pas d'être fort employés, & il s'en pouvoit trouver de fort habiles parmi eux, les charges publiques ne fe donnant pas toujours aux plus capables; outre qu'il fe peut que plufieurs Médecins qui aimoient leur liberté, refufaffent d'être aggrégés au nombre des Archiatres, pour éviter la fujettion.

Ce que l'on fait du falaire, des priviléges & de l'élection des Archiatres, eft tiré de diverfes loix que les Empereurs ont faites fur ce fujet, & de quelques écrits des Auteurs qui vivoient en ce tems-là. On trouve premiérement que les Archiatres avoient des falaires du Prince ou du Public, & que moyennant ces falaires ils devoient voir tous les malades, autant les riches que les pauvres, fans rien prétendre d'eux que ce qu'on vouloit bien leur donner après la fin de la maladie. Il paroit en fecond lieu, par les mêmes loix, que l'on avoit attaché divers priviléges à l'emploi des Archiatres; que ces Médecins étoient exempts de tous les impôts de l'Empire Romain, pour eux, pour leurs femmes & pour leurs enfans; qu'ils n'étoient obligés de loger ni foldats, ni autres dans les Provinces; qu'ils ne pouvoient point être tirés en jugement, ou être obligés de fe trouver eux-mêmes devant le Juge, ou enmenés prifonniers; qu'il étoit défendu, fous de grandes peines, de leur faire infulte, &c. La loi qui porte cela, femble même rendre ces priviléges communs à tous les Médecins, ou du moins à quelques-uns de ceux qui n'étoient pas du nombre des Archiatres; mais il fe trouve d'ailleurs qu'une autre loi n'attribue ces mêmes priviléges qu'aux feuls Archiatres du Palais & à ceux de la Ville de Rome. Il paroit en troifiéme lieu, que les Archiatres fervoient les Empereurs & le Public; & que ceux qui avoient fervi affez long-tems, ou à qui l'on trouvoit à propos de donner congé, étoient appellés *Exarchiatri* ou *ex Archiatris.*

tris. Il paroit enfin, qu'il y avoit un *Collége des Archiatres*, composé d'un certain nombre de Médecins qui prenoient rang selon l'ancienneté de leur réception; en sorte que s'il en mouroit quelqu'un, on en mettoit un autre à sa place, qui étoit le dernier de tous; que c'étoit le Collége qui jugeoit de la capacité des Prétendans, & qui les élisoit; mais que l'Empereur les confirmoit après qu'on les avoit élus, ou même les nommoit auparavant & les proposoit aux Archiatres, qui les examinoient ensuite & les recevoient dans leur Corps. Ce n'est pas qu'il n'y eut quelquefois des difficultés à l'égard de ce dernier article. Symmachus nous apprend qu'un Médecin nommé *Jean*, de famille Patricienne, ayant obtenu de Théodose la survivance de la Charge d'un Archiatre nommé *Epictete*, prétendit ensuite avoir la seconde place, qui étoit celle qu'Epictete avoit tenue. Il se fondoit sur ce qu'il avoit servi dans le Palais & sur les Lettres de l'Empereur. Cette affaire fit beaucoup de peine au Collége des Archiatres, parce qu'une partie d'entr'eux vouloit que l'on se tînt à la loi, & que les autres n'osoient pas se déclarer contre la volonté de l'Empereur. On résolut enfin, d'en écrire à l'Empereur lui-même & d'attendre sa décision. Au reste, on peut recueillir d'ici que tous les Médecins qui servoient dans le Palais, n'étoient pas du nombre des Archiatres; puisque ce Jean, dont parle Symmachus, y avoit servi avant que d'être pourvu de cette qualité.

Voilà pour ce qui regarde les Archiatres en général. Il faut maintenant dire un mot de la *Comitive* ou du titre de *Comte*, dont on honoroit en particulier les Archiatres du Palais. On distinguoit entre la Comitive du premier rang & celle du second, & les Archiatres, dont on vient de parler, parvenoient à l'une & à l'autre. Ceux qui obtenoient la Comitive du premier ordre, alloient de pair avec les Ducs & les Vicaires; & il semble que ces Dignités étoient au commencement communes à plusieurs Archiatres, ou qu'il y avoit plusieurs de ces Comtes dans un même tems; mais enfin, l'on en établit un seul, duquel dépendoient tous les Archiatres & même tous les autres Médecins. Ce fut sous les Rois Gots que ce dernier établissement commença, comme le remarque Godefroid dans ses Notes sur le Code Théodosien, & comme on le recüeille de *la formule du Comte des Archiatres*, que Cassiodore nous a laissée. Il paroit de la maniére que ce dernier en parle, que la chose étoit toute nouvelle de son tems : " N'est-ce pas , dit Cassiodore, ou la Formule, „ une preuve que l'on néglige entiérement le bien de la „ Société, qu'il n'y ait point de Juge établi sur la Méde-„ cine ? „ Or, Cassiodore vivoit sous Théodoric. On voit par-là que ce Juge n'étoit pas auparavant. Le pouvoir du Comte des Archiatres est exprimé par les termes de la même Formule : " Nous vous honorons dès à présent de „ la Dignité de *Comte des Archiatres*, afin que vous soyez „ seul distingué entre les Maîtres de la santé, & que tous „ ceux qui auront quelque différend, par rapport à la Mé-„ decine, s'en remettent à votre décision. Vous serez l'Ar-„ bitre d'un Art honorable, & le Juge de toutes les con-„ testations , qui ne se décidoient auparavant que par la „ passion de chaque Particulier. Vous guérirez en quel-„ que maniére les malades, entant que vous terminerez „ des querelles qui leur sont préjudiciables. C'est un „ grand honneur pour vous que les habiles gens se sou-„ mettent à vous, & que vous soyez considéré par ceux „ que tout le monde considére. „ La même Formule ajoute , que ce Chef des Médecins étoit aussi particuliére-ment obligé d'avoir soin de la santé de l'Empereur, & qu'il avoit un libre accès auprès de sa Personne.

Vindicianus, qui vivoit sous les Empereurs Valentinien & Valens, se donne le titre de *Comte des Archiatres*. On trouve dans Ætius, un *Andreas* qui a le même titre ; mais on ne sait pas quand il a vécu. On pourroit croire qu'un *Eusébe*, que Symmache appelle *Medicorum potissimus*, étoit aussi un Comte des Archiatres ; mais il semble que c'est le même Eusébe, dont cet Auteur parle ailleurs, qu'il nom-me simplement Archiatre. On ne connoit guères d'autres Médecins qui aient possédé cette Charge, leurs noms n'é-tant pas venus jusqu'à nous. Il n'en est pas de même des simples Archiatres ; on sait les noms de plusieurs. *An-dromachus* , à ce que l'on croit, est le premier qui ait été revêtu de cette qualité. *Theon* Alexandrin, que l'on fait vivre sous Néron aussi-bien que le précédent, est pareil-lement appellé Archiatre, dans le titre d'un de ses Livres rapporté par Photius. On trouve de plus un *Magnus*, Archiatre de l'un des Antonins ; un *Demetrius*, qui étoit du même tems : *Oribase*, qui vivoit sous Julien, est aussi appellé Archiatre ; *Théodore Priscien* & son frere *Timothée*, *Epictete* & *Jean*, dont on a parlé, l'étoient aussi. Symmachus cite encore un *Eusèbe* & un *Gelase*, qui avoient le même office ; *Cæsarius*, frere de saint Gregoire de Nazianze, étoit aussi de ce rang. On compte d'ailleurs entre les Archiatres , *Cyrus de Lampsaque*, *Cyrus d'Edesse*, *Eutychianus*, cité par Marcel l'Empirique ; *Pierre*, cité par Ætius ; *Olympius*, Collégue de Théodore Priscien ; *Glaucus*, *Aurelius*, &c. il faut ajouter à tous ces Archiatres les deux , dont il est fait mention dans les Inscriptions suivantes , rapportées par Mercurial & Meibomius.

> *M. LIVIO CELSO TABULARIO*
> *Scholæ Medicorum,*
> *M. JULIUS EUTYCHUS,*
> *Archiatros oll. D, II.*
> *In. Fr. ped. IIII.*

> *D. M.*
> *A. ACTIUS CAIUS*
> *Archiater sibi &*
> *JULIÆ PRIMÆ Conjugi*
> *Incomparabili.*

Il y a lieu d'être surpris que Galien, qui vivoit quatre-vingt ans après Andromachus, n'ait point été du nombre des Archiatres, ou qu'on ne lui donne point ce titre. Il nous apprend lui-même qu'il avoit suivi Marc-Aurele & Lucius-Verus dans un voyage , & que le soin de la santé du premier de ces Empereurs & de ses fils lui avoit été confié pendant quelque tems ; par où il paroit qu'il avoit été Médecin de Cour. Il se peut qu'il n'ait pas recherché ce titre ; mais il est bien plus étonnant qu'il n'ait presque rien dit des Archiatres , ou qu'il n'en ait parlé que dans le premier Livre *des Antidotes*, où il donne en passant le titre dont il s'agit, à *Andromachus* & à *Demetrius*. Pline ne dit rien non plus des mêmes Archiatres, si ce n'est qu'il met *Damocrate* au nombre des *premiers d'entre les Médecins :* d'où on pourroit croire que Pline, parlant de cette maniére , a voulu traduire en Latin le Grec *Archiatros*. A cela près , le silence de cet Auteur, qui cite tant de Médecins, témoigneroit que ce titre n'étoit pas en usage de son tems, s'il ne paroissoit d'ailleurs qu'Andromachus l'a possédé sous Néron. Mais ne pourroit-on pas croire que cette qualité d'Archiatre, que Galien donne à Andromachus, n'est fondée que sur un mot qui peut avoir été ajouté par quelque Copiste, au texte de cet Auteur? Comme le titre d'Archiatre fonnoit mieux que celui de Médecin, qui paroiſſoit trop ſimple, il y a de l'apparence que les Copiſtes ſuppoſoient ſouvent le premier de ces titres, pour vendre mieux leurs livres, ou pour faire plus d'honneur aux Auteurs; à peu près comme le Scholiaſte de Juvenal en a uſé à l'égard de *Themiſon* qu'il appelle *Archiater*; quoique celui-ci, qui vivoit ſous Auguſte, n'eut jamais porté ce titre, puiſqu'il étoit alors inconnu.

Les Médecins des Empereurs ne ſont pas les ſeuls à qui on a donné le titre d'Archiatre; dans la ſuite des tems, on a décoré de ce nom les Médecins de tous les autres Souverains, & il eſt encore en uſage à préſent.

ARCHIBIUS, au rapport de Pline, avoit dédié quelques Livres de Médecine au Roi Antiochus. Galien cite auſſi un Médecin de ce nom.

ARCHIDAMUS, Médecin cité par Diocles, vivoit à peu près du tems d'Hippocrate. Cet Archidamus préféroit les frictions ſéches à celles faites avec l'huile; parce que l'huile, diſoit-il, durcit & brûle la peau. Pline, dans ſon Indice, nomme un *Archidemus* qui pourroit bien être le même; ces noms n'étant différens, qu'en ce que le premier eſt Dorique, & le dernier de la Dialecte commune.

ARCHIGENE, Médecin, natif d'Apamée en Syrie, fils de *Philippe* & diſciple d'*Agathinus*, profeſſa ſon Art à Rome ſous Domitien, Nerva & Trajan, & mourut ſous l'empire de ce dernier âgé de 63 ans. Archigene a beaucoup écrit ſur la Phiſique & ſur la Médecine; Galien parle de dix Livres de Fiévres & de douze de Lettres ſavantes de la Médecine, qu'il avoit compoſés. On trouve dans Ætius divers fragmens tirés des Oeuvres d'Archigene, comme:

Hiera.
De Balneis naturalibus.
De Spongia uſu.
De Dropace, Picatione & Sinapiſmo.
De Vertiginoſis, Inſaniâ, Reſolutione, Tetano, & Convulſione, Cephalæâ & Hemicraniâ.
De Pectore ſuppuratis.
De Volvulo, Cœliacâ affectione, Dyſenteriâ.
De Hepatis abſceſſu.
De his qui, per circuitum quemdam, ſanguinem mingunt.
Iſchiadis exacerbata cura.

De Elephantiafi.

De Viperarum efu & de Pruritibus.

De Lepra.

De Cancris Mammarum, Fluxu Muliebri, Uteri abfcefſ, Uteri exulceratione, Cancris Uteri, &c.

Juvenal a mis le nom d'Archigene dans ſes Ouvrages, pour marquer quel Médecin que ce ſoit.

Sat. VI. v. 236.

> . . . . . . *Tunc corpore ſano*
> *Advocat Archigenen, onerofaque pallia jactat.*

Et ailleurs, Sat. XIII. v. 98.

> *Nec dubitet Ladas, ſi non eget Anticyrâ, nec*
> *Archigene* . . . . .

Et dans la Sat. XIV. v. 52.

> *Ocyus Archigenum quære, atque eme quod Mithridates*
> *Compoſuit* . . . . . .

Ce Poëte ayant vêcu juſqu'à la douziéme année d'A-drien, il a été contemporain d'Archigene; & la maniére dont il en parle, fait voir le grand emploi où étoit ce Médecin. Mais ce n'eſt pas ſur le ſeul témoignage de Ju-venal que la réputation d'Archigene eſt établie. Il a en-core en ſa faveur celui de Galien, qui eſt d'autant plus fort que cet Auteur eſt du métier, & qu'il n'eſt pas trop prodigue de louanges à l'égard de ceux qui ne ſont pas de ſon parti : " Archigene, dit-il, (*de Locis affect. lib. 2.* „ *cap.* 6.) a appris avec autant de ſoin & auſſi-bien qu'au-„ cun autre, tout ce qui concerne l'Art de la Médecine ; „ ce qui a rendu, avec juſtice, recommandables tous les „ écrits qu'il a laiſſés & qui ſont en grand nombre. Mais „ il ne me ſemble pas pour cela qu'il ſoit irrépréhenſible „ dans tout ce qu'il a écrit; & comme il n'a pas fait dif-„ ficulté de reprendre ceux qui l'ont précédé, quoiqu'il „ eut beaucoup profité de leur travail, on ne trouvera „ pas mauvais que nous, qui venons après lui, le trai-„ tions comme il a traité les autres. Il eſt bien difficile, ajoute Galien, " qu'étant homme on n'erre pas en quel-„ que occaſion, ſoit pour ignorer entiérement certaines „ choſes, ſoit pour n'en pas juger comme il faut, ſoit „ enfin, parce qu'on écrit quelquefois un peu plus né-

„ gligemment. „ Il ne se peut pas une censure plus honnête. Archigene eut un disciple nommé *Philippe* , dont
Galien fait aussi beaucoup d'estime.

On regarde communément Archigene comme Chef des
Eclectiques , sorte de Médecins qui ne se vouloient ranger
d'aucun parti ; mais se faisoient chacun un plan , le meilleur
qu'ils pouvoient , & tout ce qu'ils croyoient leur convenir
dans chaque Secte , ils se l'approprioient. Cette Secte est
encore aujourd'hui celle des Médecins les plus raisonnables.

Il pourra paroître étrange que l'on mette Archigene au
nombre des Médecins de la Secte Eclectique ou Choisissante , pendant que d'autres le comptent parmi les Pneumatiques. Mais il est aisé de concilier ces différends , en
disant que si Archigene est mis au nombre des Pneumatiques , ou s'il est entré dans les sentimens d'*Athenée* , cela
n'empêche pas qu'il n'eut la liberté de choisir ce qu'il
trouvoit de meilleur dans les autres Sectes principales ; &
quoiqu'il reconnût peut-être les mêmes causes de maladies que les Dogmatiques & les Méthodiques , il se peut
qu'ayant joint à ces causes celle sur laquelle les Pneumatiques comptoient le plus , qui est l'*Esprit ;* il se peut , dis-
je , qu'on l'ait mis pour cette raison au nombre des Pneumatiques. Quoi qu'il en soit , l'Auteur de l'Introduction ,
qui met Archigene dans la Secte Eclectique , le place aussi
entre les Pneumatiques ; & Galien lui-même , qui ne parle
nulle part de la première de ces Sectes , remarque en plus
d'un endroit qu'Archigene étoit du parti d'Athenée , ou
de celui des Pneumatiques.

ARCILIUS. *Voyez* Arsillus.

ARCULANUS, (Jean) Médecin , natif de Varone ,
étoit en réputation dans le XV. siécle. Il rétablit dans la
Médecine l'usage des Cautéres , & s'en servit avec succès
pour les douleurs des yeux , des oreilles & des dents. Ce
savant Médecin nous a laissé des preuves de son érudition
dans les deux Ouvrages suivans :

> *Practica Medica sive Expositio in nonum Rhazis ad Al-
> mansorem. Venetiis*, 1497. *in-folio* , 1504. 1542. 1557.
> 1560. *in-folio.*

> *Expositio perutilis in primam Fen quarti Canonis Avicenna.
> Lugduni* , 1518. *in-folio.*

ARDERN, (Jean) Chirurgien d'Angleterre , très-renommé de son tems. Il s'établit à Londres en 1370. mais
sa réputation l'avoit devancé , & depuis long-tems son

nom y étoit célébre. Suivant la commune opinion, il a été Chirurgien de Henri IV. Roi d'Angleterre, qui monta sur le Trône le 13 Octobre de l'an 1399. ensuite de la déposition de Richard II. ; cependant Freind eſt d'avis contraire, ce Médecin ne croit pas qu'Ardern ait vêcu aſſez long-tems pour cela. Quoi qu'il en ſoit, il a écrit un Ouvrage aſſez conſidérable ſur la Médecine & la Chirurgie ; il paroit même que c'eſt lui qui a relevé l'étude de cette derniére Science chez les Anglois. Cet Ouvrage d'Ardern, qui eſt manuſcrit, renferme un Traité de *la Fiſtule à l'anus*, & au rapport de ſon Auteur, il n'étoit perſonne alors qui put guérir cette fâcheuſe maladie.

ARETEUS de Cappadoce, étoit de la Secte Pneumatique, au ſentiment de Daniel Le Clerc ; quoiqu'à pluſieurs égards il fut auſſi Méthodique, ſur-tout par rapport à l'air, à la chambre & à l'exercice des malades. Il eſt connu & très-eſtimé encore aujourd'hui, pour la politeſſe de ſon ſtile, pour l'exactitude de ſes deſcriptions & pour la ſolidité de ſon jugement. Il eſt vrai que ſon Anatomie eſt fort mauvaiſe & ſa Théorie auſſi ; mais de ſon tems il manquoit bien des ſecours à l'étude de ces deux parties de la Médecine. Areteus regardoit l'Anatomie ſi néceſſaire, tant pour découvrir les cauſes réelles des maladies, que pour diſtinguer la maniére propre de les traiter, qu'il a mis à la tête de preſque tous les chapitres, une deſcription anatomique de la partie malade dont il va parler.

Areteus eſt le premier des Anciens, après Archigene, qui ait fait uſage des Cantharides en Veſicatoire. Les Méthodiques, & même la plupart des anciens Médecins, employoient les Médicamens qu'ils appelloient *Metaſyncritiques*, pour tirer du centre à la circonférence. Ils prenoient pour cela de la Moutarde ou la plante appellée *Thapſia* : Areteus le pratiquoit auſſi ; mais il employoit de plus les Cantharides pour attirer plus puiſſanment, & pour faire venir ſur la peau des veſſies qui ſe rempliſſent d'une eau âcre & chaude, qui ſe vuide enſuite au ſoulagement des malades.

Daniel Le Clerc croit qu'on s'eſt trompé, quand on a dit qu'Areteus vivoit long-tems avant les Céſars : une des preuves qu'il en donne, eſt que ce Médecin a parlé de l'*Antidote des Vipéres*, dont Andromaque, Médecin de Néron, étoit l'Inventeur, & qu'il a fait auſſi mention de l'*Antidote de Mithridate :* d'où il tire cette conféquence, qu'Areteus, bien loin d'avoir précédé les premiers Empereurs, n'a vécu qu'après le Roi Mithridate, & tout au plus fous l'Empire de Néron. *Voffius* croit Areteus plus ancien, & cela, parce que ce Médecin a écrit en Langue Ionique, qu'il dit n'avoir plus été en ufage long-tems avant les Céfars : mais le même Le Clerc rapporte, d'après *Menage*, des preuves par où il confte qu'on s'eft encore fervi de ce langage du tems d'Adrien & de Sévére.

Areteus a écrit les Ouvrages fuivans :

De Acutorum & Diuturnorum Morborum caufis & fignis, Libri 4.

De eorundem Curatione, Libri 4.

Le célébre Boerhaave nous a procuré une belle édition d'Areteus, à laquelle il a joint les Commentaires que Mr. Petit, Médecin de Paris, avoit fait fur cet Auteur. Voici le titre de l'Edition de Boerhaave :

Aretæi Cappadocis, de Signis Acutorum & Diuturnorum Morborum, Libri quatuor; de Curatione Acutorum & Diuturnorum Morborum, Libri quatuor, cum Commentariis integris Petri Petiti, Medici Parifienfis, atque clariffimi Joannis Wigani doctis & laboriofis notis, & celeberrimi Mattairii Opufculis in eundem, tandemque eruditiffimi ac celebratiffimi Danielis Wilhelmi Trilleri Obfervationibus & emendatis. Editionem curavit Hermannus Boerhaave. Lugd. Batav. 1735.

L'Edition de Wigan, imprimée à Oxford en 1723. *infolio*, eft auffi fort eftimée.

ARGENTIER, (Jean) dit en Latin ARGENTERIUS, étoit de Caftel-Novo en Piémont, d'une affez baffe naiffance, mais d'un efprit excellent & relevé, qu'il exerça dans la Philofophie d'Ariftote. Il étoit auffi habile Médecin; & il fe fit fur-tout remarquer par les Ecrits qu'il fit contre Galien, dont il cenfura les Ouvrages. C'eft une fête pour lui que d'avoir découvert les erreurs de ce Médecin; il en parle avec un air de mépris, qui lui attira les reproches de fes confreres, & il fut appellé *le Cenfeur des Médecins.*

Argentier vivoit dans le XVI. fiécle. A l'âge de vingtcinq ans, il s'en alla à Lyon, où il exerça la Médecine avec un fuccès fi merveilleux, qu'au rapport de Caftelan *in Vitis Médicorum*, il mérita l'admiration de tous les Habitans de cette grande Ville, & de tous les étrangers qui s'y ren doient de tous côtés ; car on ne lui donnoit point d'autre nom que celui du grand Médecin. Ayant séjourné à Lyon l'espace de cinq ans, il passa à Anvers, où son savoir & sa vertu lui aquirent l'estime & la bienveillance de Vincent Lauro, qui depuis fut élevé à la dignité de Cardinal. Puis ayant été appellé en Italie, il enseigna la Médecine premiérement à Naples, puis à Pise, & enfin à Mont-Réal & à Turin. Il fixa sa demeure dans cette derniére Ville, & il y épousa même une fille de qualité. Ce fut Marguerite Broglia, sœur de Charles qui étoit alors Archevêque de Turin, de qui il eut un fils nommé Hercule. Argentier mourut dans la même Ville de Turin âgé de cinquante-huit ans en 1572. & son fils le fit honorablement inhumer dans l'Eglise de saint Jean.

Imperialis n'est pas d'accord avec Castellan touchant l'habilité de Jean Argentier ; car il assure que ce fameux Médecin réussissoit très-mal en la pratique de son art, quoiqu'il eut aquis beaucoup de réputation par son savoir : aussi Argentier avoue-t'il lui-même qu'il n'avoit point assez de mémoire pour se souvenir des remarques qu'il faisoit dans son cabinet. Voici les titres des Ouvrages de Jean Argentier ; on les recueillit après sa mort. *Hanoviæ*, 1610. *in-fol. Venetiis*, 1592. *in-fol.* 3 *vol.* 1606. *in-fol.* 2 *vol.*

In Artem Medicinalem Galeni Commentarii tres. I. De Corporibus. II. De Signis. III. De Caufis falubribus.

Commentarii in Librum I. II. & IV. Aphorifmorum Hippocrat.

De Morbi Generibus Liber unus.

De Morborum differentiis Liber unus.

De caufis Morborum Liber primus.

De caufis uniufcujufque generis Morborum Liber fecundus.

De caufis differentiarum Morborum Liber tertius.

De generibus & differentiis Symptomatum.

De caufis Symptomatum.

De Temporibus Morborum.

De Signis medicis, demonftrativis, memorativis & prognofticis, Libri quatuor.

De Urinis Liber unus. Lugduni, 1591. *in-8vo.*

De Officiis Medici Libri duo.

De Somno & Vigilia Libri duo.

De confultandi Ratione. Florentiæ, 1551. *Parifiis*, 1557. *in-8vo.*

De Febribus Liber.

In Librum Galeni de Febribus ad Glauconem.
De vi purgantium Medicamentorum Tractatio.
De Calidi significationibus & calido nativo.

Nous avons encore féparément :

De Erroribus veterum Medicorum. Florentia, 1553. *in-fol.*

ARGILLATA, (Pierre de) Médecin & Chirurgien natif de Bologne, vivoit en 1490. Nous avons de lui un Ouvrage intitulé :

Chirurgia Libri fex. Venetiis, 1480. 1497. *in-fol.*

ARISTARQUE, Médecin de Berenice, fille de Ptolomée Philadelphe, vivoit du tems des difciples d'Erafiftrate & d'Hérophile, dans le 38. fiécle du monde.

ARISTE'E, Roi d'Arcadie, & fils d'Apollon & de Cyréne, felon la fable, fut remis par fon pere au Centaure Chiron, qui lui enfeigna la Médecine & l'art de deviner. On a dit d'Ariftée qu'il avoit montré aux hommes de fon tems à faire l'huile, à cailler le lait, à recueillir le miel, & plufieurs autres chofes utiles à la Société. On lui a auffi attribué d'avoir découvert la vertu du *Silphium* ou du *Laffer*, plante dont le fuc ou la gomme étoit d'un très-grand ufage parmi les anciens Médecins; mais qu'on ne connoit pas bien aujourd'hui, finon que, fuivant le fentiment de Saumaife, on ne le prenne pour notre *Affa fœtida*. Ce que Mr. Huet dit, pour prouver qu'Ariftée eft le même que Moïfe, eft curieux, mais ce n'eft qu'une imagination.

ARISTOGENE de Cnide, fut premiérement Domeftique du Philofophe Chryfippe, & enfuite Médecin d'Antigone I. Roi de Macédoine, dit Gonatas. C'eft de Suidas que nous apprenons ce trait d'hiftoire; mais fuivant Daniel Le Clerc, il y a apparence que fi Ariftogéne avoit fervi un Chryfippe, c'étoit plutôt le Médecin dont Galien le fait difciple, que le Philofophe du même nom.

Suidas parle encore d'un autre Médecin appellé Ariftogéne, qui dédia divers de fes Ouvrages à Gonatas; mais il paroit qu'il eft le même que le premier, qui vivoit en la 125. Olimpiade, vers l'an du monde 3728.

Les Auteurs parlent encore d'un Ariftogéne Thrafien, qui a beaucoup écrit en Médecine.

Arifton a paffé pour être Auteur du Livre *De la Diette*, qui eft parmi les Oeuvres d'Hippocrate. Diogéne Laërce parle de fix hommes qui ont porté ce nom, fans compter le Pere de Platon; mais il ne dit pas qu'aucun d'eux ait été Médecin.

ARISTOTE, Philofophe & Précepteur d'Alexandre le Grand, nâquit à Stagyre dans la premiére année de la 99. Olimpiade, l'an du monde 3620. avant Jefus-Chrift 384. Cette Patrie d'Ariftote étoit anciennement une Ville de Thrace ; mais il doit être regardé comme Macédonien, parce que lorfqu'il eft né à Stagyre, cette Ville faifoit partie du Royaume de Macédoine. Ariftote defcendoit de Machaön, fils d'Efculape, & fon pere Nicomachus fut premier Médecin d'Amyntas Roi de Macédoine, pere de Philippe & ayeul d'Alexandre. Quelques Rabins, par une erreur groffiére, ont prétendu qu'Ariftote étoit de leur nation.

Ariftote étoit un peu bégue ; il avoit les yeux petits & les jambes fort maigres. Il étoit fi appliqué à l'étude, que la nuit il tenoit à la main une boule d'argent au-deffus d'un baffin d'airain, pour fe réveiller au bruit que cette boule feroit en tombant, lorfqu'il fe laiffoit aller au fommeil.

Ariftote a été accufé d'ingratitude envers fon Maître Platon, fous qui il étudia vingt ans. Diogéne Laërce rapporte que Platon s'en plaignoit, en difant : *Il a rué contre nous, comme les poulains font contre leurs meres*. Sur quoi Elien obferve que les poulains donnent des coups de pieds à leurs meres, lorfqu'ils fe fentent fortifiés & raffafiés de leur lait ; & il ajoute qu'Ariftote éleva une école dans Athénes, pour contrequarrer celle de Platon. Elien rapporte encore qu'Ariftote avoit déplu à fon maître par fon luxe & par fes railleries, & que celui-ci l'en avoit repris publiquement. Mais fuivant l'Auteur ancien de la vie d'Ariftote, ce fondateur de la Secte Péripatéticienne n'érigea l'Ecole du *Lycée* qu'après la mort de Platon, & même après celle de Speufippe, fucceffeur de ce dernier. Ariftote avoit demeuré huit ans en Macedoine auprès d'Alexandre, en qualité de fon précepteur ; & ce ne fut qu'après fon retour qu'il enfeigna pendant treize ans dans le *Lycée*, qui lui fut donné par le Magiftrat d'Athénes pour y affembler fes difciples. Le *Lycee* étoit un terrein que Pericles avoit fait fervir aux exercices militaires.

Les difciples d'Ariftote furent nommés *Péripatéticiens*, du mot Grec qui fignifie fe *promener*, parce que la coutume de ce Philofophe étoit de leur donner fes leçons en fe promenant avec eux. Ces leçons étoient de deux fortes ; les intérieures ou les plus favantes, refervées aux difciples choifis, fe faifoient le matin ; & les extérieures, qui étoient plus à la portée du commun de ses disciples, se donnoient l'après-dîné.

Aristote est traité par Athenée, d'homme fort adonné à la bonne chére & aux plaisirs de la table. On dit qu'ayant dissipé son bien par ses débauches, il fut soldat; puisqu'il fit, pour subsister, un petit trafic de poudres de senteur & de remédes, qu'il débitoit dans les marchés d'Athénes. S'étant ensuite appliqué à la Philosophie, & y ayant aquis une grande réputation, Philippe le fit venir à *Pella*, Capitale de la Macédoine, pour être précepteur d'Alexandre, en la quatriéme année de la 108. Olimpiade, qui étoit la trente-neuviéme d'Aristote; & il en continua les fonctions jusqu'à ce qu'Alexandre succéda à son pere, la premiére année de la 111. Olimpiade, l'an du monde 3668. Alexandre étant pour lors âgé de vingt ans. Rien n'est plus flatteur que la lettre écrite à Aristote par Philippe, au sujet de la naissance de ce Prince : " Philippe à Aristote, salut. Je „ remercie moins les Dieux de m'avoir donné un fils, „ que de l'avoir fait naître dans un tems où il sera à por- „ tée de recevoir vos instructions. J'espére qu'élevé par „ vous, il se rendra digne, & du sang dont il sort, & „ de la Monarchie qui lui est destinée. „ Aristote fut très-puissant & en grande faveur à la Cour de Macédoine; & après avoir demeuré un peu plus de huit ans avec Alexandre, il plaça, auprès de ce Monarque, Callisthéne son petit neveu, pour le suivre dans ses expéditions.

Aristote avoit écrit deux Livres de la Médecine, & d'autres concernant l'Anatomie, que nous avons perdus; mais il nous reste l'Histoire des animaux, avec celle de leur génération & de leurs parties. Alexandre le Grand ayant envie de connoître la nature & les propriétés diverses des animaux, lui ordonna de travailler à cette recherche, & lui fournit pour cela la somme de huit cens talens, qui font un million neuf cens mille livres de France. Ce Prince soumit encore à ses ordres plusieurs milliers d'hommes de divers Cantons de la Gréce & de l'Asie, afin qu'il en apprît tout ce qu'ils auroient pu découvrir dans l'exercice continuel qu'ils faisoient de la chasse & de la pêche, & dans l'habitude où ils étoient pour la plupart de nourrir des animaux. Aristote étoit chargé d'interroger ces gens, & de rapporter à Alexandre ce qu'ils lui auroient communiqué. Il semble qu'avec de si grands secours, Aristote devoit produire quelque chose de fort exact sur cette matiére. Cependant les Anciens avoient déja remarqué qu'il avoit avancé beaucoup de faits contraires à la vérité. On pourroit l'excuser en quelque façon, en disant que n'ayant pu tout voir par ses propres yeux & tout faire par lui-même, il a été contraint de s'en rapporter fréquemment aux témoignages des autres. Mais supposé qu'en plusieurs occasions il ait été obligé de s'en tenir au rapport d'autrui, en ce qui concerne, par exemple, certaines propriétés des animaux que le hazard seul fait découvrir, il y en a d'autres où il a dû travailler par lui-même, ou du moins être présent & diriger le travail d'autrui. Telles sont les choses qui regardent l'Anatomie, touchant laquelle il est à propos d'observer que cet Auteur n'avoit jamais disséqué que des bêtes, & que de son tems on n'avoit point encore osé anatomiser des cadavres humains. C'est ce qu'il insinue lui-même dans le passage suivant : " Que les parties „ internes de l'homme sont inconnues, ou qu'on n'a rien „ de bien certain sur ce sujet; mais qu'il en faut juger par „ la ressemblance qu'elles doivent avoir avec les parties „ des autres animaux qui ont du rapport avec chacune „ d'elles. „ A bien juger de l'Anatomie d'Aristote, on peut conclurre que ce Philosophe n'a rien connu ou n'a connu que fort peu de choses touchant les usages réels des parties : il a emprunté beaucoup de choses d'Hippocrate, comme on s'en appercevra en comparant ces deux Auteurs; cependant il faut remarquer qu'il a fait mention de l'intestin *Jejunum*, qu'il a distingué le *Colon*, le *Cæcum* & le *Rectum*, & qu'il connoissoit, par conséquent, les intestins un peu mieux qu'Hippocrate, qui semble n'avoir reconnu que le Colon & le Rectum.

Aristote avoit aussi écrit quelques Livres touchant les Plantes, dont il nous en est resté deux qui ont été imprimés en Grec à Basle l'an 1539. & en Grec & en Latin à Paris en 1619. mais il y traite cette matiére plutôt en Philosophe qu'en Médecin. On a encore imprimé sous le nom d'Aristote les Ouvrages suivans:

De Re Rusticâ fragmenta aliquot. Basilea, 1539, 1540, *in-8vo.*

De Aquis & Balneis excerpta ex Problematibus.

De perfecto Magisterio. Extat cum vera Alchymia Scriptoribus. Basilea, 1561. *in-fol.*

De Lapide Philosophico. Extat volumine quinto Theatri Chemici. Argentorati, 1622. *in-8vo.*

Athenée rapporte que Ptolomée Philadelphe acheta de *Nelée* les Ouvrages d'Aristote ; mais ce fait ne s'accorde pas avec le récit de Strabon & de Plutarque ; & il est assez vraisemblable, ou que ce bruit fut répandu pour faire honneur à la Bibliothéque de Ptolomée, dont on sait combien ce Prince étoit jaloux ; ou que Nelée vendit des écrits supposés pour être mis dans cette même Bibliothéque, ce qui arrivoit fréquemment alors ; ou bien, comme le croit François Patritius, qu'il avoit un double exemplaire des écrits d'Aristote, qu'il en vendit un pour la Bibliothéque d'Alexandrie, & qu'il garda l'autre par devers lui. Ses héritiers grossiers & ignorans, dans la crainte que ces livres ne fussent enlevés pour la Bibliothéque de Pergame, pour laquelle on faisoit de grandes recherches, les cacherent dans un caveau, où ils resterent abandonnés à l'humidité, aux mites & aux vers. Long-tems après les Ouvrages d'Aristote furent vendus à un Athénien, nommé *Apellicon*, qui étant plus curieux de livres que véritablement Philosophe, remplit mal les lacunes que l'humidité & les vers avoient faites, & y introduisit quantité de fautes. Sylla s'étant rendu maître d'Athénes, environ 250 ans après la mort d'Aristote, s'empara de la Bibliothéque d'Apellicon, & fit transporter à Rome les Ecrits des Philosophes qu'on y avoit rassemblés. Un Grammairien nommé *Tyrannion*, qui avoit une Bibliothéque d'anciens Philosophes fort nombreuse, & qui étoit fort zélé pour la doctrine d'Aristote, obtint du Bibliothécaire de Sylla une permission de prendre copie des Ouvrages du même Aristote : mais ces exemplaires, livrés à des Copistes qui n'avoient ni savoir ni exactitude, devinrent de plus en plus défectueux. *Andronicus le Rhodien*, qui avoit été élevé dans le Lycée, étant venu à Rome, s'appliqua à les tirer de la confusion & du désordre où ils étoient tombés. Il travailla sur les originaux pour les rétablir, & composa des sommaires de chaque Ouvrage du tems de Ciceron, qui dit à Trebatius au commencement de ses Topiques, que parmi les Philosophes même, il y en avoit très-peu qui connussent Aristote. Ciceron témoigne d'ailleurs une grande estime pour la Philosophie Péripatéticienne, *qui embrasse*, dit-il, *toute la Nature*. Mais on ne reconnoit plus les Ouvrages d'Aristote, à la description que Ciceron & Diogéne de Laërce nous en ont laissée.

Aristote fut soupçonné, quoiqu'absent, d'avoir eu part

à la conjuration d'Hermolaüs & de Callifthene, & il fut difgracié. Arrien, Pline & Xiphilin témoignent qu'il paffa pour avoir été complice de la mort d'Alexandre; Pline le charge même d'avoir indiqué la corne de mule, comme la feule matiére capable de contenir & de tranfporter l'eau de la fontaine du Styx, envoyée par Antipater à fon fils Caffandre, pour empoifonner ce Monarque. C'étoit en punition de ce crime, que l'Empereur Caracalla vouloit faire fupprimer & brûler tous les Ouvrages d'Ariftote. Plutarque traite ces foupçons de faux bruits, & il juftifie Ariftote, fur ce qu'il ne fe trouva aucune marque de poifon dans le corps d'Alexandre. L'humeur extravagante de Caracalla ne laiffa aucune autorité à fon témoignage; & le crime dont on a noirci la mémoire d'Ariftote eft d'autaut plus mal fondé, qu'il eft fort incertain qu'Alexandre ait été empoifonné, & que plufieurs ont attribué fa mort à l'excès d'une débauche de table. Ce n'eft pas là la feule chofe qu'on ait reproché à Ariftote; il fut encore accufé d'une efpéce d'idolâtrie finguliére : fa paffion pour fa femme *Pythaïs* le porta, dit-on, à l'ériger en divinité, & à lui rendre le même culte après fa mort, que les Athéniens rendoient à Cerès. Quelques Auteurs ont écrit qu'étant pourfuivi à ce fujet par Eurymedon, Prêtre de cette Déeffe, la crainte des Athéniens le porta à s'empoifonner. D'autres rapportent qu'il s'enfuit à *Calcis*, Ville d'*Eubée*, & qu'il répondit à ceux qui lui demandoient la caufe de fa retraite, *qu'il avoit voulu épargner aux Athéniens un fecond crime contre la Philofophie;* faifant entendre la condamnation de Socrate, & le danger que lui-même avoit couru. Hefychius affure que non-feulement il y eut arrêt de mort contre lui, mais que l'arrêt fut même exécuté; & qu'Ariftote avala de l'Acconit, dont il mourut. Saint Juftin & faint Gregoire de Nazianze ont cru qu'Ariftote étoit mort de déplaifir, de n'avoir pu comprendre la caufe du flux & du reflux de l'Euripe; fur quoi Cœlius Rhodiginus & quelques autres ont inventé cette fable, qu'Ariftote fe précipita dans l'Euripe, en difant : *Caufa caufarum miferere mei.* Mais il y a plufieurs Auteurs qui ne mettent point tant de façon à la fin de ce grand homme; ils rapportent fimplement qu'Ariftote mourut de mort naturelle, & d'une douleur de colique à laquelle il étoit fujet, dans une de fes années climactériques, étant âgé de 63 ans, la troifiéme année de la 114. Olimpiade, qui revient à l'an du monde 3683, avant Jesus-Christ 322, deux ans après la mort d'Alexandre.

ARNAULD DE VILLENEUVE, Médecin, natif d'un Village dit *Villeneuve;* mais comme on en trouve de ce nom dans la Catalogne, dans le Languedoc & dans la Provence, on est en peine de dire en quel Pays il a pris naissance, les sentimens des Auteurs étant assez partagés sur ce point. Ils ne le sont pas moins sur l'année de la naissance d'Arnauld; Champier & Lindanus la mettent en 1300. le Docteur Freind n'est cependant point de cette opinion, & il appuie son sentiment sur ce que dans un Concile tenu en France, entr'autres accusations contre le Pape Bonificace VIII. il y est porté que ce Pape avoit approuvé un Livre d'Arnauld de Villeneuve, que la Faculté de Théologie de Paris avoit déclaré renfermer des sentimens hérétiques. Or, Boniface mourut en 1303. ainsi il s'enfuit que ce Médecin vint au monde long-tems avant l'année 1300. Mais ce qui est plus essentiel pour Arnauld de Villeneuve, c'est que tous les Auteurs s'accordent au sujet de sa capacité; ils avouent qu'on ne vit dans son siécle aucun esprit, ni plus vaste, ni plus pénétrant, & dont les connoissances fussent plus universelles. Il étudia vingt ans à Paris & dix à Montpellier; il parcourut toutes les Universités d'Italie; il voyagea aussi en Espagne, & il y consulta tous ceux qui étoient en réputation de science & de doctrine. Il apprit les Langues savantes, & principalement la Gréque, l'Hébraïque & l'Arabe; il excella sur-tout dans la Philosophie, la Médecine, la Chimie & l'Alchimie; enfin, il ne négligea rien de tout ce qui pouvoit satisfaire à la belle passion qu'il avoit de tout savoir. Mais cette passion le porta trop loin, & le fit donner dans des nouveautés dangereuses; elle le précipita même dans l'hérésie. Arnauld de Villeneuve étoit alors à Paris, où il s'étoit aquis une réputation conforme à son mérite. Il la ruina par sa présomption à vouloir trop attribuer à la Médecine. Il commença par chercher l'avenir dans l'Astrologie; il s'imagina que cette science étoit infaillible, & sur ce fondement il publia que la fin du monde arriveroit bientôt; il en fixoit même l'année en 1335. ou 1345. & selon d'autres en 1376. Quelque tems après, il préféra les œuvres de miséricorde au saint Sacrifice de la Messe; & improuvant le dessein d'établir des Ordres Religieux, il soutint qu'il n'y auroit de damnés que ceux qui donnent mauvais exemple.

exemple. L'Univerſité de Paris s'éleva contre cette nouvelle Doctrine , & condamna XV. de ſes Propoſitions. Sur ces entrefaites les amis d'Arnauld craignant qu'il ne fût arrêté , lui donnèrent le moyen de ſe retirer. Divers Auteurs ont écrit que dans le même tems, des Inquiſiteurs de la Foi aſſemblés à Taraſcon, Ville de France en Provence , par ordre de Clément V. y condamnèrent les rêveries de ce ſavant Médecin. Il étoit déja ſorti de France, & s'étoit retiré en Sicile auprès de Fréderic d'Arragon, qui le reçut avec des témoignages très-particuliers d'eſtime & de bienveillance ; & c'eſt pour s'attirer de plus en plus les faveurs de ce Prince, qu'il compoſa un Livre *de Sanitate tuendâ*, & un Commentaire ſur l'Ecole de Salerne. Quelque tems après il le renvoya en France pour y traiter le même Pape Clément V. qui ſe trouvoit mal, & Arnauld de Villeneuve fit naufrage ſur les Côtes de Génes. Quelques-uns mettent ce naufrage tout au plus tard en 1313. Le Docteur Freind eſt de ce nombre, & allégue pour raiſon, qu'en cette même année le Pape Clément adreſſa à un chacun des Lettres circulaires, par leſquelles il ordonne, ſous peine de deſobéiſſance au ſaint Siége, de reproduire le Livre d'Arnauld *de Praxi medicâ*, qui reſtoit caché quelque part , pendant que ce Médecin avoit promis d'en faire préſent au ſouverain Pontife ; mais que la mort l'en avoit empêché.

François Pegna & d'autres ont accuſé ce grand Médecin de Magie, & quelques-uns le croient Auteur de deux Traités qui ſentent le Négromancien, ſavoir : *de Phyſicis ligaturis* & *de Sigillis duodecim ſignorum.* Pour le premier, ce n'eſt que la traduction d'un Livre Arabe compoſé par Lucas Bencoſta : le ſecond ne ſe trouve point parmi les Oeuvres d'Arnauld de Villeneuve ; en tout cas ce n'eſt qu'un Traité d'Aſtrologie, où il a , peut-être , un peu trop attribué aux vaines promeſſes & aux ſuperſtitions de cette Science. Au reſte, c'eſt une impoſture que ce ſavant Homme ait compoſé le Livre *de tribus Impoſtoribus*, comme Guillaume Poſtel l'a oſé dire ; & on peut même aſſurer qu'il a eu cela de commun avec les grands hommes, & ſur-tout avec ceux qui ont aimé l'Aſtrologie, que le vulgaire ignorant les a accuſés de Magie. Il ne ſeroit point auſſi difficile de prouver qu'Arnauld de Villeneuve eſt ſoupçonné à tort dans *Mariamna*, d'avoir le premier eſſayé la Génération humaine dans une Courge ou Citrouille ; *Delrio*, qui donne lui-même affez facilement dans ce bruit du commun, avoue, de bonne foi, qu'il a peine à se perfuader que ce grand Homme auroit été capable de femblables fuperftitions.

Arnauld fit fervir la Chimie à la Médecine. Il trouva l'Efprit de Vin, l'Huile de Térébenthine & plufieurs autres Compofitions dont il fpécifia les propriétés. Il s'apperçut que fon efprit de vin étoit fufceptible du gout & de l'odeur de tous les végétaux ; & delà vinrent toutes les eaux compofées dont les boutiques de nos Apotiquaires font pleines, & dont on peut dire en général qu'elles font plus lucratives pour les Diftilateurs , que falutaires pour les malades.

On a imprimé à Lyon en 1520. & à Bafle en 1585. les Oeuvres d'Arnauld de Villeneuve , fous le titre d'*Opera omnia , in-folio*. Il traite dans le premier Tome des matiéres fuivantes :

Speculum Introductionum medicinalium.

Aphorifmi de ingeniis nocivis, curativis & præfervativis Morborum, fpeciales corporis partes refpicientes.

De Parte operativâ.

De Humido radicali.

De Conceptione.

De Simplicibus.

Antidotarium.

De Phlebotomia.

De Dofibus Theriacalibus.

Liber Aphorif. de Graduationibus Medicinarum per artem comp.

De Vinis.

De Aquis medicinalibus.

De conferentibus & nocentibus principalibus membris corporis noftri.

De phyficis Ligaturis.

Expofitiones Vifionum quæ fiunt in Somnis ad utilitatem Medicinæ.

De diverfis Intentionibus Medicorum.

De Regimine fanitatis.

Regimen fanitatis ad Regem Aragonum.

De confervandâ Juventute & retardandâ Senectute.

De Bonitate Memoriæ.

De Coitu.

De Confiderationibus Operis Medicinæ.

Medicationis Parabola , & quæ dicuntur regulæ generales curationis Morborum.

Breviarium practicæ.

Practica summaria, seu Regimen.

De Cautelis Medicorum.

De modo præparandi Cibos & Potus Infirmorum in ægritudine acutâ.

Compendium Regimenti acutorum.

Regulæ generales de Febribus.

Consilium quartanæ.

Consilium Febris hecticæ.

Consilium Podagræ.

De Sterilitate utriusque Sexûs.

De Signis Leprosorum.

De amore Heroïco.

Remedia contra Maleficia.

De Venenis.

De Arte cognoscendi venena.

Contra Calculum.

Regimen contra Catarrhum.

De Tremore cordis.

De Epilepsia.

De Esu Carnium.

Recepta Electuarii præservantis ab Epidemia.

De ornatu Mulierum.

De decoratione.

Explicatio super Can. vita brevis.

Tabula super vita brevis.

Expositio super isto Aphorismo Hipp. in morbis minus.

Commentum super Libello de mala complexione.

Commentum super Regimen Salernitanum.

Dans le second Tome on trouve les Traités suivans :

Rosarius Philosophorum.

Novum Lumen.

Sigilla.

Flos Florum.

Epistola super Alchymia.

De judiciis Infirmitatum secundùm motum Planetarum.

Nous avons encore de lui :

Enarrationes in de conservanda bonâ valetudine.

Schola Salernitana Opusculum.

De Febribus Liber.

Speculum Alchymiæ.

Le savoir en Médecine & en Astrologie d'Arnauld de Villeneuve fut si estimé en Espagne, qu'il s'y forma une espéce de Secte de ses partisans, qu'on appelloit *Arnoldistes.*

ARNOUL, dit DE LENS ou LENSEI, Médecin & Mathématicien célébre, vivoit dans le XVI. siécle. Il étoit non pas de Lens en Artois, comme Guichardin l'a cru, mais de Bellœil, qui est un Village près d'Ath dans le Hainau. Arnoul avoit un frere nommé *Jean de Lens*, qui fut Docteur en Théologie à Louvain, & qui a écrit de très-beaux Ouvrages. Arnoul passa en Moscovie; on y estima sa doctrine, & il fut Médecin du Grand Czar ou Duc. Il périt à Moscou lorsque cette Ville fut prise & brûlée par les Tartares en 1572. Il avoit fait un Voyage dans les Pays-Bas en 1565. & on y avoit imprimé à Anvers un de ses Ouvrages, intitulé :

Isagoge in Geometrica Elementa Euclidis.

ARSILLUS ou ARCILIUS (François) de Senigaglia dans le Duché d'Urbin, a vécu dans le XVI. siécle, sous le Pontificat du Pape Leon X. Il étoit Médecin, & il passa une bonne partie de sa vie à Rome, où il faisoit consister son plaisir à composer des vers. Il les faisoit très-bien, & ce talent lui aquit beaucoup de réputation. Il composa un Poëme très-ingénieux *de Poëtis Urbanis*, & d'autres piéces curieuses. Paul Jove a fait son éloge parmi ceux de Gens de Lettres, & il dit qu'Arsillus mourut âgé de 70 ans.

ARTHEMISE, Reine de Carie & femme de Mausole, a eu la réputation d'entendre la Médecine. On a dit qu'elle avoit donné son nom à l'Armoise, que les Latins appellent *Arthemisia :* mais d'autres prétendent qu'Artemisia vient d'Artemis, nom que les Grecs avoient donné à Diane. Arthemise mourut vers le milieu du trente-septiéme siécle. Il y a eu une Arthemise plus ancienne encore que celle-ci.

ARTORIUS, Médecin d'Auguste. On dit que la nuit avant la bataille qui se donna contre Brutus & Cassius l'an 712. de Rome, Minerve lui parla en songe, & lui commanda d'aller voir César qui étoit malade, & de lui dire de sa part, que nonobstant son indisposition, il ne laissa pas de se trouver à la bataille. De cette maniére Artorius sauva la vie à Auguste; non pas à la vérité par ses remédes, mais par l'avis qu'il lui donna. Car l'aile de l'armée qu'Auguste commandoit ayant été battue, son

camp fut pris, & il eût infailliblement été tué, s'il y fut
demeuré. Artorius périt depuis dans un naufrage, en la
même année, ou en celle d'après la bataille Actiaque, l'an
723. de Rome.

Cælius Aurelianus nous apprend qu'Artorius étoit Sectateur d'Afclepiade ; il rapporte quelques traits de fa pratique, & lui joint à cet égard un Clodius, un Alexandre
de Laodicée, un Chryfippe qui avoit traité de la Maladie
appellée *Catalepfis*, & un Titus. Ce dernier eft, fans
doute, le même qu'Etienne de Bizance appelle Titus Au-
fidius, qu'il dit Sicilien de naiffance & Auditeur d'Afclepiade.

ASCLAPO, Médecin eftimé de Ciceron, qui parle
de lui en deux endroits. Premiérement, au fujet d'une
maladie de *Tiro* fon Affranchi, & il témoigne d'ajouter
beaucoup de foi à ce que difoit ce Médecin. Mais ce qu'il
en dit dans une Lettre à *Servius* eft plus remarquable :
„ Je fuis, dit-il, ami fort particulier d'Afclapo, Médecin
„ de Patras. Sa converfation m'a été fort agréable & fon
„ Art auffi, dont ma famille a fait quelques expériences.
„ Il m'a fatisfait en cette rencontre par fon favoir, par fa
„ fincérité & par fon attachement. C'eft ce qui m'oblige
„ de vous le recommander, & de vous prier que vous
„ faffiez en forte qu'il connoiffe que je vous ai écrit fur
„ fon fujet avec empreffement, & que ma recommanda-
„ tion lui a été d'un grand ufage.

Ciceron parle encore de plufieurs autres Médecins ;
comme d'un Lyfo, au fujet de la Maladie de fon Affranchi *Tiro*. Il ne dit rien de fon favoir ; mais il témoigne
feulement avoir peur que ce Médecin ne foit un peu né-
gligent, comme font la plupart des Grecs. Ciceron fait
encore mention des quatre fuivans : Nicon, Cleophantus,
Phidippus & Glycon. Il nous apprend que Nicon avoit
compofé un Livre, intitulé : *de la Phylophagie*, c'eft-à-dire,
de la difpofition à manger beaucoup, & il l'appelle
un agréable Médecin. Cleophantus eft nommé dans l'O-
raifon pour *Cluentius ;* Ciceron dit de lui qu'il étoit Médecin peu fameux, mais d'ailleurs homme de confidéra-
tion. Phidippus eft cité dans l'Oraifon pour le Roi *De-
jotarus*. Glycon fe trouve dans les Lettres de Brutus à
Ciceron : on l'avoit foupçonné d'avoir empoifonné les
plaies du Conful *Panfa ;* mais il eft pleinement juftifié de
cette accufation.

G iij

ASCLEPIADE, Médecin qu'on fait de Myrlée, mais que Pline dit être natif de *Prusa*, Ville de Bithinie, fleurissoit en la 171. Olimpiade, qui tombe en 658. de Rome, 3912. de la création du monde. Asclepiade vint s'établir à Rome à l'imitation d'une infinité d'autres Grecs qui avoient commencé à se jetter dans cette Capitale du monde, dans l'espérance d'y faire une plus grande fortune que chez eux. Il enseignoit au commencement la Rhétorique ; mais ne trouvant pas son compte à ce métier, il voulut essayer si celui de la Médecine seroit moins ingrat. Et quoiqu'il n'en eut, à ce que dit Pline, aucune connoissance, il crut que l'ayant étudiée quelque tems, il payeroit assez d'esprit ; monoie que l'on prend encore aujourd'hui pour bonne en cette rencontre, aussi-bien qu'on la prenoit alors. La voie la plus sûre que ce Médecin trouva pour se mettre en crédit, ce fut de prendre tout le contrepied d'Archagatus, qu'il savoit avoir été blâmé à cause de la méthode cruelle qu'il avoit suivie, & de condamner non-seulement cette méthode, mais encore une grande partie des remédes que les autres Médecins pratiquoient tous les jours. Les remédes qu'Asclepiade improuvoit, consistoient, selon la remarque de Pline, à étouffer les malades à force de les charger de couvertures pour tirer de la sueur de leur corps à quelque prix que ce fût, ou les rôtir auprès du feu ou aux rayons du soleil. Asclepiade condamnoit encore une ancienne maniére de guérir les Esquinancies, en introduisant dans la gorge avec beaucoup de peine & d'effort, un certain instrument qui servoit à ouvrir le passage. Mais contre quoi il se récrioit le plus, c'étoit contre les vomitifs que l'on prenoit alors très-fréquemment, & même contre les purgatifs, qu'il regardoit comme nuisibles à l'estomac. Tout sembla favoriser Asclepiade dans son établissement à Rome : la mort des ennemis d'Archagatus ; l'inutilité reconnue des enchantemens & des amulétes, qui jusqu'alors avoient été fort en usage ; l'honneur qu'avoit depuis fait à la Médecine Attale, dernier Roi de Pergame, qui institua le peuple Romain héritier de ses Etats & de toutes ses richesses, & qui fut si zélé pour les progrès de la Médecine, qu'il avoit un jardin de Plantes médecinales dans l'enceinte de son Palais ; enfin, la réputation où Asclepiade étoit à la Cour de Mithridate, Prince très-versé dans l'Art de la Médecine ; tout cela lui fut favorable, & le fit bien re-

cevoir à Rome, fur-tout lorſqu'il eut déclaré qu'il n'y
avoit rien de cruel & d'effrayant dans ſa méthode de traiter les maladies.

Quelles qu'aient été les vues d'Aſclepiade dans ſa façon
de faire la Médecine, il eſt certain que jamais cette Science
ne fut en ſi mauvais état qu'en ce tems-là. *Juſqu'à Aſclepiade*, dit Pline, *l'antiquité avoit tenu bon*. Hérophile avoit
eu beau rafiner; ni lui, ni ſes ſemblables n'avoient point
été ſuivis de tout le monde, & l'on voyoit encore des
reſtes conſidérables d'ancienne Médecine ſoutenir le crédit
qu'elle avoit eu dès le commencement. Mais ce nouvel
Eſculape ayant reduit toute la ſcience d'un Médecin à la
connoiſſance ou à la recherche des cauſes des maladies,
la Médecine, qui étoit au commencement un Art fondé
ſur l'expérience, ne fut plus qu'une ſimple conjecture, &
changea entiérement de face. Sa Philoſophie conſiſtoit
dans la doctrine des Corpuſcules d'Epicure, & par la dif-
poſition des corps & le cours de ces corpuſcules, il rendoit aiſément compte de toutes les maladies & de tous
leurs ſimptomes. Pareille doctrine étoit fort aiſée à débiter;
mais s'il s'agiſſoit de la reduire en pratique, c'étoit une
ſource de bévues : choſe très-ordinaire parmi les Philoſo-
phes-Médecins.

Aſclepiade établiſſoit pour principes de tous les corps,
les atomes, qui ſont, ſelon lui, de petits corps que l'eſprit ſeul peut ſaiſir, qui n'ont aucune qualité, mais qui
dès le commencement étant dans un mouvement continuel, & venant à ſe rencontrer & à ſe choquer les uns
les autres, ſe ſubdiviſerent encore par ce moyen en une
multitude innombrable de fragmens d'une grandeur &
d'une figure différentes. Il ajoutoit que ces particules
s'approchant dans la ſuite, & ſe réuniſſant par leurs mouvemens divers, formerent tout ce qu'il y a au monde ou
toutes les choſes ſenſibles qui conſervent en elles la même
diſpoſition ou changement que les particules dont elles
étoient compoſées; changement qui ſe fait rélativement à
la grandeur, à la figure, au nombre & à l'ordre. C'étoit
ſur ces principes qu'Aſclepiade avoit bâti ſon ſiſtême ſur
les cauſes de la ſanté & des maladies. L'aſſemblage des
petits corps dont on a parlé, & la diverſité de leurs figures, occaſionnent les divers interſtices ou pores dont tous
les corps ſont percés dans toute leur maſſe. Cela ſuppoſé,
diſoit ce Médecin, tous les corps ayant des pores, le

corps humain a les fiens, remplis, ainfi que ceux des autres corps, de molécules, ou d'un fluide fubtil qui circule
dans la maffe à la faveur de la communication des in-
terftices. D'ailleurs, ces efpaces vuides étant plus ou
moins grands, le fluide circulant eft plus ou moins fubtil; il a des molécules plus ou moins groffes. Le fang eft
compofé des parties les plus groffiéres; l'efprit ou la chaleur eft engendré des molécules les plus déliées.

De ces principes, Afclepiade inféroit que le corps humain fubfifte dans fon état naturel, tant que les matiéres
dont on a parlé, circulent librement par les pores, & qu'il
commence, au contraire, à en fortir, lorfque leur circulation eft embarraffée; en forte que la fanté dépend, felon
lui, du rapport des pores avec les matiéres qu'ils ont à
recevoir & qui doivent y paffer, & les maladies de la
difproportion qui fe rencontre entre les paffages & les
matiéres qui les rempliffent. L'inconvénient le plus ordinaire naît des petits corps qui s'embarraffent dans leur
cours, & obftruent les canaux, foit parce qu'ils s'y portent en trop grande abondance, foit parce que leurs figures font irréguliéres, foit encore parce que leur circulation eft trop lente ou trop prompte. Il arrive auffi quelquefois que la qualité des matiéres eft bonne, mais que
les paffages font mal difpofés pour les recevoir; comme
lorfqu'ils font trop étroits ou difpofés obliquement, ou
lorfqu'ils font trop fermés ou trop ouverts.

Afclepiade paroit encore reconnoître une troifiéme
caufe de maladies; c'eft la confufion ou le mélange des
fucs ou des matiéres liquides & des efprits : mais il prétend que le défordre des efprits peut être une caufe anté-
cédente, mais non une caufe conjointe ou immédiate
d'une maladie. Il difoit la même chofe de la plénitude,
laquelle, felon lui, augmente fouvent le mal, quoiqu'elle
n'en foit jamais la caufe principale.

La pratique d'Afclepiade étoit prefque entiérement fondée fur ces idées philofophiques; mais ce qui fit que l'on
gouta fon raifonnement, & que l'on fe rangea plus aifément de fon parti au préjudice de l'ancienne Médecine,
c'eft qu'il affecta de ne propofer que des remédes fort doux
& fort faciles. Pline les reduit à cinq : *l'Abftinence des viandes*; *l'Abftinence du vin* en certaines occafions; les *Frictions*;
la Promenade & *la Geftation*, c'eft-à-dire, les différentes maniéres de fe faire porter ou voiturer. Chacun voyant qu'il

pouvoit faire cela avec grande facilité, crut que cette Médecine étoit d'autant meilleure qu'elle étoit aifée à pratiquer ; en forte qu'Afclepiade, qui étoit d'ailleurs fort éloquent, & en même-tems grand Philofophe, attira, pour ainfi dire, tout le genre humain, & fut regardé comme s'il étoit tombé du Ciel. Une chofe, fur-tout, contribua beaucoup à lui gagner l'eftime des Romains ; car ayant un jour rencontré un convoi, il découvrit que le corps que l'on portoit au bucher, avoit un refte de vie, & il parut reffufciter plutôt un mort que guérir un malade. Pline rapporte que ce Médecin favoit encore gagner les efprits par des maniéres toutes particuliéres ; tantôt en promettant du vin aux malades & en leur en donnant à propos, quoiqu'il le défendît ordinairement, tantôt en leur faifant boire de l'eau rafraichie : & comme il avoit été un des premiers qui eût mis en ufage ce dernier reméde, il prenoit plaifir qu'on l'appellât *le Donneur d'eau fraiche* ou *le Médecin de la fraicheur*, & qu'on le confidérât par cet endroit. Cependant le vin ne contribua pas moins à établir fa réputation : Apulée témoigne qu'Afclepiade a été le premier des Médecins qui s'eft avifé de fecourir les malades en leur donnant du vin. Il le permettoit aux fébricitans, lorfque le mal avoit perdu fa premiére violence. Loin de l'interdire aux phrénétiques, il leur en faifoit boire jufqu'à les enivrer : Le vin, difoit-il, affoupit ; or, le fommeil eft abfolument néceffaire dans la phrénéfie. Il femble que par la même raifon, il en devoit priver les léthargiques qui ne dorment que trop ; néanmoins il le croyoit propre à réveiller leurs fens affoupis. Ce n'étoit pas toujours du vin naturel qu'il ordonnoit : quelquefois il faifoit prendre à fes Malades du vin mariné, c'eft-à-dire, trempé avec de l'eau de mer, s'imaginant que le vin aidé de la pointe du fel dont cette eau eft chargée, pénétroit plus aifément & avoit plus de force pour dilater les pores. Si l'on excepte quelques cas particuliers, tels que celui de la phrénéfie dont il prétendoit guérir les Malades par l'ivreffe, il vouloit toujours que le vin fût trempé : il ordonnoit, dit Cœlius Aurelianus, à ceux qui avoient un Catharre, de doubler ou de tripler la quantité de vin qu'ils avoient coutume de boire : mais, ajoute le même Auteur, il leur enjoignoit de le boire avec autant d'eau ; ce qui nous montre avec quelle fobriété les Anciens ufoient du vin en parfaite fanté. Cette liqueur n'entroit dans leur boisson que pour un quart ou pour un sixiéme : il n'est donc pas surprenant que dans les fiévres même, elle ne leur fût point interdite.

Asclepiade imaginoit encore tous les jours quelque nouvelle invention pour faire plaisir à ses Malades ; il les faisoit mettre dans des lits suspendus, qui étoient comme des espéces de berceaux qu'on branloit, pour les endormir ou pour adoucir leurs douleurs. Il avoit même inventé cent nouvelles sortes de Bains , & entr'autres des Bains suspendus. Une Médecine si douce & si flatteuse enleva tous les suffrages ; mais ce qui confirma davantage le Public dans l'opinion qu'il en avoit conçue, c'est qu'Asclepiade osa publiquement défier la fortune, disant, au rapport de Pline, *qu'il consentoit qu'on ne le crût point Médecin, s'il étoit jamais attaqué de quelque maladie que ce fût.* Il parvint effectivement à une extrême vieillesse sans aucune incommodité , & il mourut d'une chute, suivant le témoignage du même Pline. Suidas rapporte différemment sa mort, & dit qu'Asclepiade mourut d'une inflammation de poitrine, la Médecine lui ayant manqué au besoin, la premiére fois qu'il avoit eu recours à elle.

Asclepiade auroit concouru à la perfection de la Médecine, si l'esprit de sistême l'avoit moins dominé : il auroit dû faire des expériences & raisonner ensuite. Il commença tout au contraire, par se former des opinions bonnes ou mauvaises des choses ; & il recommanda les unes & proscrivit les autres sans égard pour les observations de plusieurs siécles qui constatoient l'efficacité d'un reméde, ou qui en bannissoient un autre de la pratique, comme pernicieux. N'a-t'il pas décrié tant qu'il a pu, la purgation, reméde sans lequel la Médecine ne mériteroit pas le nom d'art ; tandis qu'il privoit quelques-uns de ses Malades des liqueurs rafraichissantes dont ils avoient besoin , il enivroit les phrénétiques ; pratique détestable, mais toutefois moins fatale que la premiére ? Qu'est-il arrivé à Asclepiade & à tous les autres Avanturiers en Médecine comme lui, à ces gens qui ont eu plus de confiance dans leur esprit que dans leur sens, & qui, à l'exemple des fous, se sont formé des monstres pour montrer leur adresse en les domptant ? C'est que leur pratique a été funeste à leurs contemporains dont ils avoient malheureusement aquis la confiance, & qu'elle a été rejettée avec mépris par les hommes sensés qui leur ont succédé. Cependant la réputation d'Asclepiade ayant été fort grande, & pendant sa vie, & après sa mort, il ne manqua pas d'avoir un grand nombre de disciples & de Sectateurs. Le témoignage de l'antiquité est presque tout à son avantage. Apulée l'appelle *le Prince ou le premier des Médecins, si l'on en excepte Hippocrate seul.* Il est aussi appellé *un très-grand Auteur de la Médecine* par Scribonius Largus ; & *un Médecin qui ne le céde à aucun autre* par Sextus Empiricus. Celse en faisoit pareillement beaucoup d'état. Une autre preuve de la grande réputation qu'Asclepiade avoit aquise, c'est que Mithridate, Roi de Pont, tâcha de l'attirer à sa Cour ; mais il se trouvoit trop bien à Rome, pour se donner à un Prince qui étoit en guerre avec les Romains. Ce qu'il y a encore d'avantageux pour Asclepiade, c'est qu'il a été le Médecin & l'ami de Ciceron, comme celui-ci le témoigne luimême ; faisant d'ailleurs beaucoup de cas de l'éloquence de ce Médecin ; ce qui prouve qu'il n'avoit pas quitté le métier de Rhéteur faute de capacité. Galien qui n'étoit pas pour la Médecine d'Asclepiade, ne laisse pas d'avouer aussi qu'il étoit fort éloquent ; mais il lui reproche d'ailleurs qu'il étoit un Sophiste, & qu'il étoit en possession de contredire tout le monde. Cælius Aurelianus lui impute aussi le même défaut.

Quant aux Ouvrages d'Asclepiade, il nous en reste quelques fragmens dans Ætius, comme :

Malagmata Hydropica quæ evacuant humorem.

Emplastrum è Scilla.

Quæ uteri Ulcera ad cicatricem ducunt.

Il y eut d'autres Médecins du nom d'Asclepiade. Galien en cite deux, dont l'un de qui il parle plus souvent, est surnommé *Pharmacion.* Ce surnom marquoit l'application principale de ce Médecin, qui étoit la composition des Médicamens, appellés en Grec *Pharmaca.* Cet Asclepiade avoit composé dix Livres sur cette matiére, dont il y en avoit cinq qui traitoient des Médicamens que l'on applique extérieurement, & cinq autres concernant les Médicamens qui se prennent par la bouche. Les deux premiers de ces Livres portoient le nom d'une Dame nommée *Marcella,* à qui ils étoient dédiés ; en sorte que le premier de ces cinq Livres étoit intitulé *Marcelle premiére ;* le second : *Marcelle second.* Les derniers portoient le nom d'un nommé *Mason* ou *Mnason,* à qui ils étoient aussi dédiés, & qui pouvoit être de la famille *Papiria,* à laquelle ce surnom étoit propre.

Galien rend témoignage à ce même Afclepiade qu'il avoit fort bien écrit, & le met au rang des meilleurs Auteurs qui avoient travaillé fur la matiére dont on a parlé. Il le loue même en particulier de ce qu'il avoit eu foin de marquer exactement le *Modus faciendi*, ou la maniére dont on devoit s'y prendre pour bien faire les compofitions qu'il décrivoit. Il le loue encore d'avoir marqué, avec la même exactitude, les qualités de chacun de ces Médicamens, & la maniére de s'en fervir. Mais les louanges que lui donne Galien en plufieurs endroits, n'empêchent pas qu'il n'obferve auffi que cet Afclepiade avoit affecté, pour groffir fes Livres, de ramaffer des compofitions de toutes fortes de Médicamens, de quelque nature qu'ils fuffent, tant bons que mauvais.

Cet Afclepiade fe diftinguoit encore par le prénom de *Marcus Terentius*, qu'il avoit emprunté de la famille *Terentia*, à l'exemple du Poëte Térence & de plufieurs Médecins Grecs, qui avoient pratiqué la même chofe dès qu'ils s'étoient établis à Rome. L'avantage qu'ils en tiroient, c'eft qu'en même-tems qu'on les adoptoit dans les familles Romaines, ou qu'on leur permettoit d'en prendre le nom, on leur donnoit le droit de la bourgeoifie, & ils étoient inférés dans les Tribus.

Le troifiéme Afclepiade, ou le dernier des deux dont parle Galien, a auffi écrit de la compofition des médicamens; & il fe nommoit *Arius Afclepiades*. Celui-ci n'avoit pas fait comme l'autre, qui avoit rempli fes Livres de toutes fortes de Remédes fans aucun choix; tout ce que ce dernier avoit écrit étoit de fon propre fonds: c'eft pourquoi il n'avoit compofé qu'un feul livre, au lieu que le Pharmacion en avoit compofé dix qu'il avoit chargés d'une infinité de Médicamens copiés d'après d'autres Médecins. L'application particuliére que ces deux Afclepiades ont donnée à la matiére des Médicamens, fait croire que les fragmens qui fe trouvent dans Ætius, & que Vanderlinden attribue à un Afclepiade fans faire aucune diftinction, appartiennent plutôt à l'un ou l'autre de ces derniers, qu'à Afclepiade le Bithinien.

Galien parle encore d'un Afclepiades Philofophicus ou Philophyficus, & d'un Gallus Marcus Afclepiades. Mais ce ne font pas là tous les Médecins qui ont porté le nom d'Afclepiade; on trouve cette infcription à Rome qui en donne encore un autre:

L. ARUNTIO SEMPRONIANO ASCLEPIADI
IMP. DOMICIANI MEDICO
T. F. I.

L'Infcription fuivante, qui eft dans un monument à Arignan, nous fournit un feptiéme Afclepiade :

C. CALPURNIUS ASCLEPIADES
PRUSA AD OLYMPUM
MEDICUS

Parentibus & fibi & Fratribus
Civitates VII. à Divo Trajano impetravit.
Natus III. Nonas Martias, Domitiano XIII. Cos, &c.

Monfieur Spon traduit ainfi mot à mot toute cette Infcription :

> Caïus Calpurnius Afclepiades, Médecin de la Ville de Pruffe au pied du Mont Olympe, a obtenu du divin Empereur Trajan fept Villes pour fes pere & mere, pour lui & pour fes freres ; & eft né le 4 de Mars fous le treiziéme Confulat de Domitien, le même jour que fa femme *Veronica Chelidon*, avec laquelle il a vêcu cinquante & un an ; ayant été approuvé par les perfonnes de la premiére qualité à caufe de fa fcience & de fes bonnes mœurs ; ayant été Affeffeur dans les Magiftratures du Peuple Romain, non-feulement dans l'Italie, mais auffi dans les autres Provinces, &c.

Cet Afclepiade, qui étoit né fous le treiziéme Confulat de Domitien, qui répond à l'année de la Fondation de Rome 840. & à celle de notre Seigneur 89. mourut âgé de 70 ans, fous l'Empire d'Antonin le Pie, l'an de Rome 910. Monfieur Spon le croit petit-fils d'Afclepiade le Bithinien, ou du premier dont nous avons parlé : mais il y a apparence qu'il en eft un des defcendans plus éloignés ; l'intervalle étant trop long entre l'un & l'autre pour que le premier fentiment foit véritable.

On trouve encore d'autres Afclepiades ; comme *Titius, Ælius Afclepiades*, Affranchi de l'Empereur ; *Publius Numitorius Afclepiades*, Affranchi & Sextumvir de Verone, Médecin Oculifte ; *Afclepiades Titienfis* & d'autres. L'Infcription fuivante nous fournit encore un Médecin de ce nom :

SCRIBONIÆ JUCUNDÆ
L. SCRIBONIUS ASCLEPIADES
Uxori ſtatuit.

Rhodius croit que celui-ci étoit le même que *Scribonius Largus*, dont on parlera en ſon lieu.

ASCLEPIADES, (les) Médecins qui ſe diſoient deſcendans d'Eſculape, & qui ont eu la réputation d'avoir conſervé la Médecine dans leur famille, pendant plus de 700 ans : Galien eſt même dans le ſentiment que de leur tems l'Anatomie étoit dans ſa perfection. *Aſclepiades* veut dire les enfans d'*Aſclepius*, qui eſt le nom Grec d'Eſculape.

Nous ſaurions quelque choſe de plus particulier touchant cette famille de Médecins, ſi nous avions les Ecrits d'Eratoſthéne, de Phérécide, d'Apollodore, d'Arius de Tarſe & de Polyanthus de Cyréne, qui avoient pris le ſoin de faire leur hiſtoire. Mais quoique les Ouvrages de ces Auteurs ſoient perdus, les noms d'une partie des Aſclepiades ſe ſont au moins conſervés, comme le juſtifie la liſte des Prédéceſſeurs d'Hippocrate, qui ſe diſoit le dixhuitiéme deſcendant d'Eſculape. La généalogie de ce Médecin ſe trouve encore toute entiére de la maniére ſuivante :

Hippocrate étoit fils d'Heraclide,

> Fils d'un autre Hippocrate,
> Fils de Gnoſidicus,
> Fils de Nebrus,
> Fils de Soſtratus troiſiéme,
> Fils de Théodore ſecond,
> Fils de Cléomitidée ſecond,
> Fils de Criſamis ſecond,
> Fils de Soſtratus ſecond,
> Fils de Théodore premier,
> Fils de Criſamis premier,
> Fils de Cléomitidée premier,
> Fils de Dardanus,
> Fils de Soſtrate premier,
> Fils d'Hippolochus,
> Fils de Podalire, qui étoit fils d'Eſculape.

On dira, ſans doute, que cette généalogie eſt fabuleuſe : mais ſuppoſé qu'il y eut quelque erreur ou quelque choſe d'inventé dans cette ſucceſſion des Aſclepiades, il eſt du moins certain que l'on connoiſſoit avant Hippocrate diverſes branches de la famille d'Eſculape, outre la fienne; & que celle d'où ce Médecin étoit iſſu, étoit diſ-tinguée par le ſurnom d'*Aſclepiades Nebrides*, c'eſt-à-dire, de Nebrus; à raiſon que ce Nebrus, pere de Gnoſidicus, avoit encore un autre fils nommé Chryſus, qui pouvoit avoir fait une branche ſéparée de celle d'où Hippocrate étoit ſorti. D'ailleurs, Nebrus s'étoit particuliérement rendu fameux dans la Médecine, ſur quoi la Prêtreſſe d'Apollon lui avoit rendu un témoignage très-avanta-geux, ſelon la remarque d'Etienne de Byzance.

Il y avoit encore d'autres branches des Aſclepiades qui étoient répandues en divers lieux. On comptoit même trois célébres Ecoles qu'ils avoient établies. La premiére étoit celle de Rhodes, qui manqua auſſi la premiére par le défaut de cette branche des ſucceſſeurs d'Eſculape; ce qui arriva apparemment long-tems avant Hippocrate, puiſqu'il n'en parle point comme il fait de celle de Cnide qui étoit la troiſiéme, & de celle de Cos la ſeconde. Ces deux derniéres fleuriſſoient en même-tems que l'Ecole d'I-talie, où étoient Pythagore, Empedocle & d'autres Phi-loſophes-Médecins, quoique les Ecoles Gréques fuſſent plus anciennes. Ces trois Ecoles, qui étoient les ſeules qui fiſſent du bruit, avoient une émulation réciproque, & diſputoient continuellement à qui feroient les plus grands progrès dans la Médecine. Cependant Galien donne la premiére place à celle de Cos, comme ayant produit le plus grand nombre d'exceliens diſciples, entre leſquels étoit Hippocrate. Celle de Cnide tenoit le ſecond rang, & celle d'Italie le troiſiéme.

Hérodote parle auſſi d'une Ecole de Médecins qui étoit à Cyréne, où Eſculape avoit un Temple, dans lequel le ſervice étoit différent de celui qui ſe pratiquoit dans la Gréce; ce qui pourroit faire ſoupçonner qu'il y avoit auſſi là des Aſclepiades d'une autre ſorte.

Le même Hiſtorien fait auſſi mention d'une Ecole de Médecine qui étoit à Crotone, Patrie de Democede, fa-meux Médecin qui vivoit en même-tems que Pythagore.

C'eſt de l'Ecole de Cnide qu'eſt ſorti cet Ouvrage qu'on a appellé *les Sentences Cnidiennes;* on regarde auſſi *les Préno-tions Coaques*, qui ſe trouvent parmi les Oeuvres d'Hippo-crate, comme un Recueil d'Obſervations faites par les Mé-decins de Cos.

ASCLEPIODOTUS, Médecin très-verſé dans les Mathématiques & excellent Muſicien, étoit en réputation vers l'an 500. de salut. Pfychreftus avoit été fon maître en Médecine. L'Hellebore blanc contribua beaucoup à le faire eftimer ; ce Reméde avoit été profcrit de la Médecine depuis quelque tems, Pfychreftus même n'en avoit aucune connoiffance ; mais Afclepiodotus fut fi bien s'en fervir, qu'ayant fait par ce moyen des cures admirables, un chacun s'empreffa d'en rappeller l'ufage dans la Médecine.

ASELLIUS (Gafpar) nâquit à Cremone, & profeffa l'Anatomie à Pavie vers l'an 1630. Il s'eft illuftré pour avoir remarqué le premier entre les Modernes les Veines lactées dans le Mefentére. Il en parle comme de canaux qui portent le Chile à une groffe glande, fituée au centre des inteftins : mais il convient que la defcription qu'il en donne, eft faite d'après des diffections de bêtes. Il a la modeftie de renoncer à l'honneur de cette découverte ; par la raifon, dit-il, que ces vaiffeaux ont été connus d'Hippocrate, d'Erafiftrate & de Galien : bien différent en cela de quantité d'Auteurs de nos jours, qui ont trouvé l'art de rajeunir les vieilles découvertes.

Nous avons de lui :

De Lactibus, feu Lacteis vafis, quarto vaforum mefcraicorum genere novo invento, Differtatio cum figuris elegantiffimis. Mediolani, 1627. *Bafileæ*, 1628. *Lugduni Batavorum*, 1640 *in-4to.* 1641. *in-8vo.*

On trouve encore ce Traité dans les Ouvrages de Spigelius, revu par Vander Linden ; & dans ceux de Veflingius, éclaircis par Blafius.

ASPASIE, femme qu'on dit avoir exercé la Médecine. On ne fait fi c'eft la même que cette belle Phocéenne, qui fut Maîtreffe des Rois de Perfe, Cyrus le jeune & Artaxerxés. Elien, qui fait affez au long l'hiftoire de cette Dame, ne nous dit rien fur ce chapitre. Mais comme il la fait paffer pour avoir été fort univerfelle, jufques-là que les Princes qu'on a nommés, la confultoient fur les affaires de politique les plus importantes, il fe peut qu'elle eut auffi connoiffance de la Médecine, & qu'elle en eut écrit, ou du moins que cela eut donné occafion de publier fous fon nom, différens Ecrits de Médecine.

Il y a d'affez bons remédes parmi ceux qu'Afpafie propofe en diverfes maladies des femmes. Ætius l'a du moins cru ainfi, puifqu'il les a rapportés dans fes Recueils, où il n'a apparemment mis que ce qu'il a trouvé de meilleur dans les Auteurs. Il y en a d'autres qui fout dangereux, comme

comme ceux qu'elle ordonne pour faire avorter & pour rendre les femmes stériles ; ce qui étoit aussi-bien un crime parmi les Payens que parmi nous, comme on le recueille du serment d'Hippocrate, & des loix que les anciens Jurisconsultes ont faites sur ce sujet. Aspasie prétendoit néanmoins qu'il n'y avoit rien de criminel dans ses vues à cet égard, en ce qu'elle ne se proposoit, comme elle dit elle-même, que de conserver les femmes qui ne peuvent accoucher sans un péril manifeste de leur vie : mais à ce danger quel autre reméde permis, sinon d'en écarter les causes ?

Voici les titres des fragmens tirés des Ouvrages d'Aspasie, & rapportés par Ætius :

Fœtum corrumpentia Medicamenta.

Cura post Fœtus exectionem ; de reclinatione, aversione, ac recursu uteri, ad uteri normas.

De Hæmorrhoidibus uteri ; Herniâ aquosâ & varicosâ mulierum ; Condylomatis, &c.

ASSARO, (Jean-François) Médecin & Mathématicien de Sicile, fort versé dans l'histoire de son Pays. Il étoit si savant en Médecine, que dans l'année 1587. il surpassoit dans les disputes publiques tous ceux qui se mêloient de cette Science. Cela le mit dans les bonnes graces du Comte d'Albalista, Viceroi de Sicile. Jean-Paul Chiarandan parle avec éloge d'Assaro dans son livre qui a pour titre : *Historia Platiæ*, & dit qu'il a écrit en Italien l'Histoire de la Ville de Piazza.

ASTERIUS, Médecin qui vivoit au commencement du seiziéme siécle. Son savoir & sa grande expérience lui aquirent une réputation qui fit beaucoup de bruit ; elle attiroit chaque jour chez lui une foule de personnes, qui venoient lui demander des conseils & des secours à leurs infirmités.

On trouve dans Vander Linden un *Blaise Astarius* de Pavie, qui a écrit :

De curandis Febribus Tractatus, ab Aben Haly super primam quarti traditus. Lugdun. 1532. Francof. 1604. Basileæ, 1535.

Consilia quædam valdè utilia. Venetiis, 1521. in-folio.

Rien n'empêche que ce dernier ne soit le même qu'Asterius, ayant vécu dans le même tems, & la différence des noms ne consistant qu'en très-peu de chose.

ASTRUC, (Jean) Docteur de la Faculté de Montpellier, qui vivoit encore vers le milieu du dix-huitiéme fié le. Il profeſſa d'abord la Médecine dans l'Univerſité de cette Ville ; mais ſon mérite & ſon ſavoir ayant fait du bruit, Louis XV. Roi de France, l'attira à Paris, le mit au nombre de ſes Médecins, & lui conféra une Leçon au Collége Royal de la Place Cambray. Aſtruc y enſeigna avec honneur & réputation ; les étrangers que l'ardeur d'apprendre avoit attirés à Paris, les Bacheliers même de la Faculté de cette Ville, s'empreſſoient chaque jour à ſe procurer place dans l'école ſpacieuſe, que la foule d'auditeurs rendoit trop petite ; tant chacun d'eux prenoit gout aux ſavantes inſtructions de cet habile Profeſſeur.

Nous avons quelques Ouvrages de la façon d'Aſtruc :

Hiſtoire naturelle du Languedoc.

De Morbis Venereis, Libri ſex.

Ce dernier n'avoit d'abord paru qu'en un volume *in-4to.* en 1736. mais les exemplaires ayant été rapidement enlevés, l'Auteur en fit faire peu d'années après, une ſeconde édition en deux volumes. Ce ſavant Médecin avoit promis une *hiſtoire de la Faculté de Montpellier*, mais je ne ſais s'il a effectué ſa promeſſe ; il eſt à ſouhaiter qu'il n'ait pas privé le Public d'un Ouvrage de cette nature.

ATHENÉE. Ce Médecin étoit d'Attalie, Ville de Cilicie, & fut le premier Fondateur de la Secte Pneumatique ou Spirituelle. Ce Médecin parut après Themiſon, & vivoit, à ce qu'il ſemble, du tems de Pline ; il eut pluſieurs diſciples ou ſectateurs, dont les noms nous ſont reſtés, comme Théodore, Agathinus, Herodote, Magnus, Archigene, &c.

Au rapport de Galien (*Introduct. ſeu Medicus, cap.* 9.) Athenée croyoit que ce n'eſt point le feu, l'air, l'eau & la terre qui ſont les véritables élémens. Il donnoit ce nom à ce qu'on appelle les qualités premiéres de ces quatre corps, c'eſt-à-dire, au chaud, au froid, à l'humide & au ſec ; dont les deux premiéres tiennent lieu, ſelon lui, de cauſes efficientes, & les deux derniéres de cauſes matérielles. Athenée ajoutoit un cinquiéme élément qu'il appelloit Eſprit. Il concevoit que cet eſprit pénétre tous les corps, & les conſerve dans leur état naturel ; ſentiment qu'il avoit tiré des Stoïciens, & qui oblige Galien de donner à Chryſippe, l'un des plus fameux d'entre ces Philoſophes, le nom de pere de la Secte Pneumatique. C'eſt la même opinion que Virgile inſinue dans ces vers. *Æneidos, lib.* 6.

Principio cœlum , ac terras , campofque liquentes ,
Lucentemque globum lunæ, Titaniaque aftra ,
Spiritus intus alis : totamque , infufa per artus ,
Mens agitat molem; & magno fe corpore mifcet.

Athenée appliquant ce fiftême à la Médecine, vouloit que la plupart des maladies vinffent lorfque l'efprit, dont on a parlé, fouffre ou reçoit le premier quelque atteinte. Mais comme les Ecrits de ce Médecin ne font pas venus jufqu'à nous, on ne fait point plus particuliérement ce qu'il entendoit par cet efprit, ni comment il concevoit qu'il fouffre. On peut feulement recueillir de la définition qu'il donnoit du pouls, qu'il croyoit que cet efprit étoit une fubftance qui pouvoit être plus ou moins étendue ou refferrée. Le pouls, difoit-il , n'eft autre chofe qu'un mouvement qui fe fait par la dilatation naturelle & involontaire de l'efprit, qui eft dans les artéres & dans le cœur ; lequel efprit fe mouvant de lui-même, meut en même-tems le cœur & les artéres.

C'eft tout ce qu'on peut découvrir des fentimens d'A-thenée, à la referve de quelque chofe qui concerne l'A-natomie, en quoi il fuivoit Ariftote. Galien remarque qu'aucun des Médecins de ce tems-là n'avoit fi univerfellement écrit de la Médecine qu'Athenée : mais il ne nous refte de tous fes Ouvrages que deux ou trois chapitres qu'on trouve dans les Recueils d'Oribafe, & dont on ne peut rien tirer qui ferve à l'établiffement de l'opinion dont il s'agit, & encore moins qui falfe voir de quel ufage elle étoit par rapport à la pratique de la Médecine.

ATHOTIS, Roi de la premiére Dynaftie des Thini-tes, que les Egyptiens difoient avoir été fort expert dans la Médecine , & à qui ils attribuoient quelques Livres d'Anatomie.

ATRATUS ou le NOIR, (Hugues) Cardinal dans le XIII. fiécle, Anglois de nation, & natif d'Evef-ham dans le Diocéfe de Worchefter, fit de grands progrès dans les fciences, particuliérement dans la Philofophie, dans les Mathématiques & dans la Médecine. Il fe rendit fur-tout fi habile Médecin, qu'on le furnommoit ordinairement le *Phénix de fon tems.* Le Pape Nicolas III. fouhaita de le voir à Rome, où il foutint parfaitement l'opinion qu'on avoit conçue de lui. Peu après il fe fit Prêtre, & fut fait Cardinal par le Pape Martin II. dit IV.

le 23 Mars de l'an 1281. Il remplit exactement les devoirs de son ministére, & mourut de peste l'an 1287. On lui attribue quelques Ouvrages:

Canones medicinales.

De Genealogiis humanis.

ATTALUS, disciple de Soranus & partisan de la Secte Méthodique. Il pratiquoit la Médecine à Rome en même-tems que Galien, qui eut quelques disputes avec lui au sujet de la cure d'un Philosophe nommé *Theagene*. La cause de leur différend venoit de ce que le Médecin Méthodique vouloit appliquer des remédes, qui étoient simplement émolliens, sur une tumeur que ce Philosophe avoit à la région du foie, contre l'avis de Galien, qui vouloit qu'on y appliquât des astringens, pour ne pas trop affoiblir ce viscére.

ATTALUS PHILOMETOR, dernier Roi de Pergame, qui fit le peuple Romain héritier de tout ce qu'il possédoit. Ce Prince aimoit beaucoup la Médecine, & vouloit savoir les choses par lui-même. Il cultivoit, dit Plutarque, des plantes venimeuses, comme la Jusquiame, l'Ellebore, la Ciguë, l'Aconit, le Doryenium, qu'il semoit & qu'il plantoit lui-même dans ses jardins, & qu'il cueilloit chacune dans le tems le plus propre, afin de pouvoir faire des expériences sur les sucs, les semences & les fruits de ces plantes, pour connoître leurs propriétés. L'Auteur de cette remarque regarde cette occupation d'Attalus comme un amusement indigne de la Majesté Royale, & il lui préfére pour cette raison Demetrius, surnommé *Poliocertes*, c'est-à-dire, *Preneur de Villes*, qui ne se divertissoit qu'à faire construire des vaisseaux ou des galéres, & des machines de guerre d'une grandeur prodigieuse. Mais il seroit à souhaiter que les Rois se fissent un plaisir de s'occuper plutôt à des choses utiles à la sûreté, comme faisoit Attalus, que de faire consister toute leur gloire à imiter Demetrius, qui ne cultivant que les arts de la guerre, ne pensoit point aux arts de la paix & à rendre les peuples heureux. Attalus ne s'attachoit pas seulement à examiner les poisons, il essayoit aussi les contrepoisons, donnant des uns & des autres à des criminels condamnés à la mort, comme on l'apprend de Galien. Il préparoit de plus, divers bons médicamens, dont une partie portoit encore son nom du tems du même Galien qui en rapporte la composition, & qui assure qu'Attalus, qu'il appelle fon Roi, parce que lui, Galien, étoit de Pergame, avoit eu une grande application pour cela.

Mr. Le Clerc & Mr. Rollin ne conviennent pas de l'année de la mort d'Attalus ; le premier la fixe à l'an du monde 3818. & le fecond la met en 3871.

AUBERY, (Jean) Médecin, qui eft Auteur d'un Livre, qui a pour titre :

L'Antidote de l'Amour.

Il fut réimprimé à Delft en 1663. chez Arnold Bon. L'Ouvrage eft dédié à Du Laurent, Profeffeur du Roi dans l'Univerfité de Montpellier, fous lequel l'Auteur avoit étudié. Ce Livre eft curieux & favant tout enfemble ; il eft plus utile & plus agréable que le titre ne le promet.

AVENZOAR, Médecin Arabe, qui vivoit dans le douziéme fiécle, du tems d'Averroës ; il eft moins ancien qu'Avicenne, il le connut cependant. Avenzoar nâquit à Seville, Capitale de l'Andaloufie, qui étoit alors le lieu de la réfidence d'un Calife Mahométan ; du moins il y demeura long-tems. On dit que dès l'âge de dix ans il commença d'étudier la Médecine, qu'il en vêcut 136. fans jamais avoir été malade ; & que cette longue expérience lui ayant donné une parfaite connoiffance de cet Art, il fut furnommé *le Sage* & *l'Illuftre.* On eut grand foin de fon éducation ; & comme il étoit d'une famille qui exerçoit la Médecine depuis long-tems, ainfi qu'il paroit des éloges qu'il donne à fon pere & à fon grand-pere qui étoient tous deux Médecins, il s'inftruifit avec eux, non-feulement de la Médecine proprement dite, mais encore de la Chirurgie & de la Pharmacie. Du tems de notre Auteur ces trois Profeffions étoient divifées ; & comme il fe fit une étude des deux derniéres, contre la coutume de fon Pays, il propofe excufe fur cette nouveauté, parce que les Médecins les plus renommés regardoient les opérations qui demandent le fecours de la main, & la compofition des médicamens, comme une chofe au-deffous d'eux, & qu'ils laiffoient ce foin à leurs ferviteurs. Avenzoar paffa au-deffus de ces délicateffes, & il fit ces deux Profeffions par lui-même ; d'où vient qu'il a traité particuliérement des Luxations & des Fractures, & qu'il s'eft beaucoup appliqué à l'Ofteologie. Quant à la Pharmacie, il avoue lui-même, qu'il mettoit tout fon plaifir à faire des Sirops & des Electuaires, & qu'il s'étudioit à bien compofer les médicamens, & s'affurer de leurs propriétés. Il a auffi écrit beaucoup de chofes fur les plantes venimeufes & leurs antidotes, & il faifoit une eftime particuliére de l'Hellebore noir en purgatif. Il eft encore le premier Médecin qui faffe mention du Bezoar, dont il ordonne trois grains pour la jauniffe occafionnée par le poifon.

Avenzoar fut un Médecin très-occupé, & qui fit beaucoup d'obfervations & de remarques fur des chofes qui n'avoient pas été traitées avant lui ; par exemple, fur l'inflammation ou abcès dans le Mediaftin, fur un abcès dans le Pericarde, fur une Hidropifie du Cœur. Il fut l'ennemi de tous ceux qui prétendoient faire quadrer les médecines avec la conftitution de leurs malades, tellement que la qualité & la quantité du purgatif ne furpafferoient aucunement l'action que demandoient les humeurs & l'état de la maladie. C'étoit *Alkind* qu'il avoit principalement en vue, parce qu'il avoit compofé un Traité dans ce genre fur les dofes & les propriétés des remédes. Il ne pouvoit auffi fouffrir des fentimens empiriques, & il étoit fi ennemi de la charlatannerie & faifoit fi peu de cas des fimples recettes, qu'il s'emporte contre l'impudence des vieilles femmes & contre la fuperftition des Aftrologues. Il ne fut cependant point exempt de fuperftitions en d'autres chofes ; il croyoit, par exemple, que tirer la pierre de la veffie, étoit une chofe indécente & contre la pudeur, & qu'un homme qui avoit de la religion, ne devoit jamais entreprendre cette vilaine opération.

La plupart des Auteurs donnent à Avenzoar le nom d'Empirique, fur je ne fais quel fondement, puifqu'il le mérite beaucoup moins que les autres Médecins Arabes ; ce qui pourroit faire juger qu'ils n'ont jamais lu que la Préface de fes Ouvrages, qui eft un recueil des remédes, dont lui ou d'autres s'étoient fervis. Il avoit pour maxime que l'expérience eft le guide le plus fûr que l'on puiffe fuivre dans la pratique, & que c'eft elle qui condamne ou qui fait l'éloge du Médecin durant fa vie auffi-bien qu'après fa mort : il obferve même que tant s'en faut que l'on puiffe acquerir le talent de la Médecine par des diftinctions de Logique ou par des fubtilités de Sophiftes, qu'il n'y a au contraire qu'une longue expérience, jointe à beaucoup de jugement, qui puiffe nous procurer un talent fi extraordinaire. Avenzoar rapporte que fe trouvant un jour

dans une circonstance épineuse, & dans laquelle il ne savoit quel parti prendre, après avoir inutilement consulté
plusieurs autres Médecins, il prit enfin celui d'aller consulter son pere qui vivoit dans une Ville fort éloignée
de la sienne. Le bon vieillard se contenta, pour toute
réponse, de lui indiquer un passage dans Galien qu'il lui
ordonna de lire, en lui disant, que s'il ne venoit point à
bout après l'avoir lu, de guérir cette maladie, il ne devoit
jamais s'attendre à réussir. Cet avis eut tout le succès
qu'il pouvoit désirer, car il eut le bonheur de guérir son
malade, ce qui les satisfit extrêmement l'un & l'autre.
En effet, il paroit si fort attaché dans tous les Ouvrages
à la Secte Dogmatique, qui est directement opposée à
celle des Empiriques, qu'il ne manque jamais de raisonner sur les causes & les simptomes des maladies. Et comme il prend Galien pour guide dans ce qui concerne la
théorie de la Médecine, il ne perd aucune occasion de le
citer, & en parle plus souvent que tous les autres Médecins Arabes.

Nous avons de ce Médecin un Livre, qu'il intitula :
Thaisser, dans lequel il indique les remédes, aussi-bien
que le régime qu'on doit garder dans la plupart des maladies, & qui suffit pour nous faire juger de son savoir &
de son expérience. Il paroit aussi par cet Ouvrage qu'il
avoit la direction d'un Hôpital, & qu'il fut souvent employé par Miramamolin. Ce Traité d'Avenzoar a été imprimé deux fois à Venise en 1496 & 1514. *in-fol.* On l'a
réimprimé en 1531. *in-octavo.* Il porte ce titre :
    Liber Theisir Dahalmodana Vahaltabir.
      Cujus est interpretatio.
    Rectificatio medicationis & Regiminis.

Averroës, quoique l'homme du monde le moins prodigue en louanges, parle très-avantageusement d'Avenzoar, & lui donne le titre de glorieux, d'admirable, de
trésor de toute connoissance & du plus fameux Médecin
qui ait vécu depuis Galien jusqu'à son siécle.

Il y avoit plusieurs écoles de Médecine en Espagne du
tems de notre Auteur, principalement à Tolede, dont il
appelle les Professeurs des *Hommes sages;* d'où il paroit
qu'il en faisoit beaucoup d'estime. Mais on ne voit pas
qu'ils aient rien fait d'extraordinaire ; ils suivirent la
route de la plupart des autres Médecins de ce tems-là, &
ne s'occuperent qu'à commenter tantôt un Auteur, tantôt

un autre, fuivant leur fantaifie, fans rien produire de nouveau, & fans rien faire pour l'avancement de la Médecine.

AVERROËS, AVERRHOËS ou AVEN-ROEZ, Médecin Arabe, furnommé le Commentateur, étoit natif de Cordoue en Efpagne, où il vivoit vers l'an 1140. ou 1150. Il s'appliqua premiérement à l'étude des Loix, qu'il quitta pour embraffer la Médecine & les Mathématiques. J. Leo rapporte que fon ayeul fut député par fes Compatriotes pour offrir la Couronne à l'Empereur de Maroc, qui le nomma Grand-Prêtre & premier Juge du Royaume de Cordoue; il laiffa ce pofte à fes defcendans après en avoir joui long-tems. Averroës fe rendit fameux par fa générofité, fa patience & fon application continuelle à l'étude; la nature lui avoit accordé de grands talens, qu'il eut foin de feconder, & entre autres une grande fubtilité dans le raifonnement. Il fe fignala fur-tout par des Commentaires, qu'il compofa fur prefque toute la Philofophie d'Ariftote, & par la paffion qu'il fit éclater pour la perfonne & pour la doctrine de ce Philofophe; car il a mêlé dans fes Ouvrages plus de Philofophie Ariftotelicienne que les autres Arabes : & delà, outre le titre de Commentateur qu'on lui a donné, on l'a encore appellé l'ame d'Ariftote. Son *Abrégé de Médecine* eft tiré des autres Auteurs avec peu de changement & d'augmentation. Son Anatomie eft entiérement la même que celle de Galien. Sa pratique n'a rien de neuf, il ne paroit pas même en avoir eu beaucoup : cependant il s'aquit une grande réputation, que fes Ouvrages foutinrent après fa mort dans toute l'Europe. On a imprimé les fuivans :

Collectanorum de Re medica, Sectiones tres :

I. De fanitatis Functionibus ex Ariftotele & Galeno.

II. De fanitate tuenda ex Galeno.

III. De curandis Morbis. Lugduni, 1537. *in-folio.*

Colliget, Libri feptem. Venetiis, 1552. *Operum vol. X.*

De natura orbis.

De Theriaca.

De Venenis. Lugduni, 1517. *in-4to.*

De febribus Liber.

Gilles de Rome affure qu'étant à la Cour de Fréderic I. dit Barberouffe, il y trouva deux fils d'Averroës; & enfuite il déplore l'aveuglement de ce Médecin, lequel n'ayant aucune religion, difoit qu'il aimoit mieux que son ame fût avec les Philosophes qu'avec les Chrétiens. D'autres rapportent cela diversement : on ajoute même qu'Averroës nommoit la Religion des Chrétiens, une Religion impossible, à cause du Mistére de l'Eucharistie; celle des Juifs, une religion d'enfans, à cause des différens préceptes & des observations légales; & qu'il avouoit que la religion des Mahometans, qui ne regarde que la satisfaction des sens, est une religion de pourceaux; & ensuite il s'écrioit : *Moriatur anima mea morte Philosophorum!* On a encore dit qu'Averroës nioit l'immortalité de l'ame ; mais le Docteur Freind observe que ceux qui lui prêtent de pareils sentimens, ne se sont point donné la peine d'examiner ses Ouvrages ; car ils y auroient remarqué que cet Auteur soutient, tantôt que l'ame est raisonnable, tantôt qu'elle est immatérielle, & qu'il dit même en termes exprès qu'elle est immortelle.

Averroës finit ses jours à Maroc, Ville d'Afrique, l'an de l'Hégire 595. qui revient à celui de salut 1217.

AUGURELLE, (Jean-Aurele) fameux Chimiste & bon Poëte, écrivit en vers héroïques la maniére de faire de l'or vers l'an 1520. Quoiqu'il fréquentât les Cours des Rois & les Palais des Grands, il mourut néanmoins fort pauvre ; & quelques-uns disent qu'il affecta cette pauvreté pour se mettre à couvert des envieux de son secret. Cela sent le langage des Adeptes ; car l'homme est trop facile à se rendre aux attraits séduisans du Démon de l'or, pour savoir produire ce brillant métal sans en être ébloui, & pour le posséder sans en faire usage; sinon qu'il fut du nombre de ces avares qui s'en bâtissent des Divinités. Mais l'avarice n'est point un vice du pays des Souffleurs ; à ce métier, il y a trop à perdre & trop peu à gagner : aussi est-il tout apparent que c'est pour en avoir couru les risques, qu'Augurelle tomba enfin dans une pauvreté réelle. Nous avons de lui un Traité intitulé : *Chrysopœa*, qui a été imprimé avec les Ouvrages d'autres Auteurs qui ont traité de l'Alchimie.

AVICENNE ou ABOLI-ABISCENE, Philosophe & Médecin Arabe, a vécu dans l'onzième siécle. Son véritable nom étoit Hasen ; il étoit fils d'*Haly* & d'une Dame nommée *Citara*, & il nâquit dans un Village nommé *Balech*, ou, selon d'autres, *Aufsene* & *Bochara* dans la Province d'Usbeck, l'an 370. de l'Hégire, qui revient à peu près à 992. de salut ; ce qui détruit l'erreur de ceux qui s'étoient imaginé qu'Avicenne avoit été disciple d'A-verroës à Cordoue & de Rhasis à Alexandrie. Quoiqu'il en soit, Avicenne avoit beaucoup d'esprit & une mémoire prodigieuse. Il employa sa première jeunesse à l'étude de la Philosophie; & à l'âge de seize ans il possédoit Euclide & les autres qui avoient écrit des Mathématiques. On dit qu'il apprit par cœur les livres de la Métaphisique d'Aristote, par un attachement extraordinaire qu'il eut à cet ouvrage, comme à celui qu'il estimoit le plus : d'autres disent que l'ayant lu quatre fois, & n'en comprenant pas tous les secrets, il l'abandonna. Il avoit aussi appris par cœur tout l'Alcoran. On ajoute que le Roi des Arabes lui ayant donné le soin de sa Bibliothéque, il y apprit la Médecine par la lecture des Auteurs qui ont écrit de cette science. Il fut depuis employé dans les affaires d'Etat en qualité de Visir; c'est du moins le sentiment de divers Auteurs. Avicenne étoit si livré à ses plaisirs, que l'on disoit de lui à Ispahan où il demeuroit, que sa Philosophie n'avoit pu lui apprendre à bien vivre, ni sa Médecine à conserver sa santé ; aussi ses débauches extraordinaires lui causèrent de grandes maladies, dont il mourut l'an 1050. de grace, environ le 428. des Arabes, & le 58 de son âge. Sa mort arriva à Medine, & son corps fut inhumé dans la Ville d'Hamadan.

Ses Ecrits ont été intitulés par lui-même, *Canon;* ils font entièrement tirés de Galien, de Rhazes & d'Haly-Abbas ; mais il est inférieur à celui-ci. La réputation de cet Ouvrage s'étoit tellement répandue dans l'Asie, que dans le douziéme & treiziéme siécle la plupart des Médecins Arabes ne s'occupoient qu'à le reduire en abrégé, ou à l'éclaircir par des Commentaires : & même avant ce tems-là, la Médecine d'Avicenne étoit tellement au gout des Ecoles de l'Europe, qu'on n'y suivoit point d'autre doctrine ; ce qui dura jusqu'à la renaissance des Lettres. On s'attendroit naturellement à trouver quelque chose dans cet Auteur qui répondît à sa réputation ; mais on n'y voit rien que ce qu'il a copié d'après d'autres Ecrivains, comme on vient de le remarquer. Il paroit en général, prendre plaisir à multiplier les signes des maladies sans aucune raison ; il pose souvent pour principal simptome ce qui n'est que pur accident, & n'a aucune connexion immédiate avec la principale maladie.

Les Ecrits d'Avicenne ont été imprimés sous ces titres:

Liber Canonis, de Medicinis cordialibus & Cantica. Venetiis, 1544, 1555. *in-fol. Bafilea,* 1556. *in-fol. Venetiis,* 1500. *in-4to.*

De removendis nocumentis quæ accidunt in regimine fanitatis. Venetiis, 1547. *in-fol.*

Tractatus de Syrupo acetofo. Venetiis, 1547.

De corde ejufque facultatibus Libelius. Lugduni, 1559. *in-8vo.*

De Animalibus.

De Febribus Tractatus quatuor. Extant in opere Veneto.

De Tinctura Metallorum. Francof. 1550, *in-4to.*

Chymicus Liber, Porta elementorum dictus. Bafil. 1572. *in-8vo.*

On croit les deux derniers Ouvrages fuppofés.

AURELIANUS. *Voyez* CÆLIUS AURELIANUS.

AUSONE, (Jules) célébre Médecin du IV. fiécle, fut pere du Poëte *Aufone.* Il étoit de Bazas, & s'établit à Bordeaux. Jules Aufone étoit un homme d'un grand mérite, & s'il reffembloit au portrait qu'en fait fon fils, on peut dire qu'il étoit un refte du fiécle d'or. Il étoit uniforme dans toute fa conduite. Il offroit *gratis* fes foins à tous ceux qui vouloient en profiter, & travailloit à répondre à la bonne opinion qu'on avoit de lui; mais il ne jugeoit jamais avantageufement de ce qu'il faifoit. Il haïffoit les procès, & il fe contentoit de conferver fon bien fans l'augmenter ni le diminuer. Il ne voulut jamais être ni témoin ni accufateur contre la vie de perfonne; il étoit fans envie & fans ambition, & il mettoit les juremens & le menfonge dans un même dégré. Il ne fe laiffa jamais entraîner dans aucune conjuration ni dans aucune cabale, & il obfervoit religieufement les loix facrées de l'amitié. Il faifoit confifter la félicité, non à poffeder ce qu'on défiroit, mais à ne défirer pas ce qui ne pouvoit procurer le bonheur. Il ne cherchoit point à approfondir les fecrets d'autrui; il n'inventoit jamais de faux bruits pour ternir la réputation de fon prochain, & il gardoit le filence, quand les vérités qu'il favoit, pouvoient être defavantageufes. Il ne croyoit que de n'avoir pas commis de fautes, fut une chofe qui méritât de la louange, & il eftimoit plus les bonnes mœurs que les loix, c'eft-à-dire, qu'il faifoit une bonne action parce qu'elle étoit bonne, & non pour fe conformer aux loix. Il entretint fidélement la foi conjugale pendant 45 ans qu'il fut marié. On le comparoit aux anciens Sages de la

Gréce, & il s'étoit réglé fur eux dans les chofes les plus difficiles, en faifant ce qu'ils avoient enfeigné; il s'étudioit bien plus à vivre en fage qu'à parler en fage. Il étoit éloquent en Grec plus qu'en Latin. On ne doit donc pas s'étonner de l'éloge que fon fils lui a donné après fa mort:

> *Ut nullum Aufonius, quem fe&aretur, habebat,*
> *Sic nullum, qui fe nunc imitetur, habet.*

On a remarqué qu'il a été honoré de plufieurs emplois confidérables fans avoir la peine de les exercer, & qu'il mourut à l'âge de 90 ans, fans avoir reffenti les incommodités de la vieilleffe. Il marchoit encore fans bâton, & n'avoit dans aucun de fes membres ni défaut ni infirmité. Il écrivit en Latin quelques Ouvrages de Médecine, defquels Vindicianus & Marcellus parlent avec éloge. Scaliger affure qu'il fut Médecin de l'Empereur Valentinien, avant même que fon fils fût fait Précepteur de Gratien; mais on ne trouve de cela aucune preuve dans Aufone.

Son fils lui dreffa un éloge funébre qui commence ainfi:

> *Nomine ego Aufonius, non ultimus arte medendi,*
> *Et mea fi noffes tempora, primus eram.*
> *Vicinas urbes colui, patriáque, domoque,*
> *Vafates patria, fed lare Burdigalam, &c.*

AUTOLICUS, grand-pere d'Uliffe, qui paffe chez les Poëtes pour avoir entendu la Médecine, auffi-bien que fes fils. Ce furent eux qui arrêterent, par des enchantemens, le fang qu'Uliffe perdoit, ayant été bleffé par un fanglier.

Uliffe lui-même eft mis au rang des Médecins: il fe fervit utilement du *Moly*, que Mercure lui avoit indiqué, pour fe garantir des charmes de Circé. L'on étoit anciennement fi prévenu que les Héros de la guerre de Troye devoient tous être Médecins, qu'on a attribué à quelques-uns de guérir des maladies, même après leur mort. Philoftrate rapporte ceci de Protefilaüs.

B.

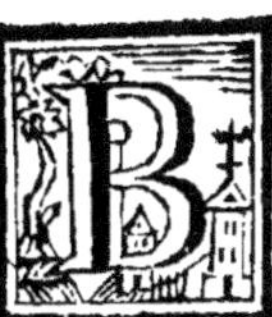ACCANELCIUS, (Jean) Médecin, natif de Regio, étoit en réputation dans le seiziéme siécle. Il avoit la stature fort petite, mais l'esprit vaste & étendu : son corps mal bâti & mal composé, sembloit être un effet de la nature négligente dans sa formation ; &, sans doute, la production matérielle ne fut si informe, que parce que cette même nature s'étoit uniquement occupée à enrichir son sujet des plus éminentes qualités de l'esprit. Nous avons quelques Ouvrages de la façon de ce Médecin :

De Consensu Medicorum in curandis morbis. Libri IV. Venetiis, 1553. *Lugduni*, 1558, 1572, *in-16.*

Item. *De Consensu Medicorum in cognoscendis simplicibus, Liber I.*

BACCHIUS, Médecin, sectateur d'Hérophile, qui avoit écrit un Livre intitulé : *Des choses les plus remarquables concernant Hérophile & ceux de sa secte.*

BACCHUS, Roi d'Assyrie, de Lybie & des Indes, a été regardé par les Habitans de ces Pays, comme le premier Auteur de la Médecine ; soit pour avoir découvert les vertus du Lierre, soit pour avoir enseigné l'usage du vin. Cette derniére raison fait croire qu'il étoit le même que Noë ; mais caché sous les voiles de la fable. L'Histoire de la Médecine fournit plusieurs autres traits semblables, qui cependant se peuvent rapporter aux anciens Patriarches.

BACCIUS ou BACCIO, (André) Médecin natif de Saint-Elpidio dans la Marche d'Ancone, vivoit encore en 1586. C'étoit un homme d'un grand jugement & d'une admirable érudition. Il professa la Médecine à Rome, où il fut domestique du Cardinal Ascanio Colomna, & ensuite premier Médecin du Pape Sixte V. Il aquit beaucoup de réputation dans ce poste ; mais il s'en aquit une plus durable par ses beaux Ouvrages qui conserveront son nom à la postérité : les plus recherchés sont:

De Thermis Libri VII. Venetiis, 1571, 1588. *in-fol.* Romæ, 1622.

De Balneis Oppidi Bergomatis. Bergomi, 1583. *in-4to.*

De naturali Vinorum Hiſtoria, de Vinis Italiæ & de conviviis antiquorum, Libri VII. Romæ, 1596. *Francof.* 1607. *in-fol.*

De Gemmis ac Lapidibus pretioſis, eorum viribus & uſu. Francf. 1603. *in-8vo.*

Il compoſa ce dernier Ouvrage en Italien, ainſi que les deux ſuivans, qui ont auſſi été mis en Latin ſous ces titres :

De magna beſtia Alce, ejuſque proprietatibus liber. Sturgardiæ, in-8vo.

De Cornu Monocerotis. Venetiis, 1566. *in-4to.*

Nous avons encore de la façon de Baccius :

De Venenis & Antidotis. Romæ, 1586. *in-4to.*

Tabula ſimplicium Medicamentorum. Romæ, 1577. *in-4to.*

Epiſtola ad Marcum Oddum de dignitate Theriacæ.

Altera ad Antonium Portium, quænam ratio ſit Viperinæ carnis in Theriaca.

BACCIUS ou **BACK**, (Jacques) Médecin à Rotterdam ſa Patrie. On ne ſait rien de ſa vie. Manget cite de lui les deux Ouvrages ſuivans : une Lettre Latine, où il traite pluſieurs queſtions touchant la pierre & la gravelle.

Diſſertatio de Corde Rotterodami, 1648. *in-12. Lugd. Batavor.* 1664. *in-12. Rotterod.* 1671.

BACHTISHUA, (George) Médecin Indien, Chrétien de religion, vivoit dans le VIII. ſiécle ; il excelloit dans la connoiſſance des Langues Perſanne & Arabe. Almanſor, Calife de Bagdat, aujourd'hui Babilone, le fit venir à ſa Cour au ſujet d'une maladie dangereuſe, dont il craignoit les ſuites ; & Bachtishua y ſoutint, par d'heureux ſuccès, l'opinion avantageuſe qu'on avoit conçue de lui. Le Prince le traita avec beaucoup de bienveillance, & après ſa guériſon, il l'occupa à la traduction de pluſieurs livres de Médecine. Depuis, ce Médecin ayant demandé congé pour retourner en ſon Pays, à cauſe de quelques infirmités qui lui étoient ſurvenues, le Calife qui avoit reſſenti l'agréable effet de ſes bons ſoins, ne lui en accorda la permiſſion qu'après l'avoir comblé d'honneur, & recompenſé ſes ſervices par un préſent de dix mille piéces d'or.

La Médecine étoit héréditaire dans la famille de Bachtishua, ainſi qu'elle l'avoit été auparavant dans celle d'Hippocrate & de quelques autres Médecins illuſtres : on tranſmettoit alors à ſes deſcendans, comme un dépôt ſacré, les connoissances particuliéres qu'on avoit aquifes ; & celui dont nous parlons, eut dans sa postérité jusqu'à la quatriéme génération, autant d'excellens Médecins que de descendans. Bachtishua son fils, entre autres, fut très-considéré à la Cour du Calife Rashid, succeffeur d'Almanfor. Ce Médecin y fut appellé au fujet d'une apoplexie dont le Calife fut attaqué ; il propofa la faignée comme le reméde le plus convenable ; mais Mahomed Alomin, l'aîné des fils du Prince, s'y étant oppofé, le jeune Bachtishua ne vint à bout de faire prévaloir fon opinion, que par l'appui d'un autre fils du Calife, nommé Almamon : &, en effet, ce reméde réuffit & débarraffa le Prince du fâcheux accident qui menaçoit fes jours. Enfuite de cette cure, Bachtishua fut fait premier Médecin de Rashid, avec un appointement annuel de cent mille dragmes, qui revient à peu près à la fomme de quarante mille de nos livres.

BACON, (Roger) Cordelier, Anglois de nation ; contemporain d'Albert le Grand, eft le premier qui a introduit la Chimie dans les Pays Occidentaux. Cette fcience y étoit fi peu connue de fon tems, qu'il rapporte que trois feules perfonnes en étoient inftruites, parmi lefquelles il nomme le célébre Pierre de Maharncourt, natif de Picardie, dit le Maître des expériences.

Bacon nâquit à Ilchefter, ou aux environs, l'an 1214. Il commença fes études à Oxford ; puis étant allé à Paris pour les achever, il s'y diftingua par fon efprit & l'étendue de fes connoiffances fur les Mathématiques & la Philofophie : on dit même qu'il y enfeigna publiquement la Théologie. Etant de retour à Oxford, il s'appliqua avec un tel fuccès à l'étude des Langues, que peu de tems après il compofa une Grammaire Latine, Gréque & Hébraïque. Cet homme, qu'on peut appeller le prodige de fon fiécle, pouffa l'étude de la Philofophie auffi loin que le permettoit l'efprit humain : fon Traité d'Optique eft un chef-d'œuvre : il inventa les Microfcopes, les Télefcopes, les Miroirs ardens, & ceux qui renverfent les objets. Il doit encore être regardé comme le feul Aftronome de fon fiécle ; & la connoiffance qu'il avoit de la Mécanique étoit fi profonde, qu'après Archimede il a été le premier qui l'ait poffédé à fond. Il fit voir, par des machines qui fe mouvoient d'elles-mêmes, les merveilleux effets des corps élaftiques ; les Automates paroiffoient entre fes mains des êtres animés ; & comme fi les loix du reffort euffent été gouvernées par l'artificieuse difposition de fes Ouvrages, elles fe prêtoient à la vivacité de fon génie, qui, chaque jour, inventoit de nouvelles machines. Bacon favoit fi bien affujettir la nature fous les régles de l'art, qu'il exécutoit des chofes beaucoup plus furprenantes que les prodiges qu'on attribue aux Magiciens. Il prouve par des expériences qu'un homme inftruit des loix qu'obferve la nature, eft en état de produire des effets qu'il leur eft impoffible d'imiter avec leurs charmes, leurs fortiléges & leurs preftiges. On lui attribue l'invention de la poudre à canon; mais quelques-uns la lui difputent: ce qui prouve qu'il l'a connue, ce qu'il dit que l'on peut imiter par art le tonnerre & les éclairs; car le foutfre, le nitre & le charbon, qui féparés, ne produifent aucun effet fenfible, éclatent avec grand bruit lorfqu'on les mêle dans une proportion convenable, qu'on les enferme dans un lieu étroit, & qu'on y met le feu. On ne peut certainement décrire la poudre à canon avec plus de précifion; & au témoignage du Docteur Freind, page 289 de fon Hiftoire de la Médecine, c'eft faire tort à Bacon que de lui difputer cette découverte. Voici comme s'explique le Médecin Anglois: *Eft etiam mirabile in Chymia inventum, in quod is inciderit, ars in quam pulveris pyrii conficiendi; compofitionis enim materia omnis ab illo defcribitur, effectufque ejus ftupendi, fragor atque lumen. Mira hæc profecto reperta funt, quæ vir unus ità rudi in fæculo, nullo ufus magiftro, è mente propria in lucem proferat: fed magis adeò mirandum eft, hujufmodi inventa ufque eò potuiffe celari, ut fequentibus fæculis alii orirentur homines, qui pro fuis vendicarent ea quæ haud alii quam Baconi adfcribi debeant.*

Bacon ne fut pas plutôt de retour en Angleterre, qu'il y fut accufé de magie: on alla même plus loin qu'aux accufations; car cet Homme illuftre fe vit expofé aux infultes & aux caprices de l'ignorance qui avoit la puiffance en mains. Pourroit-on croire qu'un homme qui a détruit avec tant de force, les folles prétentions de ceux qui ajoutent foi à la Magie, eut été lui-même traité de Magicien, & emprifonné comme tel? A la vérité, il falloit un génie fupérieur pour fe faire jour à travers les ténébres que l'ignorance avoit repandues fur le treiziéme fiécle; tout ce qui étoit furprenant paroiffoit furnaturel, & le peuple abruti par l'oifiveté & prefqu'incapable de favoir, donnoit tête baiffée dans les foupçons de Magie, qui n'étoient que

trop

trop fouvent appuyés par la conduite de ceux qui avoient du pouvoir dans les Magiftratures. Delà vint cette malheureufe fatalité qui mit tant de grands hommes en butte aux traits malins de l'injuftice & de la calomnie.

Bacon mourut à Oxfort l'onze de Juin de l'an 1292. Il a été le plus grand homme de fon tems, &, peut-être, qu'on pourroit le mettre en parallèle avec les Auteurs les plus célébres qui ont paru après lui. Il eft étonnant, vu l'ignorance du fiécle où il vivoit, qu'il ait pu aquerir des connoiffances auffi univerfelles fur toutes fortes de fujets. Ses Ouvrages font écrits avec tant d'élégance, de précifion, de force, & contiennent des obfervations fi juftes & fi exactes fur la Nature, qu'il n'a point d'égal parmi les Chimiftes anciens. Il a compofé plufieurs Traités, dont quelques-uns font perdus ou cachés dans les Bibliothéques de quelques Particuliers. Ceux qui regardent la Chimie, confiftent en deux petites piéces, qu'il compofa à Oxfort & qu'on a imprimées, & en quelques Manufcrits que l'on voit dans la Bibliothéque publique de Leyde, où ils ont été tranfportés d'Angleterre parmi les Manufcrits de Voffius. Voici les titres des Ouvrages de Roger Bacon :

Tractatus duo de Chemia.

De Alchemia Libellus, cui titulum fecit Speculum Alchemiæ.

De Secretis Artis atque Naturæ operibus, & de nullitate Magiæ.

Thefaurum Chymicum.

Specula Mathematica.

Medulla Alchemiæ. 1608. *in-8vo.*

De Arte Chemia fcripta.

Breviarium de dono Dei.

Verbum abbreviatum de Leone viridi.

Secretum fecretorum Naturæ, de Laude Lapidis Philofophorum.

Tractatus trium verborum.

Epiftola de modo mifcendi.

Epiftola fecretiffima de ponderibus.

Speculum Secretorum.

On trouve dans fes Ouvrages plufieurs fameufes découvertes dans les Mécaniques, la Magie naturelle, & plufieurs autres Arts, que l'on a fauffement attribuées aux Auteurs modernes, & regardées, fans aucun fondement, comme l'effet de la Magie criminelle.

Bacon a encore compofé un Ouvrage intitulé :

De retardandis Senectæ accidentibus & conservandis Sensibus.
Il est dédié au Pape Nicolas IV. qui avoit été Général des Franciscains. L'Auteur a ramassé dans cet Ouvrage tout ce que les Auteurs Grecs & Arabes avoient écrit sur ce sujet, & il y a joint différentes observations.

BACQUERRE. (Benoit de) On a de ce Médecin, dont on ne sait rien d'ailleurs, un Ouvrage très-estimé, intitulé :

Senum Medicus. Colonia, 1673. *in-8vo.*

BAERLE, (Gaspar van) Docteur en Médecine, nâquit à Anvers le 12 Février 1584. Il enseigna la Logique dans l'Université de Leyde, & puis la Philosophie morale dans l'Ecole d'Amsterdam. Il paroit que ce fut par ces talens qu'il se distingua davantage ; au moins ne voit-on pas ce qu'il a fait dans la Médecine. Il excelloit d'ailleurs dans la Poësie, & il a composé plusieurs Ouvrages en ce genre. Comme il étoit du parti des Remontrans, il lui rendit beaucoup de service dans le Sinode de Dordrecht en 1618. Il mourut à Amsterdam le 14 Janvier de l'an 1648.

BAERSDORP, (Cornille) Médecin de l'Empereur Charles V. nâquit à Ter-goes en Zélande. Il mourut à Bruges en 1565. où il fut enterré dans l'Eglise Cathédrale. On y voit encore aujourd'hui son Epitaphe sur une pierre bleue, qui ci-devant étoit ornée d'ouvrages en cuivre :

Cy gist Messire Cornille de Baesdorp, Chevalier, en son vivant Conseiller & Archi-Médecin du feu Empereur Charles V. & de Madame Leonore Reyne de France, & de Marie Reyne de Hongrie, qui mourut le 24 de Novembre en l'an 1565. & Dame Anne de Mosscheroen, sa Compagne, laquelle trépassa le . . . . .

Baersdorp a donné au Public :
Methodus universa Artis Medicæ, in partes quinque dissecta. Brugis, 1538. *in-folio.*

BAGLIVI, (George) savant Médecin & Professeur dans la Sapience de Rome, étoit de la Société Royale de Londres. Il étudia à Naples avec beaucoup de succès ; puis il voyagea par toute l'Italie, tant pour s'instruire dans les Hôpitaux par l'observation des maladies, que pour voir quel étoit l'état de la Médecine dans les Academies. A son rapport, la passion pour les sistêmes avoit produit un bouleversement fatal à l'ancienne doctrine ;

l'étude de la Nature étoit négligée; & pour avoir trop
déféré aux idées chimériques d'une raison, qui chancéle
toujours quand elle n'est pas guidée par la Nature elle-
même, la Science de guérir n'étoit plus qu'un monstrueux
assemblage d'opinions ridicules, soutenues par l'entête-
ment ou par la honte d'avouer ses fautes. Après avoir
employé quelques années en voyages, Baglivi se retira à
Rome, où le Pape Clément XI. lui conféra la leçon de
Théorie. Ce grand Médecin, jaloux de la protection dont
le souverain Pontife l'avoit honoré; mais plus jaloux de
faire sentir qu'il l'avoit méritée, fit voir par une application extraordinaire, combien judicieux avoit été le choix
du Pape pour remplir cette Chaire. Il attiroit des écoliers
de toute part; l'éloquence Romaine, qui lui étoit naturelle, donnoit du poids & de la grace aux plus petites
choses qui sortoient de sa bouche; la matiére de ses savantes leçons étoit tirée d'après ce que l'expérience avoit
confirmé cent fois; en un mot, on l'auroit pu décorer du
titre d'un autre Hippocrate Romain, digne Successeur de
Celse, qui le premier fut illustré de ce beau nom.

Baglivi mourut au commencement du dix-huitiéme siécle, avant l'âge de 40 ans, au grand regret des Savans,
après avoir donné au Public ses admirables Ouvrages:
mais à voir ce qu'il nous a laissé, que n'en pouvoit-on
pas attendre, si le Ciel lui eut accordé de plus longs jours?
Voici les titres des Ouvrages de ce Médecin:

Praxeos Medica, Libri duo.

Specimen quatuor librorum de fibra motrice & morbosa.
On y a joint quelques fragmens, qui font encore de sa
façon.

BAILLOU, (Guillaume de) célébre Médecin, nâquit vers l'an 1538. d'une famille considérable du Perche.
Il vint étudier à Paris, où il reçut le bonnet de Docteur en
1570. Pendant sa Licence il fit paroître, dans les disputes,
tant de force & de vivacité d'esprit, qu'on l'appelloit
ordinairement dans l'Ecole, *le Fléau des Bacheliers.* Il fut
Doyen de cette Faculté en 1580. & la réputation qu'il
aquit dans l'exercice de sa Profession, le fit beaucoup considérer du Roi Henri le Grand, qui le choisit en 1601.
pour être premier Médecin du Dauphin son fils. Mais ce
savant Homme préféra le calme de la vie privée aux honneurs de la Cour, & il s'appliqua à composer plusieurs
beaux Ouvrages, qui ont été mis au jour long-tems après

sa mort, & commentés par Mr. Jacques Thevart son petit
neveu. Baillou mourut étant le plus ancien Docteur de la
Faculté de Médeci en 1616. âgé de 78 ans. Ses Ouvra-
ges portent pour titre: *Consiliorum Medicinalium*, *Libri duo*.
Parisiis, 1635. *in-4to*. Ils renferment, entr'autres, un petit
Traité *de Calculo*, très-utile & très-estimé.

BAILLY ou BAILLIF (Louis le) en Latin *Bal-
lisius*, connu sous le nom de la Rivière, Médecin très-
estimé vers l'an 1580. Il étoit natif de la Ville de Falaise
en Normandie, Médecin ordinaire du Roi Henri IV. puis
de Mr. de Mercœur, &c. & Seigneur de la Riviére. Il
s'aquit beaucoup de réputation par son savoir; mais sa
maniére particuliére d'exercer la Médecine, suivant les
principes de Paracelse, lui suscita des critiques & des envieux; il se vit même, obligé de faire l'apologie de sa doctrine. Le Bailly savoit aussi les Belles-Lettres & la Philosophie. Il publia en 1578. un Traité intitulé:

Demosterion, *seu Aphorismi CCC. continentes Summam doctrina Paracelsica*. *Parisiis*, 1578. *in-8vo*.

Cet Ouvrage est en Latin & en François. Il donna encore
en 1579.

Responsio ad Quæstiones propositas à Medicis Parisiensibus.
Et en 1580. un Traité de la Peste. Il mourut à Paris le
5 Novembre 1605.

BALAMIO, (Ferdinand) Sicilien, fut Médecin du
Pape Leon X. de qui il reçut de grandes marques d'estime. Il n'étoit pas moins instruit dans les Belles-Lettres
que dans la Médecine, & il cultivoit la Poësie & l'érudition Gréque avec beaucoup de succès. Il fleurissoit à Rome
vers l'an 1555. Il a traduit du Grec en Latin plusieurs
Opuscules de Galien, qui ont été imprimés séparément,
& que l'on a réunis dans l'édition des Oeuvres de Galien,
faite à Venise en 1586. *in-folio*.

BALBIAN, (Juste) Docteur en Médecine, étoit d'A-
lost en Flandres. Il exerça sa Profession à Goude, où il
embrassa le Calvinisme. Il mourut dans cette Religion,
& fut inhumé dans le Temple principal de la même Ville
de Goude. Voici son Epitaphe:

Singulos dies, singulas vitas puta.
JUSTI à BALBIAN, *Flandri*, *Aloftani*, *Philo-Chymici*, *ejus-
que hæredum Sepulchrum*.
Ille heri, ego hodie, tu cras.
Obiit anno 1616.

Balbian a composé les Ouvrages suivans:

Nova ratio Praxeos medicæ. Venetiis, 1600.

Tractatus VII. de Lapide Philosophico. Antuerpiæ, 1600.

On trouve un Cornille Balbian, Médecin. Il nâquit en Flandres, & vêcut en Italie. Nous avons de lui:

Speculum Chimicum. Romæ, 1629.

BALDE BALDI ou BALDUS BALDIUS, de Florence, Médecin célébre, qui a été en estime à Rome en 1630. & 1640. Il y eut l'avantage de devenir Médecin ordinaire du Pape; mais ce ne fut pas pour long-tems, étant mort quelques mois après d'une maladie contagieuse. Il a laissé quelques Ouvrages:

Prælectio de Contagione Pestifera.

Disquisitio Iatro-physica.

De loco affecto in Pleuritide.

Vander Linden fait mention d'un Camille Baldi, Médecin, natif de Bologne, qui a écrit les Ouvrages suivans:

In Physiognomica Aristotelis Commentarii. Bononiæ, 1621.

De humanarum propensionum ex temperamento prænotionibus. Bononiæ, 1629. *in-4to.*

De naturali ex unguium inspectione præsagio. 1629. *Bononia, in-4to.*

BANISTER, (Richard) Chirurgien Anglois, de qui nous avons une description anatomique de l'Oeil, qu'on trouve dans la premiére partie de son Ouvrage intitulé:

Traité merveilleux des Yeux, contenant la connoissance & la cure de onze cens treize maladies, auxquelles cette partie & les paupiéres sont sujettes. Londres, 1622.

BANZERUS, (Marc) né à Ausbourg l'an 1592. de George Banzerus, Orfévre & Lapidaire, étudia en Médecine, dont il prit le bonnet de Docteur à Basle en 1606. Il fut en 1619. dans le Collége des Médecins à Ausbourg, & il y exerça sa Profession pendant plusieurs années. Son attachement à la Religion Luthérienne l'obligea d'abandonner sa Patrie, & de fuir de Ville en Ville. Il mourut dans celle de Wittemberg, où il eut une Chaire de Professeur en Médecine en 1664. âgé de 74 ans. On a de lui un Traité de Remédes qui est estimé: il est intitulé:

Fabrica Receptarum. Aug. Vindelic. 1622. *in-8vo.*

BARBEYRAC, (Charles) natif de Ceireste, petite Ville de Provence, a été un des plus savans & des plus illustres Médecins de l'Europe dans le XVII. siécle. Son pere, qui étoit Gentilhomme, laiſſa quatre fils qui prirent tous le parti des Lettres ou des Armes. Charles Barbeyrac qui étoit le troiſiéme, après avoir fait ſes humanités & ſa Philoſophie dans l'Academie de Die en Dauphiné, alla à Aix, Capitale de la Provence, où il commença d'étudier en Médecine; mais il en partit bientôt pour aller à Montpellier, où il crut faire de plus grands progrès. Il y continua ſes études avec beaucoup d'application, & y fut reçu Docteur le dernier d'Avril 1649. Son premier deſſein étoit d'aller s'établir à Paris ; mais la réputation qu'il avoit aquiſe en fort peu de tems à Montpellier, & un mariage avantageux qu'on lui propoſa, le déterminerent à s'y arrêter. En 1658, il y eut des diſputes publiques à l'occaſion de deux chaires de Profeſſeur vacantes par la mort de Jacques Duranc & du célébre Lazare Riviére. Charles Barbeyrac ſe mit ſur les rangs, quoique la Religion Proteſtante, dont il faiſoit profeſſion, ne lui permît pas d'y prétendre. Il n'avoit en cela d'autre vue que de faire connoître de plus en plus, ſon mérite. Ces diſputes lui firent beaucoup d'honneur, & ſa réputation augmenta ſi fort, qu'il fut en peu de tems le Médecin de Montpellier le plus employé. Elle ſe répandit bientôt dans le Royaume & dans les pays étrangers. On le conſultoit de toutes parts pour les cas les plus difficiles, & on l'appelloit ſouvent en pluſieurs Villes des plus conſidérables du Royaume. Mademoiſelle d'Orléans voulut l'avoir auprès d'elle : il refuſa cet emploi, préférant ſa liberté aux avantages qu'il auroit trouvés à la Cour. Le Cardinal de Bouillon le fit ſon Médecin ordinaire par Brevet, avec une penſion de mille livres, quoiqu'il ne fût pas obligé d'être auprès de ſa Perſonne. C'étoit principalement en reconnoiſſance des ſervices qu'il en avoit reçus pendant le ſéjour que Son Eminence avoit fait en Languedoc. La plupart des Etudians, dont il y a toujours un grand nombre à Montpellier, tâchoient, autant qu'il leur étoit poſſible, de profiter de ſa converſation. Il y en avoit dix ou douze qui l'accompagnoient tous les jours chez ſes malades.

Barbeyrac avoit ſur beaucoup de maladies des idées toutes nouvelles, mais claires & ſolides; ſa pratique étoit admirable, fort ſimple & fort aiſée; il l'avoit débarraſſée de quantité de Remédes inutiles qui étoient en uſage avant lui, & qui ne ſervoient qu'à fatiguer les malades. Il n'en employoit qu'un petit nombre de choiſis & des plus efficaces; & c'étoit si à propos, que jamais Médecin n'a eu des succès plus heureux & plus surprenans. Il n'a laissé aucun Ecrit, ni même des Observations. Il étoit extrêmement desintéressé & charitable, & visitoit également les pauvres & les riches. Le célébre Locke, qui avoit connu particuliérement Barbeyrac à Montpellier, & qui étoit bon ami de Sydenham, disoit qu'il n'avoit jamais vu deux hommes plus ressemblans dans la doctrine & dans les maniéres. Enfin, après avoir soutenu pendant près de cinquante ans, sans la moindre interruption, une très-grande réputation, il mourut d'une fiévre continue qui dura 18 jours, le sixiéme Novembre 1699. dans sa soixante-dixiéme année. Il a laissé un fils qui est Docteur en Médecine, & Trésorier de France à Montpellier, & deux filles.

Nous avons de lui un Ouvrage qui a été imprimé à Amsterdam en 1731. & qui porte pour titre :

Dissertations nouvelles sur les maladies de la Poitrine, du Cœur, de l'Estomac, des Femmes, vénériennes, & quelques maladies particuliéres.

BARNERUS, (Jacques) d'Elbing, Ville de Prusse, Professeur en Philosophie & en Médecine, né en 1641. publia en 1674. un Prodrome du nouveau Sennert, *in-4to*. & en 1675. un Traité sur l'Esprit de vin. Il avoit plusieurs autres Ouvrages prêts à paroître; mais on ne sait s'ils ont vu le jour.

BARONIUS ou BARONIO, (Vincent) natif de Meldola dans la Romandiole, a été un célébre Médecin. Il a vécu vers l'an 1630. & a laissé divers Ouvrages qui ont beaucoup contribué à sa réputation.

BARRELIER (Jacques) naquit à Paris en 1606. d'une famille noble. Il s'appliqua à la Médecine, sans vouloir recevoir les dégrés de Docteur, & entra dans l'Ordre des Dominicains en 1635. Sa plus grande application fut toujours pour la Botanique; & pour la perfectionner, il fit de longs voyages en France, en Espagne & en Italie. Quelques-uns de ces voyages se firent par ordre de Gaston Duc d'Oriéans. Barrelier entretenoit d'ailleurs une très-grande correspondance avec tous les Botanistes de son tems, & il en recevoit des avis. Son dessein étoit de publier une collection de toutes les Plantes qu'il avoit recueillies. Il en avoit fait graver plusieurs planches, & lui-même en avoit encore dessiné un grand nombre, selon la méthode de Tournefort, avec les fleurs, les fruits & les femences. Il mourut pendant qu'il travailloit à cet Ouvrage en 1672. mais Mr. Antoine de Juffieu, Médecin François, publia l'Ouvrage de Barrelier fous le titre de

Plantæ per Galliam, Hifpaniam & Italiam obfervata, 1714. *in-folio.*

BARTHIUS, (Michel) Médecin du feiziéme fiécle, de qui nous avons deux épitres adreffées à Chriftophe Pithopœus. Elles ont été imprimées avec d'autres Ouvrages à Francfort en 1598.

BARTHOLETUS, (Fabrice) nâquit à Bologne en 1588. & profeffa la Médecine à Pife. Il mourut en 1632. On a de lui un Ouvrage intitulé :

Anatomica humani Microcofmi defcriptio. Bononiæ, 1619. *in-folio.*

BARTHOLIN, (Gafpar) Médecin, a été en eftime vers l'an 1625. Il étoit de Malmuyen, petite Ville dans la Scanie, alors au Roi de Dannemarc, & aujourd'hui à celui de Suéde, où il nâquit en 1585. Le défir d'apprendre le fit parcourir prefque toute l'Europe : en 1606. il fut reçu Maître ès Arts à Wirtemberg, & en 1611. Docteur en Médecine à Bafle. L'année fuivante il profeffa la Rhétorique à Coppenhague, en 1613. la Médecine, qu'il quitta en 1624. pour enfeigner la Théologie. Il mourut âgé de 46 ans, après avoir écrit plufieurs Ouvrages très-ingénieux :

Problematum Philofophicorum & Medicorum, Nobiliorum & Selectiorum mifcellanea Propofitiones. Albiæ, 1611. *in-4to.*

Opufcula quatuor fingularia. I. De unicornu ejufque affinibus & fuccedaneis. II. De Lapide Nephritico & Amuletis præcipuis. III. De Pygmæis. IV. De Studio medico inchoando, continuando & abfolvendo. Hafniæ, 1628. *in-8vo.*

Anatomica Inftitutiones corporis humani, utriufque fexús hiftoriam & declarationem exhibentes. Albiæ, 1611. *in-8vo. Roftochii.* 1632. *in-8vo.*

Syntagma Medicum & Chirurgicum.

Syftema Phyficum.

BARTHOLIN, (Thomas) fils de Gafpar, nâquit à Coppenhague en 1616. A l'exemple de fon pere, il voyagea très-long-tems; puis ayant mis fin à fes courfes laborieufes, il vint à Bafle où il reçut le bonnet de Docteur en Médecine l'an 1645. Le Roi de Dannemarc, qui honoroit dans les mérites du fils la mémoire d'un pere savant, lui conféra la leçon d'Anatomie à Coppenhague en 1646. & il s'y fit une grande réputation, par la découverte des vaisseaux limphatiques, dont il s'attribua la gloire. Mais Olaus Rudbeckius & Joliffe la revendiquent, & rendent ses prétentions un peu suspectes. Rudbeckius publia ses Observations à peu près dans le même tems que celles de Bartholin parurent. Joliffe n'avoit encore rien imprimé; mais il avoit communiqué la même découverte à ses amis. Ces trois Anatomistes ayant travaillé en même-tems, annoncé en même-tems la même chose, il semble qu'on ne peut refuser à aucun d'eux l'honneur de l'invention. Voici ce qu'ils trouverent : ils apperçurent un nombre infini de petits vaisseaux répandus dans tout le corps, mais particuliérement dans le bas ventre, qui portent une liqueur qui n'est point colorée dans le reservoir du Chyle, ou même dans les veines, où elle se mêle avec le sang.

En 1652. ou 1653. Thomas Bartholin fit imprimer une Apologie pour ses découvertes anatomiques contre Jean Riolan, Médecin de Paris. Il a encore composé divers autres Ouvrages de Médecine, & entre autres un Traité de l'Usage de la Neige qu'il publia en 1661. avec une Dissertation sur la figure de la Neige de la façon d'Erasme Bartholin son parent. Voici les titres des principaux Ouvrages de notre Auteur :

Anatomia ex Caspari Bartholini parentis Institutionibus.

Anatomica Aneurismatis dissecti Historia. Panormi, 1644.

De Lacteis Thoracicis in homine brutisque, nuperrimè observatis Historia anatomica. Hafniæ, 1652. Lond. 1652. Paris. 1653. & alibi.

Historia nova Vasorum lymphaticorum.

Dubia anatomica. Hafniæ, 1653. Parisiis, 1652.

Defensio Vasorum Lacteorum. Hafniæ, 1653.

Opuscula anatomica. 1670.

Historiarum anatomicarum Centuria VI. Hafniæ, 1654, 1657.

Vindiciæ Anatomicæ. Hafniæ, 1648.

De Anatome practica ex cadaveribus morbosis adornanda.

De Pulmonum substantia & motu, Diatribe. Haf. 1663. Lug. Batav. 1672.

Bartholin mourut âgé de 49 ans, & laissa deux fils, Gaspar & Thomas, tous deux Docteurs en Médecine, &

dignes héritiers des vertus & de la réputation du pere & de l'ayeul, dont ils portoient les noms. Le premier donna plusieurs Ouvrages de son pere. Il écrivit sur les ovaires des femmes, sur la génération, & sur la structure du diaphragme. Il passa pour avoir découvert le premier les conduits salivaires petits & inférieurs. Il a donné une méthode nouvelle de préparer les viscéres pour la dissection & les usages anatomiques. Il a publié les ouvrages suivans :

De Ovariis mulierum. Romæ, 1677. Amstel. 1678. Nuremb. 1679.

Epistola de Nervorum usu in Musculorum motu. Paris. 1676.

Diaphragmatis structura nova. Parisiis, 1676.

Administrationum anatomicarum specimen. Francof. 1679.

Exercitationes miscellanea. 1675.

B A S I L E, certain Médecin qui vivoit dans le XI. siécle & le commencement du XII. On dit que se couvrant d'un habit de Moine, il couroit le monde pour enseigner les erreurs des *Bongomiles*, dont il étoit Chef ; & qu'ayant fait ce métier durant plus de cinquante ans, il fut enfin pris à Constantinople, où l'Empereur Alexis Comnene l'ancien, le fit brûler vers l'an 1118. en expiation de ses crimes.

B A S I L E, (Saint) un des Peres de l'Eglise, qui pour être en état de soulager, par lui-même, les maux auxquels l'exposoit sa santé chancelante, s'appliqua à l'étude de la Médecine, & y réussit à son grand avantage. La connoissance particuliére qu'il avoit de cette Science, se fait assez remarquer dans ses Ecrits ; & semblable en cela à l'Evangeliste saint Luc, il expose avec plus d'énergie & de précision que tout autre, les endroits de la sainte Ecriture qui renferment quelques circonstances relatives à la Médecine.

B A S I L E V A L E N T I N passe communément pour avoir été Moine Bénédictin à Erfort, Ville Capitale de la Haute Thuringe, quoiqu'on soit bien informé qu'il n'y a jamais eu aucun Monastére de Bénédictins dans cette Ville. Les deux noms *Basile Valentin* paroissent avoir été formés l'un du Grec, & l'autre du Latin, & n'être point ses vrais noms. Il est difficile de fixer le tems dans lequel il a vêcu ; quelques-uns ont écrit qu'il avoit publié son Traité de l'Antimoine aux environs du douziéme siécle, d'autres qu'il nâquit en 1394. d'autres enfin qu'il fleurit en 1415. Ce dernier sentiment est le plus suivi.

Guainerus dit que ce Moine, grand Alchimiste, après

avoir travaillé plusieurs années, ayant reconnu qu'il n'y avoit rien de si vain que les promesses que fait l'Alchimie, se mit à préparer des Médicamens & se fit Médecin. Le même Auteur ajoute qu'il avoit lui-même beaucoup profité des bons remédes découverts par ce Moine, dont il lui avoit communiqué la description. Il est certain que Basile Valentin établit le premier comme principes chimiques des mixtes, le sel, le mercure & le souffre, & qu'il a décrit le sel volatil huileux dont Silvius de Le Boé a parlé avec tant d'éloge & dont il se fait honneur, ainsi que de quelques autres découvertes moins anciennes. Il enrichit aussi la Médecine de plusieurs préparations d'Antimoine, & il est le premier qui ait fait prendre ce mineral intérieurement : on dit qu'ayant jetté hors de son laboratoire de l'Antimoine, dont il s'étoit servi dans la fusion de quelques métaux, il s'apperçut que des cochons qui en mangerent par hazard, en furent violemment purgés, & que peu de tems après, ils devinrent extrêmement gras ; ce qui lui fit venir la pensée d'éprouver ce reméde sur le corps humain, & il paroit par son Ouvrage intitulé : *Currus triomphalis Antimonii*, qu'il s'assura de son efficacité par une foule d'expériences.

On fait beaucoup de cas de ses Ecrits, & ils sont fort recherchés. On y a joint plusieurs morceaux qui ne sont assurément point de lui. Il a écrit en haut Allemand, & il n'y a qu'un très-petit nombre de ses Ouvrages traduits en Latin. On peut compter sur l'exactitude des expériences qu'il annonce, il est sincére ; quant à son stile, il est clair, intelligible & pur, excepté dans les endroits où il est question de ses Arcanes, & sur-tout de la Pierre Philosophale, alors il ne s'est pas piqué de plus de clarté que le reste de ses Confreres. Il paroit avoir beaucoup contribué à soutenir l'introduction de la Chimie dans la Médecine ; car après chaque préparation, il ne manque jamais d'en donner quelque usage médecinal. On pourroit faire voir, dit Mr. Julien Busson dans la Traduction Françoise du Dictionnaire universelle de Médecine, que Paracelse, Van Helmont, Lemery le Pere, & beaucoup d'autres Auteurs modernes d'une grande réputation, doivent la plus grande partie de ce qui est estimable dans leurs Ecrits à Basile Valentin ; en sorte que ce n'est pas sans raison qu'il passe pour le Pere de la Chimie moderne, & pour le Fondateur de la Pharmacie Chimique.

Ses Ouvrages Chimiques font :

Azoth, five Aurelia occulte Philofophorum, materiam pri-
mam & decantatum illum lapidem philofophicum filiis
Hermetis, folidè, perfpicuè & dilucidè explicantes, &c.
Francof. 1613. in-4to.

Opus ad utrumque.

De magno Lapide antiquorum fapientium.

Practica, unà cum duodecim clavibus & appendice.

Apocalypfis Chymica. Erf. 1624. in-8vo.

Currus triumphalis Antimonii. Amftel. 1671. in-12.

Tractatus Chymico Philofophicus de rebus naturalibus me-
tallorum & mineralium. Francof. 1696. in-8vo.

Chymifche fcriftten alle, &c. c'eft-à-dire, tous les Ouvrages
chimiques tant manufcrits qu'imprimés, &c. en haut
Allemand.

Le Teftament & les derniéres volontés de Bafile Valentin,
avec fes opérations manuelles & un Traité des chofes na-
turelles & furnaturelles. Lond. 1671. in-8vo.

BASSIANUS LANDUS, dit Baffiano Landi,
Médecin, étoit de Plaifance en Italie. Il étudia à Padoue,
puis il y enfeigna avec un applaudiffement univerfel. Il
eut le malheur d'être affaffiné dans cette Ville en 1562.
Il fe retiroit le foir du 24 Octobre chez lui, & il fut attaqué par un fcélérat qui le perça de fept coups de bayon-
nette, dont il mourut le 31 du même mois. Landi avoit
compofé divers Ouvrages remplis d'érudition, tels que

De humana hiftoria libri duo. Bafil. 1542. in-4to. Francof.
1605. in-8vo.

De Incremento Libellus. Venetiis, 1556. in-8vo.

Iatrologia : dialogi duo, in quibus de univerfa artis medica,
præcipuè verò morborum omnium & cognofcendorum &
curandorum abfolutiffimâ methodo differitur. Venetiis,
1557. in-4to. Bafil. 1543. in-4to.

De origine & caufa peftis Patavina anni 1555. Venetiis,
1555. in-8vo.

Præfatio in Aphorifmos Hippocratis.

De Vacuatione Liber.

Dialogus, qui Barbaro-Maftix, feu Medicus infcribitur, 1533.

BATEUS, (George) Anglois, étoit premier Médecin
de Charles II. Roi d'Angleterre vers le milieu du dix-feptiéme fiécle. Nous avons une Pharmacopée qui porte fon
nom.

BATTUS, (Lievin) fils de Barthelemi natif d'Aloft en

Flandres, & de Martine Biſſot, vint au monde en 1545. Il fut Profeſſeur en Médecine à Roſto..., Ville d'Allemagne dans le cercle de la baſſe Saxe, où il aquit beaucoup de bien & de réputation. Il mourut d'Apoplexie au mois d'Avril de l'an 1591. & laiſſa de ſa premiére femme, Anne Pogeltan, deux fils, ſavoir Lievin Battus, Avocat, & Conrad Battus, Médecin. Celui-ci voyagea en France, en Italie, en Allemagne; & s'étant arrêté à Baſle, il y mourut de la maniére du monde la plus ſurprenante; car dans le tems qu'il devoit ſe marier, il ſe laiſſa tomber le long d'un eſcalier, & ſe tua malheureuſement d'un couteau qu'il tenoit à la main, avec lequel il ſe bleſſa au ventricule. Cela arriva le 30 de Décembre de l'année 1605. qui étoit la trente-deuxiéme de ſon âge.

Nous avons de Lievin Battus quelques Lettres de Médecine imprimées avec d'autres à Francfort en 1611.

BAUDERON, (Brice) Médecin François, natif de Parci, dans le Comté de Charolois, a fleuri vers la fin du XVI. ſiécle & au commencement du XVII. Il travailla avec beaucoup de ſuccès à la compoſition des Médicamens, & il publia une Pharmacopée qui s'eſt aquis d'abord une grande autorité. Elle eſt en François. Il s'établit à Macon, & y pratiqua aſſez long-tems la Médecine. C'eſt de ce lieu-là qu'il date la préface d'un Livre Latin, qu'il fit imprimer à Paris l'an 1620. & dans laquelle il nous apprend qu'il avoit 80 ans, & qu'il pratiquoit la Médecine depuis 50. Il n'étoit plus en vie l'an 1623.

BAUHIN, (Jean) originaire d'Amiens, un des plus célébres Médecins de ſon tems & très-habile Chirurgien, aquit une grande réputation en France, en Angleterre & dans les Pays-Bas, où il fit quelque ſéjour : puis s'étant retiré à Baſle, il y exerça la Médecine & la Chirurgie avec grand ſuccès l'eſpace de 40 ans. Il mourut l'an 1582. qui étoit le 71me. de ſon âge, laiſſant deux fils, Jean & Gaſpar, héritiers de ſa ſcience & de ſa réputation.

Jean fut Médecin du Duc de Wirtemberg. Il a compoſé pluſieurs Ouvrages, comme :

De Aquis medicatis nova Methodus, quatuor Libris comprehenſa. Montisbeligardi, 1607, 1612. *in-4to.*

Memorabilis Hiſtoria Luporum aliquot rabidorum, qui circa annum 1590. *apud Mompelgartum & Beſſortum, multorum damno publicè graſſati ſunt. Montisbeligardi,* 1591. *in-8vo.*

De Plantis à divis sanctisque nomen habentibus. Basileæ, 1591. *in-8vo.*

De Plantis Abſynthii nomen habentibus, &c. Montisbelig. 1593. *in-8vo.*

Gaſpar Bauhin, qui n'étoit pas moins habile que ſon pere, ſervit auſſi le Duc de Wirtemberg en qualité de premier Médecin. Il fut Profeſſeur en Anatomie & en Botanique à Baſle, où il mourut en 1623. âgé de 63 ans, y étant né en 1560. Il paſſa généralement pour un habile Anatomiſte & un Botaniſte curieux; cependant Riolan le traite d'homme vain, ſans jugement & ſans connoiſſance. „ Il ſe vante, dit-il, d'avoir apperçu en 1579. avant qu'au- „ cun Auteur en eût fait mention, la Valvule placée à „ l'entrée de l'Ileum & du Colon. Mais il eſt certain que „ Varolius & beaucoup d'autres en avoient fait une exacte „ deſcription long-tems auparavant.

Il eſt Auteur de pluſieurs Ouvrages, dont les principaux ſont:

Theatrum Anatomicum. Francofurti, 1621. *in-4to.*

De Corporis humani Partibus externis Liber. Baſil. 1588. *in-8vo.*

Anatomes Liber ſecundus, partium ſpermaticarum tractationem continens. Baſileæ, 1591. *in-8vo.*

De Corporis humani fabrica Libri quatuor. Baſileæ, 1590. *in-8vo.*

Cet Ouvrage eſt le même que le *Theatrum Anatomicum.*

Inſtitutiones Anatomicæ, Hippocratis, Ariſtotelis & Galeni auctoritate commendatæ. Francof. 1616. *in-8vo.*

De Hermaphroditorum, Monſtroſorumque partuum natura, Libri duo. Francof. 1604. *Oppenheimi*, 1614.

Appendix ad Franciſci Rouſſeti, Librum de partu Cæſareo.

Prodromus Theatri Botanici. Francof. 1620. *in-4to.*

Catalogus Plantarum circa Baſileam naſcentium. Baſileæ, 1622. *in-8vo.*

Animadverſiones in Hiſtoriam generalem Plantarum. Lugduni editam. Francofurti, 1601. *in-4to.*

De Lapidis Bezoar Orientalis & Occidentalis, Cervini item & Germanici ortu, natura, differentiis, veroque uſu, Liber. Baſileæ, 1613. *in-8vo.*

De compoſitione Medicamentorum. Offenbachii, 1610. *in-8vo.*

De Remediorum formulis Græcis, Arabibus & Latinis uſitatis, Libri duo. Francof. 1619. *in-8vo.*

Epiſtolæ aliquot medicæ. Noriberg. 1625. *in-4to. cum aliis.*

Jean-Gafpar Bauhin, fils de ce dernier, ne s'eft pas rendu moins fameux dans la Profeffion de la Médecine, que fon pere & fon ayeul, dont il portoit les noms. Il a été Profeffeur à Bafle, où il enfeigna avec une haute réputation, s'étant rendu également recommandable par fa grande érudition, fa longue expérience & fa probité ; ce qui lui a donné rang entre les Médecins du Roi Très-Chrétien & de plufieurs Princes d'Allemagne. Il a mis en lumiére le premier volume du Théâtre Botanique, que Gafpar fon pere avoit ébauché, & quelques autres Ouvrages qui peuvent donner de grands fecours dans la pratique de la Médecine.

Jean-Gafpar avoit un fils nommé *Jerôme*, auffi Profeffeur en Anatomie & en Botanique, qui eft mort à la fleur de fon âge.

BAYLE, (François) favant Médecin, & Profeffeur Royal dans la Faculté des Arts de l'Univerfité de Touloufe, mourut le 24 Septembre 1709. en fa 87. année, ayant rempli jufqu'à la fin de fes jours les fonctions de Profeffeur. C'étoit un homme droit, qui regardoit fans envie le mérite des autres Savans, & qui fermoit les yeux fur le fien propre ; grand & rigide obfervateur de la difcipline, & qui, dans les plus fâcheux accidens, fit paroître, jufqu'à la fin, la fermeté d'un Philofophe Chrétien. On voit par les différens Ecrits qu'il a donnés au Public, qu'il étoit auffi grand Phificien qu'habile Médecin. On a de lui :

Tractatus de Apoplexia. Haga, 1678, *in*-12.

Problemata Phyfica & Medica, cum fig.

Il donna en 1700. une Phyfique en 3 vol. in-4to.

BAYRO, (Pierre de) nâquit à Turin vers l'an 1468. Il enfeigna la Médecine pendant plufieurs années, & fut premier Médecin de Charles III. Duc de Savoie. Il mourut dans le lieu de fa naiffance l'an 1558. Nous avons plufieurs Ouvrages de fa façon, comme :

De Peftilentia ejufque curatione per præfervationum & curationum regimen. Taurini, 1507. *in*-4to.

Lexypyreta perpetua quæftionis & annexorum folutio ; necnon de nobilitate Facultatis Medica. Taurini, 1512. *in-fol.*

De medendis Corporis humani malis Enchyridion, quod vulgò veni mecum vocant. Lugd. 1561. *Bafil.* 1563, 1578.

BEAULIEU. (Jacques) *Voyez* JACQUES. (Frere)

BEAUSARD, (Pierre) natif de Louvain, étoit Docteur en Médecine & Profeffeur des Mathématiques dans

l'Univerfité de cette Ville. Il fe fit beaucoup eftimer par
fon érudition & la connoiffance qu'il avoit de la Langue
Gréque. Il donna au Public quelques Traités d'Arithmé-
tique & d'Aftronomie, & mourut dans fa Ville natale
le 12 d'Août 1577.

BECAN, dont le véritable nom étoit JEAN GO-
ROPIUS, fut furnommé *Becanus*, parce qu'il étoit natif
d'un Village de Brabant nommé *Hilvaren-Bec*. Il étoit en
eftime du tems de l'Empereur Charles V. & il fut Médecin d'Eléonore, Reine de France, & de Marie, Reine de
Hongrie, fœurs de ce Monarque. Becan favoit la Philofophie, les Langues & les Belles-Lettres, & il écrivit divers Ouvrages qui ne lui aquirent pas toute la réputation
qui étoit dûe à fon favoir. Auffi prit-il des fujets bas &
rampans; & il donne fouvent dans les fables du vulgaire;
c'eft ce que divers Auteurs lui ont reproché. Nous avons
de lui:

Origines Antuerpiana, en IX. Livres.

Il mourut à Maeftrecht le 27 Juin de 1572. âgé de 53 ans,
& il fut enterré dans l'Eglife des Cordeliers, où l'on voit
fon tombeau.

BECHER, (Jean-Joachim) de Spire, nâquit environ
l'an 1625. Il fut d'abord Profeffeur en Médecine, enfuite
premier Médecin de l'Electeur de Mayence, & dans la
fuite de l'Electeur de Baviére, enfin, du Confeil Privé de
l'Empereur. Ce fut un homme d'un profond favoir &
d'un efprit fort étendu, comme il paroît par la multitude
de fes Ouvrages fur des Matiéres Médecinales, Phifiolo-
giques, Politiques & Mathématiques. Mais il s'appliqua
particuliérement à la Chimie, dont il fit un grand ufage
à l'avantage de la Philofophie naturelle, & de la découverte des principes & de la compofition des corps. Il paffa
les derniéres années de fa vie en Angleterre, & mourut à
Londres en 1582. Il paroit avoir été d'un caractére vif,
prompt, ardent, induftrieux. On pourroit lui reprocher
d'avoir été un peu entêté des rêveries de l'Alchimie; mais
c'eft un défaut qu'il faut pardonner à un Auteur, qui,
comme Becher, appliqua le premier la Chimie dans toute
fon étendue à la Philofophie, & montra de quel ufage
elle pouvoit être pour expliquer la ftructure, le tiffu & les
rapports mutuels des corps.

Sa théorie plus faine & plus profonde que celle des autres Chimiftes, mérite la préférence. Il déduit tout de

l'eau

l'eau & de la terre, les feuls principes matériels des chofes, felon lui; il diftribue le principe terreux en trois efpéces, c'eft-à-dire, qu'il reconnoit trois fortes de terres
élémentaires. Au refte, ceux qui voudront s'inftruire à
fond du détail de cette hipothéfe, n'ont qu'à lire fon Ouvrage, intitulé, *Phyfica fubterranea* : c'eft là qu'avec une
fubtilité prodigieufe, il fe fert des principales expériences
connues, pour fervir de bafe à une théorie qu'il pouffe
auffi loin qu'il eft poffible à la raifon humaine.

Ses Ouvrages Chimiques les plus connus, font les fuivans:

*Inftitutiones Chymiæ, feu manuductio ad Philofophiam Her-
meticam.*

*Oedipus Chymicus, obfcuriorum terminorum & principiorum
Chymicorum myfteria aperiens & refolvens. Amftelod.
1664. in-12.*

*Actorum Laboratorii Chymici Monacenfis, feu Phyfica fubter-
ranea Libri duo. Francof. 1669. in-8vo. Lypf. 1681. in-8vo.*

*Experimentum Chymicum novum & curiofum quo artifi-
cialis, & inftantanea metallorum generatio & tranfmu-
tatia ad oculum demonftratur. Francof. 1661. in-8vo.*

*Demonftratio Philofophica, feu Thefes Chymicæ veritatem
& poffibilitatem tranfmutationis metallorum in aurum
evincentes. Francof. 1675. in-8vo.*

*Experimentum novum & curiofum de Minera arenaria
perpetua. Lypfia, 1680. in-8vo.*

*Tripes Hermeticus Fatidicus pandens Oracula Chymica,
feu I. Laboratorium portabile. II. Nitri & Salis texturæ
Anatomia. III. Alphabetum minerale, feu viginti quatuor Thefes de fubterraneorum & mineralium genefi,
textura & analyfi. Francof. 1689. in-8vo.*

Concordantia Chemica, en haut Allemand, *in-4to.*

On n'apprend pas que cet Ouvrage foit traduit en Latin. Il contient plufieurs procédés abfurdes & inutiles;
mais en même-tems un grand nombre d'expériences utiles & curieufes.

Metallurgia, oder natur-kundigung der Metallen, en haut
Allemand; *ou la Phifiologie des Métaux.*

BECKER, (Daniel) favant Médecin, natif de Konigsberg, fut premier Médecin de l'Electeur de Brandebourg, & mourut dans fa Ville natale en 1670. âgé de
43 ans. Il a publié:

Commentarius de Theriaca.

Spargyria Microcofmi , tradens Medicinam è corpore homi-

Tome I.   K

nis, tum vivo, tum extincto docte eruendam, scite pra-
parandam & dextre propinandam. Rostochii, 1622. in-12.
auctior & correctior. Lugduni Batav. 1633. in-4to.

BEITHARIDES ou **EBN BAITHAR**, qu'on
appelle aussi *Abenbiter*, fameux Médecin & Botaniste Arabe, natif de Malaga en Espagne, vivoit dans le XII. ou
XIII. siécle. Il quitta sa Patrie pour se perfectionner dans
la Médecine, passa au Levant, parcourut toute l'Afrique
& l'Asie. A son retour des Indes il alla au Grand-Caire,
& entra au service de Saladin, dont il fut fort estimé.
Après la mort de Saladin, Beitharides retourna en Espagne, & y écrivit les Ouvrages suivans :

Mosredatot Thabbi ; de Medicamentis simplicibus ; de vir-
tutibus Herbarum ; de Venenis & Metallis, &c.

Bochart a profité de son histoire des Plantes, parce qu'il
y est fait mention des propriétés d'un grand nombre d'animaux. Tous ses Ouvrages se trouvent dans la Bibliothéque
de Leyde en plusieurs volumes. Selon Leon d'Afrique, il
mourut à Malea dans la 594. année de l'Hégire, qui répond
à l'an 1197. de J. C. Golius avance qu'il est mort à Da-
mas l'an 646. de l'Hégire, c'est-à-dire, l'an 1248. de Salut.

BELISAIRE, (Louis) de Modéne, Médecin, a vêcu
dans le seiziéme siécle. Il nous reste quelques Ouvrages de
sa composition, comme :

De Instrumento odoratûs.

BELLE'E, (Théodore) de Raguse, Docteur en Médecine, né d'une famille illustre, eut un esprit très-subtil,
& brilla au milieu des Savans de son tems. Il enseigna
la Médecine dans l'Université de Padoue avec beaucoup
de succès, & y demeura pendant bien des années. Cette
longue absence & le bruit de sa mort, donnerent occasion
à sa femme de passer à de secondes noces, ce qui causa
beaucoup de chagrin à Bellée. Car, étant retourné dans
sa Patrie, & s'étant enquis expressément, avant que d'entrer dans la Ville, dans quelle situation étoient sa femme
& ses enfans ; ayant appris que la premiére s'étoit re-
mariée, il n'entra point dans la Ville, & en détestant sa
maison paternelle, s'en retourna dans la Ville de Padoue,
où il mourut vers l'an 1600. Il a donné sur les Aphorismes d'Hippocrate un Commentaire, qui a été imprimé en
Latin en 1571. in-4to.

BELLINI, (Laurent) étoit de Florence, & il enseigna
la Médecine à Pise. Nous avons de lui un Livre, intitulé :

Exercitatio Anatomica de structura & usu renum. Lugd. Bat. 1711.

Cet Ouvrage lui fit beaucoup d'honneur. Il a aussi écrit :

Gustus Organum novissimè detectum.

De motu Cordis.

De motu Bilis.

De Glandulis.

Il mourut le 8 Janvier 1703. âgé de 68 ans.

BELON, (Pierre) Docteur en Médecine de la Faculté de Paris, vivoit dans le seiziéme siécle. Il étoit de la Province du Maine, né dans un Hameau dit *La Soulletiére*, près de la Fouille-Tourte en la Paroisse d'Oisé. Il voyagea assez long-tems, & il fit un volume de ce qu'il avoit vu dans la Judée, l'Egypte, la Gréce & l'Arabie. Il composa aussi des Traités de la nature des Poissons ; il fit des Commentaires sur Dioscoride, qu'il avoit traduit en François avec Théophraste, & publia d'autres piéces curieuses sous ces titres :

Singularium & memorabilium Rerum, per varias, exterasque Regiones observatarum, Libri III. Lugd. Bat. 1605. *in-fol.*

De Aquatilibus Libri II. Parisiis, 1553. *in-8vo.*

De Arboribus coniferis, resiniferis, aliisque sempiternâ fronde virentibus. Parisiis, 1553. *in-4to.*

De neglecta stirpium culturâ, earumque cognitione Libellus. Antuerp. 1589.

De admirabili Operum antiquorum & Rerum suspiciendarum præstantiâ Liber I. Necnon

De Medicato funere, seu Cadavere condito & lugubri defunctorum ejulatione, Liber II. Paris. 1553. *in-4to.*

De Medicamentis nonnullis, servandi cadaveris vim obtinentibus, Liber III. Parisiis, 1553.

La vertu de Belon lui fit avoir part dans l'estime des Rois de France Henri II. & Charles IX. & dans l'amitié du Cardinal de Tournon ; ses Ouvrages y contribuerent aussi beaucoup. Mais plusieurs croient que ceux qui lui aquirent le plus de réputation, étoient de la façon de Pierre Gilles d'Alby, qu'il avoit accompagné dans plusieurs voyages. " L'on pense, dit Mr. de Thou, en parlant sous l'an 1555. de la mort & des Oeuvres du même Gilles, "qu'une „ partie en fut soustraite par Pierre Belon du Maine, qui „ écrivoit sous lui, & qui l'accompagna quelque tems „ dans ses voyages ; & bien qu'il les eut fait depuis imprimer en son nom & non pas au nom de Gilles, il en

„ fut cependant confidéré par les Savans , parce qu'à
„ l'exemple de plufieurs, il ne refufa pas au Public de fi
„ excellentes chofes.

Pierre Belon fut affaffiné en 1564. dans les environs de Paris.

BENCIUS ou DE BENCIIS, (Hugues) autrement dit Hugues de Sienne, parce qu'il étoit natif de cette Ville. Il étoit Médecin, & fon favoir extraordinaire le fit beaucoup admirer à Parme, où il tint la première Chaire. Trithéme parle de lui avec éloge. Il compofa des Commentaires fur les Aphorifmes d'Hippocrate, fur Galien; en voici les titres :

> *In Aphorifmos Hippocratis & Commentaria Galeni, refolutiffima Expofitio. Venetiis, 1523. in-folio.*

> *In tres Libros Microtechni Galeni luculentiffima Expofitio. Venetiis, 1523. in-folio.*

Nous avons encore de lui :

> *Confilia faluberrima ad omnes Ægritudines, additis aliis nonnullis utiliffimis confiliis. Venet. 1518. in-folio.*

Bencius mourut en 1438. & dix ans après, fes fils lui éleverent un fuperbe monument dans la Ville de Ferrare; en voici l'infcription :

Deo Immortali Maximo.
HUGONI BENCIO SENENSI,
Philofophorum ac Medicorum fuæ ætatis facilè Principi,
Parenti Opt.
Ob Doctrinam excellentem de univerfo hominum genere
B. M.
Filii Pos.
XI. Kalendas Decemb. Anno 1448.

BENEDICTI (Alexandre) fleuriffoit en 1495. Ce Médecin étoit de Verone : il cultiva l'Anatomie. Nous avons de lui un Ouvrage fous le titre :

> *Alexandri Benedicti Phyfici Anatomia, five de Hiftoria corporis humani Libri V. Bafil. 1527. in-8vo. Argentor. 1528. in-8vo. Parif. 1514.*

Il eft encore Auteur de l'Ouvrage fuivant :

> *De Re medica opus infigne, & apprimè Medicinæ candidatis utile, hoc ordine digeftum : De omnium à vertice ad plantam morborum fignis, caufis, differentiis, judicationibus, & remediis tàm fimplicibus quam compofitis. Libri XXX. De Medici & Ægri officio, Aphorifmorum, Liber unus. De peftilentiæ Caufis, præfervatione & auxiliorum materiâ Li-*

ber unus. Humani corporis Anatome tractata Libri V. Vene-
tiis, 1535. *in-fol. Basil.* 1539. *in-4to.* 1549, 1572. *in-fol.*

BENEDICTI, (Dominique) Médecin, qui mourut de la Peste en l'année 1631. Il avoit écrit plusieurs Ouvrages ; mais ils sont perdus au grand desavantage de la République des Lettres , & spécialement de la Médecine, qui en auroit pu tirer d'utiles connoissances.

BENEDICTUS, (Jean) Allemand , de qui nous avons un Traité sur les Maux Vénériens divisé en quatre chapitres. Il exerça long-tems la Médecine à Rome, à Venise, à Bologne, & dans plusieurs autres Villes d'Italie. Il paroit de ses Ecrits qu'il vivoit du tems de Sigismond I. Roi de Pologne, c'est-à-dire, avant l'an 1548. qui est celui de la mort de ce Prince. Benedictus a encore écrit l'Ouvrage suivant :

> *Regimen de novo & prius Germaniæ inaudito morbo, quem*
> *passim Anglicum sudorem, alii Gurgeationem appellant,*
> *præservativum & curativum hujus, & cujusvis Epide-*
> *miæ utilissimum. Cracoviæ,* 1530. *in-8vo.*

BENIVENIUS, (Antoine) Médecin de Florence qui étoit en réputation l'an 1495. Il mourut en 1525, après avoir mis au jour un Ouvrage qui a pour titre :

> *De abditis nonnullis ac mirandis Morborum & Sanationum*
> *Causis. Florentiæ,* 1507. *in-4to. Parisiis,* 1528. *in-fol.*
> *cum Galeni Libro de Plenitudine. Basil.* 1529. *in-8vo.*
> *cum Scribonii Largi Compositionibus.*

BERE, (Oswald) Allemand, nâquit vers l'an 1472. & devint un savant Médecin. Il enseigna à Francfort, & puis il se retira à Basle, où il mourut en 1567. âgé de 95 ans. Bere étoit dans les sentimens des Protestans ; il écrivit des Commentaires sur l'Apocalypse de saint Jean ; *De veteri & nova lege*, avec un Catéchisme pour la foi & pour les mœurs, tiré des Ecrits de Cicéron, de Quintilien & de Plutarque : Quels Docteurs à suivre pour un Catéchisme ? Ce Bere est différent de *Louis Bere* de Basle, Docteur de Paris, lequel a écrit divers Ouvrages.

Voici l'inscription qu'on mit sur le tombeau d'Oswald :

> *OSWALDUS ego BERUS fui*
> *Non Coüs ille Senex , sed Urbis hujus Hippocrates.*
> *Vixi lætus , lætus obivi, & Domino vigilans , Domino tandem obdormivi.*
> *Quid ultra ?*
> *Mortalitatis exuvio post* 95 *ætatis annos heic deposito , cum*
> *Christo lætus resurgam.*
> 1567.
> *Heus viator , tristis spiritus & mentem consumit & ossa.*

BERENGER. (Jacques) *Voyez* CARPUS.

BERGERUS (Jean Godefroid) étoit de Hall en Saxe, & il professa la Médecine à Wirtemberg. Il a écrit un Ouvrage anatomique, qui est une Lettre sur la Division de l'Aorte, & particuliérement sur sa branche ascendante.

On trouve dans Vander Linden un Simon Bergerus, d'Ausbourg, Auteur d'un Livre intitulé :

Catalogus nobilium Medicamentorum spargyricè præparatorum. Genæ, 1607. *in-4to.*

BERNARD, Comte de Trevisa, fleurissoit environ l'an 1390. Boerhaave dit qu'il écrivoit l'an 1453. Il étoit étroitement lié avec Thomas le Boulonois, premier Médecin de Charles VIII. Roi de France, auquel il a écrit une Epitre Alchimique, imprimée à Basle en 1600. in-8vo. & en 1583. sous le titre de

Bern. Com. Trevisa. de Chymico Miraculo, quod Lapidem Philosophiæ appellant.

BERNIER, (François) célébre Médecin du XVII. siécle, natif d'Angers, voyagea dans les Indes, où il fut Médecin du Grand-Mogol. A son retour en France, il donna une rélation de ses voyages qui est estimée, & un judicieux abrégé de la Philosophie de Gassendi, dont il étoit un zélé Défenseur. Il mourut à Paris le 22 Septembre 1688.

BERSMAN, (George) Allemand, nâquit le 6 Mars de l'an de 1538. à Annaberg, qui est une petite Ville de Misnie près de la Riviére de Schop & du côté de la Bohême. On l'éleva avec soin, & il fit de grands progrès dans les Sciences ; il aima particuliérement la Médecine, la Phisique, les Belles-Lettres & les Langues savantes. Il entendoit très-bien la Latine & la Gréque ; & il se fit un plaisir de voyager en France & en Italie, pour y connoître ceux qui avoient plus de réputation parmi les gens de Lettres. Etant de retour en son Pays, il y enseigna en divers endroits jusqu'à sa mort, arrivée le 5 Octobre de l'an 1611. qui étoit le 73 de son âge. Bersman mit les Pseaumes de David en vers, & il fit des notes sur Virgile, Ovide, Horace, Lucain, Ciceron & sur d'autres Auteurs anciens. Son corps ne fut pas moins fécond que son esprit, ayant eu quatorze fils & six filles de son mariage avec une fille de Pierre Helleborn.

BERTAPALIA ou PRÆDAPALIA, (Leonard) Médecin & Chirurgien, étoit de Padoue. Il s'attira beaucoup de réputation par les heureux succès de sa pratique, tant en Médecine qu'en Chirurgie : il vivoit au commencement du XV. siécle, du tems de Montagnana. Nous avons l'Ouvrage suivant de la façon de Bertapalia :

> *Chirurgia seu Recollecta super quartum Canonis Avicennæ. Venetiis, 1490, 1519. in-folio, cum Guidonis Cauliaci, Rolandi, Rogerii Chirurgicis scriptis.*

BERTIN ou BERTINI, (George) Médecin célébre qui a été en estime sur la fin du XVI. siécle ; il étoit Italien de la Province de la Terre de Labour. Il a écrit plusieurs Ouvrages, comme :

> *Medicinæ libris XX. methodice absoluta. Basil. 1587. in-fol.*

> *De Consultationibus Medicorum, & Methodica Febrium curatione Commentarius. Basilea, 1586. in-8vo.*

BERTRATIUS, BERTRUCCIUS ou BERTUCCIUS, (Nicolas) Médecin de Bologne, a vécu vers l'an 1250. ou, selon d'autres, en 1312. Il avoue lui-même qu'il étoit originaire de la Lombardie, & qu'il s'établit à Bologne. Il s'y aquit beaucoup de réputation, tant par les heureux succès de sa pratique, que par la composition de divers Traités qu'il a donnés au Public :

> *Compendium, sive (ut vulgò inscribitur) Collectorium Artis Medicæ tam practicæ quàm speculativæ. Coloniæ, 1537. in-4to.*

> *Methodus cognoscendorum morborum cum particularium, tum universalium. Moguntiæ, in-4to.*

> *In Medicinam practicam Introductio. Extat cum Enchiridio medico. Argentinæ, 1533. in-24. impresso.*

BESLERUS (Michel-Rupert) nâquit à Nuremberg en 1607. & mourut, selon Goelicke, en 1661. Nous avons de lui :

> *Admirandæ fabricæ humanæ mulieris partium generationi potissimùm inservientium, & fœtûs, fidelis, quinque tabulis, ad magnitudinem naturalem & genuinam, typis æneis impressis, hactenus nunquam visa delineatio. Noriberg. 1640. in-folio.*

> *Observatio Anatomico-medica singularis cujusdam, Kalend. Januar. 1644. tres filios naturalis magnitudinis viventes, enixæ. Puerpera verò retentis secundinis extremum quasi halitum, spirabat, intra aliquot horarum spatium, dextra divinitus adminiculante ; summa cum adstantium admiratione & stupore, feliciter evasit. Noriberg. 1644. in-4to.*

K iv

Vander Linden cite un Bafile Beflerus de Nuremberg, Auteur du Traité fuivant :

Hortus Eyftettenfis, five diligens & accurata omnium plantarum, florum, ftirpium, ex variis orbis terræ Partibus fingulari ftudio collectarum, quæ in celeberrimis Viridariis Arcem Epifcopalem ibidem cingentibus hoc tempore confpiciuntur, delineatio & ad vivum repræfentatio. Norimbergæ, 1613. in maximo folio, 4 vol.

On trouve encore dans le même Auteur un Jerôme Beflerus, Médecin.

BEVEROVICIUS, (Jean) autrement dit B E V E R-W Y C K, nâquit à Dordrecht le 17 Novembre 1594. dans une famille noble. Il fut élevé dans fon enfance fous les foins & la conduite de Gerard Voffius ; à l'âge de feize ans, on l'envoya à Leyde, où il fit fon cours d'Humanité fous Baudius & Heinfius, & fréquenta enfuite les Ecoles de Médecine, dont Paaw, Vorftius & Heurnius étoient Profeffeurs. Inftruit par ces favans Maîtres, il alla en France perfectionner les connoiffances qu'il en avoit apprifes : il s'arrêta à Caen, à Paris ; mais principalement à Montpellier, où il fe lia d'amitié avec Jean Varandæus & François Ranchin. Delà il paffa en Italie, où après avoir continué quelque tems l'étude de la Médecine fous Roderic Fonfeca, Sanctorius & Jean-Baptifte Silvaticus, célébres Profeffeurs de Padoue, il prit les dégrés de Docteur dans cette Univerfité. Il alla enfuite à Bologne, où il s'appliqua à la cure des maladies fous la direction de Fabrice Bartolet. Enfin, il fongea à revenir dans fa Patrie, & en chemin faifant, il vifita Félix Plater & Gafpar Bauhin à Bafle, & Thomas Fienus à Louvain. D'abord à fon retour il fit fon unique affaire de la pratique ; en 1625. on le nomma à l'emploi de Médecin Penfionnaire de Dordrecht, & on le chargea en même-tems d'enfeigner publiquement la Médecine ; peu de tems après il fut Echevin de fa Ville natale ; en 1627. Préfident du Confeil des Bourgeois ; en 1629. Confeiller ; en 1631. Préfident de l'Amirauté ; enfin en 1633. Adminiftrateur de la Maifon des Orphelins, & Député aux Etats Généraux. Ce ne fut qu'après une carriére auffi glorieufe, dignement remplie, que Beverwyck mourut le 19 Janvier 1647. Il fut inhumé dans le Temple principal de Dordrecht, & Daniel Heinfius orna fon tombeau de cette infcription :

Lex hic medendi, sanitatis regula,
Salus salutis Civium, vitæ artifex,
Mortis fugator sedulus, victor suæ,
Scriptis superstes ipse post mortem sibi,
Dordrechti Apollo, & Æsculapius jacet.
Defuncto lubens mærensque posuit.

Voici les Ouvrages de ce Médecin :

Epistolica quæstio de vitæ termino, fatali an mobili? cum Doctorum responsis. Dordrechti, 1634. *in-8vo. Auctior,* Leidæ, 1636, 1639, 1651. *in-4to.*

Epistolicæ quæstiones, cum Doctorum responsis. Rotterodami, 1644. & 1665. *in-8vo.*

Idea Medicinæ veterum. Rotter. typis Elzevir, 1637. *in-8vo.*

De Calculo renum ac vesica. Ibidem.

Exercitatio ad Hippocratis Aphorismum de Calculo. Ibidem, 1641.

Refutatio Argumentorum, quibus Michael Montanus impugnat necessitatem Medicinæ. Dordr. 1634. *in-8vo.*

Thesaurus salubrium, sive de sanitate tuenda. En Flamand.

Thesaurus insalubrium, sive de sanitate restituenda.

Introductio ad Medicinam indigenam. Lugduni Batavor. 1644. *in-8vo.*

De Excellentia fæminei Sexûs. Dordr. 1636. & 1639. *in-8vo.*

BIDLOO, (Godefroid) Docteur en Médecine, né à Amsterdam en 1649. fut Médecin de Guillaume III. Roi d'Angleterre, & Professeur de Chirurgie & d'Anatomie à Leyde. Il a donné cent cinq figures admirables des différentes parties du corps. *Amstelod.* 1685. *grand folio.* On accuse quelques-unes de ces figures de n'être pas conformes à la nature. Cowper les a corrigées. On a de plus :

Opera omnia Anatomico-Chirurgica edita & inedita. Lugduni Batav. 1715.

Exercitationum Anatomico-Chirurgicarum Decas. Lugduni Batav. 1704.

Il mourut à Leyde en 1713. âgé de 64 ans.

BIESIUS, (Nicolas) Poëte, Philosophe & Médecin, nâquit à Gand le 27 de Mars 1516. après avoir pris la première teinture des Lettres dans sa Patrie, il étudia la Médecine dans l'Université de Louvain. Il quitta bientôt cette Ville pour aller en Espagne, où il s'appliqua tout entier à la Philosophie & à l'Eloquence dans l'Université de Valence. Delà il passa en Italie, & prit le bonnet de Docteur

en Médecine dans l'Université de Sienne. Il termina là
ses voyages, & revint à Louvain, où il fut pourvu en 1558.
d'une Leçon Royale à l'effet d'expliquer l'*Ars parva Galeni* :
il remplit cette charge avec beaucoup d'honneur, & s'a-
quit une telle réputation dans l'Université, qu'il fut chargé
d'aller complimenter le Duc d'Albe en son nom. L'Empereur Maximilien II. prévenu du savoir de Biesius, l'appella à Vienne pour être son Médecin ; mais à peine y
étoit-il d'une année, qu'il y mourut le 28 Avril 1572.
Nous avons les Ouvrages suivans de sa façon :

> *De Methodo Medicinæ Liber unus. Antuerp.* 1564. *in-8vo.*
>
> *Theoretica Medicinæ Libri VI. Antuerp.* 1558. *in-4to.*
>
> *In Artem Medicam Galeni Commentarii. Antuerp.* 1560.
>   *in-8vo.*
>
> *De Natura Libri V.* Ibidem, 1573. *in-8vo.*

BISSUS, (François) de Palerme, célébre Médecin &
Philosophe, habile dans toutes les Sciences, eut beaucoup
de réputation non-seulement en Sicile, mais en Italie &
ailleurs. Les plus grands Seigneurs de Sicile, & les Gou-
verneurs du Pays avoient une haute estime pour lui. Marc-
Antoine Colonne, Viceroi de Sicile, le fit en 1580. premier Médecin de la Sicile & des Isles adjacentes. L'année
d'après, ayant été confirmé dans cette dignité par une ample Patente de Philippe II. il fit une magnifique entrée à
Palerme en 1581. avec un cortége pompeux de la Noblesse
& des Magistrats à cheval. Il ne se borna pas à la connoissance de la Médecine ; mais il cultiva aussi les Belles-
Lettres, & devint éloquent Orateur aussi-bien qu'excellent
Poëte. En 1573. une piéce de théâtre de sa façon, fut re-
présentée à Palerme pendant le carnaval par ordre du Ma-
gistrat & aux dépens de la Ville. Il mourut à Palerme
le 20 Janvier 1598. & fut enterré dans l'Eglise de sainte
Marie chez les Franciscains de l'Etroite Observance. On a
de lui :

> *Apologia in curatione ægritudinis Francisci Ferdinandi Ava-*
>   *los, &c. Siciliæ, Proregis.*
>
> *Epistola medica de Erysipelate.*
>
> *Oratio in obitu Francisci Ferdinandi Avalos, &c.*

BLAISE, (saint) Evêque de Sebaste, Ville d'Armenie, qui fut martirisé par le commandement d'Arigle ou
Agricole, Président de l'Empereur Licinius, le troisiéme
jour de Février environ l'an 316. L'histoire de ce saint
Homme nous apprend que dans sa jeunesse il s'étoit beau-

coup appliqué à la Médecine ; mais qu'ayant gagné par ses vertus, l'affection de tout le peuple de Sébaste, il en fut élu Evêque. Saint Blaise est particuliérement invoqué pour les maux de gorge causés par des arêtes. Aëtius parle de l'invocation de ce Saint pour le même sujet, & dit qu'il faut proférer ces paroles, en prenant le malade par la gorge : *Blaise, Martir & Serviteur de Jesus-Christ, commande que tu montes ou que tu descendes.* Ce qui prouve que cela se pratiquoit ordinairement de son tems.

BLANCARD, (Etienne) Hollandois, étoit Docteur en Médecine & en Philosophie. Il vécut au commencement du XVIII. siécle, & publia, entre autres Ouvrages, son *Lexicon Medicum in-8vo.* dont la Médecine lui aura une obligation éternelle.

BLASIUS, (Gerard) Médecin, qui a donné les Ouvrages Anatomiques suivans :

Commentarius in Syntagma anatomicum, Joannis Veslingii, cum figuris. Amstelod. 1659. in-4to.

On a réimprimé cet Ouvrage dans le même endroit *in-4to.* cette édition passe pour la meilleure.

De Renibus monstrosis, Traité publié avec *Bellini Exercitationes anatomicæ, de structura renum. 1665. in-12.*

Anatome contracta. Amstelod. 1666. in-12.

Anatome Medullæ spinalis & Nervorum inde provenientium. Amstelod. 1666. in-12.

Observata Anatomica in homine, simia, equo, vitulo, testudine, echino, glire, serpente, ardea, variisque animalibus aliis ; accedunt extraordinaria in homine reperta, praxim medicam æquè ac anatomen illustrantia. Lugd. Batav. & Amstelod. 1674. in-8vo.

Anatomia, seu Anatomes variorum animalium pars prima. Amstelodami, 1676. in-8vo.

Anatome Animalium terrestrium variorum, volatilium, aquatilium, serpentum, insectorum, ovorumque structuram naturalem, ex veterum, recentiorum, propriisque observationibus proponens, figuris variis illustrata. Amstelodami, 1681. in-4to.

BLEGNY (Nicolas De) étoit de Paris. Au rapport de Mr. Astruc (*De Morbis venereis lib. 6. pag.* 531.) la construction des bandages pour les Hernies fut sa premiére occupation ; & la médiocrité de son savoir le devoit, sembloit-il, toujours retenir dans l'exercice de ce métier : mais devenu plus heureux que n'auroit mérité le caractére de fon génie & l'étendue de fes connoiffances, il fut nommé Chirurgien de la Reine de France en 1678, & Chirurgien ordinaire de Philippe Duc d'Orléans en 1683. Sa fortune ne fe borna pas là; en 1687. il fut élevé à la Charge de Médecin ordinaire du Roi Louis XIV. & en même-tems établi Directeur d'une Société qui s'attribuoit le nom d'*Academie de nouvelles Découvertes* en Médecine. Et comme fi la fortune s'étoit uniquement occupée de la promotion de fon favori, qui fous un dehors trompeur, favoit cacher & l'ignorance & l'impudence, il fut pourvu de l'emploi de premier Médecin du Roi en 1693. & la France étonnée ne vit pas fans craindre, une vie auffi précieufe, expofée entre les mains d'un homme fans mœurs, fans fcience & fans étude. Mais la même fortune qui l'avoit élevé rapidement au plus haut dégré d'honneur, montra bientôt combien il eft difficile de fe foutenir dans les élévations, quand la vertu n'en a pas frayé le chemin & que le fond naturel eft dépourvu de mérite. Le 4 de Juin de la même année 1693. Louis XIV. le fit emprifonner pour plufieurs raifons; & peu de tems après on le relegua à Poitiers, d'où il s'enfuit à Avignon, où il exerça la Médecine avec une certaine réputation, mais enfin mourut miférablement.

En 1673. Blegny avoit donné l'Ouvrage fuivant:

L'Art de guérir les Maladies vénériennes, expliqué par les principes de la Nature & de la Méchanique.

BLONDIN (Pierre) né le 18 Décembre 1682, dans le Vimeu en Picardie, après avoir fait fes Humanités dans la Ville d'Eu, vint à Paris en 1700, pour y achever fes Etudes. Pendant fon cours de Philofophie, il prit différens Traités de Mathématiques au Collége Royal : il alla enfuite aux Ecoles de Médecine & au Théâtre de faint Côme; mais il fe fentit particuliérement attiré au Jardin du Roi, où il fuivit avec affiduité les démonftrations des Plantes qu'y faifoit Mr. Tournefort, célébre Profeffeur en Botanique, dont il mérita bientôt l'amitié & l'eftime plus qu'aucun autre de fes condifciples. Il parcourut enfuite toute la Picardie, la Normandie & l'Ifle de France, pour y chercher de nouvelles Plantes : ce qu'il fit avec tant d'application, qu'il trouva dans la Picardie feule plus de cent vingt Plantes qui n'étoient point au Jardin Royal, & que même on n'y connoiffoit pas; & il en découvrit en France plufieurs efpéces que l'on croyoit particuliéres à l'Amérique. Il entra dans l'Academie des Science en qualité d'Eléve de Mr. Reneaume. On n'a vu de lui qu'un feul Ecrit où il changeoit, à l'égard de quelques efpéces de Plantes, les genres fous lefquels Mr. Tournefort les avoit rangées. On prétend qu'il méditoit un nouveau fiftême de Plantes : il joignoit la pratique à la fpéculation, & compofoit des Médicamens, dont les fuccès lui avoient aquis dans fa Province la réputation d'un habile Médecin. Il fut reçu Docteur à Reims en 1708. & il alloit fe mettre fur les bancs à Paris, où il étoit déja très-connu & eftimé des plus célébres de cette Faculté, lorfqu'il fut attaqué d'une groffe fiévre & d'une oppreffion de poitrine, dont il mourut le 15 Avril 1713. dans la trente-uniéme année de fon âge.

BLONDUS, (Michel-Ange) Italien de nation, a été difciple de Niphus. Il a compofé quelques Ouvrages de Médecine, dont Vander Linden rapporte les titres dans l'ordre fuivant :

De partibus ictu fectis citiffimè fanandis & Medicamento aqua nuper invento. Idem, in plurimorum opinionem, de origine Morbi Gallici, deque Ligni Indici ancipiti proprietate. Venetiis, 1542. *in-8vo.*

Libellus de Morbis Puerorum. Venetiis, 1539. *in-8vo.*

De Memoria Libellus. Venetiis, 1545. *in-8vo.*

Ex Libris Hippocratis de nova & prifca Arte medendi, deque diebus decretoriis Epitome. Roma, 1528. *in-8vo.*

De diebus decretoriis & crifi, eorumque veriffimis caufis in via Galeni contra Neftericos Libellus. Roma, 1550. *in-8vo.*

Phyfiognomia, five de cognitione hominis per afpectum, ex Ariftot. Hipp. Galeno. Roma, 1544. *in-4to.*

De Maculis corporis Liber. Roma, 1544. *in-4to.*

BOCCONI (Silvio) nâquit à Palerme en Sicile, le 24 Avril 1633. d'une famille originaire de *Savone* dans l'Etat de Génes. Après avoir fait fes Etudes, il s'abandonna au panchant qu'il fe fentoit pour l'Hiftoire naturelle. Les progrès qu'il y fit, lui aquirent une très-grande réputation & le firent bientôt mettre au nombre des fameux Phificiens & des grands Botaniftes. Les commencemens pouvoient le mener loin felon le monde ; mais il renonça à tout ce qu'il en pouvoit efpérer de plus avantageux, & entra dans l'Ordre de Cîteaux, dans un âge déja mûr. Il quitta alors le nom de Paul, qu'il avoit reçu au Baptême, pour porter celui de *Silvio*, qu'on lui donna. Son changement d'état ne lui fit point abandonner le genre d'étude qu'il avoit embrassé par gout ; il s'y adonna même plus que jamais, & parcourut pour aquerir de nouvelles connoissances, non-seulement la Sicile, mais encore l'Isle de Malthe, l'Italie, les Pays-Bas, l'Angleterre, la France, l'Allemagne, la Pologne & plusieurs autres Pays. En Allemagne, l'Académie des *Curieux de la Nature* le reçut dans son Corps en 1696. A Padoue il fut fait Docteur & Professeur en Botanique. De retour en sa Patrie, il se retira dans une Maison de son Ordre, près de Palerme, où il est mort le 22 Décembre 1704. Il a donné plusieurs Ouvrages au Public, dont voici le principal :

> *Icones & Descriptiones variorum Plantarum Siciliæ, Melitæ, Galliæ & Italiæ, quarum una quæque proprio charactere signata ab aliis ejusdem classis facilè distinguitur, cum præfatione Roberti Mossockii. Lugduni, 1674. in-4to. Item Oxonii 1674. in-4to. cum figuris.*

BOCK. *Voyez* TRAGUS.

BOCTONER ou **BUTONER**, Chevalier, natif de Sommerset en Angleterre, étoit Médecin, Historien & Mathématicien. Il écrivit environ l'an 1490. un Livre des Antiquités d'Angleterre, quelques Traités d'Astrologie & d'autres de Médecine, comme :

> *Collectiones Medicinales.*
>
> *De Astrologiæ valore.*
>
> *Abbreviationes Doctorum, &c.*

BODENSTEIN, (Adam) Médecin Allemand, étoit de Carlostadt, fils d'André Bodenstein connu sous le nom de Carlostadt & fameux Théologien parmi les Protestans. Comme il étoit disciple de Paracelse, il s'attacha à la Médecine de son Maître, & la fit assez valoir ; c'étoit cependant un esprit inquiet, qui s'arrêtoit peu dans un même endroit. En l'année 1576. pendant qu'une maladie contagieuse ravageoit la Ville de Basle, il composa une Thériaque par le moyen de laquelle il se vantoit de guérir tous ceux qui seroient atteints de ce mal ; & cependant l'année suivante en étant attaqué, il ne put se guérir lui-même. Il a donné au Public quelques Ouvrages de Paracelse, & en a mis au jour d'autres de son invention, savoir :

> *Epistola ad Fuggeres, in qua argumenta Alchymiam infirmantia & confirmantia adducuntur, & eam esse verissimam demonstratur.*
>
> *De Podagræ præservatione.*
>
> *De Herbis duodecim Zodiacis signis dicatis.*

Ifagoge in Arnoldi de Villa-nova Rofarium Chymicum.

On voit à Bafle l'Epitaphe de Bodenftein, dont l'expreffion *atatis hebdomade feptimâ*, fignifie fans doute fa mort arrivée la quarante-neuviéme année de fon âge. La voici:

Hygic Æt.
ADAMUS BODENSTEIN
Theophrafti Paracelfi, ut primus, fic fidus fcitufque, & opere & ore interpres.
Palmam victoriæ fuæ Regi triumphanti oblaturus,
Mortalitatis exuvias nec metuens nec optans,
Solo hoc, cæloque libero homo liber,
Fide depofuit bonâ,
Quas fpe bonâ iterùm repetet.
Anno falutis 1577.
Ætatis hebdomade feptimâ.

Nec omnia, nec omnes mihi
Placuére; quinam ego omnibus?
Non omnibus Coüs Senex,
Non Eremita fpargyrus,
Num tu viator omnibus?
Deo placere cura. Abi.

BOË (François Du Bois de Le) nâquit à Hanau, Ville d'Allemagne au Cercle du haut Rhin dans la Weteravie, en 1614. & reçut le bonnet de Docteur en Médecine à Bafle en 1637. Il exerça fa Profeffion avec beaucoup de fuccès, premiérement dans fa Patrie, & puis à Amfterdam, d'où il fut appellé à Leyde en 1658. pour y occuper la Chaire de Profeffeur devenue vacante par la mort d'Albert Kyper. De Le Boë acheva de mettre la Chimie & les préparations Chimiques en réputation, par les leçons qu'il dicta dans cette Ville, à un auditoire nombreux. Ce Profeffeur prit à tâche d'accréditer cette Science : il ne ceffoit de vanter fon utilité; & fon éloquence, fon exemple & fon autorité firent toute l'impreffion qu'il en pouvoit attendre.

De Le Boë mourut à Leyde en 1678. & laiffa au Public un Ouvrage fort confidérable.

BOERHAAVE (Herman) nâquit en Hollande le dernier Décembre de l'an 1668. à une heure après minuit, dans un Bourg nommé *Voorhout*, attenant à la Ville de Leyde, du côté par où on va à Harlem. Ses ancêtres qui tiroient leur origine de Flandres, vinrent s'établir à Leyde au tems de la révolution des Pays-Bas, & y exercerent le commerce avec honneur. Son pere qui étoit Miniftre du

Bourg que je viens de nommer, s'appelloit *Jacques Boer-haave*, son ayeul *Charles Boerhaave*, & son bisayeul *Marc Boerhaave*, tous honnêtes Marchands de Leyde. Marc fut le premier de sa famille qui s'aquit de la réputation par sa science; il fut Pasteur de la Ville de *Medenblick*.

Jacques Boerhaave, pere d'Herman, savoit le Latin, le Grec & l'Hébreu; il avoit fait une étude particuliére de l'Histoire. C'étoit un homme ouvert, d'une candeur & d'une franchise charmante; excellent pere de famille, qui n'ayant qu'un revenu modique pour l'éducation de neuf enfans, fit voir à combien de frais on peut fournir par une sage économie. C'est ainsi qu'Herman, dans le petit abrégé qu'il a fait de sa vie, fait l'éloge de son pere.

Le 10 Juillet 1663. Jacques Boerhaave épousa *Hagar Daelder*, fille d'*Herman Daelder*, honnête Marchand d'Amsterdam, aussi-bien qu'ingénieux Ouvrier, & de *Madelaine Dubois*. Hagar Daelder aimoit la Médecine, & la savoit. Jacques Boerhaave eut de sa femme cinq filles, & pour fils unique, Herman dont il s'agit ici.

Hagar Daelder étant morte au mois d'Août 1673. Jacques Boerhaave fit une seconde alliance avec *Eve Dubois*, fille de *Jacques Dubois*, un des Ministres de Leyde. Cette seconde femme sut si bien partager sa tendresse entre ses propres enfans & ceux du premier lit, que les uns & les autres la regarderent toujours comme leur véritable mere. Herman l'estimoit tant, qu'après la mort de son pere, il resta toujours avec elle, vivant ensemble dans une parfaite union. Il a aussi toujours beaucoup aimé Jacques Boerhaave, son frere du côté paternel, homme célébre dans le Ministére, à qui il a dédié sa Chimie.

Herman, dès les premiéres années, fit des progrès surprenans dans l'étude : son pere qui le destinoit au Ministére, lui fit apprendre, de bonne heure, les Langues savantes & l'Histoire. Herman, avant l'âge d'onze ans, possédoit à fond le Latin & le Grec, à quoi il joignoit une grande connoissance de l'Histoire universelle. A douze ans il lui survint une maladie qui interrompit considérablement le cours de ses études; mais qui ne l'empêcha pourtant pas de faire toutes ses classes dans la moitié moins de tems qu'il n'en faut aux autres. Ce fut un ulcére malin à la cuisse gauche, lequel dura sept ans de suite, sans qu'aucun reméde, ni de la Médecine, ni de la Chirurgie pût y être d'aucun secours. Au bout de sept ans, il renonça à

tous

tous les médicamens qu'il avoit effayés, & fe contenta de
baffiner fon ulcére avec de l'urine & du fel ; ce qui étant
continué quelques jours, lui procura une guérifon entiére.

Malgré ce mal opiniâtre, Herman fut envoyé à Leyde
en 1682. où il avoit fait fa Rhétorique à quinze ans, &
s'y étoit diftingué comme dans toutes fes Humanités : mais
il penfa être arrêté tout court au milieu d'une fi belle carriére ; car fon pere mourut alors, laiffant avec très-peu de
bien, une femme & neuf enfans, dont l'aîné n'avoit au
plus que feize ans ; on ne voyoit point d'où Herman pourroit tirer dequoi continuer fes Etudes, & mettre à profit
fes talens : heureufement *Jacques Trigland*, un des amis de
fon pere, le prit en amitié, & le recommanda fi fortement à *Van Alphen*, qu'il fe chargea de fa fortune. De
l'avis donc de ces deux hommes célébres, Boerhaave apprit la Philofophie fous *Senguerdius*, le Grec fous *Gronovius*,
& la Géographie fous *Rickius*. Jacques Trigland lui-même
& *Charles Schaaf* lui enfeignerent l'Hébreu & le Chaldéen,
toujours dans la vue de le pouffer au Miniftére.

Au milieu de fes occupations, il fe fentit du gout pour
les Mathématiques ; il ne s'y appliqua encore que légérement en 1687. Mais quand fon ulcére fut guéri, il fe plongea bientôt tout entier dans cette étude, tant recomman-
dée par Hippocrate, & fi négligée par la plupart de fes
Difciples, qui eft la bafe & la clef de toutes les autres,
que l'évidence accompagne, & qui a cela de particulier,
qu'elle tranfporte & fixe prefque toujours ceux qui font
capables de s'y adonner.

En 1688. c'eft-à-dire, à 20 ans, il donna des preuves de
fon érudition & de fon éloquence ; car ce fut en ce tems-
là qu'il prononça fous la Préfidence du célébre Gronovius,
un Difcours Academique, dans lequel il fit voir que Ciceron avoit folidement refuté le fentiment d'Epicure fur
le fouverain bien ; fujet épineux, & qui ne pouvoit être
traité que par un grand génie. Boerhaave s'en tira à merveille : mais la multitude infinie des chofes qui fe prefen-
tent, m'empêche de m'étendre là-deffus ; je ne dois pourtant point oublier que la Ville, pour le recompenfer &
l'encourager, lui fit préfent d'une médaille d'or.

En 1689. fes talens perçoient de plus en plus : outre le
Latin, le Grec, l'Hébreu & le Chaldéen qu'il favoit parfaitement, il s'attacha enfuite à l'étude de l'Hiftoire Eccléfiaftique & à la lecture des Peres de l'Eglife.

En 1690. il fut fait Docteur en Philofophie; & pour répondre à l'honneur qu'il recevoit, il foutint dans fa difpute inaugurale, la diftinction de l'ame & du corps : c'est dans cette piéce qu'il réfute avec une grande force Epicure, Hoppe fon compilateur, & ce monftre d'incrédulité, Spinofa, dont l'Athéifme reffemble affez au labirinthe de Dedale, tant il y a de tours & de détours dans fon fiftême. Mais Boerhaave le fuit par-tout, & par-tout il porte la lumiére : plus fort qu'Hercule il abat d'un feul coup, toutes les têtes de l'Hidre. Ceux qui liront cette Differtation, auront peine à croire qu'elle foit l'ouvrage d'un jeune homme, tant elle eft forte de chofes, de raifonnement & de Métaphifique. Son Préfident en cette occafion fut *Volder*, pour lequel il eut toute fa vie, le plus profond refpect, comme Volder eut pour lui l'amitié la plus tendre.

Il étoit tems qu'il s'appliquât à la Théologie, & il eut pour Maîtres Jacques Trigland, Fréderic Spanheim & Jean Markius. Il fe dévoua enfuite aux fonctions du Miniftére, fans que cela l'empêchât de faire de grands progrès dans les Mathématiques; mais comme il ne pouvoit fuffire aux dépenfes qu'il faut faire néceffairement dans les Academies, & qu'il avoit d'ailleurs trop de fentimens & de délicateffe pour continuer d'être à charge à fes Patrons, il s'avifa de donner des leçons de Mathématiques. Cela lui valut la connoiffance de Jean Vandeberg, qui pour lui donner des marques de l'amitié qu'il avoit pour lui, le fit nommer pour conférer le Catalogue des Manufcrits de la Bibliothéque de Voffius, que Leyde avoit achetée depuis peu, & qu'elle avoit fait venir à grands frais d'Angleterre. Il s'aquitta de fa commiffion en homme d'efprit, & fon travail plut fi fort au Sénat, & à Vandeberg en particulier, qu'il réfolut de faire tout pour la fortune d'un homme de ce mérite; & d'abord il lui confeilla de joindre à fes autres connoiffances celle de la Médecine; mais ce qui furprendra beaucoup, c'eft que Boerhaave n'eut jamais que quelques leçons du fameux Drelincourt, & qu'à proprement parler, il a été fon maître dans une fcience qu'il a portée fi haut, que la poftérité en fera étonnée. Il commença par l'Anatomie, qu'il étudia dans Vefale, le Prince des Anatomiftes; dans Fallope, Bartholin, &c. & pour joindre la pratique à la théorie, il affiftoit réguliérement aux leçons de Nuck; & de plus, il travailloit chez lui à des diffections particuliéres, examinant toutes les parties du corps avec des yeux géométres. Il se mit ensuite à la lecture des anciens Médecins, dans l'ordre & suivant le tems qu'ils avoient vêcu; il examina sans relâche tout ce que les Grecs & les Latins nous ont fourni d'hommes illustres en ce genre : mais il s'apperçut bientôt que les Auteurs postérieurs à Hippocrate, avoient pris de lui tout ce qu'ils avoient de bon. Ce fut donc aux Ouvrages de ce grand Homme qu'il s'arrêta particuliérement; il en considéra le plan & les preuves, il en fit des extraits; en un mot, il se remplit si bien de sa doctrine, qu'on eût dit qu'elle étoit passée du maître dans le cœur & l'esprit du disciple. Il lut avec la même rapidité, & pourtant avec autant de soin & d'exactitude, les Ecrits des Médecins modernes; mais ce fidéle Historien de la Nature, qui en a, pour ainsi dire, suivi toutes les allures pas à pas, & qui nous les a tracées avec la derniére précision, Sydenham fut son Auteur favori. Boerhaave lut plusieurs fois tous les Ouvrages de cet Hippocrate Anglois, & toujours avec le même plaisir, & cette sorte d'avidité qu'on ne sent guères que pour les excellens Livres.

Notre Auteur passa à la Chimie, ensuite à l'étude de la Botanique, avec cette précaution, qu'il vouloit voir de ses yeux, & toucher, pour ainsi dire, de ses mains, ce qu'il avoit remarqué dans ces Livres. On croiroit après cela que Boerhaave étoit tout Médecin, & qu'il ne songeoit plus à l'étude de la Théologie : mais son respect pour les ordres connus de son pere, lui fit prendre la résolution de se mettre au nombre des Proposans; & avant tout, il voulut se faire recevoir Docteur en Médecine. Il fut pour cela à Hardevick, où ce savant Disciple d'Esculape reçut le bonnet le 10 Juillet 1693. Le sujet de l'Acte qu'il soutint pour parvenir à ce dégré, concernoit l'importance dont il est, que les Médecins examinent avec soin les déjections de leurs malades : *Disputatio habita de utilitate explorandorum excrementorum in agris, & signorum.*

A son retour, il songeoit plus que jamais à être tout à la fois Ministre & Médecin; c'étoit aussi l'idée de son illustre ami Vandeberg : il avoit même déja composé le Discours que font d'ordinaire les Proposans; & dans ce discours fait exprès, il entreprit de chercher la cause pourquoi on voyoit autrefois des gens grossiers du tems des Apôtres & des premiers Chrétiens, convertir tant d'hommes, & qu'aujourd'hui les plus favans ont bien de la peine à en convertir un petit nombre : ce difcours eft refté parmi fes papiers, parce qu'une infame calomnie lui ayant alors fermé l'entrée au Miniftére, il n'eut plus occafion de le prononcer. A fon arrivée à Leyde, il trouva que le bruit public étoit qu'il avoit embraffé le Spinofifme ; & cela au fujet de quelques entretiens qu'il avoit eu fur une voiture d'eau avec un Particulier, qui après avoir déclamé fur le fiftême de Spinofa, s'étoit répandu en réflexions perfonnelles fur cet Auteur. Ses amis mirent tout en œuvre pour le juftifier ; mais c'étoit au tems à détruire ce préjugé. Cependant cela détermina Boerhaave à abandonner le projet qu'il avoit formé d'être en même-tems Miniftre & Médecin ; il fe tint au dernier parti & s'y livra tout entier, regardant la Médecine comme un pays plus tranquile pour lui, & où la malice de fes adverfaires auroit moins occafion de lui faire d'odieux reproches.

Il faut avouer que fes commencemens ne furent point heureux ; fa pratique ne rendit point d'abord autant que fon habileté fembloit le lui promettre : il ne fe découragea pas pour un mal néceffaire à prefque tous ceux qui entrent en pareil exercice ; au contraire, donnant à fes livres l'heureux loifir dont il jouiffoit, il amaffa ces tréfors de fcience qui lui ont aquis dans la fuite tant de gloire & de fortune. Le vrai mérite perce tôt ou tard ; le fien ne tarda point à fe répandre. Un homme de la premiére condition, favori de Guillaume III. l'invita à des conditions très-honnêtes, & fous des efpérances encore plus flatteufes, de fixer fon domicile à La Haye, où il lui faifoit entendre que la fortune l'attendoit. Il refufa poliment des offres fi engageantes, préférant à tout une vie libre, éloignée des tumultes de la Cour, où c'eft peu de parler autrement qu'on ne penfe, quand pour parvenir il faut fouvent agir contre fon gré & fes propres lumiéres.

Cependant fes amis fongeoient à le faire entrer dans le Corps de l'Univerfité de Leyde : mais loin de fe prêter à leurs vues, il s'y oppofa, difant que le préjugé contre lui étoit encore trop récent, & que ceux qui avoient cabalé pour l'exclurre du Miniftére, ne s'endormiroient pas en cette occafion ; qu'ils rifqueroient leur crédit & leur autorité, & qu'il ne fouffriroit jamais que pour lui rendre fervice, ils s'expofaffent à un refus. Ces motifs ne firent aucune impreffion fur l'efprit de Van-Berg, qui de concert avec Van-Alphen, travailla fi efficacement à ce qu'il avoit réfolu pour Boerhaave, qu'il le fit nommer le 18 Mai 1701. par les Curateurs de l'Académie, à la place du célébre Drelincourt, dont il foutint & furpaffa bientôt la haute réputation. Il préluda par un Difcours, où il recommanda fortement l'étude de la doctrine d'Hippocrate, perfuadé, avec raifon, qu'il n'y a point de meilleur modéle à fuivre pour un Praticien que celui-là. Ce Prince de la Médecine étoit alors dans une efpéce de décri ; on trouvoit & on vouloit que fon regne fût paffé ; que le fuivre encore, c'étoit adorer de vieilles imaginations, & un Auteur qui n'avoit rien de refpectable que fon antiquité. Mais il fit voir, au contraire, que jamais homme n'avoit pénétré plus avant que lui dans les fecrets de la Nature ; que fes régles pour connoître & diftinguer les maladies, que fes remédes pour les guérir, étoient de tout point conformes à l'expérience : il parla fur ce fujet avec tant de force, d'érudition & de clarté, qu'on n'ofera plus vraifemblablement, difputer à Hippocrate ce furnom de Divin, cet Empire que nos peres lui ont donné, & qu'il mérite à tant de titres.

Ce difcours prononcé en l'honneur du vénérable Efculape, & encore plus la profondeur des leçons du jeune Boerhaave, lui aquirent en peu de tems une fi grande renommée, que l'Academie de Groningue lui offrit en 1703. une Chaire en Médecine : mais fur fon refus, de l'avis encore de Van-Berg, qui ne manquoit jamais l'occafion d'avancer fon ami, les Curateurs de Leyde lui promirent la premiére place vacante : en attendant, ils augmenterent fes gages, pour le dédommager de ce qu'il perdoit par zéle & par attachement à fon Corps. C'eft à ce fujet qu'il prononça le 24 Septembre de cette même année un fecond Difcours fur l'ufage & l'utilité des Méchaniques dans la Médecine : *De ufu Mechanices in Medicina.*

On fait avec quel fuccès Boerhaave exerçoit fon emploi, & toujours fous le titre de fimple Lecteur en Médecine, lorfqu'on le nomma enfin Profeffeur à la place d'Hotten. Le décret de la nomination eft du 18 Février 1709, fon Difcours inaugural du 20 Mars fuivant. Le titre eft : *Oratio quâ repurgata Medicina facilis afferitur fimplicitas,* de la fimplicité de la Médecine.

L'Académie de Leyde, pour s'attacher de plus en plus un aussi grand sujet, le nomma Professeur de Botanique. On s'attendoit bien à des augmentations ; mais on fut surpris de trouver en lui un nouveau Tournefort. Il augmenta bientôt de moitié le nombre des Plantes du Jardin ; le tout avec un choix qui décéle l'habileté du Collecteur, & la profondeur de ses connoissances.

En 1714. il fut nommé Recteur de l'Université. Peu de tems après, le 8 Août de la même année, il fut fait Professeur du Collége-Pratique ; & outre ses leçons ordinaires, il en donnoit deux fois la semaine dans l'Hôpital sur les maladies regnantes, tant pour le soulagement des pauvres malades, que pour l'utilité de ses écoliers ; & il en résultoit, sans doute, un grand avantage ; car de l'œil & de la main on voyoit joindre la pratique à la théorie. La théorie fait, pour ainsi dire, le corps de la Médecine : mais, puisqu'il faut le dire, la pratique en est l'ame. Ayez tant que vous voudrez des connoissances ; réunissez en vous seul ce que savent tous les autres, s'il est possible, vous serez très-habile : l'essentiel, c'est l'expérience ; sans elle on n'est jamais digne du nom de Médecin. Disons-le hardiment, sans cette pratique consommée, le grand Boerhaave eût été un Savant, mais non un Praticien du premier ordre ; sans elle, l'Angleterre n'auroit pas eu son Sydenham ; la Gréce, son Hippocrate ; ni Paris son Duret, ni Fernel, &c.

Le nouveau Recteur prononça à la fin de son Rectorat, un discours sur le chemin qu'il faut tenir pour découvrir la vérité en Phisique : *De comparando certo in Physicis.* C'est là qu'il s'éléve contre la paresse de ces Philosophes, qui ne voulant pas se donner la peine de suivre la nature dans ses marches, aiment mieux se fabriquer à leur mode des principes des choses, que d'examiner, en effet, s'ils sont conformes à l'expérience. Une proposition si simple ne méritoit que des applaudissemens, bien loin de s'attirer des censures améres. Un Professeur en Théologie s'éleva contre avec fureur : il prétendit, que soutenir, comme avoit fait Boerhaave, qu'on ignoroit les principes de la Phisique, c'étoit renverser la Religion, établir sur ses ruines l'Athéisme le plus monstrueux, élever sur ses débris le Spinosisme le plus absurde. Jamais accusation plus folle. Boerhaave ne dit dans ce discours autre chose, sinon qu'on ne peut connoître la nature que par la nature elle-même ;

qu'il faut l'étudier dans ses propres effets ; faire en quelque forte les mêmes pas avec elle ; & qu'à cet égard, tout ce qui n'est point fondé fur l'expérience, est douteux, faux ou chimérique.

L'Univerfité de Franéker ne put fouffrir qu'un de ses Membres eut ainfi attaqué l'honneur de l'illuftre Profeffeur de Leyde : elle obligea cet accufateur à fe retracter publiquement, offrant même, après lui avoir fait chanter cette palinodie, de le punir plus févérement, fi Boerhaave le vouloit. Sa réponfe fut, que la plus grande fatisfaction qu'on pouvoit lui faire, étoit de laiffer le Théologien tranquile, & de lui pardonner fa faute auffi fincérement qu'il la lui pardonnoit lui-même.

Mais tandis que fon mérite fupérieur lui attiroit des ennemis jaloux de fa réputation, l'Academie des Sciences de Paris, comme pour le dédommager des injuftices qu'on lui faifoit, lui écrivit, pour lier avec lui un commerce de Botanique & de Phifique. Il ne fut pourtant reçu dans ce refpectable Corps, à titre d'Affocié étranger, qu'en 1728. à la place de l'illuftre Comte de Marfilly. Après la mort de Mr. Freind, la Société Royale de Londres lui fit un pareil honneur ; car tant que ce favant Médecin Anglois a vêcu, comme il étoit Préfident de cette Société, & qu'il n'avoit pas pour Mr. Boerhaave toute l'eftime qu'il méritoit par je ne fais quels motifs qu'on a pu pénétrer, jamais Boerhaave ne put être reçu dans cette Compagnie, non qu'il fît un pas pour cela ; mais tous fes amis parloient pour lui & n'étoient point écoutés. Heureufement l'honneur que devoit un jour recevoir, & Boerhaave, & le célébre Corps dont il s'agit, n'étoit que différé : la Société eût été trop flattée de poffeder à la fois un Freind & un Boerhaave, les deux plus grands ornemens de leur Nation.

Tandis que Boerhaave fe livre tout entier aux pénibles fonctions de fes charges, fon corps ne pouvant plus réfifter à tant de fatigues, fuccomba enfin fous le poids de fes travaux. On verra ci-deffous l'hiftoire de cette affreufe maladie qui le retint au lit pendant cinq mois. Je remarque, quant à préfent, qu'étant encore retombé en 1727. & puis en 1729. il fe démit cette derniére année de fes places de Profeffeur en Botanique & en Chimie, ne fe refervant que fon Collége-Pratique.

En 1730. il fut nommé une feconde fois Recteur. Suivant l'ufage, en quittant l'emploi dont je viens de parler, il prononça un Discours intitulé : *De honore Medici, servitute;* il paroit au-dessus de tous ceux que Mr. Boerhaave ait jamais prononcés. Son but dans cette harangue, comme dans celle du Méchanisme des corps, est de prouver la nécessité de l'étude de la nature ; que l'art de guérir les maladies n'est jamais plus puissant que lorsqu'il est soumis à la nature, & qu'il en est le fidéle ministre ; que l'honneur du Médecin comme du Chirurgien, est de se rendre humble serviteur de cette souveraine maîtresse.

Voici maintenant la liste des Ouvrages de Mr. Boerhaave, telle qu'il la donne presque entiérement lui-même dans la Préface de sa Chimie :

Oratio de commendando studio Hippocratis.

De usu ratiocinii Mechanici in Medicina, quâ repurgata Medicina facilis asseritur simplicitas.

De comparando certo in Physicis.

De Chymia suis erroribus purgatâ.

De vita & obitu clarissimi Bernardi Albini, cùm Botanicam & Chemicam professionem publicè exponeret.

De honore Medici, servitute.

Institutiones medica.

Aphorismi de cognoscendis & curandis Morbis.

Libellus de Materia medica & Remediorum Formulis.

Index Plantarum, qua in Horto Academico Lugduno Batavo reperiuntur.

Epistola de Glandulis ad clarissimum Ruychium.

Atrocis nec descripti antea morbi Historia, secundùm Medica Artis leges conscripta.

Atrocis, rarissimique morbi Historia altera.

Editio procurata Operum Anatomicorum & Chirurgicorum Andrea Vesalii.

Tractatus de Peste.

Tractatus de Lue Aphrodisiaca, præfixus Aphrodisiaco.

Aretæi Editio de causis, signisque Morborum, eorumque curatione.

Elementa Chemia.

Index alter Plantarum, qua in Horto Academico Lugduno Batavo aluntur.

Observata de Argento vivo.

Editio Swammerdamiana.

Le premier en datte de ces Ouvrages, &, peut-être, d'un aussi grand mérite que les Aphorismes, est les *Institutions de Médecine* que Mr. Boerhaave dédia à son beau-pere

Drolenvaux, pour le remercier de lui avoir donné une bonne femme. Un fait très-remarquable, c'est que le Moufti d'aujourd'hui traduit actuellement les Inſtitutions en Arabe, qu'on imprimera inceſſanment à Conſtantinople; la première édition de cet Ouvrage parut en 1707.

Les Aphoriſmes ſont de 1708. ils ſont auſſi traduits en Arabe & en François, pour ne rien dire des autres Langues dans leſquelles cet Ouvrage a été traduit. Nous avons l'obligation à Mr. Van Swietten, Docteur de la Faculté de Leyde, & premier Médecin de la Reine de Hongrie & de Bohême, Marie-Théréſe, glorieuſement regnante, Impératrice des Romains, &c. d'un Commentaire ſi néceſſaire pour l'intelligence & l'explication des Aphoriſmes de Boerhaave. L'eſprit de ce grand Homme, dont il a été le diſciple, a paſſé tout entier dans ſon Commentaire, qu'il a enrichi de tout ce qu'une érudition ſage & conſommée pouvoient fournir d'utile & d'intereſſant. La ſatisfaction avec laquelle le Public en a reçu les deux premiers volumes, & l'avidité avec laquelle il attend les autres, ſont le plus ſûr & le plus grand éloge que l'on puiſſe faire de cet Ouvrage.

Son troiſiéme Ouvrage, *De Materia medica*, doit être bien diſtingué d'un autre livre qui a été donné par quelques-uns de ſes Ecoliers : il a pour titre : *De Viribus Medicamentorum*, & Devaux, Chirurgien de Paris, l'a traduit en François, croyant qu'il étoit réellement de Mr. Boerhaave, comme porte le titre. Le volume dont il s'agit, ne contient preſque que des formules de remédes, qui ont tant de rapport avec les Aphoriſmes, qu'on ne peut guères ſéparer ces deux Ouvrages.

Suivent ſes Ecrits ſur la Botanique, qui ſe reduiſent à deux Catalogues raiſonnés des Plantes du Jardin de l'Academie de Leyde. Le ſecond qui parut en 1720. eſt le double du premier qu'on imprima en 1710. C'eſt que dans cet eſpace de tems le nombre des plantes s'augmenta tellement ſous la direction de Mr. Boerhaave, qu'on voyoit dans un terrein beaucoup moins grand que le Jardin du Roi, à Paris, tout ce qu'il y a de plus rare en Plantes dans les quatre parties du monde.

Plus heureux & non moins induſtrieux dans les recherches anatomiques que Malphigi, le Prince des Obſervateurs, il remit en honneur le ſentiment ſur les glandes qui paroiſſoit abandonné : il faut voir là-deſſus ſon Epi-

tre à son ami Ruysch, si connu par les surprenantes injections; elle fut imprimée en 1722.

En 1725. il donna l'édition des Ouvrages anatomiques
& chirurgiques d'André Vesale; ce qui seul le feroit connoître assez avantageusement du côté de l'Anatomie & de
la Chirurgie, si ses instituts, ses leçons, & la profondeur
avec laquelle il a écrit dans ses Aphorismes sur les principales maladies chirurgicales, ne décidoient encore pour
lui d'une façon plus heureuse. Il est vrai que notre Auteur partagea l'honneur de ce travail avec Mr. Albinus;
mais c'est lui qui conçut & dirigea le projet, & qui se
chargea en particulier de la vie de Vesale.

La description de l'étrange maladie du Baron de Vasse-
nar, Seigneur de Rosembourg, est de 1724. & celle de la
maladie du Marquis de S. Alban est de 1728. En cette
même année parut son Traité sur la Peste, Ouvrage excellent, & qu'on trouve à la tête des Ecrits composés en ce
tems-là à l'occasion de la contagion de Marseille.

Mr. Schultens ne fait aucune mention du tems que la
Peste se répandit à Leyde, ni de la façon dont notre second Hippocrate, après avoir délivré sa Ville de cette contagion, en fut lui-même attaqué & guéri : il se sentit à
peine pris de la Peste, qu'il envoya chercher ses confreres , & leur fit écrire par ordre tous les accidens actuels
& futurs de cette maladie, & les moyens de remédier à
chacun en particulier quand sa tête seroit attaquée. On suivit de point en point la cure marquée, & elle eut tout le
succès que le malade attendoit.

Le prognostic n'est pas la partie guérissante de la Médecine; mais il sert beaucoup, & fait bien de l'honneur au
Médecin. Hippocrate est le premier de tous en cet art divin : nul Moderne ne l'emporte sur les deux dignes rivaux
du Praticien Grec, Sydenham & Boerhaave. Il donna en
1731. la magnifique édition d'Aretée de Cappadoce sur les
causes , les signes & les remédes des Maladies; & Boerhaave profita, à cette occasion, des lumiéres de Jean Van
Groemuld , aussi profond Jurisconsulte, que savant Médécin. Ces deux grands Hommes, que la vertu & les mêmes études unirent ensemble, avoient résolu de donner
au Public *la Bibliothéque des Médecins Grecs*, & je ne sais
ce qui a empêché l'exécution de ce dessein.

J'ai déja fait mention du mérite de Boerhaave comme
Chimiste : mais pour mieux l'apprécier, il faut lire ses élé-

mens de Chimie, qu'il donna en 1732. car ceux qui ont paru avant ce tems, ne sont point de lui; & il ne seroit pas nécessaire d'en avertir, s'il ne l'avoit fait lui-même, en pleurant sur l'avarice ou l'interêt sordides des Libraires & de ses Ecoliers, qui, pour donner plus de succès aux compilations les plus ridicules, ne manquoient pas d'y mettre son respectable nom. On ne sauroit croire combien ces livres postiches se sont multipliés, & se multiplieront, peut-être, encore davantage à l'avenir. C'est ce qui ne laissoit pas de répandre beaucoup d'amertume parmi les délices de la réputation dont il jouissoit. Les faux Elémens de Chimie, qui ont heureusement engagé Mr. Boerhaave à donner les siens, étoient regardés comme des leçons prises de sa bouche même; c'est pourquoi on en faisoit grand cas.

Voici les titres des autres Livres postiches qui ont paru sous le nom de Boerhaave; outre ces trois:

Commentaria in Aphorismos.

Institutiones & experimenta Chemiæ.

De Viribus Medicamentorum.

il faut encore en compter deux autres, savoir:

Methodus discendi Medicinam.

Index Plantarum, quæ in horto Leydensi crescunt, cum appendicibus & caracteribus carum, desumptis ex ore clarissimi Viri H. B.

Boerhaave envoya en 1734. ses observations sur le Vif-Argent, à la Société Royale de Londres & à l'Academie des Sciences. Je ne parle point du Livre de Swammerdam, intitulé: *La Bible de la Nature*, parce qu'au fond, c'est Mr. Gaubius, Professeur de Chimie à Leyde, qui l'a traduit en Latin, par le conseil, à la vérité, &, peut-être, avec les lumiéres de son protecteur Boerhaave, qui se chargea de l'édition & l'orna d'une magnifique Préface. Je passerai sous silence ce nombre infini de lettres, de réponses à des consultations, de mémoires sur des maladies. Je ne dis rien de cet empressement avec lequel les Rois, les Princes, le Pape, & tant d'autres personnes éminentes qui lui écrivoient, attendoient ses réponses. Un homme de ce mérite & de cette réputation pouvoit-il manquer d'être consulté de tous les coins du monde? Ce qui est surprenant, c'est que malgré le nombre infini de ses occupations, malgré son Collége public, ses leçons particuliéres, & le tems qu'il donnoit aux malades & à ses Ouvrages, il étoit très-exact à répondre de vive voix ou par écrit en

quelque tems que ce fût , laiſſant tout pour le ſervice &
l'utilité des particuliers. Tel étoit le haut dégré de renommée où Boerhaave étoit parvenu depuis plus de 20 ans ,
que ſa maiſon étoit regardée comme le Temple d'Eſculape : on y venoit de toutes parts , & chacun en ſortoit
ſatisfait. Une foule innombrable d'Etudians en Médecine , accouroient de toute l'Europe à Leyde , pour apprendre aux leçons de ce grand Homme les principes de leur
Art , ou perfectionner les connoiſſances qu'ils avoient déja
aquiſes. Je paſſe au deſintereſſement de Boerhaave : les
pauvres étoient également admis chez lui comme les riches , aux heures marquées ; mais il paroit par la fortune
immenſe qu'il a laiſſée , que les riches le dédommageoient
amplement.

Il ne venoit perſonne à Leyde , d'un certain rang , qui
ne ſe fît du moins un plaiſir de rendre viſite à cet oracle
de la Médecine moderne ; des Princes même lui ont fait
cet honneur. Le fameux *Czar* qui acheta une partie des injections de *Ruyſch*, entretint Boerhaave en 1715. pendant
plus de deux heures , & ne pouvoit ſe laſſer d'admirer ſon
beau Génie & la vaſte étendue de ſes connoiſſances. Le
Duc de Lorraine , aujourd'hui Grand-Duc de Toſcane &
Empereur , le viſita pareillement.

Boerhaave garda long-tems le célibat. Ce fut à quarante-deux ans qu'il épouſa le 16 Septembre 1710. *Marie
Drolenvaux*, Demoiſelle d'un mérite accompli , fille unique de cet Abraham Drolenvaux , célébre Sénateur de
Leyde , à qui il dédia ſes Inſtitutions , comme il a été déja
dit. Il eut en elle une épouſe douée de toutes les qualités
qu'un mari puiſſe ſouhaiter pour être heureux , & elle eut
en lui un mari digne d'elle. Le 19 Mars 1720. Boerhaave
eut pour le premier fruit de ſon mariage , une fille , qui fut
nommée Marie-Jeanne , & enſuite deux autres qui moururent dans leur enfance. Le 9 Juin 1721. vint un fils qui
ne vécut que trois jours. La fille aînée Marie-Jeanne , vit
encore.

C'eſt dans ſes Ecrits qu'il faut chercher l'image de ſon
eſprit & de ſon cœur. Ce que j'en puis dire , c'eſt qu'on
ne vit jamais un ami plus tendre & plus ſincére. Il n'étoit
point ſoupçonneux , il ne jugeoit mal de perſonne ; au
contraire , il interprétoit tout en bien. Il ne ſe mettoit jamais en colére , quelque lieu qu'il en eût. Ses conſeils
étoient ſages & modérés , la paix & encore la paix. Il a

eu des ennemis, & le mérite n'en donne-t'il pas toujours?
Il les forçoit à se taire par ses bienfaits; & s'il trouvoit
de ces esprits opiniâtres qui ne veulent pas se rendre, il
s'expliquoit publiquement sur leur accusation; après quoi
il restoit tranquile, content du témoignage de sa conscience : souvent il ne répondoit rien; il étoit persuadé que
c'étoit trop honorer la calomnie, que d'y répondre; il la
comparoit à ces étincelles qui s'éteignent d'elles-mêmes,
quand on ne les reléve pas. Il ne vantoit jamais ses Ouvrages, ne parloit de lui-même qu'avec une vraie modes-
tie, & non avec cette fausse humilité qui cherche les
loüanges. Il étoit compatissant & très-charitable envers
les pauvres; il les assistoit le plus secrétement qu'il pouvoit. Il n'étoit cependant rien moins que prodigue; on
l'eût même, peut-être, soupçonné de donner dans l'extrêmité contraire; car au milieu de l'abondance, & dans le
sein des plus grandes richesses, il vivoit chez lui avec une
médiocrité qui tenoit pour le moins du Philosophe : il ne
mangeoit chez personne, & personne ne mangeoit chez
lui; c'eût été trop se livrer ou s'exposer à perdre un tems
précieux.

Génie supérieur, Philosophe inébranlable, l'adversité &
la prospérité ne causoient aucune altération dans son ame;
aussi tranquile à la mort de son pere, quand il manqua de
tout, que lorsqu'il se vit un des plus puissans Particuliers
de sa République. Mais sa vertu favorite étoit la reconnoissance; jamais cœur ne fut plus pénétré de ce sentiment
qui fait tant d'honneur à l'humanité. Telle étoit la reconnoissance d'Herman envers son frere, envers Van-Berg &
Van-Alphen ses illustres Protecteurs, qu'il n'en parloit
qu'avec un zéle, une effusion, une chaleur de sentiment,
qui marquoit si véritablement sa gratitude, que son cœur
sembloit passer sur ses lévres. Veut-on l'envisager du côté
des Langues & des Sciences qu'il possédoit? il n'y a qu'à
faire une petite récapitulation de tout ce qui a été dit ci-
devant. Il savoit le Hollandois, l'Allemand, le François,
l'Anglois, l'Italien, l'Espagnol, le Latin, le Grec, l'Hébreu, le Chaldéen. Il nous a laissé sur toutes les parties
de la Médecine (Anatomie, Phisiologie, Pathologie, Dia-
gnostic, Prognostic, & Cure des Maladies Chirurgicales
& Médecinales, Matiére Médicale, Botanique, Chimie,
&c.) des Ouvrages qui passeront éternellement pour des
chefs-d'œuvres.

Boerhaave étoit naturellement d'une complexion forte, & l'éducation qu'il avoit reçue, la promenade à pied, l'exercice à cheval qu'il aimoit beaucoup, les viandes féches, folides, le pain fec, bien fermenté, le bifcuit même dont il faifoit fa nourriture ordinaire, & qu'il recommande tant à ceux qui ont les fibres lâches & qui font fujets aux aigreurs; toutes ces chofes avoient encore augmenté la vigueur de fon temperament : mais à force de travailler tant d'efprit que de corps, pour fes Ecoliers, pour fes Lecteurs & pour fes Malades, dont le nombre l'accabloit pourtant, de trop rudes épreuves lui attirerent trois maladies confidérables. La premiére commença au milieu du mois d'Août 1722. Celle-là par fa faute; car s'étant expofé au fortir du lit, contre fes propres lumiéres, à un air froid & chargé d'un brouillard glacé & pénétrant, les pores ouverts par la chaleur fe refferrerent promptement, la tranfpiration s'arrêta, le froid pénétra jufques dans les nerfs & dans les articles; la goutte fe joignit ainfi à une paralifie qui le rendit perclus des deux jambes; il fouffrit fur-tout pendant cinq mois, des douleurs extrêmes, avec une patience admirable. Il tâcha en vain d'adoucir fon cruel tourment par les fecours de la Médecine; femblable à Sydenham qui écrivoit fur la goutte, dont il ne pouvoit fe guérir, il fe retraçoit tous les Remédes vantés pour la cure des maux qui l'affiégeoient, & fe convainquoit par fa trifte expérience, de leur inutilité. Il fallut attendre que la maladie fe détruifît d'elle-même, & fe ruinât dans fon propre fonds. Un an après, lorfqu'il crut pouvoir aider la nature avec plus de fuccès, il but pendant plufieurs jours beaucoup de fuc de Chicorée, d'Endive, de Fumeterre, de Creffon & de Veronique, & cela le guérit enfin. Le malade reparut; ce fut un jour de fête pour la Ville de Leyde; il y eut des feux & des illuminations : témoignages bien flatteurs, & il faudroit être bien Philofophe, même trop Philofophe, pour n'en pas gouter la douceur, dans des circonftances, au moins, où il eft clair qu'on n'honore que le mérite.

Une feconde maladie moins longue, moins douloureufe, mais beaucoup plus dangereufe que la premiére, l'attaqua fur la fin de l'année 1727. C'étoit une fiévre ardente dans un fujet très-robufte : auffi les redoublemens étoient-ils fi terribles, qu'en peu de jours on défefpéra de fa vie. Il fut traité comme il le prefcrit dans fes Aphorifmes, pour la même maladie, & il en rechappa. Comme il fut long-tems à fe rétablir parfaitement, & fans parler en public; pour diffiper l'ennui de fa convalefcence, il compofa cette belle Differtation fur le Mal Vénérien, dont on a parlé ci-devant.

Sa derniére maladie commença par une difficulté de refpirer, qui augmenta toujours peu à peu, & en 1738. il fentit un battement d'artéres inégal, & d'une violence extraordinaire au côté droit du col, qu'il attribua à un polybe, & en conféquence à une dilatation de vaiffeaux entre le cœur & les poumons. Comme il étoit fort replet, il étouffoit au moindre mouvement qu'il fe donnoit; & ces étouffemens étoient fi continuels, & fon pouls fi intermittant, qu'il étoit incapable de tout exercice. Ce qui l'incommodoit le plus, c'eft que fa refpiration fembloit s'arrêter dès qu'il vouloit prendre du repos, en forte qu'il étoit obligé de combattre contre le fommeil, crainte d'être étouffé. C'eft ainfi qu'il en écrit lui-même à un de fes amis de Londres, dans une lettre qui eft du 8 Septembre, quinze jours avant fa mort.

Les maux les plus ordinaires caufent des défordres étonnans dans les efprits foibles : ceux même qui paroiffent plus forts, fe laiffent abattre à de plus grands maux. Pour Boerhaave, tranquile au milieu de fes fouffrances, il prenoit encore fur lui de confoler fa famille & fes amis affligés, & conferva cette paix jufqu'à la fin. Les pieds s'enflerent, le ventre devint plus douloureux, la refpiration devint prodigieufement embarraffée, le délire furvint, la raifon fe troubla, ce qu'il eut de mortel s'éclipfa peu à peu, & ce grand Homme rendit enfin les derniers foupirs le 23 Septembre 1738. âgé de foixante-dix ans, moins trois mois & dix jours.

Ce difcours eft extrait de la vie de Boerhaave, rapportée par Mr. De La Mettrie, qui a traduit en François les Ouvrages de cet Auteur.

BOËTIUS, (Arnould) Hollandois, qui a pratiqué quelque tems la Médecine à Paris; puis étant allé en Angleterre, il y fut Médecin du Viceroi d'Irlande, & compofa un Traité d'Obfervations fur les Maladies omifes par les Anciens.

On trouve dans Vander Linden un Anfelme Boëtius De Boodt, natif de Bruges, de qui nous avons:

Gemmarum & Lapidum Hiftoria, quâ non folùm ortus,

natura, vis & pretium : sed etiam modus quo ex iis olea,
salia, tinctura, essentia, arcana & magisteria Arte Chy-
mica confici possint, ostenditur. Hanoviæ, 1609. in-4to.
Lugduni Batav. 1636. in-8vo.

Cette derniére édition a été revue, corrigée & augmentée
par Adrien Toll, Docteur en Médecine de Leyde, qui y
a joint des Commentaires & plusieurs figures.

BOETIUS, (Gerard) Docteur en Médecine, nâquit
à Gorcum l'an 1604. Il s'établit à Londres, où il exerça
avec réputation, l'emploi de Médecin du Roi. Son frere
Arnould, Médecin du Comte de Leicester, Viceroi d'Irlande, l'aida beaucoup dans la composition de l'Ouvrage
suivant :

Philosophia naturalis reformata, id est Philosophia Aristote-
lica accurata examinatio ac solida confutatio, & novæ
& verioris Introductio. Dublinii, 1641. in-4to.

BOGAERT ou BOGARDUS, (Jacques) natif de
Dordrecht, exerça premiérement la Médecine à Anvers,
puis à Louvain, où il enseigna pendant trente-six ans,
avec beaucoup de réputation. Il a écrit cinq Livres de
Commentaires sur Avicenne, qu'on trouve manuscrit dans
la Bibliothéque d'Anvers, sous ce titre :

Collectorium M. Jacobi Bogaert.

Ce Médecin mourut en 1537. & fut enterré dans la
Chapelle de saint Luc en l'Eglise de saint Pierre à Louvain, où l'on voit cette Inscription sur son tombeau :

Abstulit è vivis Bogardum sera Jacobum
   Mors, sed ab annoso sæpè vocata sene.
Corpore quandoquidem jam fractus, pectore toto
   Spirabat Christum, Cœli columque choros.
Sancta maritalis servavit fœdera lecti,
   Clarus septenæ prolis honore pater.
Conjuge defunctâ, Thalamum thedasque perosus,
   Sacra Sacerdotis munia castus obit.
Annis triginta, necnon sex, dogmate certo
   Hic docuit Medicas Gymnasiarcha scholas.
Denique tam exactè virtutem perculit omnem,
   Momus ut errati postulet ipse nihil.

BOHNIUS (Jean) étoit Professeur à Leipsic en 1679.
Il y enseigna l'Anatomie, & on trouve dans ses Ouvrages
plusieurs observations sur cette partie de la Médecine. Il
a donné un Traité des Canaux Biliaires & de la Bile ; nous
avons aussi de lui une Dissertation Chymico-Médicale. Il

a montré dans ce dernier Ouvrage, outre une érudition peu commune, une grande connoiffance de la Chimie; on y trouve auffi un grand nombre d'expériences. Quant au raifonnement, perfonne n'a été plus loin que lui; fon Traité *de Acido & Alkali* eft excellent, & l'on peut dire qu'il a jetté beaucoup de lumiére fur ce fujet.

BOILE, (Robert) fils de Richard, Comte de Cork en Irlande, nâquit à Lifmore en Irlande le 25 Janvier 1627. Il a enrichi la Phifique d'un grand nombre d'expériences. Il s'appliqua auffi à l'étude de la Chimie; & fes fucces, dans cet Art, le mettent au-deffus de tous ceux qui ont paru jufqu'aujourd'hui. Il joignoit toutes les qualités qu'on peut fouhaiter pour réuffir; il avoit un efprit folide, cultivé par toutes fortes de fciences, appliqué & toujours conduit par l'expérience : & c'eft de ce fonds admirable que font venues ces heureufes productions, dont il a enrichi le Public, & qu'on n'auroit prefque ofé attendre de plufieurs hommes enfemble. Il employa fa vie à interroger la Nature, & par une générofité qu'on ne peut affez admirer, il communiqua au monde favant, fans aucune vue d'interêt, les découvertes qu'il avoit faites lui-même avec beaucoup de peine, de danger & de dépenfe. Boile mourut le 30 Décembre 1691. à 65 ans. On a donné à Londres en 1744. une magnifique édition de fes Ouvrages en cinq volumes *in-folio.*

BOIS, ou SILVIUS, (Jacques Du) nâquit à Amiens en Picardie. Il fe fit admirer dans le feiziéme fiécle, par la facilité qu'il avoit de parler de tout ce qui regarde fa Profeffion, & par les beaux Ouvrages de Médecine qu'il donnoit continuellement au Public. On l'accufa cependant d'avoir eu trop d'attachement aux fentimens de Galien, même contre les nouvelles découvertes que l'Anatomie avoit déja faites de fon tems. Son avarice fut encore extrêmement blâmée; car malgré qu'il fut riche, il s'abaiffoit encore à faire diverfes répétitions pour de l'argent, après avoir parlé en public en qualité de Profeffeur au Collége Royal de Paris. Il mourut en 1555. âgé de 77 ans. Deux ou trois de fes difciples mirent ce diftique de Buchanan fur fa porte, le jour de fon enterrement :

> *Silvius hic fitus eft, gratis qui nil dedit unquam;*
> *Mortuus, & gratis quod legis ifta dolet.*

Nous avons les Ouvrages de Jacques Silvius en un volume *in-folio* fous ce titre;

Tome I.   M

Opera medica; jam demum in sex partes digesta, castigata & indicibus necessariis instructa. Opera & studio Renati Moreau Parisiensis. Coloniæ Allobr. 1630.

La première partie renferme :

Ordo & ordinis ratio in legendis Hippocratis & Galeni Libris.

Cet Ouvrage a été imprimé séparément : *Parif.* 1561. *in-8vo.*

In Hippocratis elementa Commentarius Et séparément : *Parisiis*, 1542. *in-folio*, 1561. *in-8vo. Venetiis*, 1543. *in-8vo. Basileæ*, 1556.

In Libros Temperamentorum Galeni partitiones aliquot utilissimæ.

Claudii Galeni in Hippocratis Librum de Natura hominis Commentarius, cum scholiis.

Galenus de offibus ad tyrones.

In Hippocratis & Galeni Physiologiæ partem anatomicam Isagoge, in tres Libros distributa. Et séparément : *Basil.* 1556. *in-16. Parif.* 1555. *in-fol.* 1587. *in-8vo.*

In variis corporibus secandis observata quædam.

Vesani cujusdam calumniarum in Hippocratis Galenique rem anatomicam depulsio. Et séparément : *Parif.* 1561. *in-8vo.*

Isagoge brevissima in Libros Galeni de Usu partium corporis humani.

In tres Galeni Libros facultatum naturalium Epitome.

De Mensibus mulierum & hominis generatione. Et séparément : *Venetiis*, 1556. *in-8vo. Basil.* 1556. *in-8vo.*

On trouve dans la seconde partie :

Schema rerum omnium ex quibus alimenta hominum depromuntur, de quibus tribus Libris de Alimentis Galenus disputavit.

De victus ratione facili ac salubri pauperum scholasticorum Libellus.

De parco & duro victu Libellus. Parisiis, 1557. *in-16.* cum Thesauro sanitatis *Joannis Liebautii.*

Adversus famem & victuum penuriam Consilium. Ibid. cum eodem Thesauro.

La troisième partie contient :

Methodus sex Librorum Galeni de differentiis & causis Morborum & symptomatum.

De Signis omnibus Medicis, salubribus, insalubribus & neutris.

Ces deux Ouvrages ont été imprimés ensemble : *Parisiis*, 1539. *in-folio.* 1561. *in-8vo. Venetiis*, 1554. *in-8vo.*

Introductio brevis in methodum generalem medendi Galeni.

On trouve les Traités suivans dans la quatriéme partie :

De Febribus Commentarius. Et féparément : *Venetiis, 1556. in-8vo. Lugd. 1560. in-8vo. Parif. 1561. in-8vo.*

In Libros Galeni de differentiis Febrium Commentarius. Séparément : *Parisiis, 1561. in-8vo. Venet. 1556. in-8vo.*

Quæstio de vini exhibitione in Febribus.

De Peste & Febre pestilenti.

De Sudore Anglico.

Morborum internorum propè omnium curatio ex Galeno & Marco Gattinaria præsertim selecta. Séparément : *Venet. 1548. in-8vo. Lugduni, 1620. in-16. Parisiis, 1554. in-8vo. Tiguri, 1555. in-8vo.*

Dans la cinquiéme partie :

Methodus Medicamenta componendi quatuor Libris distributa. Et féparément : *Lugduni, 1584. in-8vo. 1558. in-16. Lutetiæ, 1541. in-8vo. Parisiis, 1544. in-folio.*

De Medicamentorum simplicium delectu, præparationibus, missionis modo, Libri tres. Séparément : *Parisiis, 1542. in-8vo. Lugduni, 1555, 1584. in-16.*

Joannis Mesuæ Damasceni de Re medica Libri tres. J. Silvio Interprete & Commentatore.

Dans la fixiéme partie :

Duæ epistolicæ Consultationes de Arthritide ad Petrum Bruhesium Medicum.

Disputatio de partus cujusdam infantulæ Agennensis, an sit septimestris, an novem mensium, cum responsionibus Doctorum.

Carmina quædam Jacobi Silvii.

Præfatio ad Hieron: Montuum.

His accessit :

De senectute seu tuenda valetudine in senio, ex Galeno & prælectionibus J. Silvii.

BOIS ou SILVIUS, (Jean Du) natif de Lille en Flandres, & Profeffeur en Médecine à Douai, a été célébre dans le feiziéme fiécle. Il avoit premiérement exercé la Médecine à Valenciennes, & en 1557. il avoit prononcé à Louvain un Difcours Latin, qu'on a imprimé fous le titre :

De Lue Venerea Declamatio.

Nous avons encore les Ouvrages fuivans de fa façon :

De studioforum, & eorum qui corporis exercitationibus addicti non funt, tuendâ valetudine Libri duo. Duaci, 1574. in-8vo.

De Curatione Morbi articularis Tractatus quatuor. An-
tuerpiæ, 1557, 1565. in-8vo.

Morbi populariter graſſantis præſervatio & curatio, ex maxi-
mè parabilibus remediis. Lovanii, 1572. in-8vo.

Tabulæ Pharmacorum. Antuerpiæ, 1568. in-8vo.

Academiæ Duacenſis & Profeſſorum encomium.

On met la mort de ce Médecin en 1576.

BOLOGNINUS (Ange) étoit de Bologne, où il
enſeigna la Chirurgie ſuivant les préceptes d'Avicenne,
dont il étoit zélé partiſan. Il vivoit vers l'an 1506. Nous
avons de lui :

De Cura Ulcerum exteriorum, & de Unguentis communi-
bus in ſolutione continui, Libri duo. Papiæ, 1516. in-fol.
cum aliis. Baſileæ, 1536. in-4to. Tiguri, 1555. in-fol.

BOLSEC, (Jérôme-Hermes) natif de Paris, & Médecin à Lyon, vivoit en 1570. ou 1580. Il fit d'abord
amitié avec Calvin qu'il ſuivit à Geneve ; il donna même
dans ſes principes ; mais Dieu lui ayant depuis fait la grace
d'en connoître la fauſſeté, il rentra dans le ſein de l'E-
gliſe, & fut un des plus zélés Catholiques. Il compoſa
la vie du même Calvin ; & peu de tems après avoir publié
cette premiére, il donna une partie de celle de Beze, ſous
ce titre :

Hiſtoire de la Vie, doctrine & déportemens de Théodore de
Beze, dit le Spectable, grand Miniſtre de Geneve, ſelon
que l'on a pu voir & connoitre juſqu'à maintenant ; en
attendant que lui-même, ſi bon lui ſemble, y ajoute le reſte.

Bolſec compoſa encore d'autres Ouvrages, dans leſquels il
prend le titre de Théologien & de Médecin.

BOLSTADIUS. (Albert) *Voyez* ALBERT LE GRAND.

BONACIOLI, (Louis) Médecin célébre de Ferra-
re, vivoit en 1530. Les Auteurs parlent de lui avec éloge ;
& les Traités que nous avons de ſa façon, témoignent
qu'il n'en étoit pas indigne. Il a écrit :

De Uteri partiumque ejus confectione. Item quonam uſu
in abſentibus etiamnum Venus citetur. Quod, quale,
undeque prolificum ſemen, unde menſtrua, &c. Argent.
1537. in-8vo.

De Conceptionis, indiciis, nec maris, fæmineique partu
ſignificatione. Ejuſdem, quæ utero gravidis accidant. Et
eorum Medicinæ. Prognoſtica, cauſæque effluxionum &
abortuum. Proceritatis, improceritatiſque partuum cauſæ.
Argentinæ, 1538. in-8vo.

Bonacioli étoit Anatomifte : il a décrit le premier les Nimphes & le Clitoris, comme des parties diftinctes & féparées, ce que les Anciens n'avoient point confidéré de cette maniére.

BONDIUS, (Dominique) Médecin célébre, qui de fa tendre jeuneffe donna beaucoup d'application à l'étude des Langues, & excella fur-tout dans la Latine & la Gréque. Il enfeigna long-tems la Philofophie & la Médecine à Ferrare, où l'on voit fon Epitaphe en profe, qui finit par ces deux vers :

Mi domus hæc requies curarum fola mearum,
Omnibus una meis certa medela malis.

BONET (Théophile) étoit de Geneve, où il nâquit en 1620. Il reçut le bonnet de Docteur en Médecine en 1643. & fut Médecin de Henri d'Orléans, Duc de Longueville. Bonet mourut en 1689.

Ce Médecin a pris des peines infinies à raffembler un nombre prodigieux de diffections de corps morts d'accidens & de maladies ; d'où il a merveilleufement déduit les caufes immédiates des maladies & de la mort. Cet Ouvrage qu'il a publié, eft peut-être la meilleure production des Médecins modernes, & la plus propre à inftruire ceux qui s'appliquent à la Médecine, des indifpofitions auxquelles le corps humain eft fujet. Il n'y a point de Médecin qui ne confulte aujourd'hui cet Auteur. Son grand Ouvrage eft intitulé :

Sepulchretum, five Anatomia Practica. Geneva, 1679. *in-fol. 3 vol.*

Manget en a donné une autre édition avec des additions confidérables. *Lugduni*, 1700.

Nous avons encore un autre Ouvrage du même Auteur, intitulé :

Prodromus Anatomiæ practica, five de abditis morborum caufis, ex cadaverum diffectione revelatis ; Libri primi, pars prima, de Doloribus Capitis ex illius apertione manifeftis. Geneva, 1675. *in-8vo.*

BONET DE LATES, Juif Médecin, inventa un Anneau aftronomique, par le moyen duquel il pouvoit tous les jours découvrir la hauteur du foleil & des étoiles, & dire de jour & de nuit quelle heure il étoit. Il expliqua en Latin dans un Ouvrage entier, les qualités & l'utilité de cet Anneau. Il dédia ce Livre au Pape Alexandre VI. avec ce titre :

   De Annuli astronomici utilitate.

Il fut imprimé à Paris en 1506. L'Auteur sentant que son Latin n'étoit pas des plus purs, s'excuse par ce distique :

Parce, precor, rudibus, quæ sunt errata Latinè;
Lex Hebræa mihi est, Lingua Latina minus.

BONOMI ou **BONOMINUS**, Médecin qui vivoit vers l'an 1350. Il a écrit divers Ouvrages, & il s'est aquis beaucoup de réputation par sa doctrine, comme nous l'apprenons de Trithème.

BONTEKOE, (Corneille) célébre Médecin, natif d'Alkmaer, après s'être perfectionné à Leyde dans la Médecine & la Chirurgie, étudia à fond la Philofophie de Descartes. Delà il alla à Lahaye, puis à Amsterdam, ensuite à Hambourg, & enfin à Berlin, où il fut Médecin de l'Electeur de Brandebourg, qui lui donna une Chaire de Professeur à Francfort sur l'Oder. Il mourut peu de tems après, âgé de 38 ans. On a de lui un Traité sur le Thé; un autre sur l'année Climactérique. Ils ont été traduits en François & imprimés à Paris en 1699. 2 vol. in-12.

BONTIUS, (Gerard) Professeur en Médecine dans l'Université de Leyde sur la fin du seiziéme siécle, étoit un homme d'une profonde érudition, & très-savant dans la Langue Gréque. Il étoit de Kilwich, petit Village dans le Pays de Gueldres, & il mourut à Leyde le 15 Septembre 1599. âgé de 63 ans.

Bontius est Auteur d'une compofition de Pilules, qui de son nom sont appellées *Pilula Tartarea Bontii.* Les Hollandois nous en ont long-tems caché la defcription; ils se feroient même fait un crime de la rendre publique, si l'induftrie de quelques Médecins ne leur avoit arraché, ce qu'un ferment mal entendu leur avoit fait receler jufqu'alors.

BONTIUS, (Jacques) fils du précédent, & natif de Leyde; il quitta fa Patrie pour aller à Batavia, où il exerça fa Profeſſion. Il a publié quelques Differtations Anatomiques répandues parmi les autres Traités, raſſemblés dans fa *Medicina Indorum Libri IV. Lugduni Batav.* 1642. *in-12. Amstelod.* 1658. in-12.

   Annotationes in Graciam ab horto.

   De Herbis Indiæ Orientalis.

On les trouve dans ſes *Opuſcula varia. Amſtelodami*, 1658. *in-folio.*

Ces Diſſertations ont encore été imprimées avec la *Medicina Ægyptiorum* de Proſper Alpini : *Pariſiis*, 1646. *in-4to. Lugd. Batav.* 1719. *in-4to.*

BOOT, (Richard) Médecin & habile Botaniſte d'Irlande, a compoſé l'Hiſtoire naturelle de ce Royaume, qui eſt eſtimée, & qui a été traduite de l'Anglois en François.

BORDIN, (François) Médecin & Profeſſeur des Mathématiques à Bologne, vivoit en 1573.

BORDING ou BORDINGUS (Jacques) étoit d'Anvers, où il nâquit en 1511. Comme on eut aſſez de ſoin de ſon éducation, il s'avança extrêmement dans les ſciences ; car outre qu'il ſavoit la Langue Gréque, l'Hébraïque & la Latine, il apprit encore la Théologie, la Médecine & les Belles-Lettres. Il étudia d'abord à Louvain, & puis étant venu en France, il s'arrêta long-tems à Paris, où il enſeigna même le Grec & l'Hébreu. Enſuite il alla à Montpellier, & il y conſulta les Profeſſeurs de cette célébre Univerſité ; depuis, l'amitié du Cardinal Sadolet l'ayant attiré à Carpentras dans le Comté Vénaiſin, il y enſeigna durant pluſieurs années, & y épouſa Françoiſe Nigroni, fille de Thermo Nigroni de Génes, & de Jeanne Rocheſle d'Avignon. Mais cette Ville étant trop peu conſidérable pour employer un homme du mérite de Bording, il alla à Bologne, puis il revint à Anvers ; & comme il ſuivoit la doctrine des Proteſtans, il crut plus ſûr d'aller s'établir à Hambourg, où il vint en 1544. Le Sénat de cette Ville lui donna une penſion : cinq ans après il fut appellé dans l'Univerſité de Roſtoc, où il enſeigna pendant ſept ans ; delà il vint à Coppenhague l'an 1556. & il y mourut le premier de Septembre 1560.

Bordingus laiſſa divers Ouvrages qui furent imprimés après ſa mort, comme :

Phyſiologia, Hygiene, Pathologia, pro ut has Medicina partes in Academiis Roſtochienſi & Hafnienſi publicè enarravit. Roſtochii, 1591. *in-8vo.*

Enarrationes in ſex libros Galeni de tuendâ ſanitate. Acceſſere Auctoris Conſilia quædam illuſtriſſimis Principibus præſcripta. Roſtochi, 1605. *in-4to.*

BORELLI, (Jean-Alphonſe) excellent Philoſophe & Mathématicien, nâquit à Naples le 28 Janvier 1608. Il paſſa ſa vie à profeſſer la Philoſophie & les Mathématiques dans les chaires les plus célébres d'Italie, principalement à Florence & à Pile, où il mérita l'estime & la bienveillance des Princes de la Maison de Médicis. Il a enrichi le Public de plusieurs Ouvrages, & n'a cessé de travailler que dans les derniéres années de sa vie; il se retira alors à Rome, & y mourut de pleuresie dans la Maison des Clercs Réguliers de saint Pantaleon, où il vivoit comme s'il eut été Religeux. Il nous a donné une exposition mécanique du mouvement des animaux, déduite de la structure des parties, aidé des découvertes de Lower & d'une grande habitude de la science des mécaniques; il a bien connu les fibres musculaires du cœur, & il a été en état d'expliquer géométriquement les mouvemens apparens de ce viscére & du sang dont il remplit les artéres.

Depuis sa mort arrivée le dernier de Décembre 1676. le Général des Peres *delle Scholle pie* a fait imprimer le Traité de ce savant Homme, sous le titre:

De Motu Animalium.

On le trouve encore dans la Bibliothéque anatomique de Le Clerc & de Manget.

Il a encore écrit:

De Renum usu judicium, imprimé avec *Bellini de structura renum. Argent.* 1664. *in-8vo.*

BORRICHIUS (Olaus) nâquit en 1626. Il étoit Médecin du Roi de Dannemarc, & Professeur public dans l'Université de Copenhague. Il a beaucoup travaillé: c'étoit un homme excellent dans son école, & la Chimie a été une de ses principales occupations. Il s'est illustré par la dispute qu'il a eue avec le savant Conringius sur les connoissances des Egyptiens & sur l'Antiquité, les Inventeurs & les Auteurs de la Chimie. Il mourut le 13 Septembre 1690.

On a de lui les Ouvrages suivans:

De ortu & progressu Chemiæ Dissertatio. Hafnia, 1668. *in-4to.*

Olai Borrichii Hermetis Ægyptiorum & Chemicorum sapientia ab Herm. Conringii animadversionibus vindicata. Hafnia, 1669. *in-4to.*

Conspectus Chemicorum illustrium; Ouvrage posthume, 1697. *in-4to.*

Il est dans la Bibliothéque Chimique de Manget, avec le Traité *de ortu & progressu Chemiæ.*

BOSCHIUS, (Jean) Médecin, Professeur d'Ingolstadt, vivoit en 1560. Il favoit les Langues & les Belles-Lettres, & il compofa divers Ouvrages :

De Pefte Liber. Ingolftadii, 1562. in-4to.

Oratio de optimo Medico & Medicinæ Auctoribus.

Concordia Medicorum & Philofophorum de humano conceptu, atque fœtûs corporaturâ, incremento, animatione, morâ in utero ac nativitate, &c. Ingolftadii, 1576. in-4to. 1583. in-4to.

BOTAL (Leonard (nâquit dans le Comté d'Aft en Piémont. Il fut Médecin de Henri III. Roi de France, & introduifit dans Paris le fréquent ufage de la faignée. Il étoit en réputation vers l'an 1582. & il nous a laiffé divers Ouvrages qui font connoître fa fcience & fon expérience dans la Médecine & la Chirurgie :

Commentarioli duo, alter de Medici, alter de Ægroti munere. Huic accedit admonitio Fungi ftrangulatorii. De Catharro Commentarius. De Lue Venerea, &c. Lugd. 1565. in-16.

De curandis Vulneribus Sclopetorum. Lugd. 1560. in-8vo. Venetiis, 1565. in-8vo. Antuerp. 1583. in-4to. cum aliis.

De Curatione per fanguinis miffionem Liber. De incidendæ venæ, cutis fcarificandæ & hirudinum affigendarum modo. Lugduni, 1580. in-8vo. Antuerpiæ, 1583. in-8vo.

BOTANIQUE. C'eft une fcience qui a pour objet les Herbes & les Plantes. Quoique les anciens Médecins n'euffent pas négligé cette partie de la Médecine ; cependant comme ils l'étudioient fans principes, & qu'elle n'avoit point encore de forme réguliére, ils ne la regardoient pas proprement comme une fcience, & elle n'étoit pas encore diftinguée par un nom particulier. La Botanique a deux parties qu'il faut diftinguer avec foin ; la connoiffance des Plantes & celle de leurs vertus.

De tous les livres de Plantes qui font venus jufqu'à nous, ceux des Grecs font les plus anciens : mais foit que les Grecs aient les premiers donné des noms aux Plantes, ou qu'ils les aient reçus des autres Nations, il ne paroit pas qu'ils aient eu deffein de faire de la Botanique une fcience réglée, en diftribuant les efpéces de Plantes dans leur véritable genre.

Pythagore, Anaxagore, Démocrite, Diagoras & plufieurs autres, que Théophrafte & Pline citent fouvent, compoferent divers Traités de Plantes qui ont été perdus : ainfi nous devons reconnoître Hippocrate pour le premier qui nous ait instruit de leurs vertus. Ce fameux Médecin vivoit environ 453 ans avant Jésus-Christ. Cratére son contemporain, se distingua fort dans cette partie de la Médecine : mais Théophraste, disciple d'Aristote, qui vivoit 310 ans avant Jésus-Christ, fit l'Ouvrage le plus considérable que nous ayons de ce tems-là. Il traite amplement de la Nature, des différences & des vertus de plusieurs Plantes, & il explique ensuite quelques Phénoménes qui regardent leur végétation & leur culture.

Les Romains n'écrivirent des Plantes qu'après la défaite de Mithridate. Pompée fit traduire par son Affranchi plusieurs recettes que l'on trouva dans la cassette de ce Prince, qui avoit fait faire des recherches très-curieuses sur cette matiére. Caton, Æmilius, Macer, Varron, Antonius Musa Médecin d'Auguste, & C. Valgius, qui dédia son Ouvrage à cet Empereur, publièrent plusieurs Traités sur les Plantes. Il ne faut pas oublier Julius Bassus & Sextius Niger, lesquels, quoique Latins, écrivirent en Grec sur la même matiére.

Dioscoride de Césarée, qu'on appelloit alors Anazarbe, dans la Cilicie appellée aujourd'hui la Caramanie, surpassa tous les autres par sa diligence & par la grande passion qu'il eut pour la matiére médecinale. Galien avoue que cet Auteur l'a traitée plus savamment que tous ceux qui l'ont précédé. Quelques Auteurs croient que Dioscoride fut Médecin de Cléopatre & de Marc-Antoine : mais il témoigne lui-même dans la Préface de son Livre qu'il écrivoit du tems de Licinius Bassus.

L'an 72 de Jésus-Christ, Pline se distingua sous l'Empereur Vespasien, par sa grande Histoire Naturelle : mais selon la conjecture de Scaliger, il étoit si dissipé par les affaires publiques, qu'il ne laissa que des Mémoires imparfaits.

Galien, qui soutint la Médecine avec beaucoup d'honneur dans le second siécle, ne traita pas seulement des vertus des Plantes, mais il entreprit encore de déterminer ces vertus par certains dégrés de chaleur, de froideur, &c.

La Botanique fut portée bien loin par les Auteurs dont nous venons de parler : mais comme ils ne cherchoient que des remédes, il semble que plus ils enrichissoient la Médecine, plus ils jettoient de confusion dans la Botanique, par l'introduction de nouveaux noms, qui n'étoient pas donnés suivant la méthode qu'il auroit fallu garder

pour en faire une science réglée; car on remarque facilement dans les Ouvrages des Anciens qu'ils ne donnoient
ordinairement les noms aux Plantes que par rapport à leurs
vertus, à certaines ressemblances avec les choses les plus
connues, aux noms de ceux qui les avoient mises en réputation, & par rapport aux lieux où elles naissoient. Cependant tous ces noms n'étoient fondés que sur des vues
particuliéres : on ne pouvoit pas prévoir que l'on dût se servir un jour de ces noms pour en faire des noms généri-
ques, c'est-à-dire, des noms qui pussent convenir à toutes
les espéces de genres que l'on devoit établir dans la suite
des tems. Ainsi nous n'avons pas sujet de nous plaindre
de ce que les Anciens n'ont pas reduit cette science à ses
véritables principes. Il n'y avoit que l'expérience de plusieurs siécles qui put montrer les régles que l'on devoit suivre dans l'imposition des noms; & c'est l'étrange confusion que la multiplicité des noms à jettée dans la Botanique
qui a fait sentir aux Auteurs modernes combien il importe
de ne se servir que des noms convenables. Nous aurions
lieu de nous consoler en quelque maniére du peu d'exactitude qu'on a gardé dans l'ancienne Botanique, par rapport aux noms, si les Ouvrages que nous avons des Anciens étoient en état de nous faire connoître les Plantes
dont ils se servoient; nous profiterions par ce moyen des
découvertes, & des travaux des premiers tems : mais les
Mémoires qui paroissent sous les noms de ces Auteurs sont
si défectueux, & les matiéres y sont traitées si légérement
qu'on n'en peut tirer que très-peu de lumiéres. Les Anciens
n'avoient pas les secours de la gravure pour pouvoir laisser
la figure des Plantes dont ils se servoient. Ce n'étoit point
leur coutume d'en faire des descriptions exactes. Il semble
même qu'ils comptoient plus sur la tradiction que sur leurs
Ecrits, & dans cette vue ils crurent qu'il suffisoit de proposer les Plantes qui étoient les plus connues de leur tems,
comme des modéles pour faciliter la connoissance de celles
qui ne l'étoient pas. Ils se contenterent donc de les comparer ensemble, sans décrire exactement ni les unes ni les
autres. Les choses ont bien changé depuis. Ce qui leur
étoit si familier est un mistére aujourd'hui ; & faute de
connoître ces premiers modéles, nous ne trouvons que
doutes & qu'obscurités dans leurs livres.

Oribase, Paul d'Egine, Aëtius s'attacherent avec soin
à la matiére médecinale : mais ils ne se mirent pas fort en

peine d'éclaircir les Ouvrages des premiers Maîtres dont on vient de parler. Ils suivirent Galien en aveugles, perfuadés que la connoiſſance qu'ils avoient des Herbes dont les Anciens s'étoient ſervis, paſſeroit à nous avec la même facilité qu'elle avoit paſſé juſqu'à eux. Les Arabes ajouterent enſuite quelques Drogues de leur Pays, à la matiére Médecinale des Grecs & des Latins : mais ils embrouillerent cette matiére, bien loin de l'éclaircir. Serapion eſt celui de tous les Arabes, qui s'eſt le plus appliqué à la connoiſſance des Plantes & des Drogues. On voit à la tête de ſes Oeuvres les noms de ſoixante-dix-neuf Auteurs, preſque tous de ſon Pays, des lumiéres deſquels il avoit profité : mais le corps de l'Ouvrage eſt preſque tout tiré de Dioſcoride & de Galien. Vinrent enſuite Rhaſes, Avicenne & Abenbitar ; Guillaume Poſtel envoyé par François I. en Orient, apporta un Ouvrage manuſcrit de ce dernier, rempli d'une infinité de remédes. Poſtel étoit perfuadé qu'avec ce ſecours, on pourroit rétablir pluſieurs endroits de Dioſcoride, de Galien & d'Oribaſe. Il ſeroit à ſouhaiter que feu Mr. Thevenot, de l'Académie Royale des Sciences, eût exécuté le deſſein qu'il avoit de faire imprimer une traduction de cet Ouvrage.

Après la mort de ces Médecins Arabes, l'ignorance qui devint comme générale, fit oublier ce que la tradition avoit conſervé de meilleur touchant la connoiſſance des Plantes. On peut juger de la barbarie de ces tems-là par les Oeuvres de l'Abbeſſe Hildegarde, qui, ſuivant Geſner, vivoit en Allemagne environ l'an 1180. par celles d'Arnaul de Villeneuve, de Jacques de Dondis, &c. Ce ne fut que ſur la fin du quinziéme ſiécle qu'on s'aviſa de tirer les anciens Botaniſtes de la pouſſiére où ils étoient depuis long-tems ; & dans le commencement du ſeiziéme, on entreprit enfin de rétablir l'ancienne Botanique. Nous avons l'obligation à Théodore Gaza, de Theſſalonique, mort en 1478. d'avoir traduit Théophraſte de Grec en Latin. Hermolaus Barbarus, mort en 1493. fut le premier qui mit Dioſcoride en Latin, & qui tâcha de rétablir l'Hiſtoire naturelle de Pline. Dioſcoride fut enſuite traduit par Marcellus Virgilius, Florentin qui vivoit en 1506. mais la traduction que Ruel en fit quelque tems après, fut la plus ſuivie. Il parut dans la ſuite de ce ſiécle-là une foule de Commentateurs, de Critiques & de Reſtaurateurs de l'ancienne Botanique. On doit tenir compte à ces Auteurs de leur bonne inten-

tion ; mais ils s'appliquerent, peut-être, avec trop d'atta-
che à chercher dans les Livres des Anciens des éclaircisse-
mens qu'il n'est pas possible d'y trouver, à cause qu'il n'y
a presque rien dans les débris de leurs Ouvrages, sur quoi
l'on puisse compter avec certitude. Il étoit à propos de tenter ce qu'on pouvoit faire sur Théophraste, sur Dioscoride,
sur Pline & sur les autres Auteurs dont on a parlé plus
haut ; mais il falloit se consoler du peu de profit qu'on en
pouvoit retirer, sur l'impossibilité qu'il y avoit de pouvoir
reconnoître les Plantes dont les Anciens n'ont presque
laissé que les noms. On auroit pu, ce semble, faire de la
Botanique une science fort utile & fort agréable, si l'on
eut joint à l'étude des livres anciens une exacte recherche
de la Nature, & sur-tout si l'on eut commencé par établir
les genres & les classes des Plantes sur des principes as-
surés. Bien loin de donner dans ce dessein, il semble
que l'application de la plupart des Auteurs de ce tems-
là n'alloit qu'à ramasser les bons & les mauvais endroits
des livres anciens dans lesquels ils croyoient entrevoir
l'ombre, pour ainsi dire, de la plante qu'ils cherchoient.

Si les Botanistes n'ont pas réussi dans le dessein qu'ils
avoient d'expliquer les livres des anciens Auteurs, il s'est
néanmoins trouvé de grands Hommes sur la fin du siécle
passé & au commencement de celui-ci qui ont travaillé les
premiers à former le corps d'une science dont on ne trouvoit que de foibles vestiges dans les Ouvrages de ceux qui
les avoient précédés. Nous devons aux veilles & aux fatigues de Dodonée, de Cesalpin, de Clusius, de Lobel,
de Colomna, de Prosper Alpin, des deux Bauhins, & de
quelques autres, ce que la Botanique a de plus précieux &
de plus solide. Ils l'ont enrichie de ce que l'Europe produit de meilleur, sans trop s'embarrasser si Théophraste &
Dioscoride en avoient parlé. On trouvera quelques détails
sur la vie & les découvertes de ces Auteurs, dans le cours
de ce Dictionnaire.

BOTTON, (Albertin) natif de Padoue, où il professa la Médecine, sortoit d'une famille originaire de Parme, laquelle a eu des hommes illustres. Albertin se distingua beaucoup dans les Lettres ; il enseigna durant six
ans la Logique dans l'Université de Padoue, & puis en
1555. on lui donna une Chaire dans l'Ecole de Médecine.
Il mourut en 1596. & laissa au Public divers Ouvrages de
sa façon :

*Methodi Medicinales duæ, in quibus legitima medendi ra-
tio traditur, proposita in Academia Patavina à Nobiliss.
Viris Profess. D. Albertino Bottono & Æmilio Campolongo : Opera Lazari Susenbeti in lucem edita Francof.
1595. in-8vo.*

*De Morbis muliebribus Liber. Patav. 1585. in-4to. Basil.
1586. in-4to.*

De vita conservanda. Patavii, 1582. in-4to.

*De modo discurrendi circa morbos, eosdemque curandi Trac-
tatus. Cum Pandectis Joannis Georgii Schenckii. Francofurti, 1607. in-12.*

Consilia quædam Medica. Cum aliis Francof. 1605. in-4to.

BOURDELOT, (Edme) frere de Jean Bourdelot,
Avocat au Parlement de Paris & Maître des Requêtes de
la Reine Marie de Medicis, étoit très-habile en Médecine,
en Philosophie, & en l'intelligence de l'origine des noms,
qui étoit une science fort à la mode de son tems. Il mourut en 1620. occupant la place de Médecin de Louis XIII.
Roi de France; Jean, son frere, lui survécut, & ni l'un,
ni l'autre n'ont été mariés.

BOURDELOT. (L'Abbé) *Voyez* MICHON.

BOUDEWINS, (Michel) Docteur en Médecine,
natif d'Anvers, s'aquit beaucoup de réputation dans sa Patrie. Il fut Médecin Pensionnaire de la Ville & de l'Hôpital, Président du Collége des Médecins, & Lecteur en
Chirurgie & en Anatomie. Il est Auteur d'un Ouvrage
également utile aux Théologiens, aux Confesseurs & aux
Médecines, où il traite, avec beaucoup de justesse, des cas
de Médecine qui ont rapport à la morale & à la conscience.
Voici le titre :

*Ventilabrum Medico-Theologicum , quo omnes casus tum
Medicos, cùm Ægros aliosque concernentes eventilantur,
& quod SS. PP. conformius, Scholasticis probabilius, &
in conscientia tutius est, secernitur. Antuerp. 1666. in-4to.*

Boudewins mourut d'Apoplexie à Anvers le 29 Octobre
1681. & fut enterré dans l'Eglise Abbatiale de saint Michel.

BOUTHEROVE, (Michel) de Chartres , savant
Médecin qui vivoit au commencement du dix-septiéme siécle. Il a composé quelques Ouvrages, comme :

*Pyretologia, divisa in duos Libros : quorum primus univer-
salia Febrium signa, prognostica continet. Alter unius-
cujusque Febris diagnosim & therapeiam complectitur.
Parisiis, 1623. in-8vo.*

BRA, (Henri De) connu sous le nom de *Henricus à Bra*, Médecin, étoit de Doccum, Ville de Frise dans les Pays-Bas. Il fréquenta les plus célébres Univerfités d'Italie & d'Allemagne; & ayant reçu les honneurs du Doctorat à Basle en 1585. il vint exercer la Médecine dans son Pays, où il s'aquit beaucoup de réputation par son heureufe pratique & ses Ouvrages. Nous avons les suivans de sa façon :

Catalogus Medicamentorum fimplicium & facilè parabilium adversùs Epilepfiam, & quomodo iis utendum fit. Leovardiæ, 1616. in-8vo.

Medicamentorum fimplicium & facilè parabilium ad Icterum & Hydropem Catalogus, & quomodo iis utendum. Lugd. Batav. 1590. in-8vo. 1597. in-8vo.

Medicamentorum fimplicium & facilè parabilium ad Calculum enumeratio, & quomodo iis utendum fit, brevis Inftitutio. Franckera, 1589. in-8vo.

Medicamentorum facilè parabilium adversùs Peftilentiam Catalogus. Arnhemiæ, 1605. in-8vo. Leovard. 1616. in-8vo.

De curandis Venenis per Medicamenta fimplicia & facilè parabilia Libri duo. Leovardiæ, 1616. in-8vo.

BRANCALEON (Jean-François) étoit natif de Naples. Il profeffa la Médecine à Rome avec beaucoup de réputation, fous le Pontificat de Paul III. vers l'an 1530. Il a écrit un Dialogue

De Balneorum utilitate cum ad fanitatem tuendam, tùm ad Morbos curandos, ex Hippocrate, Galeno, cæterifque Medicis. Parifiis, 1536. in-8vo.

BRANDT, Chimifte Allemand, fort entêté du grand œuvre, qui s'étoit imaginé de pouvoir trouver la Pierre philofophale dans la préparation de l'urine. Il travailla une grande partie de fa vie fur cette liqueur fans rien trouver. Enfin, en 1669. après une forte diftilation d'urine, il trouva dans fon récipient une matiére luifante, qu'on a appellée depuis Phofphore. Brandt fit voir cette matiére à Kunkel, Chimifte de l'Electeur de Saxe, & à plufieurs autres perfonnes; mais il en cacha la préparation. Après fa mort, Kunkel n'eut pas beaucoup de peine à deviner quel étoit le fujet du Phofphore. Brandt avoit travaillé toute fa vie fur l'urine; elle étoit, fans doute, cette matiére. Kunkel y chercha donc le Phofphore, & l'y trouva, mais non fans peine, & ce ne fut qu'après quatre années d'un travail affidu. Cela ne l'empêcha pas d'en communiquer le secret, & il le donna à Homberg, qui a publié cette compofition.

BRASSAVOLUS. *Voyez* ANTONIUS MUSA BRAS-SAVOLUS.

BREDON, (Simon) Médecin & Théologien, étoit en eftime vers l'an 1386.

BRETONNAYAU, (René) Médecin & Poëte François, vivoit fur la fin du feiziéme fiécle en 1584. Il étoit de Vernantes en Anjou, & il exerçoit la Médecine à Loches en Touraine. François de la Croix du Maine parle avec éloge de fes Ouvrages, difant qu'il étoit très-docte Médecin & excellent Poëte.

BRIGGS (Guillaume) a donné une très-exacte defcription de l'Œil, avec la méthode de le diffequer. Cet Ouvrage eft intitulé :

Opthalmographia. Cambridge, 1675. *in-8vo.*

On le trouve encore dans la Bibliothéque Anatomique de Manget.

Il a déduit de la ftructure de l'œil, une théorie de la vifion qu'on peut voir dans les *Acta Eruditorum*, 1683. Il découvrit que dans la Retine qui eft contiguë à l'humeur vitrée, les filamens du nerf optique dont elle eft parfemée, font exactement parallèles les uns aux autres ; & que quand ils viennent enfuite à fe réunir dans le nerf, cette réunion ne fe fait point avec confufion, mais qu'ils gardent entre eux la même fituation ou le même parallèlifme. On favoit déja que le criftallin étoit convexe de deux côtés ; que fes convexités étoient formées de deux fegmens de fphére inégaux, & qu'elles n'étoient pas tout-à-fait fphériques, comme les Anciens l'avoient imaginé : cette découverte réunie à la fienne, mit Briggs en état d'expliquer affez clairement pourquoi toutes les parties d'un objet font très-diftinctement portées au cerveau. Cela vient, felon lui, de ce que chaque point de l'objet émeut par le rayon qu'il envoie dans l'œil, un filament du nerf optique, & que tous les filamens frappés de rayons, font tous agités en même-tems également.

Briggs a auffi donné la defcripfion des canaux qui entretiennent l'humidité des yeux, qui partent des glandes qui font placées aux angles, & dont la liqueur facilite le mouvement des parties.

Ce Médecin avoit beaucoup voyagé, & s'étoit enfin établi à Londres.

BRIGTH,

BRIGTH, (Timothée) Médecin, étoit de Cambridge, Ville considérable d'Angleterre, fameuse par son Université. Nous avons de lui :

Hygieine, seu de sanitate tuenda , Medicinæ pars prima. Francofurti, 1588. in-8vo. 1598. in-16.

Therapeutica, hoc est, de sanitate restituenda, Medicinæ pars altera. Francof. 1589. in-8vo. 1598. in-16.

BRISSOT, (Pierre) né à Fontenai-le-Comte en 1478. étoit Docteur de la Faculté de Paris, & fleurissoit dans cette Ville au commencement du seiziéme siécle. Il se fit d'abord une étude de la doctrine des Arabes ; mais il la quitta pour s'adonner à celle des Grecs, comme étant plus solide & plus épurée. En effet, la plupart des Ouvrages qu'ont donnés les Médecins Arabes, ne sont que des traductions informes de livres Grecs ; la Médecine de l'ancienne Ecole y est fort maltraitée ; elle y est même deshonorée par les traits d'ignorance & de vanité, dont les Traducteurs ont farci ces Ouvrages. Brissot ayant apperçu le vuide de cette doctrine, soumit d'abord son esprit qui avoit décidé pour les Arabes, à la raison qui le portoit à l'étude des Auteurs Grecs ; & depuis il ne les abandonna jamais, convaincu qu'il étoit que ces Médecins n'avoient eu d'autre guide & d'autre maître que la Nature. Il mourut en Portugal en 1522. Nous avons l'Ouvrage suivant de la façon de ce grand Homme :

Liber sive Apologia de incisione venæ in Pleuritide Morbo. Parisiis, 1538. in-8vo. 1622. in-8vo.

BROCARDUS, (Marin) Médecin, natif de Venise, de qui nous avons un Traité *de Morbo Gallico.*

BRONZERIO, (Jean-Jerôme) célébre Médecin , natif d'Abbadia, qui est un Bourg près de Rovigio, petite Ville d'Italie, Capitale du Polésin de Rovigio, appartenant aux Vénitiens. Il savoit les Belles-Lettres, l'Astrologie, la Philosophie & la Médecine, qu'il pratiqua à Venise, à Padoue, à Belluno ; il mourut dans cette derniére Ville en 1630. âgé de 53 ans. C'étoit un homme d'un mérite singulier, bon, franc, honnête, &, pour tout dire, un véritable savant. Son mérite lui avoit fait d'illustres amis ; aussi ne pouvoit-on pas aimer les Lettres sans avoir de la considération pour Bronzerio. Albertin Papafava, Albertin Barisoni, Jacques Zabarella, Martin Sandelius, Fortunio Liceti , le Cardinal Priuli, Cremoniani, Jean Rhodius, &c. sont ceux qui ont eu le plus de part en sa familiarité & fon eftime. Deux de fes neveux lui ont fait élever un éloge funébre dans l'Eglife de faint Jean-Baptifte de l'Abbadia.

Nous avons les Ouvrages fuivans de la façon de Bronzerio :

> *De principio effectivo femini infito, Difputatio. Venetiis,*
> *1627. in-4to.*
> *De innato calido & naturali fpiritu Difputatio. Patavii,*
> *1626. in-4to.*

C'eft au fujet de ce dernier que Jean Rhodius lui fit cette jolie Epigramme :

> *Divini pandens genium, vir magne, caloris,*
> *Ingenii tradis digna calore tui.*
> *Primos fœcundi jungis dum feminis ortus,*
> *Te natum æthereo femine monftrat opus.*
> *Liberi ab invifa reliquos rubigine fervent,*
> *Totum te Mufis afferit ifte Liber.*

BROSSE ou **DE BROCHE** (Pierre La) étoit né en Touraine de baffe extraction; mais il avoit beaucoup d'efprit, & il fe rendit fort habile dans la Chirurgie. Il vint à la Cour du Roi faint Louis, où il fut d'abord Chirurgien de Philippe de France, depuis Roi fous le nom de Philippe III. furnommé le Hardi. Ce Prince ne fut pas plutôt parvenu à la Royauté, qu'il fit La Broffe fon Chambellan, & fe laiffa gouverner par ce Favori. Cette élévation le rendit fi infolent, qu'il attenta même fur la perfonne des Princes & des plus grands Seigneurs du Royaume. Il empoifonna en 1276. Louis de France, fils aîné de Philippe III. & d'Ifabeau d'Arragon fa première époufe, & tâcha enfuite de perfuader au Roi que la Reine Marie de Brabant, fa feconde femme, avoit fait faire cet empoifonnement, pour approcher de la Couronne quelqu'un des enfans du fecond lit. Son ambition lui fit commettre plufieurs autres crimes, qui vinrent enfin à la connoiffance du Roi; alors Sa Majefté affembla fon Confeil à Vincennes, où il fut réfolu d'arrêter La Broffe, qui fut conduit à Paris, & delà à Janville en Beauce, d'où il fut ramené à Paris. Son procès lui ayant été fait en préfence de quelques Barons, il fut condamné à être pendu, & fes biens confifqués au Roi; ce qui fut exécuté en 1276. Le Duc de Bourgogne, le Duc de Brabant, le Comte d'Artois & plufieurs autres Seigneurs voulurent voir cette exécution, &

il s'y trouva un grand nombre de Gentilshommes, à qui la mort de ce méchant homme étoit très-agréable, parce qu'il leur avoit rendu de mauvais services auprès du Roi.

BROWN, (Jean) Chirurgien célébre, qui a écrit un Livre sur la substance glanduleuse du Foie.

BROWN, (Thomas) Anglois, fameux Médecin & Antiquaire, Auteur du Livre intitulé : *La Religion du Médecin*, dont il y a eu grand nombre d'éditions Angloises & Latines, nâquit à Londres dans le XVII. siécle. Il fut élevé dans le Collége de Pembrock à Oxford, où il reçut le dégré de Maître ès Arts. En 1629. il sortit d'Angleterre, & s'appliqua principalement à la Médecine, dont il fut créé Docteur. A son retour à Londres, il y exerça la Médecine avec beaucoup de distinction, ce qui lui procura le titre de Membre honoraire du Collége des Médecins de cette Ville. Le Roi Charles II. passant par Norwick, le créa Chevalier en 1671. Il mourut en 1680. à Norwick, où il avoit particuliérement brillé par sa pratique de la Médecine. Il a écrit les Ouvrages suivans :

De Urnis veterum sepulchralibus, in agro Norfolciensi repertis.
Cyri hortus.
Pseudodoxia epidemica.
Religio Medici.

Ce dernier Ouvrage a été traduit en Allemand, en François & en Latin.

BROWNE, (Richard) Anglois, de qui nous avons une Myologie très-exacte & très-estimée.

BRUCÆUS, (Henri) natif d'Aloft en Flandres, Médecin & Mathématicien, a vêcu dans le seiziéme siécle, & a été célébre par l'amitié d'Adrien Turnebe & de Ramus. Il demeura long-tems à Paris, puis il enseigna à Rome & à Roftoc ; c'est dans cette derniére Ville qu'il mourut le 31 Décembre 1593. âgé de 62 ans. Brucæus a composé plusieurs Ouvrages, comme :

De Motu primo.
Institutiones Spheræ.

Ces Traités lui ont aquis une grande réputation, & les suivans de Médecine ne lui ont pas fait moins d'honneur.

De Scorbuto Propositiones Roftochii disputata.
Epistola de variis rebus & argumentis.

BRUHESIUS (Pierre) étoit Médecin d'Eléonore d'Autriche, Douairiére de François I. & sœur de l'Empereur Charles V. Nous avons quelques Ouvrages de sa façon :

De Thermarum Aquisgranensium viribus, causâ ac legitimo usu epistolæ duæ scripta anno M. D. L. in quibus etiam acidarum aquarum ultra Leodium existentium facultas & sumendi ratio explicatur. Antuerpiæ, 1555. *in-8vo.*

Consilia quædam de Arthritide, cum aliis Francof. 1592. *in-8vo.*

BRUITSMA, (Reiner) Médecin Hollandois, étoit de la Province de Frise. Nous avons de lui :

Iatricum votum in publica salutis & Medicinæ sanctioris tutelam. Mechliniæ, 1617. *in-4to.*

BRUNFELT ou BRUNFELS, (Othon) Médecin, vivoit dans le seiziéme siécle. Il étoit de Mayence, fils d'un Tonnelier, qui avoit apparemment tiré son nom de celui du Bourg de *Brunfels*, qui est près de la même Ville de Mayence, & où il avoit pris naissance. Othon fit beaucoup de progrès dans les Lettres ; il apprit les Langues savantes & la Théologie, & il prit l'habit de Religieux dans la Chartreuse de Mayence. Comme il avoit peu de santé, il étoit furieusement inquiet, & son naturel chagrin le rendoit non-seulement inconstant, mais fâcheux & incommode à ses amis. Il fut des premiers qui suivirent les erreurs de Luther ; il sortit secrétement de son Monastére, & il se retira à Strasbourg, & puis à Basle, où il fut reçu Médecin en 1530. Quelque tems après il revint à Strasbourg, & delà on l'envoya à Berne en Suisse, où il mourut six mois après, d'une maladie inconnue aux Médecins, ayant la poitrine toute en feu & la langue noire comme un charbon ; ce fut le 13 Novembre de l'an 1534. Othon Brunfels a écrit les Ouvrages suivans :

Catalogus illustrium Medicorum, sive de primis Medicinæ Scriptoribus. Argentorati, 1530. *in-4to.*

Herbarum vivæ icones ad naturæ imitationem summâ cum diligentia & artificio effigiatæ, unà cum effectibus earundem, &c. Argentinæ, 1530, 1532, 1537. *in-folio.*

Novi Herbarii Tomus secundus. Argentinæ, 1536. *in-folio.*

Tomus Herbarii tertius. Argentinæ, 1536. *in-folio.*

Theses seu communes loci totius rei medicæ. Item. *De usu Pharmacorum, deque artificio suppressam alvum ciendi, Liber.* Argentorati, 1532. *in-8vo.*

Iatreion Medicamentorum simplicium, continens Remedia omnium Morborum, qui tàm hominibus quàm pecudibus accidere possunt, in Libros IV. digestum. Argentinæ, 1533. *in-8vo.*

Onomasticon, seu Lexicon Medicinæ simplicis. Argentorati, 1543. *in-folio.*

Epitome medices, summam totius Medicinæ complectens. Antuerpiæ, 1540. *in-8vo. Parisiis,* 1540. *in-8vo.*

Neotericorum aliquot Medicorum in Medicinam practicam Introductiones. Argentorati, 1533. *in-24.*

BRUNNER, (Balthasar) Médecin, natif de Hall en Saxe, a vêcu sur la fin du seiziéme siécle. Il voyagea en France, en Espagne, en Italie, en Angleterre & dans les Pays-Bas ; & depuis s'étant attaché dans son Pays, il y devint si célébre, que divers Princes souhaiterent de l'avoir pour Médecin, & plusieurs Academies le demanderent pour Professeur. Brunner avoit d'autres sentimens ; il étoit passionné pour la Chimie, & il en fit presque toute son occupation. Craton à Kraftheim, qui avoit été Médecin de trois Empereurs, témoigna beaucoup d'amitié à Brunner, & prit sur lui le soin de cultiver les talens de ce jeune homme, pendant tout le tems qu'il demeura chez lui.

Brunner épousa en premiéres noces la fille de George Laure, premier Médecin des Electeur & Marquis de Brandebourg ; en secondes, il eut pour femme Elisabeth Holztwirth, veuve de Laurent Hoffmann, Apoticaire de Bamberg ; & il prit grand soin de l'éducation de deux fils de sa femme, Laurent & André Hoffmann, qui trouverent en lui un homme qui les chérit comme ses propres enfans : il donna en mariage à Laurent, son beau-fils, une fille qu'il avoit retenu de sa premiére femme. Brunner mourut en 1604. âgé de 71 ans ; & depuis Laurent Hoffmann publia l'Ouvrage suivant de la façon de son beau-pere :

Consilia medica, summo studio collecta & revisa a Laurentio Hoffmanno. Halæ-Saxonum, 1617. *in-4to.*

Brunner a encore écrit :

De Scorbuto Tractatus duo.

BRUNN ou **BRUNNER**, (Jean-Conrad von) fameux Médecin Suisse, nâquit à *Dieffenhofen*, petite Ville Municipale près de Schaffouse, le 16 Janvier 1653. On le destina aux études dès son bas âge ; il les commença dans sa Patrie, & les continuà à Schaffouse. A l'âge de 16 ans il fut envoyé à Strasbourg, où il s'appliqua à la Médecine pendant quatre ans. En 1672. il y fut reçu Docteur après avoir soutenu des Théses inaugurales, *de Monstro Bicipiti*, sur un monstre à deux têtes, dont il venoit de faire l'Anatomie. Il passa ensuite à Paris, où il assista aux exercices publics avec beaucoup d'affiduité. Il y fit connoiffance avec plufieurs Savans, & entre autre avec *Dionis* & l'*Abbé Bourdelot*. Il y fréquenta les Hôpitaux, & fit un grand nombre d'opérations d'Anatomie & de Chirurgie. *Du Vernay* conçut beaucoup d'eftime pour lui en voyant les expériences que Brunn faifoit alors fur le *Pancreas*. Ils travaillerent depuis enfemble, nuit & jour, fur l'Anatomie, & temterent les injections dans les artéres, dans les veines & dans les autres vaiffeaux; ce qui dans ce tems-là étoit encore quelque chofe de nouveau. En quittant Paris il alla en Angleterre, & y fit connoiffance avec Henri Oldenbourg, Sécrétaire de la Société Royale, Willifius, Lowerus & quelques autres. D'Angleterre il paffa en Hollande, & étudia encore à Leyde fous Syen, Craan, Drelincourt & Maets. A Amfterdam il vifita Swammerdam & Ruyfch. Il retourna enfuite en Allemagne, & eut d'abord une pratique confidérable. En 1685. il fut reçu dans la Société *Natura Curioforum*, fous le nom d'*Herophilus*. En 1687. il fut fait Profeffeur en Médecine à Heidelberg, où il publia fon Traité *de Experimentis circa Pancreas*, & quelques autres Differtations *de Glandulis Duodeni; de Glandula pituitaria; de Pleuro-Peripneumonia*. En 1696. il reçut une lettre de l'illuftre Spanheim, qui l'appella à Leyde; mais la grande pratique qu'il avoit, l'empêcha d'accepter cette vocation. Jean-Guillaume Electeur Palatin, l'annoblit en 1711. & lui fit préfent de la Seigneurie de *Hammerftein* dans le Pays de Bergue. En 1720. le Canton de Schaffoufe voulant reconnoître plufieurs fervices importans qu'il en avoit reçus, le gratifia de la Bourgeoifie pour lui & pour fa poftérité. Von Brunn s'étoit aquis une fi haute réputation dans la Médecine, qu'il fut appellé auprès de plufieurs Monarques & Princes de l'Europe. En 1685. il fe rendit à la Cour de Charles Electeur Palatin, & fut confulté depuis ce tems-là dans la Maifon Electorale. Lorfqu'en 1688. le Palatinat fut fi maltraité par les François, Brunn fe vit obligé de quitter fon pofte de Profeffeur à Heidelberg & de fe retirer dans fa Patrie, où il demeura jufqu'à ce qu'en 1695. l'Electeur Jean-Guillaume l'appella à Duffeldorp, & lui donna le titre de fon premier Médecin. Charles-Philippe, frere & fucceffeur de cet Electeur confirma von Brunn dans le même Emploi, & lui donna encore le caractére de fon Confeiller Privé. Il conferva ces deux qualités jufqu'à fa mort. En 1690. il fut appellé pour voir Charles Landgrave de Hesse-Cassel. En 1706. il alla auprès de François-Louis Electeur de Treves. En 1708. l'Empereur Leopold le fit venir à Vienne pour l'Imperatrice son épouse. En 1709. il fut appellé auprès du Roi de Prusse. En 1720. il se rendit à Hanovre pour voir le Roi d'Angleterre George II. pour lors Prince de Galles. En 1721. il fut voir Fréderic Roi de Suéde qui se trouvoit alors en Allemagne. En 1722. il fut appellé auprès de Fréderic Roi de Dannemarck & de la Reine son épouse qui étoient aux Bains d'Aix. Enfin, nous ne finirions point, si nous voulions parler de toutes les personnes illustres qui consulterent von Brunn, sur leur santé. A l'âge de 24 ans, il se ressentit des incommodités de la gravelle; cependant par les remédes dont il se servit & la diéte qu'il observa, il se trouva toujours en état de faire tant de voyages pénibles & de vaquer à sa pratique ordinaire. A l'âge de 50 ans il se vit attaqué de la goutte, qui le força à se servir de la cure du lait, dont il se trouva si bien, qu'à l'âge de 74 ans, il se sentit assez de vigueur pour aller en deux jours & trois nuits de Manheim à Munich voir l'Electeur Maximilien-Emanuel, & cela dans le cœur de l'hiver. Il mourut à Manheim le deuxiéme Octobre 1727. d'une fiévre continue rémittente, âgé de 74 ans, 8 mois & 26 jours. Il s'étoit marié le 12 Décembre 1678. avec *Madelaine*, fille cadette du fameux Médecin *Jean-Jacques Wepfer*, & il en eut dix enfans. *Erhard* son troisiéme fils, mourut en 1721. & avoit été Conseiller & Médecin du Landgrave de Hesse-Cassel, & Professeur en Médecine à Heidelberg. Jean-Jacques le plus jeune de ses fils, avoit été Médecin de Neustadt dans le Palatinat; mais depuis la mort de son pere, il se retira en Suisse avec sa mere. Voici l'Epitaphe consacrée à sa mémoire dans la Ville de Manheim :

Vivit post funera virtus.
In venerandam memoriam
J. C. de Brunn à Hammerstein Scaphusa-Helvetici, nati d. XVI. Januar. A. Chr. M. DC. LIII. Ser. ac Potent. Princip. Caroli Philippi Com. Palat. ad Rhen. S. R. I. Archithesaurar. & Elect. &c. &c. &c. Consiliarii intimi & Archiatri, Professoris Medic. in Universitate Heidelb. Societ. Nat. Curios. Cæs. Leopold. Herophili; de diversis Europæ Majest. Britann. Suec. Dan. & Boruss. permultisque S. R. I. Magnatibus benè meriti, denati communi omnium mœrore, die 2. Octobr. M. DCC. XXVII. in Civitate resid. Elect. Manheim.
Hoc lethalitatis monumentum mœstissimi posuerunt Hæredes.

BRUNNUS, favant perfonnage né en Calabre, qui a publié à Padoue en 1252. une collection de Chirurgie beaucoup plus ample qu'aucunes de celles qui avoient paru ; il y a beaucoup copié Albucafis & les autres Médecins Arabes.

BRUSCHIUS, (François) Médecin, étoit de Mantoue. Il a écrit :

Promachomachia Iatrochymica. In qua Chymiatrice praʃtantia adverʃus Miʃochymicum pugnando propugnatur. Mantuæ, 1623. in-folio.

BUDE'E, (Guillaume) Philofophe & Médecin, dont l'éloquence & l'érudition dans les Langues favantes, lui mérita l'eftime de François de Valois, Roi de France. Ce Prince auffi éclairé pour diftinguer le mérite que généreux pour le recompenfer, fit voir dans la perfonne de Budée, qu'il poffédoit éminemment l'une & l'autre de ces belles qualités. Budée mourut à Paris l'an 1540, âgé de 73. Ses Ouvrages ont été imprimés à Bafle en 1557. 4 vol. in-fol.

BUHAHYLIHA BENGESTA, Juif de nation, étoit Médecin de Charlemagne. C'eft par l'ordre de cet Empereur qu'il compofa un Livre intitulé :

Tacuini Ægritudinum & Morborum fermè omnium corporis humani, cum curis eorumdem.

Cet Ouvrage a été imprimé à Strasbourg en 1532. in-fol.

Il étoit anciennement défendu aux Juifs de fe mêler de la Médecine & de donner aucuns remédes aux Chrétiens ; cependant ils firent tant de progrès dans cette fcience, que dans la fuite des tems les Princes eux-mêmes les attirerent dans leurs Cours, & les y retinrent par des appointemens confidérables. Outre celui dont on vient de parler, Charlemagne eut Farragut pour fon Médecin ; Charles Le Chauve eut Zedekias ; & plufieurs Papes les ont imité en cela, s'étant choifi des Médecins entre les Juifs.

BULIUS, (Nicolas) Docteur en Médecine, étoit de Hoorn, Ville confidérable dans la Weftfrife. Il voyagea en France, en Allemagne & en Italie, où il s'arrêta quelque tems à Rome ; & ne revint dans fa Patrie, que pour y occuper les emplois honorables auxquels on l'avoit appellé. Bulius étoit un agréable Poëte ; il mourut en 1615.

BUNON, très-habile Chirurgien Dentifte à Paris, natif de Chalons en Champagne , & mort à la fleur de fon âge en 1749. eft Auteur de trois Ouvrages favans & très-curieux, dont le premier eft une *Differtation fur les Dents des femmes groffes*, le fecond, un *Effai fur les Mala-*

dies des Dents, & le troisiéme, un Recueil raisonné d'*Expériences* & de *Démonstrations* faites par lui-même à la Salpetriére & à saint Côme à Paris. Ce dernier Ouvrage est un volume in-12.

BURGENSIS, (Louis) premier Médecin des Rois de France ; François I. & Henri II. nâquit à Blois environ l'an 1494. Il étoit fils de *Jean Burgensis*, Médecin de Louis Duc d'Orléans, depuis Roi de France douziéme du nom. Ayant été reçu Docteur en Médecine de la Faculté de Paris, n'étant encore âgé que de 18 ans, le Roi François I. l'admit dès l'âge de 22, au nombre de ses Médecins ordinaires. Louis Burgensis fut ensuite premier Médecin de Sa Majesté. Il contribua à la délivrance de ce Monarque, lorsqu'il étoit prisonnier à Madrid, par un artifice, dont Charles-Quint, tout grand politique qu'il étoit, ne se défia pas. On conte que François I. étant tombé malade, cet habile Médecin fit croire à l'Empereur qu'il n'y avoit point lieu d'espérer sa guérison, parce que l'air du pays lui étoit tout-à-fait contraire. Cela obligea Charles V. de traiter promptement avec le Roi pour ne pas perdre sa rançon, & ainsi François I. fit un accord en 1526, à des conditions que l'Empereur n'auroit pas acceptées autrement. Voilà ce qu'en disent les Historiens François ; les Allemands en ont écrit différemment : mais quoi qu'il en soit, Burgensis fut recompensé au retour du Roi, & acheta les Seigneuries de Montgaugier & de Meulan. Après la mort de François I. il fut aussi premier Médecin de Henri II. & Fernel, qui étoit en faveur, ne voulut pas lui disputer ce rang honorable.

BURGGRAVIUS, (Jean-Erneste) Médecin Allemand, qui a donné plusieurs Ouvrages au Public, dont les titres sont des plus particuliers :

Biolychnium, seu lucerna cum vita ejus, cui accensa est mysticè vivens jugiter ; cum morte ejusdem expirans ; omnesque affectus graviores prodens. Huic accessit cura Morborum magnetica ex Theophrasti Paracelsi Mumia : itemque omnium venenorum Alexipharmacum. Francofurti, 1629. in-8vo.

Achilles redivivus, seu Panoplia Physico-Vulcania, in prælio.... in hostem educitur sacer & inviolabilis. Amstelodami, 1612. in-8vo.

Lampas vitæ & mortis, omniumque graviorum in homine... index. Lugduni Batavorum, 1610. in-8vo.

De Acidulis Schwalbacensibus Epistola.

BURGOWERUS, (Jean) Médecin, natif de Sca-
fouse, a écrit les Ouvrages suivans :

De necessitate Turundarum post extractionem calculi.

De corporis humani partibus Disputatio.

BUSENNIUS, (Antoine) Médecin, étoit de Breda
Nous avons de lui des Commentaires sur Galien ; ils ont
été imprimés à Anvers en 1553. in-8vo. sous ce titre :

Commentarii in Galeni Librum de inæquali temperie.

BUSTUS, (Ange) Médecin, natif de Venise. Il a écrit :

De Mellis convenienti quantitate ad Theriacam componen-
dam Disputatio. Venetiis, 1614. in-4to.

BUTLER, Irlandois, inventeur d'une pierre d'une
efficacité extraordinaire dans la cure de plusieurs maladies
dangereuses. On prétend qu'il avoit trouvé le secret de
convertir le plomb & le mercure en or. Ce qu'il y a de
vrai, est que le Roi Jacques I. en faisoit grand cas, & que
Van Helmont lui fit l'honneur d'intituler un de ses Ouvrages du nom de *Butler*. Il y rapporte un grand nombre de cures surprenantes faites, selon toutes les apparen-
ces, par le moyen de cette pierre, & entre autres, que
dans le tems que Butler étoit detenu prisonnier dans le
Château de Vilvorden dans le Brabant, il apprit un soir
qu'un Religieux Franciscain appellé *Bailly*, qui avoit aquis
beaucoup de réputation dans la Province de Bretagne par
le talent qu'il avoit pour la Chaire, & qui étoit dans le
même Château que lui, avoit le bras attaqué d'un fâcheux
érésipéle. Il en eut pitié, ayant trempé dans une cuillerée
d'huile d'amandes douces une petite pierre qu'il avoit, il
la donna au Géolier : " Portez, lui dit-il, cette huile à
„ ce Religieux, quelque quantité qu'il en prenne, il en
„ recevra sa guérison dans une heure au plus tard. „ Cela
arriva effectivement comme il l'avoit prédit, au grand éton-
nement du Géolier & du malade, qui ne pouvoit s'ima-
giner comment sans avoir pris en apparence aucun reméde, il pouvoit être guéri ; cependant l'enflure de son bras
gauche toute considérable qu'elle étoit, diminua à un tel
point, qu'on eût eu bien de la peine à la distinguer encore. Je vins le lendemain, dit Van Helmont, au Château
de Vilvorden à la priére de plusieurs personnes de distinction, pour m'assurer moi-même de la vérité des faits qu'on
attribuoit à ce personnage, & c'est là que je liai amitié
avec Butler.

Van Helmont rapporte encore plusieurs cures extraordinaires faites au moyen de la pierre de Butler, & entre autres celle de sa femme qui avoit contracté une tumeur œdemateuse aux deux jambes, qui s'étendoit depuis la cheville du pied jusqu'à l'aine, & qui cédoit à l'impression des doigts. Mr. Boyle ne paroit pas rejetter absolument ces Histoires, toutes étranges qu'elles sont. Il dit avoir appris qu'il y avoit un Gentilhomme en France, qui avoit une portion de cette pierre, avec laquelle il opéroit des cures surprenantes en la faisant seulement lecher aux malades : & Mr. le Chevalier Digby ayant recherché pendant qu'il étoit en France, ce qui pouvoit avoir donné lieu à ce bruit, ne l'a pas trouvé tout-à-fait dépourvu de vérité. Il ajoute que la veuve de Van Helmont avoit confirmé long-tems après la mort de son mari, à un de ses amis, la vérité de la cure opérée en elle avec la pierre de Butler. Deux circonstances concourent, ajoute-t'il, à prouver la vérité de ces faits. Premièrement, Van Helmont est d'autant plus croyable sur ce qu'il dit qu'il rapporte des cures faites par un autre que lui, & avec des remédes qui lui étoient inconnus. En second lieu, le célébre Higgins qui vivoit dans la même maison que Butler, parie des secrets de ce Chimiste d'une maniére qui rend croyable tout ce qu'on en dit.

BZOVIUS, (Abraham) Dominicain Polonois, Auteur d'une Légende des Saints qui se sont appliqués à la Médecine ; on l'a imprimée à Rome en 1612. Il mourut en 1637. âgé de 70 ans.

C.

ABROLIUS (Barthelemi) étoit d'Aquitaine. Il professa l'Anatomie à Montpellier en 1570. Ses Ouvrages sont :

Alphabeton Anatomicon. Geneva, 1604. *in-4to.* & en François 1624. *in-4to.*

Collegium Anatomicum Clariss. Triumviror. Jassolini, Severini, Cabrolii. Francofurti, 1688. *in-4to.*

CADMUS, qui étoit à peu près contemporain du Centaure Chiron, passoit chez les Tyriens pour avoir inventé la Médecine. Ce Peuple lui offroit tous les ans les prémices des Plantes, comme à celui qui en avoit le premier enseigné les usages.

CÆLIUS AURELIANUS, Médecin à peu près contemporain de Galien, étoit partisan de la Secte méthodique. Il a écrit en Latin. Il paroit à son stile qu'il étoit Africain, ce que le titre de son Ouvrage achéve de confirmer. Il y est appellé *Cælius Aurelianus Siccensis :* or, Sicca étoit une Ville de Numidie. D'autres l'ont nommé *Lucius Cælius Arianus*, au lieu d'*Aurelianus*, comme s'il eut été d'Aria ou d'Ariana, Province d'Asie; mais le grand nombre des Savans s'en tient au premier de ces noms. On trouve encore dans Cassiodore un Cælius Aurelianus, qui doit être le même que celui dont il est question.

Quoique Cælius Aurelianus s'avoue pour Traducteur de Soranus, il paroit qu'il n'a pas rendu scrupuleusement en Latin ce que ce Médecin avoit écrit en Grec; car il en parle souvent comme d'un tiers. Un tel, dit-il, est de cet avis, mais Soranus, dont il étoit l'admirateur, est d'un avis contraire.

Ce qui semble prouver mieux que toute autre chose, que Cælius ne doit point être regardé comme un simple Copiste des Ouvrages d'autrui, c'est qu'il cite lui-même plusieurs Ouvrages de sa façon, & entre autres un Livre de Lettres Gréques adressées à un nommé Pretextatus, dans lesquelles il combattoit l'usage de la *Hiére*, médicament purgatif dont Thémison s'étoit servi. Cælius cite encore un autre Ouvrage qu'il avoit dédié à un certain Lucréce, & qui contenoit un Abrégé de la Médecine par demandes & par réponses; des Livres de Chirurgie, & d'autres sur les Fiévres, sur les causes des Maladies, sur les Remédes ordinaires, sur la composition des Médicamens, sur les Maladies des femmes, & enfin sur la conservation de la Santé. Il n'y a pas d'apparence que tous ces Ouvrages fussent traduits du Grec de Soranus. Quoi qu'il en soit, il ne nous est resté des Ouvrages de Cælius que ceux dont il fait honneur à Soranus; mais heureusement ce sont les Principaux. Ils renferment la maniére de traiter, selon les régles des Méthodiques, toutes les maladies qui n'exigent point le secours du Chirurgien. Un autre avantage que l'on en retire, c'est qu'en refutant les sentimens des plus fameux Médecins de l'antiquité, cet Auteur nous a conservé des extraits de leur pratique, qui nous seroit entiérement inconnue, si l'on en excepte celle d'Hippocrate, le premier dont il a parlé, & dont il rapporte néanmoins quelques passages qui ne se trouvent point dans ses Oeuvres telles que nous les avons. Ceux qu'il cite le plus souvent après Hippocrate, ce sont Diocles, Praxagore, Heraclide le Tarentin, Asclepiade & Thémison. Il s'est attaché à ces grands Hommes, & il en a examiné la pratique avec beaucoup d'exactitude. Il leur joint Hérophile & Erasistrate ; mais il en parle moins souvent, par la raison qu'ils n'ont traité que d'un petit nombre de Maladies. Il cite quelquefois Sérapion, dont il eut fait mention plus fréquemment, s'il n'avoit regardé Héraclide comme le meilleur Auteur de la Secte Empirique.

On a imprimé tous les Ouvrages de Cælius, *Lugduni*, 1567. *in-8vo. cum Annotationibus Jac. Dalechampii.*

Celerum vel acutarum passionum Libri tres. Paris. 1529. *in-folio.*

Tardarum passionum Libri quinque. Basilea, 1529. *in-fol. cum Oribasii Opusculis.*

CÆSALPINUS (André) nâquit à Arezzo, Ville d'Italie dans la Toscane ; & après avoir professé la Médecine à Pise avec beaucoup d'applaudissement, il fut fait premier Médecin du Pape Clément VIII. Cesalpin étoit un génie supérieur, dont l'exactitude & la pénétration surmontoient les plus grandes difficultés. Son Histoire des Plantes doit être regardée comme un Ouvrage accompli pour ce tems-là ; & si elle a fait moins de bruit que les Ouvrages de Matthiole & de Fuchs, c'est qu'elle manque de figures ; car on sait qu'en ces sortes de matiéres, c'est plus le secours des figures, que le mérite des Auteurs qui donne de la réputation aux Ouvrages.

Cesalpin soutint vaillanment la doctrine d'Aristote contre celle de Galien, qui étoit l'idole qu'on adoroit dans les Ecoles de ce tems-là. C'est par cette raison que, quoique les Ecrits de Cæsalpinus soient estimables, ils sont fort négligés. Quelques passages répandus comme par hazard dans ses Ouvrages, n'ont été ni remarquables ni bien entendus qu'après que Harvey, l'honneur de son Pays, eut publié son Ouvrage admirable de la circulation du sang.

Quoique Cesalpin se soit fort étendu & ait parlé très-positivement de la circulation, je ne voudrois pas assurer qu'il en eut des notions bien distinctes. Je serois (ajoute le Docteur James dans son Dictionnaire de Médecine)

plus porté à dire avec Mr. Wotton, que " Columbus &
„ Cæfalpinus ont avancé bien des chofes légérement,
„ comme par hazard & fans fentir toutes les fuites de
„ leurs fuppofitions. Auffi ne les ont-ils jamais appliquées
„ à l'expofition de la nature des Maladies, & des ufages
„ des autres Vifcéres ; & n'ont-ils pas fait le nombre fuf-
„ fifant d'expériences pour développer leur fiftême & le
„ mettre à l'abri de toutes contradictions. C'eft ce que
„ Harvey a exécuté. Il a fuivi avec une opiniâtreté incroya-
„ ble, les veines & les artéres vifibles dans tout le corps,
„ dans toute l'étendue de leur cours, depuis le cœur juf-
„ qu'au même vifcére ; en forte qu'il eft parvenu à dé-
„ montrer aux plus incrédules, non-feulement que le fang
„ circule des poumons au cœur, mais & la maniére dont
„ fe fait cette révolution & le tems employé à l'achever.
Cefalpin mourut à Rome en 1603. Il a écrit les Ouvrages fuivans :

*Catoptron, five Speculum Artis medicæ Hippocraticum. Fran-
cofurti*, 1605. *in-8vo. Venetiis*, 1606. *in-4to.*

De Plantis Libri XVI. Florentiæ, 1583. *in-4to.*

De Metallicis Libri tres. Noribergæ, 1602. *in-4to.*

Quæftionum medicarum Libri duo.

De Medicamentorum Facultatibus.

Dæmonum Inveftigatio Peripatetica.

Quæftionum Peripateticarum Libri quinque. Simul Venetiis,
1593. *in-4to.*

Nicolas Taurellus, Médecin de Montbelliard, a écrit
contre ce dernier Ouvrage, un Livre intitulé :

*Alpes cafæ, hoc eft, Andreæ Cafalpini monftrofa dogmata
difcuffa & excuffa.*

C A G N A T I, (Marcilio) de Verone, célébre Médecin, a vêcu au commencement du dix-feptiéme fiécle, fous
le Pontificat de Clément VIII. & de Paul V. Il étudia à
Padoue fous Zabarella, & ayant fait un très-grand progrès dans les Langues, les Belles-Lettres, la Philofophie
& la Médecine, il s'aquit une réputation conforme à fon
mérite ; auffi fut-il choifi entre tant de grands Hommes
qu'avoit alors l'Italie, pour enfeigner à Rome, où il paffa
le refte de fa vie. Cagnati étoit extrêmement mélancoli-
que, il paroiffoit même févére & ne parloit qu'avec peine ;
mais il s'exprimoit dans les occafions avec une admirable
facilité & avec beaucoup d'éloquence. Nous avons quelques Ouvrages de fa façon :

De sanitate tuenda Libri duo. Primus de Continentia, alter de Arte Gymnastica. Patav. 1605. in-4to. Roma, 1591. in-4to.

Opuscula varia. Roma, 1603. in-4to.

Variarum Observationum Libri quatuor. Item. *Disputatio de ordine in cibis servando. Roma, 1587. in-8vo.*

In Hippocratis Aphorismorum secundæ sectionis vicesimum quartum Commentarius. Roma, 1591. in-4to.

Enarrationum Liber. Roma, 1581. in-8vo.

CAIMI ou **CAIMO**, (Pompée) d'Udino, célébre Médecin, étoit frere d'Eusébe, Evêque de Citta-nova. Il étudia sous Jerôme Mercurialis; & comme il avoit un esprit propre pour les Sciences & pour les Langues, il s'avança beaucoup, & sa doctrine lui aquit une grande réputation. Tous les Princes d'Italie s'empressèrent à l'envi de l'attirer dans leurs Cours; mais il préféra d'aller à Rome, où il fut domestique du Cardinal de Montalte & Professeur au Collége Romain. Depuis, le Sénat de Venise l'ayant appellé à Padoue, il y enseigna encore la Médecine & y publia divers Ouvrages. César Cremonini improuva ses principes, comme César Lagalla l'avoit déja fait à Rome. Cependant la peste étant à Padoue, Caimi se retira à Titiano dans le Frioul, & il y mourut, le 30 Novembre en 1631. âgé de 63 ans. Nous avons de lui les Ouvrages suivans:

De calido innato Libri tres. Venetiis, 1626. in-4to.

De Febrium putridarum indicationibus. Patavia, 1628. in-4to.

De Nobilitate.

Dell ingegno humano.

CAIUS, (Jean) natif de Norfolck en Angleterre, & célébre Médecin, vivoit vers l'an 1558. Il étudia en son Pays, & puis en Italie dans l'Université de Padoue, sous Jean-Baptiste Montanus. Etant revenu en Angleterre, il s'y fit considérer par sa doctrine & son mérite; on le consultoit de toute part, & jamais réputation ne fut mieux établie que la sienne. Cet Auteur a donné une description exacte de la Consomption appellée *Sudor Anglicus.* Il a composé les Ouvrages suivans:

De Methodo medendi, ex Cl. Galeni & J. B. Montani sententia Libri duo. Basileæ, 1544. in-8vo.

Cl. Galeni Pergameni Libri aliquot Græci partim hactenus non visi, partim à mendis repurgati, annotationibusque illustrati. Basileæ, 1544. in-4to.

De Libris propriis Liber, in quo singulorum rationem reddit. Londini, 1570. *in-4to.*

CAIUS PLINIUS SECUNDUS étoit de Verone, d'autres disent de Novocome. Quoi qu'il en soit, il est constant qu'il vécut environ l'an 72. de salut, sous l'Empereur Vespasien, dont il obtint des Emplois considérables, & entre autres le Gouvernement d'Espagne. Il exerça d'ailleurs divers Offices militaires, & se mêla pendant quelque tems de plaider des causes. Il semble qu'avec toutes ces occupations il ne pouvoit pas avoir le tems d'écrire ; néanmoins comme il employoit à l'étude toutes les heures où il avoit le moindre relâche, il composa plusieurs Ouvrages qui l'ont fait conter entre les Médecins, quoiqu'il n'ait jamais fait profession de la Médecine. On a imprimé les Ouvrages suivans sous son nom :

Epistola ad Amicos de Medicina.

De Re medica, Libri quinque.

De Febribus Liber.

On trouve dans les Ecrits de cet Auteur plusieurs observations curieuses sur l'Anatomie de l'homme & des animaux. Mais comme il n'étoit point Anatomiste de profession, & qu'il n'avoit point disséqué lui-même, du moins, à ce qu'il paroit, il a mêlé dans ses Ecrits la vérité & les fables indistinctement, comme il les trouvoit dans les Auteurs dont il se servoit.

On voyoit à Come, du tems de Paul Jove, un ancien Monument d'un *Plinius Valerianus*, Médecin ; le voici :

D. M.

C. PLINII VALERIANI

MEDICI

qui vixit

Ann. XXII. m. VI. d. V.

PARENTES.

Ce Pline, que le même Paul Jove a confondu avec celui dont on vient de parler, en est tout-à-fait différent : celui, dont il est fait mention dans cette Inscription, étoit Médecin, & avoit écrit d'après le premier sur la Matiére médecinale.

On voit à Geneve un ancien Monument, où il est fait mention de quelques autres Plines.

ANNOR.

ANNOR. XII.	C. PLINIO M. F. C
L. PLINIO.	FAUSTO
	ÆDILI II. VIRO
FAUSTI FI. F.	JUL. EQ. FLAMIN.
	C. PLINIUS FAU.
SABINO.	VIVOS
	C.

CAÏUS VALGIUS est le premier des Romains, après Pompeius Lœneus & Caton, qui ait écrit des propriétés des Plantes, ou de leur usage dans la Médecine. Pline, qui fait cette remarque, ajoute que le Livre que Valgius avoit composé sur ce sujet, & qu'il avoit dédié à l'Empereur Auguste, étoit imparfait & ne contenoit pas grand'chose, quoique l'Auteur passât pour être savant. Valgius avoit été Médecin d'Auguste avant Antoine Musa.

CALANO, (Prosper) Médecin célébre, étoit de Sarzane, Ville d'Italie dans l'Etat de Genes. Il professa à Rome & à Bologne vers le commencement du seiziéme siécle. Nous avons de lui :

Paraphrasis in Librum Galeni de inæquali temperie. Lugduni, 1538. *in-8vo.*

CALCEOLARI, (François) célébre Botaniste dans le XVI. siécle, est un des premiers qui se soient appliqués à rechercher & à recueillir une grande variété de Plantes, de Mineraux, &c. En 1554. il entreprit avec Arldovrande un voyage au Mont-Baldo, qui étoit alors l'école la plus célébre des Botanistes.

CALDARON, (Jacques) de Palerme, né en 1651. étoit Philosophe, Médecin, Apoticaire, Chimiste trèshabile. Il vivoit encore en 1730. On a de lui :

Della natura, qualita e virtu della Terra di Baida.

Del modo come e fatta la China-China.

Epistola Botanica.

Examen & Oedipus Aromatariorum.

CALLIANAX, Médecin, Sectateur des opinions d'Hérophile, de qui Galien & Palladius rapportent qu'il n'avoit point de douceur pour ses malades. Un certain personnage, qu'il traitoit d'une maladie dangereuse, lui ayant un jour demandé s'il mourroit de cette maladie ; il lui répondit fort crûment par ces vers d'Homére : *Patro-clus mourut bien, qui valoit plus que vous.*

CALLICLES, (Nicolas) Médecin très-renommé dans le douziéme siécle.

CALLIGENES, Médecin de Philippe dernier du nom, Roi de Macedoine. Il tint cachée la mort de ce Prince, jusqu'à ce que Persée, son successeur, eu eut reçu la nouvelle. Ce Philippe étoit contemporain de Ptolomée Philopator sur la fin du 38 siécle.

CALLIMACHUS, Médecin Grec. Il fit un Traité des Couronnes dont on se servoit dans les festins, pour montrer les mauvais effets de l'odeur des fleurs, dont elles étoient composées, qui blessoient souvent le cerveau, & causoient de grandes maladies.

CALLISTHENE est mis par saint Epiphane, au nombre des Auteurs qui ont écrit touchant les Plantes. Il étoit natif d'Olynthe, disciple & parent d'Aristote. Le malheureux sort de Callisthéne est assez connu : l'on a dit qu'Alexandre l'avoit fait enfermer dans une cage de fer, & ensuite déchirer par des lions, pour lui avoir parlé trop librement, ou pour avoir eu part à une conspiration contre la vie de ce Roi. Pline cite dans son Indice un Callisthéne, qui peut être le même.

CAMANUSALI, CANAMUSALI, ou AL-CANAMOSALI, Médecin, qui exerça sa profession à Bagdat, où il vêcut vers l'an 1250. Il a écrit un Traité sur les Maladies des yeux, dans lequel il rapporte tout ce que les Médecins Arabes, Chaldéens, Juifs & Indiens avoient dit sur cette matiére. On a imprimé ce Traité à Venise en 1499. *in-folio*, avec la Chirurgie de Gui de Cauliac, sous le titre suivant :

De Passionibus oculorum Liber.

On a encore imprimé à Venise en 1500. *in-folio*, avec la Chirurgie d'Albucasis, le Traité dont voici le titre :

Liber super rerum praparationibus quæ ad oculorum medi-cinas faciunt, & de Medicaminibus ipsorum, rationabi-liter terminandis.

CAMELUS ou CAMELIUS, nom qui se trouve dans quelques Manuscrits de Pline. Il semble que cet Auteur insinue que l'Empereur Auguste avoit un Médecin qui se nommoit Camelius, & qui l'avoit empêché, par un certain scrupule de religion fondé sur la fable d'Ado-nis, de manger des laitues, qui furent un des remédes qu'indiqua Mufa, & qui fauva la vie à cet Empereur. Ce paffage de Pline eft fort obfcur, & diffère dans prefque tous les Manufcrits.

CAMERARIUS, en Allemand *Camermeifter* (Joachim) étoit de Bamberg, célébre Ville d'Allemagne dans la Franconie, où il nâquit le 12 Avril de l'an 1500. Sa famille y étoit ancienne & confidérée ; il la rendit encore plus illuftre par fa doctrine & par fon mérite. C'eft par lui-même qu'il a fait honneur, comme dit Turnebe, non-feulement à fa Patrie, mais encore à l'Allemagne & à toute l'Europe, dont il a été un des plus beaux ornemens. Il fit un très-grand progrès dans toutes les Belles-Lettres, dans les Langues favantes, dans l'Hiftoire, dans les Mathématiques, dans la Médecine, dans la Politique ; & il étoit avec cela naturellement fi éloquent, qu'on étoit toujours de fon parti ; car il perfuadoit fans peine tout ce qu'il avoit deffein de perfuader. De fi rares qualités le rendirent cher à toutes les perfonnes illuftres de fon tems ; les Savans fe faifoient un plaifir & un honneur fingulier d'avoir part à fon amitié, & les Princes l'honorerent de la leur, comme les Empereurs Charles V. & Maximilien II. Il enfeigna avec applaudiffement à Nuremberg, à Tubinge & à Leipfic. Il mourut le 17 Avril de l'an 1574. étant entré depuis cinq jours feulement, dans la foixantequinziéme de fon âge. Etant au lit de la mort, il compofa ces vers :

> *Morte nihil tempeftivâ effe optatius aiunt :*
> *Sed tempeftivam quis putet effe fuam ?*
> *Qui putat ille fapit. Namque ut fatalia vitæ,*
> *Sic & quifque fuæ tempora mortis habet.*

Camerarius avoit époufé Anne de Truches de Grunfperg, d'une famille noble, & il en avoit eu neuf enfans, cinq fils & quatre filles. Les fils font : Jean, Confeilier du Duc de Pruffe ; Joachim, Médecin ; Philippe, Jurifconfulte, lequel ayant été mis à l'Inquifition de Rome, en fut tiré à la priére de l'Empereur & du Duc de Baviére ; Jean, auffi Médecin, qui a écrit divers Ouvrages, & Godefroid. Mais les enfans de fon efprit font en plus grand nombre, & ils dureront davantage. Les principaux font : De █████████ ceffaria ratione præfervandi à Peftis Contagio. ████ 1583. *in-8vo. Cum Synopfi Commentariorum*

Conſtitutiones, Leges & Edicta quædam, tempore peſtis anno
   1576. & 1577. publicè Venetiis & alibi propoſita. Ibid.
De Bolo Armenia & Terra Lemnia Obſervationes. Ibidem.
Commentariolus de Theriacis & Mithridateis. Noribergæ,
   1534. in-8vo.
Victûs & cultûs ratio, expoſita quatuor in ſingulos menſes
   verſibus. Extat cum Schola Salernitana. Antuerpiæ, 1562.
   in-16.
Epiſtolæ plurimæ medicæ.
Conſilia medica.

CAMERARIUS, (Joachim) Médecin célébre, fils
de l'autre Joachim Camerarius, dont on vient de parler,
étoit de Nuremberg, où il nâquit le 6 Novembre de l'an
1534. Dès ſa jeuneſſe il fut élevé dans la maiſon de Philippe Melanchthon, l'ami de ſon pere. Il ſoutint très-bien
la réputation que celui-ci s'étoit aquiſe dans les Lettres :
il étudia dans les meilleures Univerſités d'Allemagne, &
enſuite étant allé en Italie, il apprit la Médecine premiérement à Padoue, & puis à Bologne, où il reçut le bonnet
de Médecin. Il s'y fit même des amis, dont le nombre
& la qualité lui pourroient tenir lieu de mérite ; il ſuffit
de nommer Fallopius, Aquapendente, Capivaccio, Aldroandus & Vincent Pinelli, pour être perſuadé de ce qu'on
avance. Etant retourné à Nuremberg il commença à y
exercer ſa Profeſſion en 1564. & il y paſſa le reſte de ſes
jours avec beaucoup de douceur & de tranquilité. Comme
il avoit aquis la réputation d'un des plus habiles Médecins de ſon ſiécle, pluſieurs grands Princes lui offrirent
des appointemens conſidérables pour l'obliger à s'attacher
auprès d'eux ; mais il préféra toujours ſa liberté à tous les
avantages qu'on lui faiſoit eſpérer, ayant d'ordinaire cette
ſentence à la bouche :

Alterius non fit qui ſuus eſſe poteſt.

Il avoit d'ailleurs trop d'attachement pour les Lettres,
pour vouloir s'engager dans les Cours des Princes. Il ſe
fit une étude particuliére de la Chimie & de la Botanique,
& non-ſeulement il eut ſoin de cultiver un jardin, où l'on
trouvoit les plantes les plus rares & les ſimples les plus
curieux, mais encore il acheta la **Bibliothéque Botanique**
de Geſner ; de ſorte que toutes choſes concouroient à le
ſatisfaire. Cependant quelque réſolution qu'il eût priſe de
s'éloigner des Maiſons des Grands, il ne put ſe dérober à

ceux qui le venoient confulter. Camerarius laiffa des enfans de trois femmes, & entre autres un fils nommé Joachim, comme fon pere & fon ayeul, & qui fut auffi-bien
qu'eux, un célébre Médecin.

Camerarius mourut l'onze d'Octobre 1598. Ses Ouvrages font :

> *Opufcula de Re ruftica. Noriberg.* 1577. *in-4to.* 1596. *in-8vo.*
>
> *Hortus Medicus. Francofurti,* 1588. *in-4to.*
>
> *De Plantis Epitome utiliffima. Francofurti,* 1586. *in-4to.*
>
> *Symbolorum & Emblematum Centuriæ tres. Noribergæ,* 1593.
> *in-4to.*
>
> *Synopfis Commentariorum de Pefte. Noribergæ,* 1583. *in-8vo.*
>
> *Epiftolæ quædam medicæ.*

CAMPEGIUS. *Voyez* CHAMPIER.

CAMPOLONGO, (Æmilius) de Padoue, a été un
très-célébre Profeffeur en Médecine, & fon mérite lui a
aquis une grande réputation dans toute l'Europe. Outre
qu'il favoit les Langues & les Belles-Lettres, il s'attacha
particuliérement à l'étude des Ouvrages d'Ariftote & de
Galien. En 1578. il fut nommé Profeffeur en Médecine
dans l'Univerfité de Padoue, & continua cet exercice jufqu'à fa mort, qui arriva au mois d'Octobre en 1604. Il
fut enterré dans la Chapelle que fa famille a aux Servites
de la même Ville, où l'on voit une Infcription qu'Anni-
bal Campolongo, fon fils, fit élever.

Outre des Confultations qu'on a publiées avec celles
des autres Médecins d'Italie, nous avons de lui les Ouvrages fuivans :

> *Theoremata de humana perfectione. Patavii,* 1573. *in-4to.*
>
> *Nova cognofcendi Morbos Methodus. Witcberg.* 1601. *in-8vo.*
>
> *Methodi medicinales duæ, in quibus legitima medendi ratio*
> *traditur propofita in Acad. Patavina à Viris Nobiliff.*
> *Profeff. D. Alb. Bottono & Æmilio Campolongo. Francof.*
> 1595. *in-8vo.*
>
> *De Arthritide Liber unus : De Variolis Liber alter. Venetiis,*
> 1586. *in-4to.*

CANAPE, (Jean) Médecin du Roi François I. vivoit
en 1542. La Croix du Maine le nomme Lecteur public de
Chirurgie à Lyon. Il traduifit en François divers Ouvrages des Anciens, & il en compofa d'autres, tant en cette
Langue qu'en Latin.

CANEVARI, (Demetrio) Médecin, étoit de Genes,
où il nâquit en 1559. Il étudia à Rome, où s'étant rendu

très-habile dans les Langues, dans les Belles-Lettres & dans la Médecine, il s'y aquit beaucoup de réputation & de très-grands biens, & y mourut en 1625. Jean-Victor Rossi, connu sous le nom de *Janus Nicius Erithræus*, l'accuse d'avoir été extrêmement avare; mais d'autres parlent avantageusement de lui. Demetrio Canevari laissa une très-belle Bibliothéque : Nous avons aussi divers Ouvrages de sa façon :

> *Morborum omnium qui corpus humanum affligunt, ut decet & ex Arte curandorum accurata & plenissima Methodus. Venetiis*, 1605. *in-8vo.*

De Ligno sancto Commentarium. Romæ, 1602. *in-8vo.*

CAPELLUTIUS, (Roland) Philosophe & Médecin, s'appliqua particuliérement à la Chirurgie, qu'il exerça à Parme. Il vivoit sous le Pontificat de Paul II. & l'Empire de Fréderic IV. en 1468. Nous avons de lui quelques Ouvrages, dont le stile est assez barbare. Vanderlinden parle du suivant :

> *Chirurgia. Venetiis*, 1490, 1519, 1546. *in-folio*, **cum** *Guidonis, Bruni, Lanfranci & aliorum Chirurgia.*

CAPITANEUS, (Pierre) natif de Middelbourg en Zélande, étudia la Médecine dans les Universités de Louvain & de Paris, & reçut les honneurs du Doctorat à Valence en Dauphiné. Capitaneus chercha fortune dans les Pays étrangers; il enseigna d'abord la Médecine à Rostoch dans la basse Saxe, d'où il passa à Coppenhague : on lui donna une Chaire de Professeur en cette Université, & il en fut trois fois Recteur. Il parvint enfin à l'emploi de premier Médecin de Fréderic II. Roi de Dannemarc , & mourut en 1577. Son corps fut déposé dans l'Eglise de la sainte Vierge à Coppenhague, où l'on voit son Epitaphe :

> *M. S. S.*
> *Natalium splendore, virtute & doctrinâ ornatissimi Viri, Domini Petri Capitanei Zelandi, Middelburgensis Medicinæ Doctoris eximii & Archiatri in Daniâ.*
>
> *oCCUbUIT fatIs CapItaneus, aLta MICaret JanI seXta UbI LUX, boraqUe nona foret.*

Capitaneus a écrit les Ouvrages suivans:

> *Prophylacticum Consilium antipestilentiale, ad Cives Hafnienses. Anno* 1553.

De Potentiis Animæ, 1550.

CAPITON (Wolfgang-Fabrice) étoit d'Hagenau en Alsace, où il nâquit en 1478. Il étudia à Basle, & pour complaire à son pere, il se fit Médecin. Depuis, comme il avoit plus d'inclination pour la Théologie, il en fit son étude ordinaire après la mort de son pere, & il reçut les honneurs du Doctorat en cette Faculté. Après cela, il apprit les Langues savantes, & particuliérement l'Hébraïque; & le Cardinal Albert de Brandebourg, Archevêque de Mayence, ayant souhaité de l'avoir auprès de lui, il passa encore Docteur en Droit Canon. Ainsi ayant connoissance de tant de Sciences diverses, il fit des illustres amis; & le Cardinal lui procura des Lettres de Noblesse pour lui & pour sa famille.

Capiton ne profita pas des lumiéres de son esprit; il l'avoit naturellement inconstant & chagrin; c'est ce qui le fit donner dans les nouveautés au sujet de la religion. Après ce faux pas, il se retira à Strasbourg, puis à Basle & à Haguenau; il se lia d'amitié avec Bucer & avec Œcolampade; il épousa même la veuve de ce dernier, & composa sa vie. Après la mort de cette femme, il en épousa une autre nommée *Agnès*, qui étoit savante & en état de prêcher, lorsque son mari étoit incommodé. Capiton mourut le 10 de Janvier 1542.

CAPIVACCIO, (Jerôme) de Padoue, a été un des plus célébres Médecins du XVI. siécle. Il savoit les Langues, les Belles-Lettres & la Philosophie; & c'est avec justice qu'il s'aquit tant de réputation, non-seulement en Italie, mais par toute l'Europe. Il enseigna pendant trente-cinq ans dans l'Université de Padoue : le Grand-Duc de Toscane souhaita extrêmement de l'avoir dans celle de Pise, & il lui fit pour cela des offres très-avantageuses; mais Capivaccio se crut plus obligé à sa Patrie. Il mourut l'an 1589. & fut enterré dans l'Eglise des Jésuites.

On dit qu'un Astrologue lui ayant prédit qu'il mourroit, s'il entreprenoit quelque voyage dans sa vieillesse, il se moqua de cette vaine prédiction; & étant allé voir le Duc de Mantoue qui étoit malade, à son retour il fut attaqué d'une fiévre violente, dont il mourut peu de jours après. Nous avons divers Ouvrages de sa façon, compris dans un volume *in-folio*, imprimé à Francfort en 1603. sous ce titre :

Opera omnia, quinque Sectionibus comprehensa, quarum,

I. Physiologica continet.
II. Pathologica.
III. Therapeutica.
IV. Mista.
V. Extranea complectitur.

CARCANO, (Archelao) Médecin, natif de Milan, & Professeur en l'Université de Pavie, vivoit dans le seiziéme siécle. Il s'aquit beaucoup de réputation par sa doctrine, & les Ouvrages qu'il a composés :

In Aphorismos Hippocratis lucubrationes.
De Methodo medendi.
De modo collegiandi, unà, Ticini, 1581. *in-8vo.*

Carcano mourut le 22 Juillet de l'an 1588.

CARDAN, (Jerôme) Médecin & Astrologue, natif de Milan, vivoit dans le seiziéme siécle. Mr. Le Gendre, dans son Traité de l'Opinion, est contraire au sentiment commun quand il fait Cardan natif de Pavie ; mais il s'accorde en ce qu'il vint au monde le 24 Septembre 1501.

Cardan est assez connu par les Ouvrages qu'il a donnés au Public ; nous ne ferons ici mention que de ceux qui concernent la Médecine :

In Librum Hippocratis de alimento Commentaria. Quibus accedit examen viginti duorum ægrorum Hippocratis. Romæ, 1574. *in-8vo. Basileæ,* 1582. *in-8vo.*

In Hippocr. de aere, aquis & locis Commentarii. Cum aliis Basileæ, 1570. *in-folio.*

In Hippocratis Coi prognostica, atque in Galeni prognosticorum expositionem Commentarii absolutissimi. Cum aliis Basileæ, 1568. *in-folio.*

In septem Aphorismorum Hippocratis particulas Commentaria. Cum aliis Basileæ, 1564. *in-folio.*

Opus novum, cunctis de sanitate tuenda & vita producenda studiosis apprimè necessarium. Romæ, 1580. *in-folio. Basileæ,* 1582. *in-folio.*

Opuscula Artem medicam exercentibus utilissima. Basileæ, 1559. *in-folio.*

Ars curandi parva, & alia nunc primùm edita Opera. Basileæ, 1566. *in-8vo.* 2 *vol.*

De Methodo medendi Sectiones quatuor. Paris. 1565. *in-8vo.*

Contradicentium Medicorum Libri duo. Lugduni, 1548. *in-4to.*

De malo recentiorum Medicorum medendi usu. Venetiis, 1545. *in-8vo.*

De caufis, fignis ac locis Morborum, Liber unus. Bafilea, 1582. *in-8vo.*

De Subtilitate Libri XXI. Bafilea, 1560. *in-folio.*

De Rerum varietate Libri XVII. Bafilea, 1557. *in-folio.*

Cardan a écrit lui-même fa vie qu'on voit à la tête de fes Ouvrages fous le titre : *De Vita propria.* Il vint au monde malgré fa mere ; fon pere déja fur l'âge, l'eut d'une certaine fille nommée *Claire Micheria.* Il avoue lui-même que fa mere avoit pris plufieurs médicamens pour fe faire avorter ; & dans le troifiéme livre de la Confolation, il reconnoit que le Collége des Médecins de Milan ne le vouloit pas admettre, fur le foupçon qu'on avoit qu'il n'étoit pas légitime. Jules Scaliger fut fon ennemi irréconciliable ; & quoiqu'il convienne que Cardan avoit un efprit très-profond, très-heureux & même incomparable, cependant quand il commença à écrire contre lui, il chercha à le contredire en toutes chofes. Mais les defintereffés font d'accord, que bien que Scaliger eut, peut-être, plus de connoiffance des lettres humaines que Cardan, ce dernier avoit pénétré plus avant dans les fecrets de la Phifique. Il mourut à Rome le 21 de Septembre 1676. âgé de 75 ans. On dit qu'ayant pronoftiqué l'an & le jour de fa mort, il fe laiffa mourir de faim, y étant arrivé, afin de conferver fa réputation. Mr. De Thou l'a écrit ainfi fur l'opinion commune de ce tems-là. On dit encore que Cardan s'étoit lui-même compofé cette Epitaphe :

Non me terra teget, cælo, fed raptus in alto,
Illuftris vivam docta per ora virum.
Quidquid venturis fpectabit Phœbus in annis,
Cardanus nofcet, nomen & ufque fuum.

Cardan a rempli fes Traités de Médecine d'idées aftrologiques. Il fe fondoit beaucoup fur l'Aftrologie judiciaire, & il avoue lui-même que s'étant d'abord perfuadé qu'il ne devoit pas vivre jufqu'à 45 ans, il régla l'arrangement de fa fortune fur la courte durée de fa vie ; ce qui fut d'un grand préjudice à fa vieilleffe. Il avoit cependant coutume de dire, qu'il ne changeroit pas fa pauvreté ni fa vieilleffe, avec l'âge & les richeffes d'un jeune homme, pour qui la fcience feroit fans attraits. Cardan fut bizarre, inconftant, entêté de fes prédictions. Il fe procuroit lui-même des douleurs & des maladies, pour mieux gouter enfuite le plaifir que donne la fanté. Il fe vantoit d'avoir un Démon familier, comme Socrate , & il croyoit qu'il étoit mêlé de Saturne & de Mercure, & qu'il ne se communiquoit à lui que par les songes ; il raconte même plusieurs traits surprenans du Démon de son pere & du sien propre. C'est ici le cas d'appliquer ce que Mr. De Thou a dit de cet Auteur : que quelquefois il paroit être au-dessus de l'homme, & quelquefois au-dessous de l'enfant. En effet, si ses Ouvrages ont transmis à la postérité des marques de beaucoup d'érudition & même de génie, ils font encore plus connoître combien son imagination étoit déréglée.

CARPUS, (Jacques) dont le véritable nom est Jacques Berenger, fut aussi nommé *Carpensis*, parce qu'il étoit de Carpi dans le Modenois. Il fleurit en 1522. & fut un des restaurateurs de l'Anatomie. Il étoit Docteur en Médecine & Professeur de Chirurgie dans l'Université de Bologne. Son application à cultiver l'Anatomie, le rendit un des plus habiles de son tems sur cette matiére ; il l'augmenta de beaucoup par ses nouvelles découvertes, & nous laissa les Traités suivans :

> *De Cranii Fractura Tractatus. Bologniæ,* 1518. *Venetiis,* 1535. *in-4to. Lugduni Batav.* 1629. *in-8vo.* Ibid. 1651.
>
> *Isagogæ breves in Anatomiam humani Corporis, aliquot cum figuris anatomicis. Venetiis,* 1522. *Bologniæ,* 1523. *Argentorati,* 1530. *in-8vo.*
>
> *Commentaria cum amplissimis additionibus super Anatomia Mundini. Bononiæ,* 1521. *in-4to.*

Carpus découvrit le premier l'appendice de l'intestin cæcum. Il nomma cette partie *additamentum coli*, & il en donna sous ce nom, une description fort étendue. Il est encore le premier qui ait guéri la verole par les frictions mercurielles ; & ce fut, dit-on, par le moyen de ce secret qu'il s'aquit des richesses considérables. Car outre sa vaisselle qui montoit à un poids extraordinaire d'or & d'argent, il laissa de plus au Duc de Ferrare un legs de quarante à cinquante mille écus.

On a imputé à Carpus d'avoir disséqué vifs à Bologne, deux pauvres Espagnols malades de la verole ; ce qui ayant été découvert, il fut obligé de se sauver à Ferrare, où il mourut. Il avoit, dit-on, choisi des Espagnols, plutôt que d'autres, pour les anatomiser, parce qu'il haïssoit fort cette Nation ; mais cela a tout l'air d'une fable. Avant Jacques Carpus, l'Anatomie avoit été fort négligée pendant plufieurs fiécles ; comme il fut le premier qui entreprit de la rétablir, & qu'il faifoit beaucoup de diffections de cadavres humains, ce qu'on n'avoit pas vu auparavant, il y en eut affez là pour faire dire au peuple, qui groffit toujours les objets, qu'il anatomifoit des hommes vifs. Erafiftrate & Hérophile ont été accufés de la même chofe.

CASE ou CASÆUS, (Jean) Médecin Anglois, enfeignoit dans l'Univerfité d'Oxfort, où il mourut vers l'an 1600. Il a compofé quelques Ouvrages.

CASSEBOHM (Jean-Fréderic) a donné un Ouvrage anatomique fous le titre fuivant :

Tractatus quatuor Anatomici de aure humana, tribus figurarum tabulis illuftrati. Halæ Magd. 1734. in-4to.

CASSERIUS, (Jules) Médecin & Chirurgien, nâquit à Plaifance en Italie en 1545. Comme il étoit né des parens pauvres, il alla à Padoue, où il fut domeftique & enfuite difciple de Fabrice ab Aquapendente. Il avoit du talent & de l'induftrie ; fi l'on en croit Douglas, il fut meilleur diffequeur que fon maître, mais moins bon Philofophe. Il s'avança fi bien dans la connoiffance des fecrets de la Médecine & de la Chirurgie, qu'après la mort du même Aquapendente, il mérita d'avoir fa Chaire de Profeffeur dans l'Univerfité de Padoue, où il mourut en 1605. âgé de 60 ans. Il a écrit particuliérement fur l'organe de la voix & des fens, & fes Ouvrages font ornés de figures excellentes. En voici le Catalogue & les éditions :

Pentaftheseion, hoc eft de quinque fenfibus Liber. Venetiis, 1609. Francofurti, 1609, 1610, 1622. in-folio.

Hiftoria anatomica de vocis auditufque organis. Ferrariæ, 1600. Venetiis, 1607. in-folio.

Tabulæ de formato Fœtu. Amftelodami, 1645.

Tabulæ anatomicæ 78. Venetiis, 1627. Francofurti, 1632. in-4to. Amftelodami, 1645.

Daniel Bucretius de Breflau y ajouta vingt planches qui manquoient pour completer l'Ouvrage, & donna les explications tant de celles-ci que des planches de Cafferius.

CASSIUS, Médecin qui vivoit du tems de Celfe ou un peu avant lui, & à qui il rend témoignage qu'il étoit le plus ingénieux des Médecins de fon fiécle. Galien & Scribonius Largus l'appellent Caffius le Médecin ; & tous deux, ainfi que Celfe, rapportent la defcription d'un médicament que Caffius donnoit contre la colique, & qu'il faifoit préparer par un de fes Efclaves, nommé Atimetus.

Ce Médecin ſuivoit la doctrine d'Aſclepiade; il eſt Auteur des problêmes que nous avons ſous ſon nom. La plupart des queſtions que l'on trouve dans ce Traité ſont, dit Mr. Le Clerc, fort curieuſes, & leurs ſolutions extrêmement ingénieuſes.

Il eſt parlé dans les Auteurs d'un *Caſſius Iatroſophiſta*, de qui nous avons :

Naturales & medicinales Quæſtiones 84. circa hominis Naturam & Morbos aliquot. Tiguri, cum Catalogo Medicamentorum ſimplicium quæ peſtilentiæ Veneno adverſantur, authore Antonio Schnebergero, 1562. in-8vo. Græco-Latinè. Lutetiæ, 1541. in-8vo. Gracè. Lugduni, 1595. in-12. cum Theophylacti Simocati phyſicis Quæſtionibus, Latinè. Francofurti, 1541. in-4to.

De animalibus Quæſtiones medicinales. Pariſ. 1541. in-8vo. Gracè.

Mr. Le Clerc croit que ce dernier eſt le même que le Caſſius dont parle Celſe. Il ſe trouve encore un *Caſſius Felix ;* un *L. Annius Caſſius Mithradorus*, Médecin ; un *Caſſius Dionyſius* qui a écrit :

Selectarum præceptionum de Agricultura Libri XX. Lugduni, 1543. in-8vo.

CASTELAN (Honoré) étoit natif d'Arles en Provence, & propre frere de la mere d'André Du Laurens, qui a ſi bien écrit ſur l'Anatomie. Il prit le bonnet de Docteur en Médecine à Avignon. Nous avons de lui :

Oratio, quá futuro Medico neceſſaria explicantur. Lutetiæ, 1555. in-4to. Argentorati, 1607. in-12.

CASTELAN, (Pierre) Médecin, étoit de Grandmont en Flandres, où il nâquit en 1585. Il étudia à Mons, à Douai, puis à Orléans, & enſuite à Louvain, où il reçut les honneurs du Doctorat en 1618. Il avoit beaucoup d'érudition, ſavoit les Langues & les Belles-Lettres ; & on attendoit de grandes choſes de lui, s'il eut vêcu plus longtems ; mais il mourut en 1632. Il a compoſé divers Ouvrages :

De Græcorum Feſtis.

De eſu Carnium Libri quatuor. Antuerpiæ, 1626. in-8vo.

Vita illuſtrium Medicorum, qui toto orbe ad hæc uſque tempora floruerunt. Antuerpiæ, 1618. in-8vo.

CASTELLO-BIANCO. *voyez* AMATUS.

CASTRO, (Rodriguez De) Médecin, natif de Liſbonne, & Profeſſeur à Piſe, s'eſt aquis beaucoup de réputation par son savoir; il fleurissoit au commencement du dix-septiéme siécle, vers l'an 1605. Il a aussi exercé la Médecine à Hambourg, où on assure qu'il est mort en 1637. âgé de plus de 80 ans. Ses Ouvrages sont cités avec éloge par Zacutus & par quelques autres. Voici ses principaux :

Tractatus brevis de natura & causis Pestis, quæ anno 1596. *Hamburgensem Civitatem afflixit. Hamburg.* 1596. *in-4to.*

Medicus-Politicus, sive de Officiis Medico-Politicis Tractatus, quatuor distinctus Libris. Hamburgi, 1614. *in-4to.*

De universa mulierum Medicina. Hamburgi, 1604. *in-fol.* & *in-4to.*

De Meteoris Microcosmi Libri V.

De complexu Morborum.

De Potu refrigerato.

De Animalibus Microcosmi.

Ce Médecin est différent d'Amatus de Portugal , à qui on donne aussi le nom de Rodericus de Castro, à la place de celui de Castello Bianco.

CASTROGIAANNE, (Bernard-Marie De) Capucin Sicilien , qui s'étant établi à Malthe, fit beaucoup de bruit par toute l'Europe, à raison des cures surprenantes qu'il opéra en cette Isle au moyen de la glace & de l'eau glacée, dont il se servoit pour tout reméde dans une infinité de maladies. Il avoit fait des cures si surprenantes à Palerme , qu'étant arrivé à Malthe au commencement du mois de Mai 1724. dans le dessein de passer à Venise, il fut sollicité par plusieurs Chevaliers malades de demeurer dans l'Isle, où la réputation de son savoir l'avoit déja dévancé. Son reméde y opéra des merveilles, comme on le peut voir par différentes lettres dignes de foi, qu'on a insérées dans les Mercures de 1724. & 1725. mois de Septembre, Novembre & Décembre de la premiére année; Février, Mars, Avril, Juin, Juillet & Décembre de la seconde. Voici l'extrait d'une de ces lettres qu'on présente à la curiosité du Lecteur ; elle est écrite de Malthe en date du 12 Juillet 1724.

„ Or, écoutez, Seigneurs, Petits & Grands, l'Histoire „ *del Medico d'ell Acqua Fresca.* Un Sicilien, Prêtre & Ca„ pucin, fils d'un Apoticaire, qui est aussi Docteur en Mé„ decine, & Chimiste de réputation, est ici depuis six se„ maines. Il a, par charité, par vanité ou par malice con„ tre la Faculté, entrepris de guérir les maux qu'on croit „ inconnus aux Médecins. Voici le fait : Le Comte de Be-

„ verens, Allemand, étoit depuis trois mois affligé d'une
„ palpitation de cœur avec des mouvemens convulsifs, un
„ froid à la poitrine qui ne lui permettoit pas dans la cani-
„ cule de souffrir l'air quoique très-chaud : il étoit toujours
„ couvert d'une fourrure sur la peau, & à l'avenant vêtu
„ de veftes & de surtouts : outre cet assortissement de jour,
„ il étoit très-chaudement couché ; & il ne pouvoit la nuit
„ sous ses couvertures sortir le doigt sans être gêlé & en
„ avoir des convulsions. Le Capucin d'entrée de jeu, le
„ dépouille de ses inutiles surtouts, le met à l'air, & avec
„ de l'eau commune à la glace & presque gêlée, fait en
„ vingt-quatre heures que le Comte de Beverens ne con-
„ noit plus la foiblesse de sa poitrine, ni le froid ordi-
„ naire dont il étoit tourmenté, est sans convulsions, dort
„ à merveille, & se trouve déja comme guéri ; ses palpi-
„ tations sont fort diminuées. C'est l'ouvrage de cinq se-
„ maines, &c.
„ Le Commandeur Guarena, Piémontois, livré par la
„ Faculté à la discrétion d'un polype ou skirrhe, formé
„ ou non, mais placé à côté du foie en long, & si dur
„ qu'il n'obéissoit pas à la main ; extérieurement marqué
„ par tous les simptomes d'un homme farci d'obstructions ;
„ un corps sec, exténué, face livide, &c. Par l'effet de l'eau
„ le skirrhe se ramollit ; quinze jours après il sentit toutes
„ sortes de douleurs. La dureté s'est dissipée à mesure que
„ dans ses urines on voyoit des matiéres comme de la
„ craie, & visqueuses à couper avec le couteau. Mr. Gua-
„ rena est revenu de ses lassitudes, son visage a repris cou-
„ leur, & il se trouve guéri, &c.
„ Un Prêtre atteint de la fiévre maligne, en trois jours
„ a été sur pied : la fiévre fut prise dans le commence-
„ ment, & dès qu'elle fut déclarée maligne. Un Espagnol,
„ Page du Grand-Maître, abandonné par son Médecin,
„ & après avoir reçu les Sacremens, fut dans trois jours
„ sans fiévre par le secours du Capucin. Il le prit dans
„ cet état, fit ouvrir les fenêtres, & lui fit avaler de l'eau
„ à la glace. Il prétend guérir les hidropisies avec l'eau en
„ très-peu de tems, & a proposé qu'on lui donnât de tels
„ malades.
„ Le Bailli Ruffo, se trouvant attaqué d'une fiévre vio-
„ lente, avec une diarrhée & ténesine, & des douleurs af-
„ freuses, rien ne le soulagea. Il fit venir le Capucin &
„ prit l'eau. Dès les premiéres vingt-quatre heures, plus

„ de fièvre, moins de douleurs. Le lendemain fa diarrhée
„ augmenta , & il fit de la matiére verte en abondance ;
„ le troifiéme jour nous l'avons vu chez le Grand-Maître.
„ J'en fus tout étonné, je l'avois vu le matin dans fon lit.
„ Tout ce que je vous écris, mon cher Bailli & *de vifu*
„ *& auditu ;* je ne fuis pas prévenu en faveur de l'eau ; je
„ ne la croyois bonne que pour rincer nos verres & laver
„ nos égouts.
„ Voici fa maniére de traiter. On fait rafraîchir l'eau
„ à force de glace ou de neige, autant qu'elle peut l'être ;
„ & vous en buvez trois grands gobelets le matin, & dans
„ le cours de la journée jufqu'à trente-fix. On ne mange
„ point, fur-tout les premiers jours. Lorfqu'on fe trouve
„ foible , au lieu d'aliment, il donne deux ou trois verres
„ d'eau le foir , avec deux ou trois jaunes d'œufs. Dans
„ la fuite on mange plus ou moins ; un demi poulet,
„ un petit pigeon, deux ou trois onces de Macaron de
„ Sicile , felon l'état où le Capucin trouve fon malade.
„ Plus ou moins d'eau, plus ou moins d'alimens. Il ne
„ quitte pas fes malades & obferve continuellement leurs
„ pouls. L'effet de l'eau eft de donner , ou des maux de
„ tête , ou des chaleurs extrêmes, ou des douleurs dans
„ les entrailles, même la diarrhée ; & de vous renouvel-
„ ler tous vos anciens maux. Voici le reméde pour la
„ diarrhée : il vous coule des lavemens d'eau à la glace ,
„ & fait boire dans l'inftant, ainfi que pour les douleurs
„ des entrailles, & vous fait frotter le ventre avec de la
„ glace. Pour les chaleurs de même, il frotte avec de la
„ glace la tête & l'eftomac. Si c'eft fciatique qui fe renou-
„ velle ou rhumatifme, friction fur la partie avec cette
„ glace, &c.

CAULIAC ou DE CHAULIEU (Gui De) étoit
François. Il étudia à Montpellier fous Raimond ; depuis il
enfeigna la Chirurgie dans la même Ville avec beaucoup
de réputation ; puis étant allé à Lyon, il y exerça la Médecine : il s'arrêta enfin à Avignon, où il fut Médecin des
Papes Clément VI. & Urbain V. C'eft lui qui nous a laiffé
la defcription de ce terrible fléau, qui en 1348. s'étendit
dans tout le monde & fit périr le quart du genre humain.
De Chaulieu a confidérablement enrichi la Chirurgie, &
lui a donné un tout autre arrangement qu'elle n'avoit avant
lui. Cette réforme lui fit beaucoup d'honneur, & fut d'autant plus utile au Public, qu'il ne l'avoit entreprife qu'à

la faveur d'une mûre expérience , fous laquelle il avoit vieilli. En 1363. il compofa un corps de Chirurgie fort étendu. Cet Ouvrage fut imprimé fous ce titre :

Chirurgia Tractatus feptem , cum Antidotario. Venet. 1490, 1519 , 1546. *in-folio. Lugduni ,* 1572. *in-8vo.* 1518. *in-4to.* 1569. *in-8vo.*

Chirurgia parva. Venet. 1500. *fol. cum Albucafis Chirurgia.*

CELSUS ou AURELIUS CORNELIUS CEL-SUS, Médecin qu'on croit être de Rome, ou, felon d'au-tres, de Verone, étoit de la Secte Eclectique ou du moins fe conduifoit fuivant les principes qu'elle infinue. Il vivoit fous l'empire de Tibére. Ce fut un homme d'un favoir univerfel, & le plus éloquent de tous les Médecins Latins : fon ftile peut être regardé comme le modéle de l'élo-quence Romaine. La Profeffion de Celfe a été le fujet d'une difpute; il s'agiffoit de favoir s'il avoit été Médecin. Pline ne lui donne point cette qualité : cependant prefque tout le monde convient aujourd'hui qu'il faut abfolument qu'il ait fait profeffion de la Médecine, & qu'il l'ait même pratiqué, ayant fait de fi judicieufes remarques, tant fur cette Science que fur la Chirurgie. Hippocrate & Afcle-piade font les deux principaux Auteurs auxquels Celfe s'eft attaché, quoiqu'il ait auffi tiré quelque chofe de fes contemporains. Il a fuivi le premier lorfqu'il s'eft agi du pronoftic & de diverfes opérations de Chirurgie, ayant traduit, à cet égard, un grand nombre de paffages d'Hip-pocrate mot à mot; ce qui a fait qu'on l'a appellé *Hippo-crate Latin.* Mais il paroit qu'il s'eft beaucoup plus atta-ché, pour tout le refte de la Médecine, à Afclepiade, qu'il appelle un bon Auteur, & duquel il avoue lui-même qu'il a pris plufieurs chofes. C'eft ce qui a donné occafion à quelques-uns de mettre Celfe au rang des Médecins de la Secte Méthodique. Mais on voit évidenment, par la ma-niére dont il parle de trois Sectes principales, qui étoient établies de fon tems, qu'il ne prend parti pour aucunes d'elles; & il n'y a d'ailleurs qu'à conférer fa pratique avec celle des Méthodiques, pour être convaincu qu'il ne s'accorde pas avec eux, du moins en tout. Il y a plus d'ap-parence, que fi Celfe n'étoit pas de la Secte Eclectique comme on l'a dit d'abord, il fe conduifoit du moins fe-lon les principes qu'elle établit, choififfant ce qui lui pa-roiffoit de meilleur dans chaque Auteur, fans fuivre aveu-glement aucun de leurs fentimens.

Celfe

Celfe a écrit de la Rhétorique, de l'Art Militaire, & les Ouvrages fuivans de Médecine :

De Febribus Liber.

De Balneis.

Epiftola duæ de Medicina, quæ extant cum Medicis antiquis. Venetiis, 1547.

De Re Medica Libri octo. Venetiis, 1497. in-folio, 1524. ex Emendatione Bapt. Egnatii. Ibidem cum Medicis antiquis 1549, in-folio. Parifiis, 1567. in-folio. Lugduni, 1549. in-16, 1608. in-12. Lugduni, 1566. in-16. & in-8vo. Hagenoæ, 1528. in-8vo.

Jules Scaliger avoit eu deffein de donner de nouveau cet Ouvrage au Public, comme Voffius le remarque ; mais depuis Jean-Antoine Vander Linden le publia en 1657. à Leyde, où l'on en a encore fait une autre édition in-12. l'an 1665. Les quatre premiers Livres de Celfe traitent des Maladies internes ou de celles qui fe guériffent principalement par la diéte. Le cinquiéme & le fixiéme des Maladies externes ; à quoi il a ajouté diverfes formules de Médicamens, tant pour le dehors que pour le dedans. Le feptiéme & le huitiéme, des Maladies qui appartiennent à la Chirurgie.

On trouve une ancienne Epigramme Latine, dans laquelle Celfe parle de cette maniére :

> *Dictantes Medici quandoque & Apollinis artes,*
> *Mufas Romano juffimus ore loqui.*
> *Nec minus eft nobis per pauca volumina famæ,*
> *Quam quos nulla fatis bibliotheca capit.*

CERETI, (Daniel) favant Médecin de Breffe en Italie dans l'Etat de Venife, qui étoit en réputation dans le quinziéme fiécle. Il fit le panégirique de fa Patrie, & l'éloge en vers des Hommes illuftres qu'elle avoit produit.

CERMISONUS, (Antoine) Précepteur du célébre Savanarola, a été un des plus éclairés Médecins de fon tems. Il fleuriffoit du tems de l'Empereur Fréderic VI. vers l'an 1458. Nous avons de lui :

Confilia medica contra omnes ferè ægritudines à capite ufque ad pedes. Venetiis, 1503. in-folio, cum aliis ejufdem argumenti.

CERUTUS, (Fréderic) de Verone, vivoit dans le feiziéme fiécle. Il favoit très-bien les Langues Gréque & Latine, qu'il enfeigna avec réputation. Il mourut en 1579.

Tome I.   P

& laiſſa un fils, Médecin comme lui, qui eſt mort en 1620.

CESAR OPTATUS nâquit à Rome, & profeſſa la Médecine à Veniſe avec beaucoup de réputation & de ſuccès; il vivoit vers l'an 1508.

Vander Linden parle d'un Céſar Optatus, Napolitain, qui a donné les Ouvrages ſuivans:

Opus tripartitum de Criſi, de diebus criticis & de cauſis criticorum. Venetiis, 1517. *in-folio.*

De hectica Febre Opuſculum. Cum aliis Venetiis, 1517. *in-folio. Lugduni,* 1560. *in-8vo.*

CESARINI (Virginio) nâquit à Rome au mois d'Octobre de l'an 1595. de Julien Ceſarini, Duc de Citta-Nuova, & de Livia Urſini. Comme il avoit beaucoup de génie pour les Lettres, il y fit un ſi merveilleux progrès, qu'on peut dire qu'il n'ignoroit rien; car il ſavoit les Langues, les Belles-Lettres, la Philoſophie, la Théologie, le Droit, la Médecine, les Mathématiques, l'Hiſtoire Sainte & Profane; & c'eſt avec raiſon que le Cardinal Bellarmin, qui étoit un homme de bonne foi & exempt de flatterie, le nommoit le Pic de la Mirande moderne. Des qualités ſi éminentes ne lui inſpiroient ni vanité ni préſomption; il étoit bon, modeſte, civil & homme de bien. Le Pape Urbain VIII. qui connoiſſoit le véritable mérite, eut une grande conſidération pour celui de Virginio Ceſarini; & lui ayant donné une charge de Camérier, avec deſſein de le mettre au nombre des Cardinaux, il s'eût fait un plaiſir de promouvoir un homme d'un caractére auſſi rare; mais la mort enleva Ceſarini dans les plus beaux de ſes jours. Ce fut au mois d'Avril de l'an 1624. Nous avons de lui des Poëſies Italiennes & Latines. Il avoit commencé d'autres Ouvrages qui n'ont pas été publiés.

CHALMET. (Antoine) *Voyez* CHAUMETTE.

CHAMBRE, (Marin Cureau de la) natif du Mans, Médecin ordinaire du Roi, fut reçu de l'Academie Françoiſe en 1635. & enſuite de l'Academie des Sciences. Le Chancelier Séguier & le Cardinal de Richelieu, lui donnerent des marques publiques de leur eſtime. Il s'aquit beaucoup de réputation par ſa ſcience dans la Médecine, la Philoſophie & les Belles-Lettres. Il mourut à Paris le 29 Novembre 1669. à 75 ans. On a de lui un grand nombre d'Ouvrages. Les principaux ſont:

Les Caractéres des Paſſions.

L'Art de connoître les Hommes.

De la connoissance des Bêtes.
Conjectures sur la Digestion.
De l'Iris.
De la Lumiére.
Le Sistéme de l'Ame.
Le débordement du Nil, &c.

CHAMPIER, (Simphorien) dit en Latin *Campegius*, Médecin du Duc de Lorraine, Chevalier de saint George, étoit de Lyon. Il fut Echevin de cette Ville en 1520. ou 1535. & il y établit le Collége de Médecine. Nous avons de lui plusieurs Traités en toutes sortes de matiére, dont les principaux sont :

Practica nova in Medicina, de omnibus Morborum generibus, &c. Lugduni, 1517. *in-8vo. Basileæ,* 1547. *in-4to.*

Hortus Gallicus, cui accedit analogia Medicinarum Indarum & Gallicarum. Lugduni, 1533. *in-8vo.*

Campus Elysius Galliæ, &c. Lugdun. 1533. *in-8vo. Accedunt:*

Apologetica Disceptatio, quâ docetur an sanguis mitti debeat in canfone, & sub cane aut propè canem, & an Pharmacia fortis danda sit in principio febrium aestivarum.

Speculum Medici Christiani.

De Theriaca Gallica Libellus.

Periarchon, id est, de principiis utriusque Philosophiæ. Lugduni, 1533. *in-8vo.*

Libri septem : de Dialectica, Rhetorica, Geometria, Arithemetica, Astronomia, Musica, Philosophia naturali, Medicina & Theologia. Basileæ, 1537. *in-8vo.*

Categoriæ medicinales in Libros Demonstrationum Galeni. Lugduni, 1516. *in-8vo.*

Claudii Galeni Pergameni Historiales Campi. Basileæ, 1532. *in-folio.*

Vita Mesua. Cum hujusdem Operibus. Lugduni, 1520. *in-fol.*

Vita Arnoldi de Villanova. Cum hujusdem Operibus. Lugduni, 1520. *in-folio.*

Cribratio, Lima & Annotamenta in Galeni, Avicennæ & Conciliatoris Opera. Lugduni, 1522. *in-4to.*

Annotamenta, errata & castigationes in Petri Apponensis Opera. Extant cum his ipsis. Venetiis, 1548. *in-folio.*

Gallicum Pentapharmacum. Lugduni, 1534. *in-8vo.*

Symphonia Galeni ad Hippocratem, Celsi ad Avicennam, &c. Lugduni, 1531. *in-8vo.*

Symphonia Platonis cum Aristotele; Galeni cum Hippocrate, Hippocratica Philosophia ejusdem, &c. Paris. 1516. *in-8vo.*

Castigationes seu emendationes Pharmacopolarum, &c. Lugduni, 1532. *in-8vo.*

De corporum animorumque Morbis, & horundem Remediis, Opusculum. Lugduni, 1528. *in-8vo.*

De claris Medicinæ Scriptoribus, veteribus ac recentioribus. Lugduni, 1531. *in-8vo.*

Rosa Gallica, cui accedit Margarita pretiosa de Medici atque ægri officio. Parisiis, 1514. *in-8vo.*

Speculum sive Epitome Galeni. 1516. *in-8vo.* & 1517.

Paradoxa in Artem parvam Galeni. Lugduni, 1516. *in-8vo.*

Vocabulorum medicinalium, ac terminorum difficilium Explanatio. Lugduni, 1508. *in-8vo.*

Epistola physica Campegii, &c. Lugduni, 1533. *in-8vo.*

Epitome Commentariorum Galeni in Libros Hippocratis Coi. Lugduni, 1516. *in-8vo.*

Cribratio Medicamentorum ferè omnium, in sex digesta Libros. Lugduni, 1534. *in-8vo.*

Symphorien Champier laissa un fils, nommé Claude, Sieur de la Faverge, Corcelles & la Bastie, qui a composé un volume des Singularités des Gaules, imprimé à Paris & à Lyon.

CHAMPIER, (Jean Bruyren) neveu du précédent, étoit du Collége des Médecins de Lyon. On a de lui des traductions de plusieurs Livres d'Avicenne, & un Ouvrage intitulé :

De Re cibaria.

CHAPELAIN, (Jean) Médecin du Roi de France Charles IX. mourut durant le siége de saint Jean d'Angeli en 1569. Mr. de Thou en parle ainsi : " Il mourut aussi
,, en ce siége deux grands Hommes qui n'étoient pas
,, plus unis par leur Profession que par leur amitié, ayant
,, presque toujours demeuré ensemble dans la Cour & dans
,, les Armées ; Jean Chapelain & Honoré Castelan, pre-
,, miers Médecins du Roi & de la Reine, l'un & l'autre
,, illustres, & que les biens aquis par la libéralité des Prin-
,, ces avoient mis en état de ne pas courir après le gain,
,, qui deshonore cet art en la plupart des Médecins. Mais
,, principalement Chapelain avoit ajouté à ses richesses,
,, les biens que son pere lui avoit laissés ; & quoiqu'il eut
,, été parmi les troubles de la Cour, il n'abandonna ja-
,, mais ses livres, qu'il laissa en mourant enrichis de bel-
,, les Annotations, avec une belle Bibliothéque. Au reste
,, comme ils avoient vécu ensemble, ils moururent aussi

„ enfemble dans une même maifon , & tous deux de
„ pefte. „ Jean Chapelain a écrit une Confultation fur la
Pefte ; & Caftelan, une Oraifon où il explique ce qu'un
Médecin doit faire.

CHARAS, (Moïfe) favant Médecin, natif d'Ufez, s'eft
aquis une réputation immortelle par fon habilité dans la
Pharmacie qu'il exerça à Orange, à Paris, en Angleterre,
en Hollande & à Madrid. Il fut déféré à l'Inquifition en
cette derniére Ville, & y fit abjuration de la Religion prétendue réformée. De retour à Paris, il fut reçu de l'Academie des Sciences, & mourut en 1698. à 80 ans. On a
de lui :

Pharmacopée Royale Galenique & Chimique. Paris, 1691.
    in-4to. Cette édition a été revue par l'Auteur.

    Traité de la Thériaque; & un autre de la Vipére.

CHARICLES, Médecin Grec qui vivoit fous le regne de Tibére, vers l'an 39 de falut. Tacite parle de ce
Médecin (*Annal. libro* 6.) On connut, dit cet Hiftorien,
que l'Empereur Tibére étoit fur fa fin, par l'adreffe d'un
fameux Médecin nommé Charicles, qui n'étoit pas Médecin de cet Empereur, mais qu'on appelloit quelquefois
dans les confultations qui fe faifoient fur fa maladie.
Celui-ci après avoir mangé avec le Prince, feignant de
partir pour un voyage, lui prit la main comme pour la
baifer, mais à deffein de lui tâter le pouls. Toutefois il ne
put le faire fi adroitement que Tibére ne s'en apperçut :
mais foit qu'il en fut offenfé ou non, & peut-être pour
mieux cacher fon dépit, il ne fit aucun femblant ; au contraire, il fit couvrir de nouveau la table, y demeurant plus
long-tems qu'il n'avoit accoutumé, comme pour mieux
régaler fon ami, qui étoit fur le départ. Cependant Charicles affura Macron, que l'Empereur n'avoit plus que
deux jours à vivre, & que fon pouls déclinoit fenfiblement.
Tacite ajoute que le 16 de Mai (qui pouvoit être la fin du
tems que Charicles avoit marqué) Tibére tomba en dé-
faillance, en forte qu'on crut qu'il étoit mort ; mais qu'é-
tant revenu à lui, Macron le fit étouffer à force de couvertures qu'on lui jetta deffus.

CHARLETON, (Walter) Médecin Anglois, de qui
nous avons les Ouvrages fuivans :

Exercitationes Phyfico-Medica , five Oeconomia Animalis ,
    novis in Medicina hypothefibus fuperfiructa & mechanicè
    explicata. Londini, 1659. *in-*12. *Amftelod.* 1659. *in-*12.

Lugd. Batav. 1678. *in*-12. *Haga-Comitis,* 1681. *in*-12.

Exercitationes pathologicæ, in quibus Morborum penè omnium natura, generatio & causa, ex novis Anatomicorum inventis sedulò inquiruntur. Londini, 1661. *in-4to.*

Onomasticon Qoinon plerorumque animalium differentias & nomina propria pluribus linguis exponens. Cui accedunt Mantissa anatomica & quædam de variis fossiliæm generibus. Londini, 1668, 1671. *in-4to. Oxonii,* 1673. *in-fol. minori.*

Diatriba de Lithiasi.

CHARMES, moyens illégitimes de guérir les maladies que l'idolâtrie a fait naître & que la crédulité des Peuples a entretenus. Les charmes se sont pratiqués & ont été joints à la Médecine, long-tems avant l'Esculape Grec, qui en faisoit grand cas : il y a même apparence qu'ils sont de date presque aussi ancienne que l'idolâtrie. Quant à la maniére dont cet abus s'est introduit dans la Médecine, & aux raisons qui ont fait que l'on s'en est laissé prévenir, il est croyable que les hommes voyant que les autres moyens naturels, qu'ils avoient de se tirer des maladies ou de conserver leur santé & leur vie, étoient souvent inutiles, ils s'attacherent à tout ce qui se présenta, & crurent le premier fourbe qui voulut leur imposer. On se laissa d'autant plus facilement persuader à admettre les moyens superstitieux, que l'on s'imagina que s'ils ne faisoient point de bien, du moins ne feroient-ils point de mal ; & quoiqu'ils fussent d'eux-mêmes sans force & sans vertu, il a suffi pour en établir l'usage, que quelques personnes crussent en avoir reçu du soulagement. Il a pu même arriver que ce soulagement a été effectif, la force de l'imagination ayant suppléé à celle qui manquoit aux remédes. Si l'on ajoute à cela deux autres considérations, l'une que ces remédes n'étoient ni rebutans ni douloureux, comme les remédes ordinaires ; la seconde, que la religon les autorisoit, on conviendra qu'il n'en a pas fallu davantage pour déterminer les Peuples à s'en servir, sur quelques exemples qu'ils prétendoient avoir vus de leurs bons effets.

Les charmes & les enchantemens se sont si bien introduits dans la Médecine, que toutes les Nations du monde les ont pratiqués de tems immémorial. Les Payens ne sont pas les seuls qui s'en sont mêlés ; les Peuples même, qui ont été honorés de la connoissance de Dieu, se sont laissés entraîner par le mauvais exemple des idolâtres ; & quelques-uns de ceux qui ont paſſé pour les plus ſages, de quelque religion qu'ils aient été, n'ont pas moins donné dans cette erreur que le ſimple Peuple ; quoiqu'il y ait auſſi eu de tout tems, même parmi les Payens, des gens qui s'en ſont moqués.

On charmoit quelquefois les maladies par de ſimples paroles ou par certains mots qu'on prononçoit à l'oreille du malade, ou même loin de lui, dans l'intention de le guérir, & qu'on accompagnoit de diverſes cérémonies. On appelloit ces paroles ou ces mots, *carmina* ou *incantamenta* ; ces paroles étoient ordinairement en vers, & on les récitoit comme en chantant. Ce n'eſt pas qu'on ne ſe ſervît auſſi de la proſe, & même qu'on n'employât des mots barbares ou qui ne ſignifioient rien, & que ceux qui les prononçoient, n'entendoient pas mieux que ceux pour qui la cérémonie ſe faiſoit. Quand on écrivoit ces mots ſur de certaines choſes que l'on attachoit au corps du malade, ou qu'on lui faiſoit porter, ces charmes étoient appellés *Amuletes*.

Caton, ce Romain qui haïſſoit ſi fort la Médecine des Grecs, & qui ne ſe ſervoit que de la ſimple empirique, approuvoit extrêmement les remédes ſuperſtitieux. Voici comme il s'y prenoit pour guérir une diſlocation ou une fracture :

Luxum ſi quod eſt, hâc cautione ſanum fiet. Harundinem prende tibi viridem P. IV. aut V. longam. Mediam diffinde, & duo homines teneant ad coxendices. Incipe cantare in alio. S. F. motas væta daries dardaries aſtataries diſſunapiter, uſque dum coeant. Ferrum inſuper jactato. Ubi coierint, & altera alteram tetigerit, id manu prende, & dextra ſiniſtra præcide. Ad luxum aut fracturam alliga, ſanum fiet, & tamen quotidie cantato in alio, S. F. vel luxato. Vel hoc modo, huat, hanat, huat, iſta piſta ſiſta, domiabo, damnauſtra & luxato. Vel hoc modo, huat, huat, haut iſta ſis tar ſis ardanna.on-dunnauſtra. Cato de Re ruſtica, cap. 160.

Cet exemple doit ſuffire pour faire voir quelle étoit la façon d'agir des Anciens, & combien ils étoient ſuperſtitieux dans l'adminiſtration de la Médecine.

CHARMIS, Médecin, natif de Marſeille, vivoit à Rome ſous Néron. Il accuſoit d'ignorance tous les Médecins qui avoient été avant lui, condamnoit la méthode ordinaire de guérir, & entr'autres l'uſage des bains chauds, auxquels il préféroit en tous tems, & même au cœur de

l'hiver, les bains d'eau froide. C'étoit là son principal secret ; ce qui néanmoins n'étoit pas nouveau , puisque Musa
& Euphorbus avoient déja mis en usage ces mêmes bains
long-tems avant lui. Quoi qu'il en soit, Charmis fut si
bien persuader son monde, *qu'il se trouva*, dit Pline, *des
Vieillards consulaires qui faisoient gloire d'être vus tout roides
de froid au sortir de l'eau.* Ce Médecin fit une grande fortune ; il savoit du moins se faire bien payer. Le même
Pline nous append que Charmis exigea une fois d'un seul
malade, qui étoit de quelque Province de l'Empire Romain, la somme de 200 grands sesterces, ou vingt mille
de nos livres.

Ce Médecin avoit inventé un Antidote, à l'imitation de
la Thériaque, auquel il donna son nom. On en trouve la
composition dans Galien.

CHAUMETTE (Antoine) nâquit à Vergesac, petit
Village dans le Velay. Il fut un des célébres Chirurgiens
de son tems, & intime ami de Guillaume Rondelet. Il
exerça sa Profession au Pui, Ville capitale du Velay, où
il s'établit.

Après avoir fait d'excellentes études dans les Humanités, il s'appliqua long-tems à la Médecine, & se détermina enfin pour la Chirurgie. C'est ce qu'il nous apprend
lui-même, dans la Préface de son *Enchyridion Chirurgicum*. Il ajoute dans le même endroit, qu'il étudia d'a-
bord dans l'Université de Montpellier, sous Guillaume
Rondelet & Antoine Saporta, les deux plus habiles Professeurs de ce tems-là ; qu'il vint ensuite à Paris, & qu'il
continua d'étudier en Médecine , sous Jacques Silvius ,
Docteur de la Faculté de Montpellier, célèbre Professeur
au Collége Royal , & sous plusieurs autres habiles Médecins ; qu'il avoit fait sous ces différens Maîtres d'excellens
Recueils, dont il se servit utilement, quand il entreprit
de faire son Abrégé de la Chirurgie, où il eut soin d'inférer tout ce qu'il avoit retenu des savantes leçons des
Professeurs, qu'il avoit suivis : enfin, que ses occupations
ou la mauvaise santé, ne lui permettant point de mettre
la dernière main à son Ouvrage , il le confia à Adam
Fontaine, savant Médecin, & homme très-versé dans toutes
les Sciences, qui le retoucha. Cet Ouvrage est intitulé :
*Enchiridion Chirurgicum, externorum Morborum Remedia ,
tum universalia, tum particularia brevissimè complectens.
Quibus Morbi Venerei curandi Methodus probatissima ac-*

ceſſit. Pariſiis, 1567. in-8vo. Lugduni, 1570. in-16.
additâ inſtrumentorum & ferramentorum delineatione,
1568. in-16. Patavii, 1593. in-4to. & 1594. in-8vo.
Aureliæ, 1621. in-8vo.

CHESELDEN, (Guillaume) Chirurgien célébre de la Ville de Londres, étoit de la Société Royale. Les heureux ſuccès de Mr. Douglaſſ dans l'extraction de la pierre par le haut appareil, l'animerent à ſuivre & pratiquer la même méthode; & dans l'expérience qu'il en fit, il ne trouva d'autre ſujet de ſe repentir, que celui de n'avoir pas tenté ce ſecours plutôt. Cet habile Lithotomiſte donna en 1713. une Anatomie du corps humain : il y en a cinq éditions; la derniére a été imprimée à Londres en 1740. Cet Ouvrage eſt parſemé d'Obſervations chirurgicales très-curieuſes, & orné de quarante planches très-exactes. Le même Auteur a donné tout nouvellement une Oſteologie avec de très-belles figures. On y trouve une expoſition très-exacte des Maladies des os.

CHESNE. (Du) *Voyez* QUERCETANUS.

CHESNEAU, (Nicolas) Docteur en Médecine, étoit de Marſeille. Ayant deſtiné ſon fils à l'étude de cette Science, il amaſſa d'utiles obſervations pour lui ſervir un jour de modéle & de guide. Mais ce fils, plus occupé de Dieu que du monde, abandonna celui-ci pour s'adonner entiérement au premier. Cheſneau, trompé dans ſes attentes, avoit d'abord fait un propos de ne plus travailler à ſon livre d'Obſervations; mais ayant ſoumis ſa raiſon à la volonté de celui qui tient les cœurs des hommes entre ſes mains, & qui en diſpoſe comme il lui plait, il crut ſe rendre utile au Public, s'il continuoit de faire en ſa faveur ce qu'il avoit commencé pour ſon fils. Il mit la derniére main à ſon Ouvrage, qui a paru ſous ce titre :

Obſervationum medicinalium Libri quinque.
La derniére édition a été faite à Leyde en 1719.

CHEYNE, (George) Anglois, Docteur en Médecine, & de la Société Royale de Londres. Il nâquit en Ecoſſe, s'appliqua à la Philoſophie & aux Mathématiques, enſuite à la Médecine, & réuſſit très-bien dans la pratique de cette Science. Il mourut vers l'an 1748. Il eſt fort connu par un Ouvrage qu'il compoſa pour le Chevalier Joſeph Jekyll en 1725. intitulé : *De Inſirmorum ſanitate tuenda vitaque producenda*, traduit en François par Mr. de la Chapelle, de la Société Royale de Londres, fous le titre de *Régles fur la Santé, & les moyens de prolonger fa vie*, ou *Méthode naturelle de guérir les Maladies du corps & celles de l'efprit qui en dépendent*, 2 vol. in-8vo. *A Paris*, 1749.

On a encore de lui:

Effai fur la nature de la Goutte & la vraie Méthode de la traiter; en Anglois.

Nouvelle Théorie des Fiévres continues, aiguës & lentes.

CHICOYNEAU, natif de Montpellier, & très-célébre Profeffeur de Médecine en cette Ville, compofa en 1718. un Traité de la Verole. En 1720. il paffa à Marfeille pendant la contagion, & y traita avec fuccès quantité de perfonnes attaquées de la pefte; ce qui lui aquit beaucoup de réputation. Il fit de cette maladie, une rélation intitulée : *Obfervations & réflexions touchant la Nature, les événemens & le traitement de la Pefte de Marfeille. A Lyon & à Paris*, 1721. *in-*12. Son mérite le fit choifir pour premier Médecin du Roi Louis XV. & Sur-Intendant des Eaux Minerales. Il accompagna ce Prince dans toutes fes campagnes, & mourut le 14 Avril 1752.

CHIFFLET, (Jean-Jacques) Médecin, étoit de Befançon, où il nâquit en 1588. Il étoit fils de Jean Chifflet & petit-fils de Laurent, tous hommes de Lettres & de mérite, extrêmement affectionnés pour la Patrie. Il étudia à Befançon, & enfuite ayant voyagé dans divers Royaumes de l'Europe, il eut un foin particulier d'y confulter les hommes de Lettres, d'y voir les Bibliothéques & d'y être admis dans les Cabinets des Curieux. A fon retour dans la Franche-Comté, il y exerça la Médecine; & la Ville de Befançon, où il avoit été Conful, l'ayant envoyé à l'Archiducheffe Elifabeth-Claire-Eugenie, Princeffe des Pays-Bas, il s'aquitta fi bien de fa commiffion, que cette Princeffe fouhaita que Chifflet s'arrêtât dans fa maifon en qualité de fon Médecin ordinaire. Depuis elle l'envoya en Efpagne, où il fut encore Médecin du Roi Philippes IV. qui l'honora de fon eftime & de fa bienveillance. Chifflet s'imagina que les bontés d'un fi grand Prince l'obligeoient à s'emporter injurieufement contre tous ceux qui avoient les armes à la main contre ce Roi; & comme les François étoient les plus confidérables, il écrivit contre eux des Ouvrages, où, à parler fans prévention & fans interêt de parti, il y a plus de bile, d'emportemens, d'injures & de froides railleries, que de bon fens, de folidité & de bonnes raifons. Il y a plufieurs de proches parens de Chifflet qui font de ce fentiment, & qui defapprouvent un procédé fi bizarre. Mais fes *Vindiciæ Hifpanicæ* n'ont pas été fans repartie; les Seurs Blondel, Le Tanneur & d'autres, lui ont prouvé qu'un efprit préoccupé n'eft pas capable de juger des chofes; & quoiqu'il ait répondu avec fon ftile aigre & injurieux, fes Ouvrages ne lui procurerent pas les avantages qu'il efpéroit. Quoi qu'il en foit, nous avons de Jean-Jacques Chifflet d'autres piéces qui lui font plus d'honneur, comme une Hiftoire de Befançon. L'Hiftoire des Chevaliers de la Toifon d'or.

Singulares tam ex curationibus, quàm cadaverum fectionibus, Obfervationes. Parifiis, 1612. in-8vo.

Dædalmatum Libri duo priores. Parifiis, 1611. in-8vo.

Acia Cornelii Celfi propriæ fignificationi reftituta. Antuerpiæ, in-4to. 1633.

Chifflet eft mort fort âgé vers 1660. & fa famille a été féconde en hommes de Lettres.

CHIMIE. On a donné le nom de Chimie à un Art qui enfeigne principalement à réfoudre les mixtes en leurs principes, ou à féparer & épurer les diverfes fubftances, dont ils font compofés.

Le mot de Chimie eft, comme le croient quelques-uns, Egyptien d'origine, l'Art qu'il défigne, ayant commencé en Egypte. Il feroit extrêmement ancien s'il étoit vrai qu'il eût été inventé par Hermes. Ceux qui font de ce fentiment, comme Olaüs Borrichius, fe fondent fur ce qu'il y a encore aujourd'hui divers Ecrits de Chimie d'Hermes, principalement dans les Cabinets des Princes; mais ces Ecrits font affurément fuppofés, & ne doivent être attribués qu'à la tromperie des Copiftes anciens, qui en agiffoient ainfi pour mieux vendre leurs copies. Il eft d'autres Chimiftes qui ne fe contentent pas de renvoyer l'origine de leur Art à Hermes; & comme ils font pour la plupart extrêmement entêtés fur l'antiquité de leur Profeffion, quelques-uns en rapportent les commencemens à Cham, fils de Noë : d'autres ne trouvant pas que cela foit affez ancien, remontent à Tubalcaïn, le Vulcain des Payens, & à Adam lui-même.

La Chimie des Egyptiens avoit principalement les métaux pour objet. Mais il paroit d'abord étrange qu'un Pays auffi plat que l'Egypte, & qui n'a jamais abondé en mines de métaux, ait été aussi célèbre par le savoir de ses Habitans dans l'art de les traiter. Si l'on fait cependant attention aux richesses prodigieuses des anciens Egyptiens, on aura peut-être lieu de soupçonner qu'elles ne venoient pas toutes de la fertilité de leur Pays. Il est assez vraisemblable que ces Peuples commerçoient avec les Habitans des Régions méditerranées de l'Afrique, où l'on trouvoit des mines ou de la poudre d'or, ou peut-être d'argent, & que des raisons de politique les obligerent à laisser ignorer ce commerce aux autres Nations. Comme les Prêtres possédoient tout le savoir aussi-bien que toutes les richesses du Pays, c'étoient aussi eux, sans doute, qui étoient les fondeurs & les rafineurs de ces mines, & il y a toute apparence que l'interêt de leur Nation, aussi-bien que le leur propre, les obligeoit à reserver pour eux la méthode dont ils se servoient pour cet effet. Delà vient que tout ce qu'ils écrivoient sur cette matiére, étoit enveloppé d'allégories & couverts d'obscurités, pour que personne ne pût en pénétrer le sens. Il est même probable qu'ils se vantoient de pouvoir convertir les métaux qu'ils employoient dans leurs procédés, en or véritable, pour mieux cacher la source de leurs richesses. Il est donc arrivé dans la suite des tems, que les Savans, entre les mains desquels leurs Ouvrages sont tombés, n'ayant pu en comprendre le véritable sens, ni les déchiffrer, ont pris leurs allégories à la Lettre, & se sont imaginés qu'il y avoit réellement une méthode pour convertir les métaux en or. Cette idée ayant une fois prévalu, il étoit naturel que l'avarice des hommes ne négligeât rien pour découvrir les principes d'un Art qu'ils croyoient perdu. Cette erreur, selon toute apparence, a été la source des recherches que l'on a faites sur la transmutation des métaux ; car je ne saurois croire que cet Art ait jamais existé, la transmutation d'un métal en un autre étant, je crois, aussi impossible que de convertir un chardon en un cédre. Il est cependant fort heureux pour la Médecine que les hommes aient donné dans cette erreur, parce que les expériences qu'elle les a obligés de faire, ont donné occasion à la découverte de plusieurs remédes importans.

Du tems de Dioscoride, qui vivoit dans le premier siécle de Jesus-Christ, on savoit déja tirer, par sublimation, le mercure ou le vif-argent du cinnabre.

Joseph Scaliger a remarqué que Julius Firmicus Maternus, qui vivoit au commencement du quatriéme siécle fous Conftantin le Grand, eft le plus ancien de tous les Auteurs que nous avons aujourd'hui, qui ait fait mention de l'Alchimie. C'eft ainfi que les Arabes ont appellé la Chimie, en ajoutant à ce mot l'article *Al* tiré de leur Langue. Mais fuppofé qu'il foit vrai qu'aucun des Auteurs anciens qui nous font reftés, n'ait parlé de la Chimie, avant le même Firmicus, il ne s'enfuit pas qu'on n'ait pu compofer des livres fur cet Art long-tems auparavant, quoiqu'ils ne foient pas venus jufqu'à nous. On ne peut pas douter qu'il n'y en eut déja du tems de Diocletien, qui vivoit fur la fin du troifiéme fiécle, s'il eft vrai, comme on l'apprend de Suidas, que cet Empereur fit brûler tous les livres de Chimie qui fe purent trouver en Egypte, voulant reprimer l'efprit féditieux des Egyptiens, & les priver d'un Art qui pouvoit les rendre trop riches & redoutables aux Romains. Or, rien n'empêche que les livres dont on fit brûler les exemplaires, n'euffent été compofés plufieurs années & peut-être plufieurs fiécles auparavant.

Mais ce qui intereffe plus l'Hiftoire de la Médecine, c'eft de favoir le tems auquel cette Science a commencé à fe prévaloir des découvertes de la Chimie. Cela n'étoit pas encore arrivé quand Galien vivoit, puifqu'il n'en fait pas mention, quoiqu'il eut voyagé & fait du féjour en Egypte. Il s'eft même écoulé plufieurs fiécles après celui où ce Médecin a écrit, pendant lefquels il ne paroit pas qu'on eut aucune connoiffance de la Chimie médecinale. Les Oeuvres d'Ætius, d'Oribafe, & de quelques autres Médecins Grecs qui les ont fuivi ; les livres même des premiers Arabes, écrits dès le feptiéme fiécle, ne font aucune mention des Médicamens tirés de la Chimie. Au fentiment de Mr. Le Clerc, c'eft au tems d'Avicenne, dans l'onziéme fiécle, qu'on doit rapporter l'époque de l'introduction de la Chimie dans la Médecine ; mais Rhafes, qui mourut vers l'an 932. en étoit bien plus inftruit qu'Avicenne ; car fuivant la remarque de Mr. Freind, il parle non-feulement du Mercure fublimé, mais encore de l'huile d'œufs, dont les Médecins qui l'ont fuivi, ont fait parade dans leurs Ecrits.

Les Arabes fe font fort appliqués à la Chimie ; ils l'ont même pouffée affez loin pour faire croire qu'ils l'auroient inventée ; mais plufieurs d'entre eux y ont auffi mêlé tous les vices que l'on a tant de peine à en féparer encore aujourd'hui ; la vanité des promeffes, l'extravagance des raifonnemens, la fuperſtition des opérations, & tout ce qui a produit les Charlatans & les impoſteurs.

Quant à l'introduction de la Chimie en Europe, ce n'a été que vers l'an 1200. que cette Science y a été connue.

CHIOCCO, (André) Médecin & Profeſſeur à Verone, a vêcu au commencement du dix-feptiéme fiécle, & il s'eſt aquis beaucoup de réputation par ſa doctrine & par ſon mérite. Il mourut le 3 d'Avril en 1624. laiſſant divers Ouvrages de ſa façon :

Quaſtionum philoſophicarum & medicarum Libri tres. Verona, 1594. *in-4to.*

Pſoricon, ſeu de Scabie Libri duo, carmine conſcripti. Verona, 1593. *in-4to.*

Commentarius quaſtionum quarundam de Febre mali moris & de Morbis epidemicis. Item *Diſputatio de ſectione vena in obſtructione ab humorum qualitate. Venetiis*, 1604. *in-4to.*

De Collegii Veronenſis illuſtribus Medicis & Philoſophis. Verona, 1623. *in-4to.*

De Cœli Veronenſis clementia.

Apologia pro Fracaſtoris Syphillide.

CHIRON LE CENTAURE étoit fils de Saturne & de Philyra. Suivant le ſentiment de ceux qui croient que Saturne eſt le même que Noë, on pourroit faire paſſer Chiron pour ſon fils; mais il faut ſavoir que les Grecs, dont les annales n'étoient pas ſi anciennes que celles des Egyptiens, ne regardoient point auſſi leur Saturne comme étant ſi ancien. Les Grecs diſent que leur Saturne, qui avoit été Roi d'une partie d'Italie, vivoit ſeulement dans le milieu du 27. ſiécle du monde; en ſorte qu'il pouvoit être le pere de Chiron, qu'ils font vivre du tems du voyage des Argonautes au commencement du vingt-huitiéme.

La Fable a feint Chiron moitié homme & moitié cheval, parce, dit-on, qu'il entendoit également la Médecine des hommes & des bêtes. Suidas dit qu'il avoit compoſé un Livre de la Médecine des chevaux. Mais il eſt plus probable que Chiron n'a été mis au rang des Centaures, que parce qu'il étoit de Theſſalie. On a feint que ce Pays étoit la Patrie de ces monſtres, parce que les Theſſaliens, ayant été les premiers qui ſe ſont appliqués à dompter les chevaux, ceux qui les virent de loin à cheval, ſe figurerent que l'homme & le cheval ne faiſoient qu'un même corps.

Quelques-uns ont dit fimplement que Chiron avoit inventé la Médecine. D'autres lui ont attribué d'avoir trouvé le premier des herbes & des médicamens pour la guérifon des maladies, & particuliérement des plaies & des ulcéres. Les Magnefiens, fes compatriotes, lui offroient pour ce fujet les prémices des herbes, & ils foutenoient qu'il étoit le premier qui eut écrit de la Médecine. L'on prétend qu'il a donné fon nom à la Centaurée, plante connue, & à quelques autres. D'autres l'ont fait Inventeur de la Chirurgie feule. Galien veut que les Grecs aient appellé les ulcéres malins, & qui font comme incurables, *Ulcéres Chironiens*, parce que Chiron a été le feul qui ait fu les guérir. Mais il y a plus d'apparence qu'on leur a donné ce nom par une raifon toute oppofée, qui eft qu'un ulcére de cette nature avoit reduit au défefpoir cet habile Chirurgien. La Fable dit que Chiron lui-même étoit travaillé de cet ulcére, & qu'il étoit provenu de ce qu'Hercule l'avoit bleffé, fans y penfer, avec une flêche trempée dans le fang de l'Hidre de Lerne.

Chiron eut, entre autres enfans, deux filles favantes. L'une, qui s'appelloit *Hippo*, fe rendit célébre par la fcience de la Phifique qu'elle poffédoit. L'autre étoit nommée *Ocyroë*, de qui Ovide dit qu'elle favoit le métier de fon pere. La mere de celle-ci s'appelloit *Chariclo*.

La demeure de ce Centaure étoit dans une grotte du Mont Pelion, où tous les grands Hommes de fon tems venoient le trouver pour apprendre les Sciences & les Arts qu'il poffédoit. On compte parmi fes difciples Efculape, Hercule, Ariftée, Thefée, Telamon, Teucer, Jafon, Pelée & Achille, qui apprirent tous de lui quelque chofe touchant la Médecine.

CHIRURGIE. C'eft l'Art qui guérit par l'opération de la main. Il eft une des parties de la Médecine; il eft même plus ancien que la maniére de guérir par les remédes intérieurs. Auffi-tôt qu'il y a eu des hommes, on n'a pu fe paffer de la Chirurgie, puifqu'ils n'étoient pas invulnerables, ni à l'abri de fe caffer ou difloquer un membre. L'exercice & le travail devinrent la fource d'une infinité de maux : les bleffures, les froiffemens, les déboitemens, les fractures & tant d'autres funeftes accidens, firent naître l'occafion d'inventer & de fe fervir de la Chirurgie. Car s'il eft vrai que les hommes n'ont pu fe tirer de ces fortes de maux, par la feule force de la nature, il s'enfuit néceſſairement qu'ils ont eu beſoin de recourir à l'aſſiſtance d'autrui. Dans les maladies internes, la nature ſeule opéroit quelquefois la guériſon, ou à l'aide de quelque reméde familier, on recuperoit la ſanté. Mais dans les Maladies Chirurgicales, il paroit que de tout tems, on a été obligé d'avoir recours à quelques Particuliers les plus entendus dans cette matiére; & parce qu'ils guériſſoient des maux, dont on ne pouvoit ſe tirer ſans leur ſecours, on leur a donné le nom de *Médecins*. Ils pouvoient, à la vérité, guérir auſſi quelques maladies internes, mais ce n'étoit pas là le beau côté de leur Art. C'eſt, ſans doute, pour cette raiſon que Celſe regarde la Chirurgie, comme la plus ancienne partie de la Médecine. A la vérité, le ſavoir des plus anciens Médecins conſiſtoit principalement dans la Chirurgie; Chiron, Eſculape & ſes fils ſe ſont diſtingués davantage dans les panſemens des plaies, que dans la cure des maladies internes. Ce n'eſt pas cependant qu'ils euſſent négligé, non plus que ceux qui les ſuivirent, la pratique de la Médecine proprement dite, puiſqu'elle ne fut ſéparée de la Chirurgie qu'au tems d'Hippocrate, & qu'avant lui une ſeule perſonne les exerçoit toutes deux.

La Chirurgie fit beaucoup de progrès ſous les Médecins Arabes; mais elle ne reçut les prodigieux accroiſſemens & le dégré de perfection qui la diſtinguent aujourd'hui, que depuis le tems que l'étude de la Phiſique & de l'Anatomie lui a fourni de puiſſans ſecours.

CHRETIEN, (Florant) natif d'Orleans, a été en grande réputation dans le ſeiziéme ſiécle. Il étoit fils de Guillaume Chretien, Gentilhomme originaire des confins de la Bretagne; & voulant relever l'éclat de ſa Nobleſſe par l'étude des bonnes Lettres, il s'attacha à la Médecine & devint très-habile dans cette Science. Son ayeul s'étoit ſignalé dans l'Emploi de Chancelier du Duc de Vendôme, que ſon mérite lui avoit acquis. Florant mourut en 1596. âgé de 56 ans.

CHRETIEN, (Gervais) connu ſous le nom de Maître Gervais, étoit natif de la Paroiſſe de Vendes, au Diocéſe de Bayeux en Normandie. Ayant environ quinze ans, le Seigneur de Vendes l'envoya à Paris pour amener un fort beau levrier au Dauphin Jean, fils du Roi Philippe de Valois & Duc de Normandie. Ce Prince ayant remarqué l'air & la phiſionomie de Gervais, commanda qu'on le fît étudier au Collége de Navarre, où il fit un ſi
grand

grand progrès dans les Sciences, qu'il mérita dans la suite d'être choifi pour premier Médecin du Roi Charles V. vers l'an 1370. Gervais étoit auffi Chanoine de l'Eglife de Paris; il fonda en 1370. le Collége qui porte fon nom.

CHRYSERMUS, Médecin, cité par Sextus Epimricus, au fujet d'une difpofition particuliére, qui faifoit que toutes les fois qu'il mangeoit du poivre, il tomboit dans des défaillances accompagnées de fueur & autres accidens. Chryfermus a écrit touchant le pouls, & Heraclide Erythréen, fon difciple, l'a imité dans ce genre d'écrire.

CHRYSIPPE, Médecin Cnidien, fils d'Erinée & difciple d'Eudoxe. Il eut un fils du même nom & de la même profeffion que lui, que Ptolomée Soter, fucceffeur d'Alexandre le Grand & qui regnoit au commencement du 38. fiécle, fit mourir cruellement fur une calomnie.

Chryfippe fe récria fortement contre la pratique des Rationels, & contre plufieurs ufages de la Médecine univerfellement eftimés, particuliérement contre la faignée & les purgatifs, quoique ces remédes euffent été pratiqués de tems immémorial. C'eft de Galien que nous apprenons ceci; mais nous ne favons rien des raifons dont Chryfippe appuyoit fes opinions : fes Ecrits déja fort rares au tems de Galien, ne font pas venus jufqu'à nous; & d'ailleurs Galien s'eft moins attaché à le réfuter, qu'Erafiftrate fon difciple, dont les fentimens étoient les mêmes que ceux de fon maître. On dit que quoiqu'il ne voulut point de purgatifs, il employoit quelquefois les vomitifs & les lavemens.

Pline parle auffi de ce Médecin, & dit que par un babil extraordinaire, il fit tous fes efforts pour renverfer les maximes des Anciens, fondées fur l'expérience de tous les fiécles. Chryfippe a écrit des Herbages, & en particulier des Choux.

Il y a eu plufieurs perfonnages du nom de Chryfippe, comme le Philofophe Stoïcien qui étoit de Cilicie, un difciple d'Erafiftrate, &c.

CHRYSOCOCCA, (George) Auteur Grec, Médecin & Mathématicien, a vêcu dans le quinziéme fiécle. Il favoit les Langues, & il compofa divers Ouvrages d'Aftronomie, des Notes fur Homére, &c.

CININGO ou **XIN-NUM**, Roi de la Chine, fucceffeur de Fohi, Fondateur de la Monarchie, qui, fuivant les Archives des Chinois, vivoit quelques fiécles avant le

Déluge. Les Chinois difent que ce Ciningo avoit fait diverfes expériences pour découvrir les bonnes & mauvaifes
qualités des Plantes. Mais fon fucceffeur, qu'ils nomment
Hohamti, étoit allé beaucoup plus loin. Il avoit écrit divers Livres en Médecine, qu'ils ont encore aujourd'hui,
& où l'on trouve particuliérement des obfervations fort
étendues touchant les fignes qu'on peut tirer du pouls,
pour connoître & difcerner les maladies & l'état des malades. Quoique ceux de qui l'on tient ce que l'on vient de
dire, comme les Peres Martini, Kirker, Couplet, Le
Comte, &c. croient les annales des Chinois affez sûres,
il eft cependant vraifemblable qu'ils ont fait à l'égard de
leurs premiers Rois, de même que les Egyptiens, & que
leur Hiftoire n'eft qu'un déguifement de celle des Patriarches de la fainte Ecriture, dont les Chinois ont pu avoir
quelque connoiffance par la Tradition des Chaldéens, de
qui ils avoient tiré diverfes connoiffances. Il eft auffi apparent que les Chinois également comme les Egyptiens,
ont attribué à leurs anciens Rois l'invention des Arts, qui
ne peut être venue, du moins à l'égard de ceux qui font
les plus néceffaires à la vie, que des premiers hommes
dont il eft parlé dans l'Hiftoire fainte, ou de ceux qui ont
vécu depuis Adam jufqu'à Noë.

Pour ce qui eft de la connoiffance du pouls en particulier & de fon ufage dans la Médecine, il eft difficile de
croire que l'on en fût du tems du Roi Hohamti, tout ce
que l'on prétend qu'il ait écrit fur ce fujet. Hippocrate,
qui n'eft venu que plus de 2000 ans après ce Roi, ne dit
pas encore grand'chofe du pouls; & ce ne fut que du tems
d'Hérophile, Médecin Grec, qui vivoit en Egypte 150 ans
après Hippocrate, que l'on commença à rafiner fur cette
matiére. D'ailleurs, ce que les Chinois débitent touchant
cette connoiffance du pouls, eft fi fubtil & fi étendu, que
cela feul eft un indice que cette doctrine n'eft pas du tems
des Patriarches qui vivoient avant le Déluge. Auffi eft-il
probable que les Chinois qui ont vécu depuis 2000 ans,
prévenus que leurs premiers Rois avoient inventé la Médecine, leur ont attribué toutes les découvertes qui concernent cet Art, & qu'ils ont mis, par cette raifon, les
noms de ces Empereurs au-devant des Livres de Médecine
qui avoient été compofés par d'autres.

CIRCE', fille d'Hecaté, fœur de Médée & d'Angitia.
La connoiffance qu'elle avoit des plantes la fit paffer pour

Enchantereffe ; ce talent, qu'elle avoit aquis à l'école d'Hecaté, fa mere, fe perfectionna beaucoup entre les mains de la fille : mais elle en fit un ufage fi déteftable, que jamais nom ne parvint à la poftérité auffi chargé d'exécrations que le fien. Elle empoifonna le Roi des Sarmates, fon époux : forcée par ce crime, & quelques autres de la même nature, d'abandonner fon Pays, elle fe réfugia en Italie ou dans une Ifle déferte qui n'en étoit pas éloignée.

Quelques Auteurs ont dit qu'elle avoit un fils nommé Marlus, de qui les Marfes étoient fortis. Telle qu'elle étoit, les Circeïens la regardoient comme leur patrone & lui rendoient un culte religieux.

CLAUDIUS AGATERNUS, Médecin Lacédémonien, ami du Poëte Perfe, vivoit dans le premier fiécle fous l'Empire de Néron. On doute, fi au lieu d'Agaternus, il ne faudroit pas lire Agathémerus ; puifque dans les marbres d'Oxford on trouve un Claudius Agathémerus, Médecin : mais le tems, auquel ces marbres ont été gravés, fait voir qu'il y a différence entre ces deux Médecins.

Les marbres de Paros ou d'Arondel nous ont tranfmis un des plus précieux monumens de la Chronologie Gréque. Ils contenoient une ancienne Chronique d'Athénes, gravée dans l'Ifle de Paros, l'une des Cyclades, 263. ans avant la venue de notre Seigneur. Thomas, Comte d'Arondel, fit apporter ces marbres du Levant à grands frais : mais ils ont été tellement négligés, que la plupart ont été employés à réparer des cheminées. Ils font confervés aujourd'hui à Oxford, où ils ont été incruftés dans la muraille de la Bibliothéque ; ce qui a donné lieu à plufieurs Savans de les appeller les marbres d'Oxford.

CLEMENT (Julien) nâquit à Arles, où il apprit les lettres humaines ainfi que les premiers élémens de la Chirurgie. Dans un âge encore fort tendre il vint à Paris, où il fe mit au fervice de Mr. Jacques Le Fevre, fameux Accoucheur, en qualité de Garçon-Chirurgien. Après plufieurs années d'étude fous ce favant Maître, il parvint lui-même à la maîtrife ; & d'éléve, il devint le gendre de Mr. Le Fevre. Ce fut alors qu'il s'appliqua tout entier à la pratique des Accouchemens ; & il y réuffit fi parfaitement, dans les cas même les plus difficiles, que fa réputation perça jufqu'à la Cour, où il fut demandé par Mr. Fagon pour accoucher la Dauphine. La façon avec laquelle il fe comporta dans cet accouchement, le répandit bientôt dans le grand monde; les Princeffes du Sang & les Dames de la premiére qualité ne voulurent dorénavant d'autre Accoucheur que Clément. Il fit même trois fois le voyage de Madrid, en 1713. en 1716. & 1720. pour aider la Reine d'Efpagne dans fon travail; & ces voyages lui valurent des recompenfes dignes de la grandeur des perfonnes à qui il avoit été utile. Louis XIV. dès l'année 1711. avoit honoré la perfonne de ce fameux Accoucheur : il lui fit expédier des Lettres d'annobliffement, avec cette claufe expreffe, qu'il ne pourroit quitter la pratique des Accouchemens, & par-là priver les femmes des fecours efficaces qu'il leur avoit conftanment rendus. Clément obéit à cet ordre du Roi, & continua fa Profeffion pendant plufieurs années. Enfin, fon grand âge & fes infirmités l'obligerent à vivre dans la retraite & le repos; il y mourut le 7 Octobre 1729. à 80 ans, & fut enterré dans l'Eglife de faint André des Arcs.

CLEMENTINUS, (Clément) Médecin, qui vivoit vers l'an 1468. Il furpaffa par fon érudition, ce que Rome & l'Italie avoient eu de plus grand. Il a écrit :

Lucubrationes, in quibus nihil eſt, quod non ſit ex uſu Artis, quodque non ſit tàm probatâ fide traditum, quàm ſapienti judicio ſcriptum, ſive theoricen, ſive praxim, quam vocant ſpectemus. Baſileæ, 1535. in-folio, cum aliquot Tractatibus de Febribus.

CLEOMBROTUS ou **THEOMBROTUS**, Médecin, dont parle Pline, qui le dit natif de l'Ifle de Ceos, Patrie d'Erafiftrate : ce qui donne lieu à croire, ou que ce dernier avoit deux noms, ou que le nom de l'un de ces deux Médecins a été pris pour l'autre; puifque l'hiftoire d'Antiochus, dont il eft parlé à l'article d'Erafiftrate, fe rapporte la même de tous deux. Erafiftrate avoit un oncle du nom de Cleombrotus, ce qui pourroit auffi faire foupçonner que quelques-uns avoient attribué cette avanture à l'oncle, & d'autres au neveu.

CLEOPATRE vécut quelques années avant la naiffance de Jefus-Chrift. Nous avons encore aujourd'hui des Livres qui portent fon nom, & qui traitent des Maladies des femmes. Si ces Ouvrages ne font point fuppofés, la préface ne nous permet pas de douter que cette Cleopatre ne foit la fameufe Reine d'Egypte, car elle s'y dit fœur d'Arfinoë, & nous favons que Cleopatre eut une fœur de ce nom, que Marc-Antoine fit mourir par complaifance pour cette Reine ambitieufe. Il eft fort vraifemblable que les Livres & la préface, dont il eft queftion, font des piéces fuppofées : mais il faut cependant convenir que peu de tems après la mort de Cleopatre, il y eut d'autres Ecrits de Médecine publiés fous fon nom. Galien rapporte diverfes compofitions concernant l'ornement & l'embelliffement du corps, tirées des Livres d'une Cleopatre, & il ne cite pas ces Livres comme nouveaux : or, Galien vivoit à peu près 200 ans après la Reine d'Egypte, dont il s'agit. L'on feroit encore tenté de lui attribuer ces derniers Traités, fur le témoignage des Hiftoriens qui nous en parlent comme d'une Princeffe curieufe & favante. Nous lifons dans la vie de Marc-Antoine, écrite par Plutarque, qu'elle parloit plufieurs Langues : Le même Auteur nous apprend qu'elle fit des effais fur les poifons, dans le deffein de connoître les plus prompts & les plus efficaces. Mais nous avons une preuve plus convaincante de l'intelligence de Cleopatre dans la Phifique ou la Médecine, c'eft la diffolution de la perle dans du vinaigre en préfence de Marc-Antoine. Quant aux Livres qui font parvenus jufqu'à nous fous fon nom, ils ne contiennent rien de particulier. On n'y trouve que les remédes ufités par les Médecins dans les maladies des femmes. Parmi ces Ecrits, on ne comprend pas ceux dans lefquels il eft traité de la Chimie ; car il eft évident qu'ils lui font fauffement attribués.

On trouve dans les Auteurs les noms de plufieurs autres femmes qui fe font appliquées à la Médecine. Galien parle d'une *Elephantis* & d'une *Antiochis*. On trouve encore une *Olympias* de Thébes, une *Sotira*, une *Salpé*, une *Laïs*, toutes citées par Pline. Tiraqueau donne un catalogue affez long d'autres femmes qui ont fait la Médecine. Les Infcriptions fuivantes nous marquent encore une *Sentia Elis*, une *Julia Sabina* & une *Secunda*.

C. CORNELIUS MELIBOEUS
Sibi
Et SENTIÆ ELIDI Medicæ contubernali.

Cette Infcription fe trouve à Verone. La fuivante eft dans le Duché d'Urbin, & la troifiéme eft rapportée par Pignorius.

Deis Manibus
JULIÆ Q. L.
SABINÆ
Medicæ
Q. JULIUS ATIMEIUS
Conjugi
Benè merenti.

SECUNDA
LIVILLÆ S.
Medica.

La lettre L dans la seconde Inscription, marque que Julia Sabina étoit affranchie, *Liberta ;* & la lettre S dans la troisiéme, signifie *Serva*, esclave. *Voyez* sur ce sujet l'article : FEMMES. (Médecine des)

CLEOPHANTUS, Médecin, cité par Celse & par Pline. Il avoit écrit de l'usage du vin dans les maladies, contre les sentimens des autres Médecins. Cleophantus étoit Empirique, & devint lui-même le Chef d'une Secte, connue sous le nom de Cleophantins.

Il y a eu un autre Cleophantus, contemporain de Ciceron, dont ce dernier dit qu'il étoit Médecin peu fameux, mais d'ailleurs homme de considération.

CLINIQUE, (Médecine) dont Esculape a eu la réputation d'avoir été l'Inventeur. Ce nom vient du mot Grec qui signifie lit; & quand on dit qu'Esculape a le premier pratiqué la Médecine Clinique, c'est-à-dire, qu'il a été le premier qui ait visité les malades en leur lit; ce qui suppose que les Médecins ne le faisoient point avant ce tems-là : & cependant sans cette visite, il est bien difficile de connoître la nature & le progrès d'une maladie. Comment des Médecins, qui se tenoient toute la journée aux coins des rues, pouvoient-ils examiner l'état des malades? C'étoit pourtant l'usage chez les Babiloniens & les Assyriens, dans l'enfance de la Médecine; ils faisoient porter leurs malades dans les carrefours.

Cette coutume introduite par Esculape, fit que les Médecins qui l'imiterent furent appellés Cliniques, pour les distinguer des Empiriques ou des Coureurs de marchés, qui ne s'avisoient point d'aller voir fréquemment leurs malades.

CLOWES, (Guillaume) Anglois, étoit Chirurgien de Jacques VI. Roi d'Ecosse, appellé Jacques I. depuis son avénement à la Couronne d'Angleterre & d'Irlande. Il a écrit en sa Langue maternelle un Traité des Maladies Vénériennes, qu'il publia en 1596.

CLUSIUS ou DE L'ESCLUSE, (Charles) Médecin célébre, étoit d'Arras, où il nâquit le 9 de Février 1526. Il étudia à Gand & à Louvain, & il y apprit les Langues & la Jurisprudence; ensuite il voyagea en Allemagne, où il consulta les plus habiles Professeurs dans les Universités de Marpurg, de Wittemberg & de Strasbourg. Delà étant passé en France, il étudia trois ans à Montpellier, sous le célébre Guillaume Rondelet, & y passa Docteur en Médecine. En 1550. il revint dans les Pays-Bas, & en 1563. il en sortit une seconde fois pour voyager en Allemagne, en France, en Espagne, en Portugal & en Angleterre. Il demeura jusqu'en 1571. pour faire ces voyages; & deux ans après étant revenu chez lui, il en sortit encore à la sollicitation de l'Empereur Maximilien II. Ce Prince lui donna le soin de son jardin des Simples, & il eut le même emploi sous Rodolphe II. durant environ 14 ans. Mais comme il avoit bien de la peine à se faire à la vie de la Cour, il en sortit enfin, & il se retira à Francfort sur le Mein, où il resta six ans jusqu'en 1593. qu'ayant été attiré dans l'Université de Leyde, il y fut Professeur en Botanique durant seize ans, étant mort le 4 Avril en 1609. âgé de 84 ans. Nous avons divers Ouvrages de la composition de Clusius:

Rariorum Plantarum Historia. Antuerpiæ, 1601. in-folio.

Exoticorum Libri decem : quibus Animalium, Plantarum, Aromatum, aliorumque peregrinorum fructuum Historiæ describuntur. Lugduni Batavorum, 1605. in-folio.

Curæ posteriores, seu plurimarum non ante cognitarum aut descriptarum stirpium, peregrinorumque aliquot animalium nova descriptiones. Lugd. Batav. 1611. in-4to.

Rariorum stirpium, per Hispanias observatarum, Historia, duobus expressa Libris. Antuerpiæ, 1576. in-8vo.

Rariorum stirpium, per Pannoniam, Austriam & vicinas Provincias observatarum, Historia quatuor Libris descripta. Antuerpiæ, 1583. in-8vo.

Aromatum & Simplicium aliquot Medicamentorum apud Indos nascentium Historia, Lusitanicâ Linguâ à D. Garcia ab Horto conscripta, deinde Latino sermone, iconibus & annotatiunculis illustrata, à Carolo Clusio Atrebate. Antuerpiæ, 1593. in-8vo.

CNIDIENS, Médecins de l'Isle de Cnide, de qui Hippocrate remarque qu'ils mettoient en usage très-peu de médicamens, & qu'ils se contentoient de faire une énumération ou une description exacte des accidens qui accompagnent une maladie, sans raisonner sur les causes & sans s'attacher au pronostic. Les Cnidiens n'étoient guères que des Empiriques, ou pour le moins, ils ne se piquoient pas de faire de grands raisonnemens. Le plus loin qu'ils alloient de ce côté-là, c'étoit lorsqu'ils avoient recours à l'analogisme. Euriphon, Médecin de cette Ecole, passe pour Auteur des Sentences Cnidiennes.

COCKBURNE, (Guillaume) Anglois de nation, étoit Docteur en Médecine & de la Société Royale de Londres. En 1717. il fit imprimer à Leyde un Livre, intitulé :

Virulentæ Gonorrheæ symptomata, natura, causa & curatio.

COCLES, (Barthelemi) Médecin & Chirurgien de Bologne, étoit aussi Distilateur, Phisionomiste & Chiromancien. Il fleurissoit vers l'an 1440. ou selon d'autres 1500. Quoique la futilité des deux derniéres Sciences, dont il faisoit profession, eût dû obscurcir en lui la réputation que lui aquit la solidité des premiéres, il se soutint cependant dans une estime, dont le mérite le plus consommé se seroit fait honneur. Nous avons de lui :

Anastasis Chiromantia & Physiognomia ex pluribus & penè infinitis Autoribus. Bononiæ, 1504. in-4to.

Physiognomiæ Compendium, quantum ad partes capitis, gulamque & collum attinet. Argentorati, 1533. in-8vo.

COEUR, (Jacques) Seigneur de Saint-Fargeau, a été mis au nombre de ceux qui ont passé pour s'être prodigieusement enrichis par la Chimie. Jacques Cœur vivoit dans le quinziéme siécle ; il gagna de grands biens par le Commerce & par la Banque, & delà il a eu la réputation d'avoir possédé le secret de la Pierre philosophale. On regarde encore, comme des emblêmes enigmatiques, qui cachent les mistéres du grand œuvre, les bas-reliefs qui ornent la façade du bâtiment magnifique que Jacques Cœur fit construire à Montpellier pour servir de Bourse commune aux Marchands, & qui s'y appelle la Loge.

COITER (Volcherus) nâquit à Groningue, Capitale de la Province ou Seigneurie du même nom, l'an 1534. & se fit un grand nom dans la Médecine. Il eut la réputation d'un grand Médecin, d'un habile Chirurgien & de savant Anatomiste. Son travail & son industrie ont beaucoup servi à l'Anatomie. Il a exposé affez clairement la première formation des os; il a expliqué leur accroiffement, & marqué affez diftinctement la différence qu'il y a entre les os des enfans & ceux des adultes. Sa méthode étoit de préparer des fquelettes d'enfans, de comparer leurs os avec ceux des adultes, & d'en faire obferver la différence à fes difciples. Il faifoit fes leçons à Bologne, dans fa maifon; où il leur fit voir un fœtus de la longueur du doigt, dans lequel on diftinguoit toutes les parties du corps humain. Coiter fait mention d'un autre petit fquelette qu'il vit auffi à Bologne dans le Cabinet d'Arantius.

Il ajoute aux mufcles de la face que l'on connoiffoit de fon tems, quelques autres que l'on a appellés depuis, mufcles corrugateurs, & qu'on n'auroit mieux nommés de leur fonction principale, mufcles abaiffeurs de fourcils: il eft le premier qui les ait découverts; il les a décrits fort exactement, mais il ne leur a point donné de nom.

Coiter mourut âgé de 66 ans, après avoir donné au Public des Planches & des Obfervations anatomiques, fous ces titres:

De Cartilaginibus Tabulæ. Bononiæ, 1566. *in-folio.*

Externarum & internarum principalium humani corporis partium Tabulæ, atque anatomicæ exercitationes. Norimbergæ, 1573. *in-folio. Lovanii*, 1653. *in-folio.*

Diverforum animalium fceletorum explicationes, iconibus artificiofis & genuinis illuftrata. Item *Lectiones Gabrielis Fallopii de partibus fimilaribus humani corporis, ab eodem Volchero Coiter collecta. Norimbergæ*, 1575. *in-folio.*

COLLE (Jean) étoit de Belluno, Ville d'Italie dans l'Etat de Venife fur la Piave, où il nâquit en 1558. Il étudia à Padoue, & il eut l'avantage d'y avoir pour maîtres les plus renommés Profeffeurs de fon tems, favoir Jerôme Capivaccio, Albert Botton, & Æmilius Campolongo. En 1584. il reçut le bonnet de Docteur; & puis étant allé à Venife, il y exerça la Médecine pendant quinze ans. En 1600. François-Marie, deuxiéme de ce nom, Duc d'Urbin, le choifit pour fon premier Médecin; il s'aquitta de cet emploi avec honneur, & ne l'abandonna après 23 ans d'exercice, que pour aller remplir la premiére chaire de Médecine en l'Univerfité de Padoue, qui étoit devenue vacante par la mort de Roderic Fonfeca. Il mourut en cette derniére Ville en 1631. âgé de 72 ans, après avoir enrichi la poſterité de pluſieurs Ouvrages qui rendront ſon nom immortel :

Elucidarium Anatomicum & Chirurgicum ex Græcis, Arabibus & Latinis ſelectum. Venetiis, 1621. *in-folio.*

De cognitu difficilibus in praxi. Venetiis, 1628. *in-4to.*

Methodus facilè parandi jucunda, tuta & nova Medicamenta, & ejus applicatio adversùs Chimicos. Venetiis, 1628. *in-4to.*

De Idea & Theatro imitatricium & imitabilium ad omnes intellectûs facultates, Scientias & Artes, Libri Aulici. Piſauri, 1617. *in-folio.*

Coſmitor medicaus triplex, in quo exercitatio totius Artis medicæ ; loca dilucidata, & quæſita varia deciſa ; ac Conſultationes medicinales, & quæſtiones practica enucleata proponuntur. Venetiis, 1621. *in-folio.*

Comme il avoit dédié ce Livre à Coſme II. de Medicis, Grand-Duc de Toſcane, il prit delà occaſion de faire alluſion au nom de ce Prince, dans le titre de cet Ouvrage.

COLLIMITZ, (George) Médecin Allemand, qui a été en eſtime en 1530. Il étoit diſciple d'André Stiborius, Chanoine de Vienne, un des plus habiles Mathématiciens de ſon teins ; & s'étant attaché plus particuliérement à la ſcience des aſtres , il inſiſta ſur la néceſſité de joindre la Médecine à l'Aſtronomie. C'eſt à ce ſujet qu'il compoſa l'Ouvrage ſuivant :

Artificium de applicatione Aſtrologia ad Medicinam, deque convenientiâ earundem. Argentorati, 1531. *in-8vo.*

COLOT, (Philippes) Chirurgien très-habile pour la taille de la pierre, né en 1593. avoit hérité cet Art important de ſes Ancêtres. Il les ſurpaſſa tous par ſon habilité, & mourut à Luçon en 1656. âgé de 63 ans. Ses fils & ſes petits-fils ont auſſi excellé dans cette Opération chirurgicale. Il deſcendoit de Germain Colot, célébre Chirurgien ſous le regne de Louis XI. qui eſt le premier des Chirurgiens François qui ait tenté l'opération de la pierre par le grand appareil.

COLOT, (François) célébre Lithotomiſte de Paris, étoit en réputation vers la fin du XVII. ſiécle. Il étoit partiſan du grand appareil ; & l'heureux ſuccès avec lequel il le pratiqua, répandit bientôt ſon nom par toute la France, l'Italie, l'Angleterre & l'Allemagne. Une expérience de pluſieurs ſiécles l'avoit rendu habile dans cette façon de tailler ; les préceptes en avoient été renfermés dans ſa feule famille; ils avoient passé par huit générations, dont les chefs étoient les fidéles dépositaires; & la durée des tems, bien loin d'en avoir obscurci la tradition, y avoit toujours prêté de nouvelles lumiéres. On auroit peut-être été en droit de demander à ces illuftres Opérateurs, un desintereffement qu'ils n'avoient point : ils faifoient de leur art, un art miftérieux; ils ne travailloient qu'en fecret; mais auffi cet art étoit un bien qu'ils ne devoient à perfonne, c'étoit un patrimoine qu'ils n'auroient pas retrouvé dans la libéralité du Public. S'ils ont paru avares de leurs connoiffances, ils n'ont jamais refufé leurs foins aux malades indigens; ils ont traité à l'Hôtel-Dieu tous ceux qui fe font préfentés; les recompenfes ne les ont pas animés, ils n'ont jamais rien exigé des adminiftrateurs.

François Colot a en quelque façon réparé les pertes que nous avons faites des lumiéres de fes Prédéceffeurs : héritier du fecret qu'une longue expérience avoit établi dans fa famille, il l'avoit cultivé dès l'enfance; les leçons de fon pere l'avoient inftruit : enfuite il connut dans lui-même les maux terribles qui avoient été les objets de fes méditations; il fentit les impreffions de la pierre, & fe fit tailler par fon fils. Enfin, l'âge ayant ralenti fes travaux, il voulut rendre fon loifir utile; il raffembla fes Obfervations pour les donner au Public. On les a trouvé écrites de fa main dans la bibliothéque de fon héritier, & on les a imprimées fans aucun changement fous ce titre:

Traité de l'opération de la Taille. Paris, 1727. *in*-12.

Voici un détail tiré de l'Ouvrage de Mr. Colot, qui, à ce que je penfe, fera d'autant plus agréable, qu'il trace d'un même coup de pinceau, l'hiftoire du grand appareil, & celle des Ancêtres de l'Auteur.

Les Anciens n'ont rien dit de ce grand appareil, parce qu'ils ne le connoiffoient pas; & ce fut en 1525. qu'il fut inventé par *Jean des Romains*, Médecin de la Ville de Cremone : il le pratiqua auffi-bien que la nouveauté le pouvoit permettre, & tout imparfait qu'étoit cet appareil, il lui aquit de la réputation; mais il n'en profita pas longtems, étant pour lors dans un âge avancé. Il réfolut donc d'en faire part à *Marianus Sanctus De Barlette*, fon meilleur ami. Marianus étoit auffi Docteur en Médecine; & s'il entreprit de faire cette opération conjointement avec la Médecine, ce fut de l'avis & de l'agrément des Docteurs de la Faculté de Padoue, où il avoit pris le bonnet. Ces

Meſſieurs crurent que cette Profeſſion n'étoit pas indigne d'être entre les mains d'un de leurs confreres. Malgré donc le ſerment qu'ils avoient prêté à l'exemple de leur divin Maître (Hippocrate,) ils jugerent que cette opération étoit d'autant plus du reſſort de la Médecine, qu'elle demandoit plus que l'adreſſe d'un Chirurgien ; & delà il faut conclurre que ce n'eſt pas aſſez d'opérer, mais que cette opération renferme tant de choſes qui dépendent du Médecin, qu'elle lui appartient du moins autant que le reſte de la Médecine. C'eſt de Marianus que nous avons un petit Traité intitulé :

    Libellus aureus de Lapide è veſica extrahendo.

Il inſtruiſit *Octavian de Ville*, Chirurgien de Rome, lequel s'étant trouvé ſeul après lui, étoit appellé de tous côtés, même dans les Pays étrangers. Il fit diverſes voyages en France, où la pierre eſt d'autant plus commune, que le vin avec certaines eaux & la bonne chére y contribuent beaucoup ; il s'y aquit une grande réputation, quoique dans ces premiers tems cette méthode ne ſe pratiquât pas encore avec la même aſſurance qu'elle ſe pratique aujourd'hui.

Cet habile Homme avoit ſouvent paſſé par la petite Ville de Treſnel près de Troyes en Champagne, & ce fut là qu'il contracta une étroite amitié avec *Laurent Colot*, qui, quoique profeſſant la Médecine, ne laiſſoit pas de faire les opérations de Chirurgie les moins uſitées & les moins connues au commun des Chirurgiens. C'eſt le même Laurent Colot, duquel parle Ambroiſe Parez, premier Chirurgien des Rois François I. & Henri II. dans ſon Traité des Opérations & des Monſtres ; c'eſt encore lui que cite Rolfincius, célébre Médecin d'Allemagne, ſur le témoignage de Mr. Baillou, habile Médecin de Paris, dans ſon Traité des Purgatifs, page 123.

Octavian de Ville s'en retourna à Rome, où il mourut peu de tems après ; ce qui fit qu'en 1556. Laurent Colot, qui étoit le ſeul qui pour lors pratiquât la méthode dont je parle, fut obligé de s'établir à Paris par ordre exprès de Henri II. qui l'honora d'un préſent digne d'un auſſi généreux & d'un auſſi grand Prince ; il fit plus, car à ſon ſujet il créa une charge d'Opérateur de ſa Maiſon pour la taille. Laurent Colot a joui de cette charge le reſte de ſes jours. Trois de ſes ſucceſſeurs en ont hérité ; *Philippe Colot*, mon pere, a été le dernier ; il avoit pourtant, de ſon vivant, obtenu pour moi la furvivance de cette charge, fans qu'il m'en dût rien couter non plus qu'à mes peres; mais Mr. Valot, qui pour lors étoit premier Médecin de Sa Majefté, foit par négligence ou par quelques raifons que je ne veux pas pénétrer, me fit perdre cette charge. Il apporta tant de délai, foit pour me faire prêter le ferment accoutumé, foit pour figner mes lettres, que mon pere étant décédé, on ne me parla plus de la charge que pour me la vendre. Je ne voulus pas l'acheter, croyant que je ternirois mon nom, fi je mettois à prix d'argent une charge qui n'avoit été créée que pour recompenfer mes Ancêtres. Je préférai donc le parti de travailler à me rendre digne de fuccéder à la réputation de mes peres, fans envier un avantage qui devenoit le prix de l'ambition ou de l'interêt.

Philippe Colot, petit-fils de Laurent, & par conféquent mon grand-pere, fe trouva feul capable de continuer la Profeffion de Lithotomifte ; mais le fardeau devint trop pefant pour le pouvoir foutenir, à caufe du nombre des malades; d'ailleurs il étoit valétudinaire & ne pouvoit pas fe difpenfer de fuivre la Cour, ni de s'attacher à la perfonne de Henri le Grand. Il prit donc la réfolution pour fe foulager & pour fe rendre utile au Public, d'inftruire deux fujets. Le premier fut *Reftitut Gyrault*, auquel il donna en mariage fa fille aînée, à condition qu'il inftruiroit Philippe Colot fon fils & mon pere, quoique très-jeune. Mon pere reçut de lui les lumiéres fuffifantes pour fe rendre habile tant dans la théorie que dans la pratique, & quelques années après Reftitut Gyrault s'affocia avec lui, conjointement avec *Jacques Gyrault* fon fils, & cette fociété a duré pendant toute leur vie. L'autre Eléve fut *Severin Pineau*, Chirurgien ordinaire du Roi, auquel il fit époufer Geneviéve Colot fa coufine; enfin tous les deux s'étant perfectionnés, Philippe Colot mourut âgé feulement de 42 ans. Mr. Du Laurens, pour lors, premier Médecin de Sa Majefté, perfuadé qu'il étoit du devoir de fa charge de conferver à la poftérité un fecret d'une auffi grande importance, repréfenta au Roi la néceffité où l'on étoit d'avoir de bons Opérateurs pour ceux qui étoient affligé de la pierre, & qu'il falloit les fecourir dans leurs preffans befoins. C'eft pour cela que Henri le Grand, de l'avis de Mr. Sanguin, Sieur De Livry, Confeiller du Roi & de fon Parlement de Paris, ordonna que Severin Pineau, qui ne fongeoit qu'au préfent, n'ayant point d'enfans, prendroit foin de faire inftruire dix jeunes Chirurgiens choifis, & qu'on lui donneroit une recompenfe convenable à fes peines & au mérite de la chofe. Pour cela il fut paffé un contract entre nos Seigneurs De Sillery, Chancelier de France, le Duc de Sully, Pair de France, pour Sa Majefté; Meffieurs les Prévôt des Marchands & Echevins de cette Ville de Paris d'une part, & ledit Severin Pineau de l'autre, qui tous s'engagerent fous le bòn plaifir du Roi. Severin Pineau prit les mefures néceffaires pour fatisfaire au contract avec honneur & de bonne foi ; mais foit qu'il mourut trop peu de tems après, ou que ces dix Eléves n'euffent pas répondu à fes foins, le Public ne reçut pas de cet établiffement les avantages qu'il s'étoit propofés; ce qui fit que Reftitut Gyrault & fes deux Eléves, qui continuerent leur application avec fuccès, refterent feuls capables de rendre à l'Etat un fervice fi important. Je fuis l'unique (pourfuit François Colot) qui ait été inftruit par ces deux derniers; car Gyrault le fils fe trouvant mon allié par deux différens mariages, ne refufa pas, après la mort de fon pere, de s'unir avec le mien, pour me former dans mes premiéres opérations. Ils ont formé auffi tous les Opérateurs, & il n'y auroit que moi qui pratiqueroit à préfent le grand appareil, fi ces deux grands Hommes n'avoient pas été touchés de compaffion pour les pauvres de l'Hôpital de la Charité de Paris; ils ont été les premiers qui y ont opéré gratuitement, & j'ai bien voulu travailler avec le même defintereffement qu'eux à l'Hôtel-Dieu, où j'ai fait feul toutes les opérations de la pierre pendant dix-huit années fans recompenfe. Ce fut dans ces deux Maifons, où les Chirurgiens, qui gagnoient la maîtrife, s'inftruifirent en nous furprenant ; ils firent fecrétement quelques ouvertures au plancher entre les deux folives directement au-deffus de la chaire où on plaçoit les malades pour y être taillés : ce font eux qui dans la fuite ont conduit ceux qui opérent aujourd'hui, & ceux-ci ont inftruit tous ceux qui fe font retirés dans différentes Provinces, ou qui ont vécu dans leur particulier.

COLUMBUS. *Voyez* REALDUS COLUMBUS.

COLUMNA, (Fabrius) très-favant Botanifte, dont l'illuftre famille tient un rang fi confidérable en Italie, fit imprimer en l'année 1592. un Livre des Plantes intitulé :

Phytobatanos, five Plantarum aliquot Hiftoria : in qua def-

cribuntur diverſi generis planta veriores, ac magis facie, viribus reſpondentes. Neapoli, in-4to.

Il donna encore les ſuivans :

Minus cognitarum, rariorumque noſtro cœlo orientium ſtirpium . . . . . Roma, 1616. in-4to.

Purpura, hoc eſt, de purpura ab animali teſtaceo fusâ, de hoc ipſo animali, aliiſque rarioribus teſtaceis quibuſdam Tractatus. Roma, 1616. in-4to.

Columna étoit né à Naples vers 1567. Il eſt mort fort âgé vers le milieu du 17. ſiécle.

CONCOREGIO, (Jean De) étoit de Milan. Il profeſſa la Médecine à Bologne & à Pavie avec beaucoup de réputation, & il mourut en 1438. Il a écrit divers Ouvrages très-eſtimés ſous le titre de *Praxis nova totius ferè Medicina. Venetiis, 1521. in-folio.*

Ce Livre renferme :

De Diſpoſitionibus capitis & partium ejus.

De Diſpoſitionibus cordis, pectoris & partium ejus.

De Diſpoſitionibus ſtomachi, hepatis, ſplenis & aliorum membrorum naturalium.

De Diſpoſitionibus genitalium membrorum, teſticulorum, matricis, &c.

Summula item de curis Febrium.

CONFALONERIUS, (Jean-Baptiſte) de Verone, floriſſoit dans le ſeiziéme ſiécle, avec la réputation de Philoſophe & Médecin conſommé. Nous avons de lui une Diſſertation :

De Vini natura, ejuſque alendi ac medendi facultate. Baſilea, 1535. in-8vo.

CONNOR, (Bernard) Médecin & Philoſophe au XVII. ſiécle, étoit Irlandois, & fut élevé dans la Religion Catholique. Après avoir voyagé dans la plupart des États de l'Europe, & avoir été Médecin du grand Chancelier de Pologne & d'autres perſonnes illuſtres, il alla en Angleterre, où il embraſſa en apparence la communion de l'Egliſe Anglicane. Il mourut le 30 Octobre 1698. à 33 ans, après s'être confeſſé à un Prêtre Catholique. On a de lui un Livre intitulé : *Evangelium Medici*, qui a fait beaucoup de bruit & dans lequel il veut expliquer naturellement les miracles de l'Evangile.

CONRINGIUS, (Herman) ſavant Profeſſeur de Médecine à Helmſtad au XVII. ſiécle, nâquit à Norden en Friſe le 9 Novembre 1606. Il a compoſé un grand nombre de Livres de Jurifprudence & d'Hiftoire. Il étoit verfé dans les affaires d'Allemagne & l'Hiftoire moderne, ce qui le faifoit fouvent confulter par divers Princes. Le plus curieux de fes Ouvrages eft intitulé :

Hermanni Conringii de Antiquitatibus Academicis Differtationes feptem.

La meilleure édition eft celle de Gottingen, 1739. *in-4to.* Conringius mourut le 12 Décembre 1681.

CONSTANTIN, furnommé *l'Africain*, parce qu'il étoit originaire de Carthage, étoit Membre du Collége de Salerne, & vivoit environ l'an 1070. Leon d'Oftie parle ainfi de lui : "Ce Conftantin ayant quitté Carthage, paffa „ à Babilone, où il fe rendit très-fameux en la connoif- „ fance des Langues Arabe, Chaldéenne, Perfanne, Egyp- „ tienne & Indienne. Il apprit auffi la Médecine & les „ autres Sciences, employant trente-neuf ans à cela. Il „ revint enfuite à Carthage ; mais ayant fu que fes Ci- „ toyens le vouloient faire mourir parce qu'il étoit favant, „ il fe cacha dans un navire qui paffoit en Sicile, & arriva „ à Salerne. La crainte qu'il avoit d'être reconnu, l'obligea „ de paffer quelques jours en habit de gueux, jufqu'à ce „ que le frere du Roi de Babilone, qui étoit à Salerne, „ l'ayant rencontré, le recommanda au Duc Robert, „ comme un perfonnage de très-grand mérite & qui étoit „ digne de fa protection. Conftantin préféra la folitude „ à cette faveur, & fe fit Religieux de l'Ordre de faint Be- „ noit au Monaftére de fainte Agathe d'Averfa, où il „ écrivit de très-beaux Ouvrages en Médecine, „ dont le même Leon d'Oftie a fait le Catalogue. Voici les titres de ces Ouvrages :

Opera, conquifita undique magno ftudio, &c. Bafilea, 1536. in-folio.

Sunt autem Libri hoc Opere contenti :

De Morborum cognitione & curatione, Libri VII.

De Remediorum & Ægritudinum cognitione, Liber I.

De Urinis, Liber I.

De ftomachi affectionibus naturalibus & præter naturam, Liber I.

De victûs ratione variorum Morborum, Liber I.

De Melancholia, Libri II.

De Coitu, Liber I.

De anima & fpiritûs difcrimine, Liber I.

De incantatione & adjuratione, collis fufpenfione, Epiftola I.

De

De Passionibus mulierum & matricis, *Liber I.*

De Chirurgia, *Liber I.*

De gradibus simplicium, *Liber I.*

Opera reliqua, *in quibus omnes communes loci*, *qui propriè theorices sunt*, *ita explicantur & tractantur ut Medicum futurum optimè formare & perficere possint. Basileæ, 1539. in-folio.*

De Febribus Liber.

Constantin fut un des plus grands Compilateurs de Médecine, sur-tout depuis Haly-Abbas; & il semble avoir été le premier qui ait introduit en Italie la Médecine Gréque & Arabe.

CONSTANTIN, (Robert) intime ami de Beze, nâquit à Caën en Normandie, où il enseigna quelque tems les Belles-Lettres. Il entendoit parfaitement la Langue Hébraïque, la Gréque & la Latine, & sur-tout ces deux derniéres. Il employa sa vie, qui fut très-longue, à étudier & à voyager. Comme il avoit été domestique de Jules-César Scaliger, après la mort de ce grand Homme, il publia une partie de ses Commentaires sur Theophraste, qui n'avoient pas été mis au jour pendant sa vie; & ainsi il fit connoître qu'il n'avoit pas dessein de ravir à l'Auteur de cet Ouvrage, la gloire qui lui étoit dûe, comme on l'en avoit accusé.

Constantin étoit Médecin de profession, & il vécut jusqu'à l'âge de 103 ans, sans qu'une vieillesse si extraordinaire ait diminué ni la vigueur de son corps & de son esprit, ni de sa mémoire; & il mourut enfin d'une pleuresie le 27 Septembre 1605. Il a mis au jour:

Annotationes & Correctiones Lemmatum in Dioscoridem. Extant cum Amati Lusitani ad eundem Commentariis. Lugduni, 1558. in-8vo.

Annotationes & Correctiones in C. Celsum. Lugduni, 1566. in-8vo.

Annotationes in Historias Theophrasti. Extant cum Julii Cæsaris Scaligeri in easdem animadversionibus. Lugduni, 1584. in-8vo.

Nomenclator insignium Scriptorum. Parisiis, 1555. in-8vo.

Aphorismi Hippocratis versibus Græcis & Latinis.

COPERNIC, (Nicolas) très-célébre Mathématicien, Philosophe & Médecin, & puis Chanoine de Warmie, a été en estime dans le seiziéme siécle. Il nâquit à Thorn, Ville considérable de Pologne dans la Prusse Royale, le

19 Février de l'an 1473. Il étudia dans son Pays en Philosophie & en Médecine, où il réussit si bien, que tout le monde étoit charmé de son esprit & de son érudition. Ayant pénétré dans les secrets de la Nature, & y ayant fait d'admirables découvertes, il s'appliqua encore à l'étude de la Langue Gréque, qu'il se rendit aussi familiére que la maternelle; mais son plus grand attachement fut pour les Mathématiques & pour l'Astronomie en particulier. Pour y être mieux instruit, il voulut consulter les meilleurs Maîtres de son tems; & pour cela il entreprit de voyager, & il s'arrêta fort long-tems à Bologne en Italie. Ensuite il passa à Rome, où il fut Professeur en Mathématiques, & il eut des disciples illustres. Cependant étant retourné en son Pays, Luc Watzelrod, son oncle maternel, lui donna un Canonicat dans l'Eglise de Warmie, dont il étoit Evêque. Ce fut alors que Copernic publia son Livre *de motu octava Sphera*, établissant son sistême du soleil immobile & du mouvement de la terre, qu'il dédia au Pape Paul III. & que les Savans ont trouvé si curieux & si raisonnable.

On sait assez que cette opinion n'est pas nouvelle, & que Philolaüs & Heraclide de Pont avoient été Auteurs de ce sistême long-tems avant le siécle de Copernic, comme nous l'apprenons de Plutarque. Plusieurs savans Personnages ont soutenu le sistême de Copernic par des raisons très-solides; quoique la desobéissance de Galilée ait semblé le soumettre aux censures Ecclésiastiques. Quoi qu'il en soit, ce grand Homme publia encore son Ouvrage *de Revolutionibus*, & il mourut en Bohême le 24 Mai en 1543. âgé de 70 ans. Martin Cromer, depuis Evêque de Warmie, fit graver une Epitaphe sur le tombeau de Copernic en 1581. La voici:

R. D. *NICOLAO COPERNICO*
Torunensi,
Artium & Medicinæ Doctori,
Canonico Warmiensi,
Præstanti Astrologo, & ejus disciplinæ instauratori.
MARTINUS CROMERUS Episcopus Varmiensis,
Honoris & ad posteritatem memoriæ causâ posuit.
M. D. LXXXI.

COPUS, (Guillaume) Médecin, natif de Basle, a vécu en France sous le regne de Louis XII. & de François I. Ce dernier lui fit même l'honneur de le choisir pour être son Médecin vers 1530. Il savoit les Langues, & il ne manquoit pas d'érudition. Ramus lui donna la louange d'avoir été l'ornement des Médecins de son tems :

Unica nobilium Medicorum gloria COPUS.

Il composa divers Ouvrages, & il traduisit les Traités suivans :

De locis affectis : de Galien.

Præsagiorum Libri tres : d'Hippocrate.

De ratione victûs : de Paul d'Egine.

CORDUS, (Ericius) Médecin & Poëte Allemand, étoit de Simesuse, petit Bourg dans la Hesse. Son pere avoit une famille de douze enfans, & n'avoit que très-peu de biens : Ericius ou Henri comprit delà qu'il devoit cher‐ cher un établissement avec le secours de son mérite : il y travailla avec soin, & n'y réussit pas mal. Il étudia dans les meilleures Universités d'Allemagne, & ensuite il s'oc‐ cupa à l'instruction de la jeunesse ; & il nous reste encore une lettre qu'Erasme lui écrivit pour lui témoigner la joie qu'il avoit de son emploi. Vers l'an 1512. il alla en Italie, où il reçut les honneurs du Doctorat. Ensuite étant de retour en son Pays, il y enseigna à Marpurg & à Bremen, où il mourut le 24 de Décembre en 1535. d'autres disent en 1538. Nous avons divers Ouvrages de sa façon, comme des Recueils de ses Poësies :

Botanologicon, sive Colloquium de Herbis. Coloniæ, 1534. in-8vo. Parisiis, 1551. in-16.

Nicandri Theriaca & Alexipharmaca in Latinos versus re‐ dacta. Francofurti, 1532. in-8vo.

Judicium de Herbis & Medicamentis simplicibus. Franco‐ furti, 1549.

De abusu Uroscopiæ Conclusiones. Francof. 1546. in-8vo.

CORDUS, (Valerius) fils d'Ericius, s'aquit beau‐ coup de réputation par son habileté & par ses Ouvrages. Il nâquit à Simesuse le 18 Février de l'an 1515. Son pere l'éleva avec beaucoup de soin ; il lui apprit les Langues savantes, lui donna du gout pour les bonnes choses, & lui fit part de tout ce qu'il avoit de belles connoissances. En sortant d'une telle école, il étudia à Wittemberg & ailleurs ; ensuite il expliqua lui-même Dioscoride, & il s'appliqua à la connoissance des Plantes. Il parcourut tou‐ tes les montagnes d'Allemagne pour y chercher les sim‐ ples les plus curieux ; & après il entreprit le voyage d'Italie. Ce fut en 1542. Il s'arrêta à Padoue, à Pise, à Lucques, à Florence, & par-tout il trouva de justes estimateurs de son mérite, qui se faisoient un plaisir singulier de l'entretenir. Environ deux ans après, voulant aller à Rome, un cheval lui donna un coup de pied à la jambe; ses amis lui conseillerent de s'arrêter à Sienne où cet accident lui étoit arrivé; mais comme la blessure étoit légére, il ne voulut pas interrompre son voyage. Il partit donc, & il arriva encore par malheur, qu'étant obligé de passer par des chemins extrêmement difficiles, où l'on ne pouvoit point aller à cheval sans danger, il mit pied à terre, & fut obligé de marcher assez long-tems. Cet exercice violent enflamma sa blessure & lui donna la fiévre. Il se fit porter à Rome, & sa maladie augmentant, il y mourut le 25 Septembre de l'an 1544. qui étoit le vingt-neuviéme de son âge. Son corps fut enterré dans l'Eglise des Allemands de sainte Marie *dell Anima*, où l'on voit cette Epitaphe que ses compatriotes lui firent élever:

D. O. M.
VALERIO CORDO SIMESUSIO
ERICII Medici & Poëtæ F.
Integritate, moribus, ingenio, comitate,
Præstantissimorum Doctorum omnium administrationem merito,
qui naturæ obscuritatem & berbarum vires adhuc adolescens senibus explicavit.
Cum expleri cognoscendi cupiditate non posset, perlustratâ Germaniâ,
Italiam adiit;
Venetiis in bonore habitus,
& Romam vix ingressus,
crudelissimâ febre,
inter amicorum lacrymas,
non recuperabili studiorum jacturâ,
florente ævo extinguitur,
anno ætatis suæ XXIX.
Homini optimè merito socii Germani pietatis ergo PP.
Anno salutis humanæ 1544. VI. Kalend. Octobr. horâ 5 noctis.

Ingenio superest Cordus, mens ipsa recepta est
Cœlo; quod terra est maxima Roma tenet.

Valerius Cordus a écrit les Ouvrages suivans:
Annotationes in Pedacii, Dioscoridis, Anazarbai de Materia medica Libros quinque.
Historia stirpium Libri quatuor posthumi.

Silva rerum foſſilium in Germania plurimarum, metallo-
rum, lapidum, &c.

De artificioſis extractionibus Liber.

Compoſitiones medicinales aliquot non vulgares, &c. Omnia
ſtudio Conradi Geſneri collecta. Tiguri, 1561. in-folio.

Diſpenſatorium Pharmacorum omnium quæ in uſu potiſſi-
mum ſunt. Norimbergæ, 1535. in-8vo. Pariſiis, 1548.
in-12. Antuerpiæ, 1568. in-16. Norimbergæ, 1592,
1598, 1612. in-folio. Opera & ſtudio Collegii Medici
auctum. Lugduni Batavorum, 1627. in-12.

De Haloſantho, ſeu ſpermate ceti vulgò dicto Liber. Extat
cum Opere de omnium foſſilium genere, à Conr. Geſnero
edito. Tiguri, 1565. in-8vo.

Epiſtola ad Andræam Aurifabrum de Trochiſcorum viperi-
norum adulteratione.

On a publié divers éloges de Valerius Cordus : en voici
un qui n'eſt pas indigne de la curioſité du Lecteur :

> *Noſcere pæonias herbas, vireſque medendi,*
>   *Jam natura homini facta noverca negat*
> *Invidioſa Macri rapuit monimenta vetuſtas :*
>   *Nunc etiam Cordum mors violenta tulit.*
> *Hunc extinctum igitur, vitæ florentibus annis,*
>   *Tam procul à Patria, crimen Apollo tuum eſt.*
> *Lilia ſic violæ cadunt, abſynthia florent,*
>   *Quanta heu! rebus damna parata bonis.*
> *Italia huic Tumulum, tribuit Germania vitam;*
>   *Qui poterat naſci, clariùs, atque mori.*

CORNARIUS, (Jean) Médecin Allemand, étoit de
Zwickow, petite Ville du Cercle de la haute Saxe dans le
Woightland. Son véritable nom étoit *Haguenevit* ou *Haïa-*
pol, qu'il changea pour celui de *Cornarius*. Comme dans ſa
jeuneſſe il fut d'une complexion foible, & ſujette à beaucoup de maladies, il voulut apprendre l'art de les guérir.
C'eſt pourquoi ayant étudié avec ſoin les Langues Latine
& Gréque, il ſe donna tout entier à l'étude de la Médecine ; mais parce qu'il remarqua que les Profeſſeurs de
cette Science n'enſeignoient dans leurs écoles qu'Avicenne,
Rhaſes & les autres Médecins Arabes ; que les Grecs leur
étoient inconnus, & qu'il n'y en avoit ni exemplaire ni
verſion en Allemagne, il réſolut de mettre en Latin leurs
Ecrits. Il les chercha inutilement en Flandres, en Angleterre & en France ; mais enfin il les trouva à Baſle où
ils avoient été apportés d'Italie. La découverte de ce tréſor

le charma tellement, qu'il s'arrêta un an en cette Ville, pour jouir à l'aise d'un bien qu'il avoit souhaité avec tant d'ardeur & cherché avec tant de peines. D'abord après son retour en Allemagne, il commença à traduire en Latin les Oeuvres d'Hippocrate, & employa quinze années pour achever cette entreprise. Il dédia sa Traduction aux Seigneurs d'Ausbourg, qui recompenserent de cent écus d'or l'honneur qu'il leur avoit fait. Il mit aussi en Latin Ætius, Paul d'Egine & la plupart des anciens Médecins & Philosophes, avec quelques saints Peres. Cornarius étoit un homme extrêmement laborieux, comme on le peut voir par ses Ouvrages :

> *Universa rei medicæ epigraphe, seu enumeratio. Basileæ,* 1534. *in-4to.* 1551. *in-8vo.*

> *Medicina, sive Medicus Liber unus. Basileæ,* 1556, 1568. *in-8vo.*

> *Hippocrates, sive Doctor verus, Oratio. Basileæ,* 1556. *in-8vo.*

> *De rectis Medicinæ studiis amplectendis, Oratio. Marpurgi,* 1543. *in-8vo.*

> *De Peste Libri duo. Basileæ,* 1551. *in-8vo.*

> *De Conviviorum veterum Græcorum, & hoc tempore Germanorum ritibus, moribus ac sermonibus. Item de amoris præstantia, & de Platonis ac Xenophontis dissentione Libellus. Basileæ,* 1548. *in-8vo.*

> *De utriusque alimenti receptaculis Dissertatio. Extat cum aliis. Basileæ,* 1544. *in-8vo.*

Cornarius exerça la Médecine à Norrhuse, à Francfort sur le Mein & en son Pays; & l'ayant enseigné à Marpurg & à Jene, il mourut d'apoplexie dans cette derniére Ville, le 16 Mars de l'année 1558. âgé de 58 ans. Quelques-uns prétendent que les Traductions de cet Auteur sont très-imparfaites, soit parce qu'il n'étoit pas assez savant dans la Langue Gréque, soit à cause qu'il ne s'est pas attaché autant qu'il le devoit à la pureté de la Langue Latine. C'est ce qui lui est reproché par Leonard Fuchsius; & parce que Cornarius ne put souffrir qu'on méprisât ses Ecrits, il publia contre Fuchsius un Livre intitulé :

> *Vulpecula excoriata. Francofurti,* 1543. *in-4to.*

faisant allusion au nom de *Fuchsius*, qui en Allemand veut dire Renard. Fuchsius répondit à ce Livre par un autre qui parut sous ce titre :

> *Cornarius furens.*

Et Cornarius pour n'avoir pas le dernier, opposa à cet Ouvrage une satire intitulée :

Nitra ac Brabyla, pro vulpecula excoriatâ asservandâ. Francofurti, 1545. *in-4to.*

COS. (Médecins de l'Isle de) On croit que les *prénotions Coaques*, qui se trouvent parmi les Oeuvres d'Hippocrate, ne sont qu'un Recueil d'Observations faites par ces Médecins. Il ne paroit pas qu'ils se soient beaucoup appliqués au raisonnement, & l'on ne voit pas même qu'ils eussent cherché à rendre raison de leurs pronostics. Hippocrate a été du nombre de ces Médecins; mais il alla plus loin qu'aucun de ses prédécesseurs.

COS. (Temple de) Ce célébre Temple, qui fut brûlé du tems d'Hippocrate, étoit dédié à Esculape. On y voyoit diverses tables ou divers tableaux, où étoient décrits les remédes que le Dieu avoit indiqués à plusieurs malades, qui avoient été guéris par ce moyen, & qui avoient fait pendre ces tableaux dans son Temple, comme un témoignage public de leur reconnoissance, & afin que les mêmes remédes pussent servir à d'autres personnes qui auroient les mêmes maladies. On a dit qu'Hippocrate avoit copié ce qui étoit écrit sur ces tableaux, avant que le Temple fut brûlé. Ce Temple fut ensuite rebâti, & il subsistoit encore du tems de Strabon, qui en parle.

COSTA, (Christophe à) savant Botaniste du XVI. siécle, natif d'Afrique d'un pere qui étoit Portugais, étant allé en Asie pour se perfectionner dans la connoissance des Simples, y fut mis en captivité. Il trouva moyen d'en sortir, & après plusieurs voyages, il exerça la Médecine à Burgos. On a de lui un Traité des Drogues & des Médecines des Indes, traduit de l'Espagnol en Latin par Clusius : une Rélation de ses voyages des Indes : un livre à la louange des Femmes, & d'autres Ouvrages.

COWPER, (Guillaume) Chirurgien Anglois, qui s'est aquis beaucoup de réputation. Nous avons de lui un excellent Traité des Muscles, qu'il publia en 1694. Il a aussi donné au Public une Anatomie générale, imprimée en 1698. elle ne différe de celle de Bidloo, dont il a emprunté les figures, que par des additions & des changemens. Cet Ouvrage a été imprimé récemment en Hollande, sous la direction d'Albinus. Tous les Ouvrages de Cowper sont parsemés d'Observations chirurgicales très-curieuses.

Cet Auteur paſſe pour avoir donné le premier la figure du canal thorachique, tel qu'il eſt dans l'homme : les Anatomiſtes ne nous l'avoient repréſenté juſqu'alors. que tel qu'il eſt dans la bête. Il a auſſi découvert certaines glandes ſituées dans l'urétre, qu'on a appellées de ſon nom, glandes de Cowper; mais Cheſelden conteſte leur exiſtence.

CRASSO (Paul) de Padoue, Médecin célébre, a été en eſtime dans le XVI. ſiécle. Il enſeigna avec beaucoup de réputation, & il compoſa divers Ouvrages remplis d'une grande érudition; entr'autres :

Meditationes in Theriacam & Mithridaticam Antidotum. Venetiis, 1576. *in-4to.*

Il travailla à cet Ouvrage conjoinctement avec Bernardin Tauriſanus & Marc Oddo, ſes collégues dans l'Univerſité de Padoue. On a encore de lui la traduction Latine des Oeuvres d'Areteus & de pluſieurs autres anciens Médecins Grecs.

Craſſo avoit beaucoup de ſavoir; il ſavoit les Langues, les Belles-Lettres; & toutes ces qualités étoient ſoutenues d'un grand mérite. Il mourut en 1574.

CRATERUS, fameux Médecin, dont ſe ſervoit T. Pomponius Atticus, comme nous l'apprenons de Ciceron, qui en parle dans ſes Epitres, au ſujet de la maladie d'une fille du même Atticus. Horace en fait auſſi mention au Livre II. ſatire III.

> *Non eſt cardiacus, Craterum dixiſſe putato,*
> *Hic æger.*

Perſe le prend pour quelque ſorte de Médecin que ce ſoit. C'eſt dans la troiſiéme ſatire :

> *. . . . . . Venienti occurite morbo,*
> *Et quid opus Cratero magnos promittere montes.*

Craterus guérit par l'uſage des vipéres un eſclave qui avoit une maladie bien horrible, par la force de laquelle ſes chairs ſe ſéparoient de ſes os. Porphire parle auſſi de ce Médecin, qui vivoit l'an 700. de Rome; c'eſt dans le premier Livre de l'abſtinence de la chair des animaux. Il y avoit un ſtatuaire du même nom & un Peintre, tous deux loués par Pline.

CRATEVAS ou CRATIVAS, Médecin qu'on dit avoir vêcu du tems d'Hippocrate en la XCI. Olympiade, l'an 338. de Rome, & cela à cause d'une lettre de ce dernier à Cratevas. Plusieurs croient que cette lettre, comme beaucoup d'autres qu'on attribue à Hippocrate, est supposée ; & ensuite de ce sentiment, ils ne font vivre Cratevas qu'après Mithridate, qui est venu au monde plus de 300 ans après Hippocrate ; ils se fondent sur ce que Cratevas a nommé une plante *Mithridatia* du nom de Mithridate. Quoi qu'il en soit, Cratevas se fit une étude particuliére de la Botanique : Galien le compare, à ce sujet, avec Dioscoride ; quoique Pline nous apprenne que Cratevas s'étoit contenté de peindre les herbes qu'il connoissoit, & de marquer leurs propriétés au bas de la peinture, sans les décrire autrement.

CRATON, (Jean) surnommé DE CRAFFTHEIM, nâquit à Breslau en Silesie en 1519. Il prit la premiére teinture des Lettres en Allemagne sous Philippe Melanchton ; puis ayant étudié sous Jean-Baptiste Montan, Médecin & Professeur à Verone, il devint lui-même un grand Philosophe & un célébre Médecin ; & pour reconnoître les obligations qu'il avoit à son Précepteur, il fit imprimer ses Conseils & ses autres Oeuvres qu'il corrigea & qu'il augmenta. Craton s'est encore rendu habile dans les Langues savantes & les Belles-Lettres ; & c'est à juste titre qu'il aquit beaucoup de part dans l'amitié des Doctes de son tems. Au reste, comme avec un savoir profond, il avoit une extrême douceur, jointe à une merveilleuse prudence, il eut l'avantage d'être aimé par trois Empereurs, Ferdinand I. Maximilien II. & Rodolphe II. & d'exercer auprès d'eux la charge de leur Conseiller & de leur premier Médecin, jusqu'à la fin de ses jours. Il mourut le 9 du mois de Novembre en 1585.

Jean Craton avoit fait mettre ce Distique sur la porte de son Cabinet :

Hic Crato cum Medicis Musis conjungit amœnas,
Nostrum opus & vitam Christus Apollo regat.

Comme les plus grands Hommes ne sont pas sans défauts, il fut accusé d'avoir quelquefois l'humeur fâcheuse & chagrine, & d'être un peu trop attaché à son interêt. Au reste, c'étoit un homme bien fait, de bonne mine, & qui ressembloit parfaitement à l'Empereur Maximilien II. ce qui donna lieu à Posthius de faire ces deux vers :

Si quibus est similis facies, similis quoque mens est,
Cæsaris haud differt & tua, docte Crato.

On dit qu'un peu avant sa mort, il composa ce quatrain au sujet de l'avantage qu'il avoit eu d'être Médecin de trois Empereurs :

Cæsaribus placuisse tribus non ultima laus est;
Me pater hâc ornans, filius atque nepos.
Consiliis usum rectis mens conscia gaudet :
Testis & Ars medica, testis & invidia.

Craton a composé de très-beaux Ouvrages, comme :

Isagoge Medicinæ. Venetiis, 1560. *in-8vo. Hanoviæ,* 1595. *in-8vo.*

Periocha methodica in Galeni Libros de elementis, naturâ humanâ, atrabile, temperamentis & facultatibus, naturalibus. Basileæ, 1563. *in-8vo. Hanoviæ,* 1595. *in-8vo.*

Parva Ars medicinalis. Francofurti, 1592. *in-8vo. Hanoviæ,* 1609. *in-8vo.*

Methodus therapeutica ex Galeni & Montani sententiâ, ideâ etiam Hippocraticâ. Unà cum methodo de humore melancholico. Basil. 1563. *in-8vo. Francof,* 1594. *in-8vo.*

Consiliorum & Epistolarum medicinalium Libri V. in-8vo. quinque vol. Francofurti, 1591, 1592, 1593, 1595.

De Morbo Gallico Commentarius. Hanoviæ, 1619. *in-8vo.*

De vera præcavendi & curandi Febrem pestilentem contagiosam ratione, ex idiomate Germanico in Latinam Linguam conversa.

Assertio pro Libello suo Germanico. Francof. 1595. *in-8vo.*

Epistola aliquot medica.

CRESCENZO, Médecin de Naples, qui publia en 1727. un Traité Italien, dont le titre porte en François :
Réflexions touchant le nouveau reméde de l'eau.

Ce Médecin étoit grand partisan de l'usage de l'eau; & pour donner une plus grande aisance à le pratiquer, & en même-tems le rendre plus commun, il ajouta au Traité qu'on vient de nommer, un autre intitulé :
Régles pour bien pratiquer le reméde de l'eau, même pour ceux qui ne sont pas Médecins.

CRETENET, (Jacques) pieux & savant Chirurgien, natif de Champlite , Bourg de Bourgogne, institua les Prêtres Missionnaires de saint Joseph de Lyon, & mourut le 3 Septembre 1666. âgé de 63 ans.

CRINAS ou CRITIAS, excellent Médecin de Marseille, qui vivoit dans le premier siécle de salut, du tems de Néron. Il étoit aussi Astrologue, & se servoit des Ephémérides & de la connoissance des Astres pour la guérison & la nourriture des malades. Cela le fit passer pour plus circonspect & plus religieux que les autres Médecins, & lui fit gagner de grandes sommes. En effet, il falloit qu'il fût bien riche pour donner, comme il fit en mourant, un million de livres à la Ville de Marseille pour en rétablir les murailles, ayant autant dépensé d'ailleurs pour d'autres bâtimens.

CRITOBULE, Médecin célébre, vivoit dans le trenteseptiéme siécle du monde. Il tira si adroitement une fléche de l'œil à Philippe de Macédoine, qu'on ne pouvoit pas juger qu'il eut été blessé.

CRITODEME vivoit dans le 37. siécle du monde, & étoit Médecin des armées d'Alexandre le Grand. Ce fut lui qui pansa ce Prince des blessures qu'il reçut au siége d'une petite Ville dans le Pays des Maliens ou des Malles. Il étoit de la race des Asclépiades.

CRITON, Médecin, disciple d'Acron d'Agrigente, vivoit vers l'an du monde 3570.

Il y eut un autre Criton, dont parle Galien, comme ayant très-bien écrit de la composition des Médicamens. Il enseigna un art de politesse, que le même Galien excuse, parce que Criton exerçoit la Médecine près des Rois & des Dames. Il avoit particuliérement épuisé la Cosmétique, c'est-à-dire, l'art qui a soin de la beauté & des ornemens du corps. Héraclide de Tarente en avoit déja dit quelque chose, aussi-bien que la Reine Cléopatre ; mais ce n'étoit rien au prix de ce qu'avoit fait Criton. Ce dernier vivoit vers la fin du premier siécle ou le commencement du second, c'est-à-dire, plus de 500 ans après le premier Criton, disciple d'Acron d'Agrigente.

CROLLIUS, (Osuald) Hessois, & Médecin ordinaire de Christian, Prince d'Anhalt : c'étoit un homme savant, mais Sectateur ardent de Paracelse. Il l'admiroit jusques dans ses extravagances sur les influences des astres, les signatures, la chiromancie, la phisionomie, le gnome, les sylphes, les parallèles & les ressemblances des corps célestes & sublunaires, toutes choses qu'il efforce de poser pour fondement de la Médecine. Cependant ses procédés chimiques sont généralement décrits avec fidélité & exactitude : son Ouvrage imprimé à Prague en 1608. est dédié au Prince d'Anhalt. Il y donne la maniére de préparer différens remédes chimiques, qui sont maintenant connus de tout le monde. Il a écrit :

Basilica chimica, continens philosophicam propriâ laborum experientiâ confirmatam descriptionem, & usum Medicamentorum chymicorum selectissimorum è lumine gratia & natura desumptorum.

A la fin de ce Traité on en a ajouté un autre qui a pour titre :

Tractatus novus de signaturis rerum internis. Francofurti, 1609, 1611, 1620. in-4to. 1622. in-8vo.

CRUSCIANUS ou **TRUSIANUS**, que d'autres appellent encore *Drusianus* ou *Turrisanus De Turrisanis*, célébre Médecin de Florence, surnommé *plusquam Commentator*, à cause des subtilités & des détours dont il savoit orner les choses, a vêcu dans le treiziéme siécle. Il étoit disciple de *Mathieu*, que Trithéme & Volaterran nomment *Thadée*, lequel enseignoit à Bologne avec tant de réputation, qu'il ne sortoit jamais qu'on ne lui donnât cinquante florins d'or par jour. Celui dont nous parlons, ne fut pas si heureux ; aussi il se dégouta si fort du monde, qu'il entra dans l'Ordre des Chartreux, où il mourut saintement, âgé de 80 ans, dans le commencement du quatorziéme siécle. Il avoit composé quelques Traités de Médecine, & entre autres :

Plusquam Commentum in parvam Galeni Artem. Venetiis, 1504, 1557. in-folio, cum duplici Textûs interpretatione.

CRUSERIUS, (Herman) natif de Campen, Ville des Pays-Bas dans la Province d'Yssel, a vêcu dans le seiziéme siécle. Il apprit les Langues savantes, la Philosophie & la Médecine ; & ensuite s'étant attaché à la Jurisprudence, il fut reçu Docteur ès Droits & Conseiller de Charles Duc de Gueldres, & puis de Guillaume Duc de Cleves. Sa Doctrine lui aquit beaucoup de réputation. En 1573. il accompagna Marie-Eleonore de Cleves, mariée à Albert-Fréderic de Brandebourg, Duc de Prusse ; & en revenant, il mourut à Konigsberg en 1574. Il a composé divers Ouvrages, entre autres :

Commentaria in Hippocratis Librum primum & tertium de Morbis vulgaribus, & Librum de Diæta.

Il avoit aussi traduit de Grec & Latin quelques Traités de Galien & de Plutarque.

CTESIAS, Médecin Cnidien, vivoit du tems de Xénophon ; car il fut pris dans la bataille que Cyrus le jeune donna l'an 401. avant Jesus-Chrift, contre fon frere Artaxerxes, dit Mnemon, & guérit ce dernier d'une bleflure qu'il avoit reçue au combat. Depuis il s'arrêta près de ce Roi, & pratiqua durant 17 ans la Médecine en Perfe. Il profita de ce tems & de la faveur du Prince, pour écrire une Hiftoire des Affyriens, des Médes & des Perfes, fur les Annales où l'on avoit coutume d'écrire les actions des Rois. Cette Hiftoire eft en 23 livres ; Diodore de Sicile & Troge Pompée en ont fait tant d'eftime, qu'ils ont mieux aimé la fuivre que celle d'Hérodote, par la raifon que Ctefias affure qu'il avoit pris tout ce qu'il avance dans les Mémoires de la Maifon Royale.

Nous apprenons de Galien que Ctefias étoit de la famille des Afclepiades & parent d'Hippocrate.

CUREUS, (Joachim) Médecin Allemand, a vêcu dans le feiziéme fiécle. Il étoit de Freyftadt en Silefie, où il nâquit le 23 Octobre de l'an 1532. de Gregoire Cureus, qui étoit un ouvrier en laine, mais qui avoit étudié & aimoit les Belles-Lettres. Il éleva fon fils avec foin, & Joachim y répondant très-bien par fon inclination naturelle & par fon efprit, fe rendit un très-habile homme ; car il fut confulter les plus favans d'Italie dans les plus célébres Univerfités, & principalement dans celle de Padoue, où il étudia en Philofophie & en Médecine. Etant revenu en Allemagne, il exerça cette derniére Science à Glogaw avec beaucoup de réputation, & il y mourut le 21 Janvier en 1573. âgé de 41 ans. Joachim Cureus a compofé les Annales de Silefie & de Breflau fa Capitale ; il avoit encore entrepris d'autres Ouvrages hiftoriques qui font perdus. Nous avons auffi de lui : *Confilia Medica*, imprimés avec d'autres Ouvrages que Laurent Scholzius mit au jour à Francfort en 1598.

CURION, (Jacques) Médecin Allemand, nâquit en 1497. & ayant appris les Langues favantes & les Belles-Lettres, il s'attacha à la Médecine & aux Mathématiques, qu'il enfeigna à Ingolftadt & à Heidelberg. Nous avons l'Ouvrage fuivant de fa façon :

Dialogus, in quo primùm de umbratico illo Medicinæ genere agitur, quod in fcholis ad difputandum, non ad medendum comparatum videri poteft. Deinde de illo recens & chymicis furnis nato altero. Bafilea, 1570. in-4to.

Curion mourut à Heidelberg en 1572. âgé de 75 ans.

Il fut enterré dans l'Eglife de faint Pierre, où l'on voit fon tombeau avec cette Epitaphe :

Hoc Saxum tegit offa CURIONIS,
Qui vir candidus, eruditione
Inftructus variâ, decus Lycæi
Noftri præcipuum, profeffus artes
Eudoxii, Podalyriique, multos
Felici docuit labore : donec
Extrema id fieri vetaret ætas,
Poft quintum decimum peracta luftrum,
Æternum benè fit tibi Jacobe,
Hos ipfe rediture mox in artus !
Nobis interea bonos, tuique
Det fimiles Deus, caterva
Quo nos exagitet minor malorum.
Obiit A. D. 1572. die primâ Julii.

CURTIUS, (Mathieu) célébre Médecin de Pavie, a été en eftime dans le feiziéme fiécle. Il mourut à Pife en 1544. & fes Ouvrages ont eu beaucoup de réputation. Les plus confidérables font :

In Mundini Anatomen explicatio. Papiæ, 1550. in-8vo. Lugduni, 1551. in-8vo.

De curandis Febribus Ars medica. Venetiis, 1561. in-8vo. Patavii, 1521. in-4to.

De Vena fectione, quum in aliis affectibus, tum vel maximè in Pleuritide. Venetiis, 1539. in-16. Lugduni, 1538. in-8vo. Bononia, 1539. in-4to.

Methodus dofandi ad tyrunculos. Extat inter Opera illuf-trium Medicorum de dofibus. Patavii, 1579. in-4to. Lugduni, 1584. in-8vo.

Confilia medica.

On trouve encore d'autres Médecins du nom de *Curtius,* comme Benoit Curtius de qui nous avons :

Hortorum Libri triginta. Lugduni, 1560. in-folio.

Nicolas Curtius qui a écrit *Libellus de Medicamentis le-nientibus, præparantibus & purgantibus. Extat cum Joh. Jef-fenii Confilio adverfus Peftem. Gieffa, 1615. in-12.*

Methodus confultandi.

Vanderlinden parle de tous trois.

Cofme de Medicis, qui faifoit grande eftime du mérite de Mathieu Curtius, lui fit élever un tombeau fur lequel on grava cette Epitaphe :

MATTH. CURTIO TICINENSI
Qui Hippocratis, Galenique vindex, falutis augurium egit,
Medicinamque exercendo & colendo, ipfe valens femper excoluit;
Monumentum hoc amplius quam F. F. T. P. I.
Cofmus Med. Florentiæ Dux II. ære fuo P. C.
Anno 1564.
Vixit annos LXX.

CUSPINIEN, (Jean) Allemand, natif de Sueinfort en Franconie, étoit Philofophe, Hiftorien, Orateur, Poëte & Médecin. Il vivoit au commencement du feiziéme fiécle, & il fut fort confidéré de l'Empereur Maximilien I. qui l'employa en diverfes négociations. Il a compofé un Commentaire des Confuls, des Céfars & des Empereurs Romains; une Hiftoire d'Autriche, où il parle des Marquis, Ducs & Archiducs de cette augufte Maifon; une de l'origine des Turcs, de leur Religion, de la Tirannie qu'ils exercent contre les Chrétiens, &c. Jean Cufpinien eft mort à Vienne en 1529. où il étoit alors Confeiller.

CYR, (Saint) Médecin, qui fut martirifé en Egypte le 31 Janvier l'an 311.

CYRENE. (Temple de) Les Cyréniens adoroient Efculape, mais leur culte étoit différent de celui des Grecs; car les premiers lui immoloient des chévres, ce qui ne fe faifoit pas dans la Gréce. Paufanias prétend cependant que l'Efculape des Cyréniens avoit été tiré d'Epidaure; mais fi cela étoit, comment eft-ce qu'ils fe feroient avifés de lui facrifier un animal fi différent de celui qu'on choififfoit pour cela dans la Gréce, où on lui immoloit des poules ou des cocqs. Il y a bien plus d'apparence que Cyréne, qui étoit une Ville de Lybie voifine de l'Egypte, avoit reçu de ce Pays-là tout ce qu'elle favoit fur ce fujet, & qu'elle adoroit l'Efculape Phénicien, qui étoit plus ancien que celui des Grecs. Dans ce Temple, comme dans tous les autres dédiés au Dieu de la Médecine, Efculape rendoit fes Oracles par le moyen de fes Prêtres: & on y pratiquoit diverfes cérémonies pour en obtenir la guérifon.

CYRUS, Médecin de Livie, femme de Drufus. Il ne nous feroit pas connu fans une Infcription qui nous a confervé fon nom, & qui nous a appris fon emploi. Il fe trouve encore dans une Infcription, un Cyrus de Lampfaque, qui eft appellé Archiatre. Ætius en cite un troifiéme qui étoit d'Edeffe, & pareillement Archiatre, ou Médecin du premier rang.

D.

DALECAMP, (Jacques) Médecin, étoit un Gentilhomme de Caën en Normandie, qui a vêcu dans le seiziéme siécle. Il exerça la Médecine à Lyon depuis l'an 1552. jusqu'en 1587. ou 1588. qui fut celui de sa mort. Dalecamp savoit les Langues & les Belles-Lettres, & les Ouvrages que nous avons de sa façon, le témoignent assez. Il composa les suivans :

Historia generalis Plantarum in Libros 18. *per certas classes artificiosè digesta. Lugduni,* 1587. *in-folio.*

De Peste Libri tres. Lugduni, 1552, 1553. *in-16.*

Scholia in Pauli Ægineta Libros septem.

Il donna aussi l'Histoire naturelle de Pline avec des notes de sa façon, & il traduisit de Grec en Latin les quinze Livres d'Athenée.

DALLION ou DALLON, Médecin Grec : on ne sait pas en quel tems il a vêcu. Il a écrit divers Ouvrages qui sont souvent cités par Pline.

DAMASCENE, (Jean) Médecin, qui vivoit dans le XI. siécle. Il est différent de Mesué, qui porta aussi le même nom ; quelques-uns le disent être son fils. On a imprimé, sous son nom, un Traité intitulé :

Aphorismorum Liber. Bononiæ, 1489. *in-4to. Basileæ,* 1579. *in-8vo.*

DAPHNUS, certain Médecin dont parle Athenée, lequel, pour une raison assez plaisante, préféroit les repas de la nuit à ceux du jour. Il disoit qu'il les falloit prendre en ce tems, à cause que la lune, comme celle qui putrifie, aide à la concoction & à la digestion de l'estomac.

DAPPERS, (Olivier) savant Médecin d'Amsterdam, mort en 1690. s'est rendu célébre par ses descriptions de l'Asie, de l'Afrique & de l'Amérique, écrites en Flamand. Elles sont très-estimées, quoique Dappers n'ait jamais vu les Pays dont il parle. Sa description de l'Afrique a été traduite en François.

DE'E, (Jean) Chimiste & fameux Astrologue du XVI. siécle, nâquit à Londres le 13 Juillet 1527. Il s'aquit une telle réputation, qu'il étoit consulté comme un oracle, &

que

que la Reine Elifabeth ne l'appelloit pas autrement que fon *Philofophe*. Mais s'étant adonné aux rêveries de la Magie, de l'Aftrologie judiciaire & de la Pierre philofophale, il tomba dans une extrême miſére, & fut fouvent en danger de fa vie dans les différentes Cours de l'Europe. Il mourut en Angleterre en 1607. à 81 ans. Ses Ouvrages ont été imprimés à Londres en 1659. *in-folio*, avec les notes & une ſavante préface de Caufabon. Cette édition eft très-rare. Vander Linden parle de l'Ouvrage ſuivant, que Dée avoit dédié à l'Empereur Maximilien II. en 1574.

Monas Hieroglyphica. Antuerpia, 1584. *in-4to. Et volumine fecundo Theatri Chemici. Argentorati*, 1613. *in-8vo.*

DE'ESSES de la Médecine. Les Péuples idolâtres, non contens d'avoir leurs Dieux, qu'ils regardoient comme les inventeurs & les tutélaires de la Médecine, adoroient auffi nombre de Déeffes, foit pour les fecours particuliers qu'elles donnoient dans certains cas, foit pour les découvertes dont elles avoient enrichi la Médecine.

Toute la famille de l'Efculape Grec a été déifiée. Hygieia ou Hygeia, fa femme, ou, felon d'autres, fa fille, a été mife au rang des Divinités, parce qu'appartenant à Efculape, qui, comme fils d'Apollon, fe prend pour l'air, il s'enfuivoit que tout ce qui a du rapport à cet élément, avoit beaucoup d'influence fur la fanté. La Déeffe Salus, que l'on repréfente dans les médailles comme une femme demi nue qui offre de la viande à un ferpent, dans une coupe, eft à peu près la même. Æglé, c'eft-à-dire, la lumiére ou fon éclat; Jafo & Panacea, qui font la même chofe que la guérifon & la Médecine univerfelle; Romé, qui fignifie la force, & Acefo, font les filles d'Efculape, qui toutes ont été déifiées. La femme de ce Perfonnage eft encore appellée Epione, d'un mot Grec qui fignifie adoucir; & d'autres l'ont nommée Lampetié. Le Scholiafte de Pindare parle enfin d'une fœur du même Efculape, qu'il appelle Eriopis.

Feftus parle d'une Déeffe, nommée Dea Meditrina, dont la fête étoit appellée *Sacra Meditrinalia*. Cette fête fe célébroit par les anciens Latins, au tems que l'on commençoit à boire les vins nouveaux; & l'on avoit coutume de dire ces mots, en les goutant : *Vetus novum vinum bibo, veteri novo morbo medeor.* Agréable reméde, & pour lequel on laifferoit volontiers tous les autres, s'il faifoit l'effet que ces bonnes gens fe propofoient.

Junon étoit auffi invoquée pour les malades, fous le nom de Juno Sifpita ou Sofpita, dans la penféc qu'elle les délivreroit de leurs maux. Cette *Juno Sifpita* avoit un Temple fort célébre à *Lavinium* ou *Lanuvium*, Ville du Pays Latin. Les femmes groffes avoient, en leur particulier, une grande dévotion à *Juno Lucina*, ainfi nommée du Latin *Lux*, parce que l'on s'imaginoit qu'elle aidoit les femmes en travail d'enfant, & faifoit que leur fruit voyoit aifément la lumiére. C'étoit peut-être la même que l'on honoroit auffi fous le nom de Prorfa, tiré du mot *Prorfus*, qui fignifioit *droit* en vieux Latin, parce qu'on croyoit que par fon fecours les enfans fortoient droits du ventre de leur mere. On donnoit encore à Junon le furnom de Fluonia ; & les femmes accouchées l'invoquoient, afin que leurs purgations fe fiffent heureufement. Il y a apparence que c'étoit la même que Februa. On donnoit un office approchant de celui-là à une Déeffe Mena, qui étoit peut-être auffi la même Junon, & qui préfidoit au cours des menftrues.

Cybele, que l'on regardoit comme la mere de Saturne & la mere de tous les Dieux, a eu auffi la réputation d'avoir enfeigné des remédes aux maladies des petits enfans. Latone, mere d'Apollon & de Diane, devoit pareillement avoir connoiffance de la Médecine, dans laquelle fes enfans étoient fi favans ; auffi Homére l'introduit-il panfant Enée de fes bleffures, conjointement avec Diane. On attribue d'ailleurs à cette derniére l'invention de quelques herbes, entre lefquelles on compte l'Artemife ou Armoife, qu'on a nommée auffi de fon nom *Dianaria*. D'autres prétendent cependant que c'eft à Artemife, Reine de Carie, qu'on a l'obligation de la découverte de cette plante.

Pallas a auffi découvert les vertus de quelques autres herbes ; on met en ce rang celle qui eft appellée *Parthenium* ou Matricaire. D'ailleurs, Ovide exhorte les Médecins de facrifier à Pallas, afin qu'elle les favorife de fon fecours ; & l'on voyoit à Athénes une ftatue de cette Déeffe, avec le furnom de Higieia, qui avoit été dreffée par l'ordre de Pericles, à qui Pallas avoit montré en fonge l'herbe dont on vient de parler, comme un reméde pour un de fes efclaves qui étoit tombé du haut du Temple. On donnoit auffi à la même Déeffe le furnom de Sotera, c'eft-à-dire, qui fauve. Le Pere Montfaucon & Mr. Cuper ont fait mention de quelques anciens monumens, où l'on voit une Minerve appellée Minerva Medica ou Minerva Hygia.

DEIDIER (Antoine) étoit de Montpellier, & Professeur en Médecine en l'Université de cette Ville. Nous avons une Dissertation de sa façon *de Morbis Venereis*, imprimée en 1723. Cet Auteur y déduit les maux vénériens d'un principe plus subtile que véritable; il établit la cause de cette maladie dans la communication d'une infinité de petits animaux, qui passant du corps infecté à celui qui est sain, y produisent par leurs morsures venimeuses, tous les maux qu'attire après soi la prostituée Vénus.

DEMETRIUS PEPAGOMENE, Médecin de l'Empereur Michel Paleologue. Il écrivit, par ordre de ce Prince, environ l'an 1261. un Traité de la Goutte, que Guillaume Postel fit imprimer à Paris en Grec & en Latin, l'an 1558. sous ce titre :

> *De Podagra & id genus morbis Liber*, *quem ab eo petivit Imperator Michael Palæologus.*

Pline parle d'un Médecin de ce nom.

DEMOCEDE, fameux Médecin, étoit de Crotone, où il y avoit une célébre Ecole de Médecine. Ce Médecin, à ce que dit Hérodote, ayant été chassé par la sévérité de son pere qui s'appelloit Calliphon, vint premiérement à Egine, & ensuite à Athénes, où il fut en grande estime. Delà il passa à Samos, où il eut occasion de traiter & de guérir Polycrate, Roi de cette Isle, d'une grande maladie ; ce qui lui valut deux talens d'or & l'amitié du Tiran. Ce dernier ayant été tué par Orétès, Darius fit mourir l'assassin vers l'an 234. de Rome, & toutes les femmes furent transportées à Suse avec les esclaves, parmi lesquels étoit Democede. Pendant son esclavage il tâcha de cacher sa Profession ; mais on la découvrit & on l'obligea de travailler au soulagement du Roi Darius, qui n'avoit aucun repos ensuite d'une dislocation d'un de ses pieds. Il traita ensuite Atossa, femme de Darius & fille de Cyrus, d'un ulcére qu'elle avoit au sein. Democede ayant réussi en ces deux cures, reçut de très-riches présens & s'aquit un si grand crédit auprès du Roi, qu'il le faisoit manger à sa table. De plus on lui donna dans Suse une maison riche & magnifique, & on ne pouvoit obtenir des graces à la Cour que par son moyen. Néanmoins cela n'empêcha pas qu'ayant trouvé occasion de retourner en Gréce, sous la promesse qu'il avoit faite de servir d'espion, il n'y demeurât tout-à-fait, méprisant tous les honneurs qu'il avoit reçus en Perfe, & fe moquant de ceux qui lui avoient donné cette commiffion. Il fe maria enfuite, & époufa la fille de Milon, ce fameux Luteur fon compatriote, dont la force étoit extraordinaire.

DEMOCRITE, Médecin-Philofophe, nâquit à Milet la troifiéme année de la 77. Olympiade, fuivant Thrafyllus; mais Apollodore ne place fa naiffance qu'en la première année de la quatre-vingtiéme Olympiade. Democrite a été furnommé Abdéritain, parce qu'il paffa la plus grande partie de fa vie à Abdére, Ville de Thrace. Sa naiffance étoit des plus illuftres; car il defcendoit d'un frere d'Hercule, ainfi qu'il eft marqué dans la lettre que les Abdéritains écrivirent à Hippocrate à fon fujet. Il étudia fous Leucippe, & fuivant quelques-uns fous Anaxagore; il s'attacha à la Médecine, comme à toutes les autres Sciences, & il eut une fi grande paffion de s'inftruire, qu'il confuma tout fon patrimoine à voyager, pour voir ce qu'il y avoit de Savans dans le monde. Il alla chercher la fageffe & les connoiffances les plus étendues en Perfe, en Egypte, à Babilone & aux Indes, où il eut des entretiens avec les Philofophes, les Médecins, les Sacrificateurs, les Magiciens & les Gymnofophiftes. Democrite pouffa même bien plus loin l'ardeur de s'inftruire par les voyages, fi Eufébe eft fondé à lui faire dire qu'il a voyagé jufqu'à l'âge de 80 ans. Elien croit qu'un des motifs de Democrite, dans fes longs voyages, étoit de paffer fa vie inconnu & étranger en tous lieux.

On attribue à Democrite les Traités fuivans de Médecine:

De la nature de l'homme, ou de la chair.

De la Pefte & des Maladies peftilentielles.

Du Pronoftic.

De la Diéte.

Des Caufes des Maladies.

On a même encore aujourd'hui quelques Manufcrits Grecs de Chimie qui portent fon nom, & qui fe trouvent dans la Bibliothéque du Louvre; mais il eft à croire qu'ils font fuppofés. Vander Linden parie de deux Ouvrages fuivans.

De Arte facra, five de rebus naturalibus & myfticis Libellus, ex veneranda Graca vetuftatis de Arte chymica reliquiis erutus : necnon Synefii & Pelagii, antiquorum Philofophorum, in eundem Commentaria. Extat cum Ant. Mizaldi Memorabilium Commentariis. Colonia, 1574. in-16.

Physicorum & Mysticorum Liber. Extat manuscriptus Græcè, cum Synesii & Stephani Commentariis. Lugduni Batavorum.

Democrite eut une passion extrême pour l'étude; il s'enfermoit dans les tombeaux afin de mieux méditer. Quelques jeunes gens étant venus déguisés en spectres pour lui faire peur, il leur dit, sans lever les yeux de dessus son livre, *ne cesserez-vous point de faire les fols?* Cet amour de la retraite le fit assez ressembler à Heraclite, à cette différence près, que celui-ci pleuroit de la sottise des hommes, au lieu que Democrite en rioit continuellement. Cette maniére d'agir fit qu'il passa pour fol dans l'esprit des Abdéritains, qui peu de tems auparavant lui avoient érigé une statue, en considération de son Livre intitulé, *le Diacosme.* Ils prirent ses ris continuels pour une marque de démence; ce qui les obligea à faire venir Hippocrate pour le traiter. Ce Médecin étant arrivé, le trouva qu'il s'occupoit à dissequer divers animaux; & lui ayant demandé pourquoi il le faisoit, il répondit que c'étoit pour découvrir la cause de la Folie, qu'il regardoit comme un effet de la bile; par où Hippocrate connut qu'on se trompoit fort dans le jugement qu'on faisoit de cet homme, & dit *que non-seulement Démocrite n'étoit pas insensé, mais qu'aucun homme n'étoit aussi capable que lui de guérir la folie des hommes.* On a dit (sur le témoignage de Diogéne Laërce) qu'en présence du même Hippocrate, Democrite sût discerner que du lait qu'on lui apportoit, étoit d'une chévre noire & qui n'avoit encore fait qu'un chevreau; & qu'ayant salué à titre de fille une jeune personne qui accompagnoit Hippocrate, il la salua le lendemain à titre de femme, connoissant à ses yeux qu'elle avoit été déflorée la nuit précédente : sagacité capable de rendre la Philosophie odieuse à la moitié du genre humain, suivant la réflexion de l'Auteur de la vie de Democrite.

Si Petrone est digne de foi, Democrite avoit tiré des sucs de toutes les plantes, & avoit donné la plus grande partie de son tems à faire des expériences sur les pierres & sur les arbrisseaux. Mais la pratique de la Médecine étoit-elle la fin de ses occupations, ou ne cherchoit-il qu'à satisfaire sa curiosité? c'est ce qu'il est difficile de décider. Sénéque dit qu'il avoit trouvé le secret d'amolir l'ivoire, & celui de composer des émeraudes avec des cailloux mis au feu. C'est sur ces faits qu'on l'a regardé comme un savant Ana

tomiste & comme un bon Chimiste, & que des Auteur
soutiennent qu'il avoit écrit de ces deux Sciences.

Democrite mourut âgé de plus de cent ans. On dit qu'é-
tant ennuyé de vivre, il retranchoit tous les jours quelques parties de sa nourriture ; mais qu'une sœur qu'il avoit,
l'ayant prié de ne pas se laisser mourir dans le tems de
certaines grandes fêtes qui étoient prochaines, afin qu'elle
ne fût pas privée du plaisir de s'y trouver, il se fit apporter du pain chaud, & vécut encore trois jours en le flai-
rant seulement. On dit aussi qu'il s'étoit rendu lui-même
aveugle par la réverbération d'un miroir ardent, pour être
moins distrait dans ses méditations. Laberius veut que ce
soit pour ne pas voir la prospérité des méchans ; & Ter-
tullien dit que c'est à raison que Democrite ne pouvoit
regarder le sexe sans émotion. Ce trait d'histoire est mis
au rang des fables par Plutarque ; & si Democrite devint
effectivement aveugle, il y a bien plus d'apparence qu'il
le devint par accident ou par vieillesse. Mais de quelque
maniére que ce soit, Ciceron nous apprend que ce Philosophe s'en étoit aisément consolé ; & que s'il ne pouvoit
plus discerner le blanc d'avec le noir, il savoit néanmoins
parfaitement distinguer le bien d'avec le mal ; ne laissant
pas de se trouver heureux, quoique privé du plaisir que
donne la variété des couleurs.

DEMOSTHENE, Médecin très-renommé & disci-
ple d'Alexandre Philalethe, étoit Sectateur d'Hérophile,
ainsi que son Maître. Démosthéne avoit écrit sur les Maladies des yeux, des Livres qui sont cités par Galien, par
Oribase & par d'autres, & qui étoient fort estimés. On
trouve dans Ætius les fragmens suivans : *Tetrab. 2. serm.*
3. *cap.* 12. 16. 44. 48.

> *De oculorum inflatione : illabentibus in oculum animalculis*
> *aut paleis aut arenâ : oculorum debilitate, obfuscatione,*
> *suffusione : eversione palpebra, lagophthalmis, lippitudine*
> *durâ, abscessu in palpebris.*

Galien parle d'un Démosthéne de Marseille ; mais on
ne sait pas si c'est le même. Mr. Ménage dit que ce dernier Démosthéne vivoit sous Néron.

DENIS le pere, Tiran de Siracuse, pratiquoit la Médecine, & faisoit lui-même diverses opérations de Chirurgie, brûlant, taillant, coupant, & faisant en un mot, tout
ce que cet Art demande. Denis a été contemporain de
Platon, & ce Philosophe a eu de grandes habitudes avec

lui. Il vivoit en la 90. Olympiade, vers la fin du trente-
fixiéme fiécle du monde.

DENYS, (Jean) Conſeiller & Médecin ordinaire du
Roi, a enſeigné la Phiſique & les Mathématiques à Paris,
avec beaucoup de réputation, après le milieu du XVII. fiécle. Il s'eſt rendu recommandable par un grand nombre
d'expériences, dont la plupart ont été fort applaudies, &
par ſes Ouvrages. Il tint chez lui pendant pluſieurs années des conférences publiques, où l'on traitoit principalement de la Phiſique, des Mathématiques & de la Médecine. Des perſonnes habiles dans ces Sciences s'y trouvoient réguliérement; mais on n'en excluoit pas les Savans
qui n'étoient d'aucune de ces Profeſſions. Ces conférences
commencerent vers l'an 1664. & continuoient encore en
1672. Cette même année 1672. Mr. Denys commença à
donner des *Mémoires concernant les Arts & les Sciences*, &
les préſenta au Dauphin, qui les reçut avec plaiſir. Ces
Mémoires s'imprimoient *in-4to.* à Paris chez Leonard, &
l'Auteur y a ſouvent donné auſſi des extraits d'Ouvrages
purement hiſtoriques.

DESAULT, (Pierre) Docteur en Médecine, étoit de
Bourdeaux, Capitale de la Guyenne. Il exerça la Médecine
dans ſon Pays, après s'être fait aggréger au Collége des
Médecins. Nous avons de lui une Diſſertation ſur les Maladies vénériennes, contenant une méthode de les guérir
ſans flux de bouche, ſans riſque & ſans dépenſe. Cet Ouvrage a été imprimé à Bourdeaux en 1733. *in-12.* Son Auteur y fait voir qu'il ne manquoit ni d'eſprit ni d'érudition; il s'échappe cependant en des ſubtilités peu fondées.
Partiſan du fiſtême d'Antoine Deidier, comme ce dernier
l'avoit été de celui de David Abercrombyus, il ne reconnoit & n'accuſe d'autre cauſe des maux vénériens, que les
morſures empeſtées d'une infinité de vermiſſeaux que la
chaleur de la proſtituée Vénus a fait éclorre. A la ſuite de
cette Diſſertation, on en voit deux autres, une de la Rage
& l'autre de la Phtiſie.

DESCARTES (René) nâquit à la Haie en Touraine
en 1597. d'une famille noble. Il commença par porter les
armes en Allemagne & en Hongrie; mais ſon inclination
pour la Philoſophie le détermina bientôt à la retraite, &
pour n'être point interrompu dans ſes méditations, il ſe
retira près d'Egmond, petite Ville de Hollande ſur le Zuy-
derzée, où il paſſa 25 ans à étudier la nature. La Reine

Chriſtine l'attira en Suéde, où il mourut le 2 de Février 1650. quatre mois après y être arrivé; il étoit dans ſa cinquante-quatriéme année.

Rechercher dans la Nature un Méchaniſme général, dirigé par une ſageſſe & une puiſſance infinie; ramener tout à des loix univerſelles & à des cauſes ſimples; retrancher le vain jargon de l'ancienne Philoſophie, & les entités ou les cauſes ſuperflues de la nouvelle, c'eſt être dans les voies de la bonne Philoſophie; & c'eſt la route que Deſcartes nous a tracée, en la ſuivant lui-même. C'eſt par cette façon de traiter la Philoſophie qu'il a répandu beaucoup de jour ſur la Médecine, & c'eſt à ce ſujet qu'il mérite d'être placé, dans ce Dictionnaire, au rang de ceux qui ont concouru à l'avancement de la Théorie médecinale.

DESSENIUS, (Bernard) dit De Cronenbourg, Médecin, étoit d'Amſterdam, où il nâquit en 1510. Il étudia la Médecine à Bologne en Italie, & il la profeſſa à Groningue & à Cologne, où il mourut en 1574. C'eſt ſans doute, à raiſon du long ſéjour de Deſſenius à Cologne, que Vander Linden le fait natif de cette Ville dans ſon Traité *de Script. medic.* Quoi qu'il en ſoit, ce Médecin étoit extrêmement laborieux, & c'eſt à ſa grande application que nous devons les Ouvrages ſuivans:

Defenſio Medicinæ veteris & rationalis, adverſùs Georgium Thadronem & Sectas Paracelſi. Item *purgantium Medicamentorum & pilularum in minore pondere, particularis diviſio. Coloniæ,* 1573. *in-4to.*

De Compoſitione Medicamentorum, Libri decem. Francofurti, 1555. *in-folio. Lugduni,* 1556. *in-8vo.*

De Peſte Commentarius verè aureus. Coloniæ, 1564. *in-4to.*

Epiſtolæ ad Andr. Matthiolum.

DEVAUX, (Jean) Chirurgien de Paris, nâquit en cette Ville le 27 Janvier 1649. Il fit d'aſſez grands progrès dans la Chirurgie, & il remplit avec honneur les premiers emplois de la Communauté de Saint-Côme. C'étoit un homme à qui il ne manquoit ni eſprit, ni connoiſſance de Lettres; mais qui ſe feroit aquis plus d'eſtime, s'il n'avoit ſi ſouvent ſorti de ſa ſphére, en entreprenant des Ouvrages au-deſſus de ſes forces. Il mourut à Paris le 2 Mai 1729. après avoir employé les derniéres années de ſa vie, tant à compoſer des Traités de Chirurgie & de Médecine, qu'à en traduire d'autres en ſa Langue maternelle.

DEVENTER, (Henri à) Docteur en Médecine & fameux Accoucheur, étoit Hollandois. Nous avons de lui un Ouvrage intitulé :

Operationum Chirurgicarum novum lumen exhibentium obstetricantibus, &c. Lugduni Batavorum, 1733.

Cet Ouvrage a été traduit en François, & augmenté de Réflexions sur les points les plus interessans, par Jacques-Jean Bruier d'Ablaincourt, Docteur de la Faculté de Paris, & imprimé en 1734.

DEUSINGIUS, (Antoine, savant Médecin, né à Meurs en 1612. se rendit habile dans les Langues Arabe, Persanne & Turque, & fut Professeur de Médecine à Groningue. On a de lui un Traité sur le mouvement du cœur & du sang, & d'autres Ouvrages. Il mourut à Groningue en 1666. âgé de 54 ans.

DEXIPPUS ou **DIOXIPPUS**, Médecin, disciple d'Hippocrate, étoit de l'Isle de Cos, & vivoit vers l'an 340. de Rome. Suidas remarque qu'il avoit écrit un Livre de la Médecine en général, & deux autres des Pronostics. Le même Auteur ajoute que Dexippus ayant été appellé par *Hecatomnus*, Roi de Carie, pour traiter ses fils *Maufolus* & *Pixodarus*, qui étoient dangereusement malades, ce Médecin ne voulut y aller qu'à condition que ce Prince cesseroit de faire la guerre à son Pays.

DIAGORAS, Poëte & Médecin, étoit de l'Isle de Melos, l'une des Cyclades. Il avoit été esclave de Democrite, qui l'avoit acheté sur sa bonne phisionomie, & qui apparemment avoit pris soin de l'instruire, aussi-bien dans la Médecine que dans la Philosophie. On trouve dans Ætius la composition d'un Collyre décrit par Diagoras.

Ce Philosophe est connu par son Athéisme. Quelqu'un ayant un jour voulu le convaincre du soin que les Dieux prenoient des hommes, en lui montrant les tableaux, que divers Particuliers qui étoient échappés du naufrage avoient pendus dans un Temple pour s'aquitter de leurs vœux, & pour donner un témoignage public de leur reconnoissance envers la Divinité qui les avoit sauvés, on dit que Diagoras répondit, *que si c'étoit la coutume de faire des tableaux où fussent représentés tant d'autres malheureux qui avoient péris sur mer, nonobstant leurs vœux, ces derniers tableaux seroient en beaucoup plus grand nombre que les premiers.* On rapporte un second trait de ce Philosophe, qui n'est pas moins impie par rapport à sa religion, mais qui eſt aſſez gaillard. Etant un jour dans un cabaret, où le bois manquoit, il prit une ſtatue d'Hercule, qui ſe rencontra dans la chambre & qui étoit de bois, & la jettant au feu, *courage*, dit-il, *Hercule*, *il faut que tu faſſes aujourd'hui bouillir notre pot, ce ſera le treiziéme & le dernier de tes travaux.* Comme Diagoras nioit la Providence & rejettoit les Dieux, les Athéniens le ſommerent de rendre compte de ſa doctrine; mais il ſe ſauva vers l'an 416. avant Jeſus-Chriſt. Alors les Athéniens mirent ſa tête à prix, & promirent deux talens à qui le rameneroit en vie, & un talent à celui qui apporteroit ſa tête.

DIEMERBROECK, (Isbrand De) célébre Médecin, nâquit à Montfort dans la Seigneurie d'Utrecht, le 13 Décembre 1609. Il profeſſa l'Anatomie dans l'Univerſité d'Utrecht, où il mourut le 17 Novembre 1674. Goelicke trouve à redire qu'il ait compoſé un corps entier d'Anatomie, au lieu de donner ſes découvertes ſéparément; c'eſt une faute qui lui eſt commune avec grand nombre d'autres Auteurs. Il l'accuſe encore de faire mal-à-propos de très-ennuyeuſes digreſſions : quant à ſes découvertes, il nous avertit de ne pas compter ſur toutes; il y en a pluſieurs, dit-il, qui ſont plutôt des êtres d'imagination que des choſes d'expériences. Ses figures ne ſont pas tout-à-fait exactes; défaut qu'il rejette ſur l'inadvertance du Graveur. Il a écrit :

De Peſte Libri quatuor. Arenaci, 1646. *Amſtelodami*, 1665.

Diſputationum practicarum pars prima & ſecunda de Morbis capitis & thoracis. Trajecti ad Rhenum, 1664.

Anatome corporis humani. Ultrajecti, 1672. *Geneva*, 1679. *Lugduni*, 1679.

Ces deux derniéres éditions ſont infiniment plus correctes que la précédente, & ornées de figures beaucoup plus exactes.

DIEUCHÉS, Médecin, qui a écrit un Livre entier des vertus du *Chou*, & en avoit encore compoſé d'autres *ſur la maniére d'apprêter les viandes.* Dieuchés eut quelques diſciples, entre leſquels Athenée compte un certain Numenius, qui eſt cité par Celſe. Dieuchés vivoit dans le 37. ſiécle.

DIEUX DE LA MEDECINE. Les Divinités ſe ſont extrêmement multipliées chez les Peuples idolâtres; la moindre découverte ſuthſoit pour faire ranger un homme au ſéjour des immortels. Cet honneur étoit l'effet,

ou de l'admiration qu'on avoit pour ceux qui introdui-
foient des chofes néceffaires à la fociété, ou d'une reconnoiffance publique pour le bien qu'on avoit reçu de ces
mêmes perfonnes.

Le culte religieux que les Peuples ont rendu aux hommes de l'ancien tems, eft une preuve de l'exiftence de la
Médecine dans les fiécles les plus reculés. La Tradition
repréfentoit ces anciens perfonnages comme des hommes
extraordinaires, à qui la Médecine devoit fon origine &
fes accroiffemens; les peres vantoient à leurs enfans l'utilité de la Science que ces grands Hommes avoient cultivée;
& comme un chacun y croyoit entrevoir quelque chofe de
divin & de furnaturel, la religion vint au fecours de la
reconnoiffance, & bientôt on fe fit un devoir de ranger
ces hommes au nombre des Dieux, & de les adorer, foit
fous leurs propres noms, foit fous des noms empruntés,
comme les tutélaires de la Médecine : *Diis primùm inven-*
tores fuos affignavit Medicina, cœloque dicavit. C'eft ainfi
que s'exprime Pline *Lib.* 29. *cap.* 1. Si l'on demande pourquoi les Anciens ont fait des Dieux des perfonnes qui
étoient dans la condition de tous les autres hommes, Ciceron répond, que c'étoit une coutume établie dans le
monde, d'élever au ciel, ou de déifier les perfonnes qui
avoient rendu à la fociété des fervices confidérables, comme ont fait, dit-il, Hercule, Caftor & Pollux, Efculape,
Bacchus, &c.

C'eft en conféquence de cette vénération que l'on donna
à Adam le nom de *Saturne;* à Seth, celui de *Jupiter*, de
Mercure & d'*Apollon;* qu'on rendit le culte religieux à Noë,
fous celui de *Jupiter Ammonien*, de *Bacchus*, de *Janus* &
d'*Efculape;* qu'on adora Cham, fils de Noë, fous le nom
d'*Hammon;* Magog, fils de Japhet, fous celui de *Prome-*
thée; Chanaan, fils de Chain, fous celui d'*Hermes* & de
Mercure; Mefraïm, fous celui d'*Ofiris;* Jofeph, fous celui
d'*Apis* & de *Serapis;* fa femme Afnethes, fous celui d'*Ifis;*
Moïfe, fous celui d'*Hermes*, &c. De tous ces Dieux, Ofiris, Apis ou Serapis & fa femme Ifis, étoient ceux qui
étoient le plus en vogue chez les Egyptiens; Anubis ou
Hermanubis, qu'on croit être le même qu'Hermes ou Mercure, fut auffi mis au rang des Dieux & adoré par le même
Peuple. Comme c'eft de l'Egypte, qui a été appellée *la*
Mere des Sciences, que les Grecs ont tiré la Religion, &
prefque tout ce qu'il y a de Sciences & de beaux Arts; ils

ont auſſi habillé à la Gréque des Divinités, qui avoient été originairement Egyptiennes.

Horus ou *Apollon* ou *Pæon*, fils d'Iſis, a encore été rangé au nombre des Dieux tutélaires de la Médecine : Ovide l'introduit, diſant de lui-même :

Inventum Medicina meum eſt, opiferque per orbem
Dicor ; & herbarum ſubjecta potentia nobis.

On a auſſi attribué à *Arabus*, fils de Babylone & d'Apollon, l'invention de la Médecine. On peut voir dans le cours de cet Ouvrage quantité de perſonnages, que l'antiquité a mis au rang des Divinités de la Médecine, comme le Centaure Chiron & ſes diſciples., Eſculape & beaucoup d'autres.

D I G B Y, (Kenelme) ou *le Chevalier Digby*, célébre Gentilhomme Anglois, diſtingué par ſa vertu & par ſa ſcience, étoit fils d'Everard Digby, qui eut la tête tranchée pour la conſpiration des poudres contre Jacques I. Le Chevalier Digby inſtruit par cet exemple, donna des marques ſincéres d'attachement & de fidélité envers la Famille Royale, & fut rétabli dans la jouiſſance de ſes biens. Charles I. le fit Gentilhomme de ſa Chambre, Intendant-Général de ſes Armées navales, & Gouverneur de l'Arſenal maritime de la Sainte-Trinité. Il lui accorda des Lettres de repréſailles contre les Vénitiens, en vertu deſquelles il fit pluſieurs priſes ſur eux proche le Port de Scanderoun. Digby s'appliqua avec ardeur à l'étude, principalement de la Phiſique, des Mathématiques & de la Chimie. Il trouva d'excellens remédes qu'il donnoit gratuitement aux pauvres, & à tous les malades. Son Ambaſſade auprès du Pape Innocent X. la franchiſe avec laquelle il avoua au Parlement qu'il étoit Catholique Romain, & la fermeté avec laquelle il ſoutint la confiſcation de ſes biens & le banniſſement, lui firent beaucoup d'honneur. Il vint en France, où il s'aquit l'eſtime des perſonnes de mérite. Il retourna en Angleterre au rétabliſſement de Charles II. & mourut à Londres le 11 Mars 1665. âgé de 60 ans. On a de lui un Traité de l'immortalité de l'ame, au ſujet duquel il avoit eu de longues conférences avec Deſcartes : Un Diſcours ſur la poudre de ſimpathie pour la guériſon des plaies : Une Diſſertation ſur la végétation des plantes, & d'autres Ouvrages.

D I N U S D E G A R B O, Médecin de Florence, viroit fur la fin du treiziéme fiécle & au commencement du fuivant. Il étoit fils d'un fameux Chirurgien nommé *Brun*. Il aimoit beaucoup l'étude ; auffi en laiffa-t'il des fruits au Public, dans les Ouvrages qu'il mit au jour.

> *De cœna & prandio Epiſtola. Extat cum Andrea Thurini Operibus. Romæ, 1545. in-folio.*

> *Recollectiones in Hippocratem de natura fœtus. Venetiis, 1502. in-folio, cum aliis ejuſdem argumenti libris.*

> *Chirurgia, cum Tractatu ejuſdem de ponderibus & menſuris : necnon de Emplaſtris & Unguentis, cum aliis Ferrariæ, 1485. in-folio. Venetiis, 1536. in-folio.*

Il eſt aſſez furprenant que Pocciantio, qui a fait le Catalogue des illuſtres Ecrivains de Florence, ne parle point de celui-ci, qui eſt, fans doute, le même dont Petrarque fait mention.

DIOCLES CARYSTIUS ou *de Caryſte*, Médecin de la Secte Dogmatique, qui, au témoignage de Pline, fut le plus renommé après Hippocrate & fes fils. C'eſt pour cette raifon, autant que parce qu'il fut grand admirateur d'Hippocrate, que les Athéniens l'appelloient *Hippocrate ſecond*. Galien parle de lui comme d'un Médecin habile & très-zélé, qui avoit fait de grands progrès dans l'art de guérir. Il floriſſoit 130 ans après la naiſſance du même Hippocrate, c'eſt-à-dire, environ 380 avant la venue du Fils de Dieu, fous le regne d'Antigonus Roi d'Afie, à qui il dédia un Livre qu'on a imprimé fous ce titre :

> *De tuenda ſanitate ad Antigonum Regem Libellus. Albano Torino interprete. Baſileæ, 1541. in-folio, cum Alexandro Tralliano. Lutetiæ, 1572. in-8vo. Francofurti, 1612. in-12. cum ſchola Salernitana.*

Il y a auffi une Lettre au même Roi, imprimée à Paris fous le nom de Diocles, qui porte ce titre :

> *Aurea ad Antigonum Regem Epiſtola, de Morborum præſagiis & eorum extemporaneis Remediis. Antonio Mizaldo interprete, 1572. in-8vo.*

Athenée fait mention d'un Ecrit où cet Auteur traitoit des poiſſons, & d'un autre fur la maniére d'apprêter les viandes. Le même nous apprend que pluſieurs anciens Médecins avoient écrit fur ce dernier fujet. Il nomme entres autres Philiſtion, Erafiſtrate, Philotime, Eutideme, Glauque & Dioniſius. Il y a de l'apparence que leur but n'étoit pas de rafiner fur le gout, mais de rendre les viandes plus propres à la fanté. Toutefois Platon fe plaint de ce que l'art des Cuisiniers s'est introduit dans la Médecine, où, sous prétexte de rendre les viandes plus saines, il a produit un effet tout contraire. Ce Philosophe prétend que cet art est, par rapport à la Médecine, ce que l'art de farder & de parfumer est à l'égard de la Gymnastique. On voit par ce passage de Platon, qu'on avoit déja commencé de son tems à agiter des questions sur les qualités & le choix des alimens; & peut-être que ce qu'il dit, regardoit les Livres de Diocles, qui pouvoit avoir écrit du vivant de ce Philosophe.

Diocles avoit aussi traité en particulier des Maladies des femmes & des Plantes : il avoit composé un Livre intitulé *la Boutique du Médecin*, à l'exemple d'Hippocrate. Il en avoit écrit un autre *des semaines*, c'est-à-dire, du tems de la grossesse; & il a été le premier qui ait traité de l'*Administration anatomique*, suivant Galien.

Sa pratique étoit à peu près la même que celle d'Hippocrate : il purgeoit & saignoit dans les mêmes circonstances. On trouve dans Cælius Aurelianus la maniére dont il traitoit certaines maladies. Le même Auteur nous apprend qu'il faisoit prendre de la colle de taureau, ou de la colle forte cuite dans l'eau, avec de la farine & des ronces, à ceux qui crachoient le sang. Il ordonnoit d'avaler une pilule, c'est-à-dire, une bale de plomb, à ceux qui étoient attaqués de l'*Ileus*, reméde dont Hippocrate ne fait point mention.

Outre la Médecine, Diocles exerçoit la Chirurgie; & il avoit entre autres choses inventé un instrument pour tirer le fer d'une fléche, lorsqu'il étoit resté dans la plaie. On appelloit encore cet instrument du nom de Diocles du tems de Celse. Il avoit pareillement inventé des maniéres de bandages pour la tête, qui portoient aussi son nom. Au reste, ce Médecin méprisa les vaines conjectures de la Philosophie, & préféra la connoissance de la Nature à toutes les imaginations des Philosophes. Galien lui rend ce témoignage avantageux, qu'il faisoit la Médecine par un principe d'humanité, comme avoit fait Hippocrate, & non par interêt ou vaine gloire. Ce généreux desinteressement a été la vertu de la plupart des Médecins, qui ont suivi de près le savant Vieillard.

Galien parle d'un autre Diocles Chalcedonien, mais on ne sait pas quand il a vécu.

DIOGENE APOLLONIATE, Médecin du 36.

fiécle, cité par Ariftote, qui rapporte quelques fragmens de fes Ecrits, ainfi que de ceux de *Syennenfis*. Ils croyoient tous deux que les veines tirent leur origine de la tête. On dit que Diogéne obferva le premier que l'air fe condenfe & fe rarefie. Il mourut vers 450. avant Jefus-Chrift.

DIONIS, (Pierre) fameux Chirurgien de Paris, vivoit vers la fin du 17. fiécle. Il fut premier Chirurgien des Enfans de France & Démonftrateur au Jardin du Roi, où il eut occafion de diffequer beaucoup de corps. Il a publié un *Traité d'Anatomie* dont on fait affez de cas, & dont il y a un grand nombre d'éditions; la meilleure eft de 1728. On a fait à Dionis un honneur fingulier, & qui ne lui eft commun prefque avec aucun Européen. On a traduit fon Anatomie en Langue Tartare; & cet Ouvrage eft maintenant à l'ufage des Médecins de la Chine. Cette Traduction eft du Pere Perennin, Jéfuite Miffionnaire, qui l'entreprit par ordre de Cam-hi Empereur de la Chine, qui mourut en 1722. Au refte, Dionis doit cet honneur au choix de fon compatriote & non à celui de l'Empereur, qui avoit ordonné en général de traduire le meilleur Traité d'Anatomie qu'on eut en Europe.

Dionis a encore donné au Public un *Cours d'Opérations de Chirurgie*, qu'on a réimprimé en 1736. avec des notes très-utiles. Un Traité de la maniére de fecourir les femmes dans leurs accouchemens. Ce célébre Chirurgien mourut le 11 Décembre 1718.

DIONYSIUS. Galien parle de trois Médecins de ce nom. Le premier eft appellé condifciple d'Heraclide de Tarente ou de Criton; le fecond étoit de Samos, & le troifiéme de Milet. Pline fait mention d'un quatriéme qui avoit écrit des plantes. Etienne de Byzance parle d'un cinquiéme, qui s'appelloit Caffius Dionyfius d'Utique, & qui avoit traduit en Grec les Ouvrages de *Mago* Africain, touchant l'Agriculture & les plantes. Cet Ouvrage a été mis en Latin & imprimé dans le feiziéme fiécle, fous ce titre:

Selectarum praeceptionum de Agricultura Libri XX. Jano Cornario interprete. Lugduni, 1543. *in-8vo.*
Cet Ouvrage de Dionyfius étoit intitulé: *Rizotomiques*.

Scribonius Largus en ajoute un fixiéme, qu'il dit avoir été Chirurgien; & Pline un Salluftius Dionyfius, qui fait le feptiéme. Photius en introduit un huitiéme qui étoit Ægéen; ce dernier avoit compofé un Livre qui contenoit

cent chapitres, dont il y en avoit cinquante qui établif-
foient chacun un certain fentiment, & cinquante autres
qui détruifoient ces mêmes fentimens. Il y a apparence
que cet Auteur étoit un Médecin Pyrrhonien, qui avoit
écrit ce Livre pour infinuer qu'il n'y avoit rien de certain
dans la Médecine, non plus que dans tout le refte.

DIOSCORIDE, (Pedacius) Médecin d'Anazarbe,
Ville de Cilicie, qui fut depuis nommée Cefarée. Voffius
dit qu'il vivoit en la 186. Olympiade, & qu'il fut Médecin
d'Antoine & de Cleopatre. Il y a cependant apparence
que ce favant Critique peut s'être trompé avec Suidas, qui
a confondu ce Diofcoride avec un autre furnommé Phacas. Car le Médecin d'Anazarbe affure dans la Préface *de
Re medica* que nous avons de lui, qu'il vivoit du tems de
Licinius Baffus, qui peut être le même qui fut Conful avec
M. Licinius-Craffus Frugi, du tems de Néron l'an 64. de
falut. Il eft difficile de bien fixer cette époque, & les curieux fe fouviennent affez de la grande difpute qu'il y a
eu autrefois entre Pandulphe Collenucius & Leonicus Tho-
mæus, pour favoir fi Pline avoit décrit Diofcoride, comme
ce dernier le croit, ou fi Diofcoride avoit tiré fon Ouvrage
de celui de Pline, ce qui étoit le fentiment de Collenucius.
Quoi qu'il en foit, Diofcoride d'Anazarbe fuivit premiérement le métier des armes, puis il s'adonna à la connoiffance des Simples, & il compofa fon grand Ouvrage *de
Materia medica.* Il a été plufieurs fois imprimé fous ce titre :

> *De Materia medica Libri quinque, Grecè. Venetiis,* 1506.
> *in-folio. Bafilea,* 1529. *in-4to. Jano Cornario caftiga-
> tore, Graco-Latinè. Parifiis,* 1549. *in-8vo, cum caftiga-
> tionibus Latinis Jacobi Goupyli. Lugduni,* 1554. *in-16.*

Tous ceux qui ont écrit après Diofcoride fur cette matiére, l'ont fuivi avec affez d'exactitude. On lui attribue
encore :

> *De curationibus Morborum per Medicamenta parata facilia,
> Libri duo. Argentorati,* 1565. *in-8vo.*

Les Ouvrages de Diofcoride ont eu l'honneur d'être les
premiers Livres des Médecins Grecs qu'Alde ait imprimés,
après les avoir tirés de Conftantinople ; l'édition de Venife de 1506. eft de lui. Mais il y a un exemplaire manufcrit, plus parfait que toutes les éditions, dans la Bibliothéque de Vienne ; il a près de 1200 ans d'antiquité
felon Lambechius. Ce Manufcrit eft tout enluminé, & n'a
jamais été public, ce qui eft affez furprenant.

DIOS.

DIOSCORIDE, surnommé *Phacas* ou *Lentinus*, à cause d'une lentille qu'il avoit sur le visage, étoit d'Alexandrie. Ce Dioscoride a vêcu chez la Reine Cléopatre du tems d'Antoine. Il étoit Sectateur d'Herophile.

Il y eut un autre Dioscoride que Galien appelle le jeune, & qui a vêcu sous l'Empire d'Adrien vers l'an 130. de salut. Ce Dioscoride avoit non-seulement composé un Glossaire d'Hippocrate, mais il avoit encore travaillé à une nouvelle édition des Oeuvres de ce Médecin, où il s'étoit même donné la liberté de faire divers changemens; ce qui suppose qu'il devoit être Médecin lui-même, contre le sentiment de Saumaise, qui ne le regarde que comme un Glossographe des Oeuvres d'Hippocrate.

DIOTIME, Médecin cité par Theophraste; il l'appelle *Gymnastes*, c'est-à-dire, qu'il étoit le maître d'un *Gymnasium*, ou qu'il avoit traité de la Gymnastique.

DODART, (Denis) Médecin du Roi, de Madame la Princesse de Conti la Douairiére, & de Monseigneur le Prince de Conti, Docteur Régent en la Faculté de Médecine de Paris, nâquit dans cette Ville en 1634. Après avoir fait ses Humanités, il se détermina à étudier en Médecine, & fit sa Licence avec tant de succès, que Mr. Patin, très-peu prodigue d'éloge, disoit de lui que c'étoit l'un des plus sages & des plus savans hommes de son tems, & l'appelloit déja *Monstrum sine vitio*. Il fut reçu à l'Academie des Sciences en 1673. s'appliqua à l'Histoire des Plantes, & composa la savante Préface du Livre que l'Academie fit imprimer en 1676. sous le titre de *Mémoires pour servir à l'Histoire des Plantes*. Il étudia pendant 33 ans la transpiration insensible, suivant les observations de Sanctorius, & fit aussi sur la saignée, sur la diéte des Anciens & sur leur boisson, différentes Dissertations qui n'ont point encore été imprimées. Il mourut le 5 Novembre 1707. âgé de 73 ans, universellement regretté de tous ceux qui le connoissoient, laissant un fils, qui a marché sur ses traces, & a été nommé premier Médecin du Roi le 3 Avril 1718. Il est mort à la fin de Novembre 1730.

DODOENS, connu sous le nom de *Dodoneus*, (Rambert) fils de Denis Dodonée, Frison, vulgairement nommé Dodoens, étoit de Malines dans les Pays-Bas, où il nâquit le 29 de Juin en 1518. Il fut envoyé assez jeune à Louvain, & il y fit des progrès si considérables dans l'étude de la Médecine, qu'à l'âge de dix-sept ans il obtint les honneurs du Doctorat. Enfuite il parcourut les plus célébres Univerfités d'Allemagne, de France & d'Italie, où avec le fecours de fon étude & par la converfation des grands Hommes qu'il eut le bonheur de confulter, il fe rendit extrêmement habile. Il s'attacha particuliérement à la Botanique & à la connoiffance des Plantes : les autres parties de la Médecine ne lui étoient pas inconnues ; il favoit auffi les Langues & les Belles-Lettres. Etant de retour d'Italie, il paffa en Allemagne, où l'Empereur Maximilien II. l'avoit appellé pour lui donner la Charge de fon Médecin, vacante par la mort de Nicolas Biefius. Dodonée contenta fi bien ce Monarque, que Rodolphe II. fon fils, le retint encore à fon fervice en la même qualité & avec les mêmes honneurs qu'il avoit reçus du vivant de fon pere : de forte que ce fameux Perfonnage pouvoit vivre fort content de fa fortune, s'il n'eut préféré la tranquilité de la vie privée au bruit importun de la Cour & à la contrainte des Courtifans. Dans ce fentiment il prit la réfolution de revenir dans les Pays-Bas, où il s'arrêta quelque tems à Cologne & à Anvers ; & enfin ayant été nommé Profeffeur à Leyde, il y paffa le refte de fes jours, & y mourut en 1585. âgé de 68 ans. Voici l'Epitaphe dont on orna fon tombeau :

D. O. M.

REMBERTO DODONEO MECHLINIENSI
D. Maximiliani II. & Rodolphi II. Imp. Med. & Confiliarie.
Cujus in re Aftron. Herb. Medic. eruditio Scriptis inclaruit.
Qui jam fenex in Academia Lugdunenfi apud Batavos publicus
Medicinæ Profeffor feliciter obiit
Anno M. D. LXXXV. ad VI. Id. Mart. ætatis fuæ LXVIII.
REMBERTUS DODONEUS F. M. P.

Rambert Dodoens a compofé les Ouvrages fuivans :
Stirpium Hiftoria Pemptades fex, five Libri triginta. Antuerpiæ, 1616. in-folio.
Trium priorum de Stirpium Hiftoria Commentariorum imagines ad vivum expreffa. Antuerpiæ, 1553. in-8vo.
Pofteriorum trium de Stirpium Hiftoria Commentariorum imagines ad vivum artificiofiffimè expreffa, unà cum marginalibus annotationibus. Antuerpiæ, 1554. in-8vo.
Florum & Coronariarum odoratarumque nonnullarum herbarum ac eorum, quæ eo pertinent, Hiftoria. Antuerpiæ, 1568. in-8vo.

Purgantium aliorumque eo facientium, tum & radicum convolvulorum, ac deleteriarum herbarum Historia Libri quatuor. Antuerpia, 1574. in-8vo.

Frumentorum, Leguminum, Palustrium & aquatilium herbarum, ac corum qua eo pertinent Historia. Antuerpia, 1566. in-8vo.

Historia Vitis, Vinique : & stirpium nonnullarum aliarum. Item *medicinalium Observationum exempla. Colonia, 1580. in-8vo.*

De Frugum Historia Liber unus. Ejusdem Epistola dua. Una de Farre, Chondro, Frago, Ptisannâ, Crimno & Alica. Altera de Zytho & Cerevisia. Antuerpia, 1552. in-8vo.

Appendix variarum & quidem rarissimarum nonnullarum stirpium, ac florum quorundam peregrinorum, elegantissimorumque, & icones omnino novas nec antea editas, & singulorum breves descriptiones continens, cujus alterâ parte umbellifera multa exhibentur. Antuerpia, 1574. in-8vo.

Praxis medica. Amstelredami, 1616. in-8vo. hujus margini scholia adscripsit (sine nomine tamen) D. Sebastianus Egberti, Consul & Medicus Amstelredamensis.

Medicinalium Observationum exempla rara. Colonia, 1518. in-8vo. Antuerpia, 1565. in-8vo. Hardervici, 1621. in-8vo. cum aliis.

Physiologices medicina partis tabula expedita. Colonia, 1581. in-8vo.

DOGMATIQUE. (Secte) Les Médecins Dogmatiques ou Raisonnans ont unanimement reconnu Hippocrate pour leur Chef; parce que c'est lui qui a le premier joint le raisonnement à l'expérience dans la pratique de la Médecine. Les Dogmatiques ne se contentoient pas de reconnoître les maladies par le concours des accidens qui en désignoient l'espéce, mais ils vouloient de plus pénétrer dans les causes de ces accidens; au lieu que les Empiriques ne s'embarrassoient point l'esprit de cette recherche, & s'occupoient uniquement à celle des remédes. Les Dogmatiques croyoient que les principes de nos corps, la structure de leurs parties, les causes des maladies particuliéres ou communes & autres choses pareilles, devoient être nécessairement connues par le Médecin, avant de pouvoir entreprendre d'exercer la Médecine. Mais quoiqu'ils fussent assez judicieux pour convenir de l'importance de l'Obfervation , & qu'ils fuffent même très-exacts dans leurs remarques, il ne leur arriva néanmoins que trop fouvent d'embarraffer le cas, de leurs fubtiles & vaines fpéculations ; en forte qu'il étoit quelquefois difficile d'entendre ce qu'ils vouloient dire.

Comme la difpute des Dogmatiques contre les Empiriques, leurs adverfaires, fait une partie affez intereffante de l'Hiftoire de la Médecine, je ne peux me difpenfer de rapporter ici les moyens des premiers & les objections des feconds. Voici comme s'explique à ce fujet l'Auteur du Dictionnaire univerfel de Médecine :

Les Dogmatiques foutenoient que la connoiffance des caufes occultes des maladies, n'étoit pas moins néceffaire que celle des caufes apparentes & fenfibles, & qu'un Médecin ne devoit point ignorer la maniére dont fe font les fonctions naturelles & les fonctions animales ; ce qui exige l'étude des parties intérieures. Ils appelloient caufes cachées, celles qui font rélatives aux premiers élémens qui entrent dans la compofition de nos corps, & aux qualités qui conftituent la bonne ou la mauvaife fanté. Il eft impoffible, difoient-ils, de traiter méthodiquement une maladie dont on ne connoit point l'origine ; & au contraire n'eft-il pas évident que celui qui ne fe trompera point fur la caufe des maladies, travaillera à les guérir avec plus de fuccès.

Les Dogmatiques convenoient avec leurs Antagoniftes de l'utilité des expériences : mais ils prétendoient qu'on n'en pouvoit faire d'exactes fans le fecours de la raifon. Les premiers hommes qui fe mêlerent de la Médecine, difoient-ils, ne confeillerent pas aux malades la premiére chofe qui leur vint dans l'imagination : ce fut, fans doute, après avoir réfléchi qu'ils rifquerent leurs ordonnances ; enfuite l'expérience détruifit ou confirma leurs réflexions. Car il importe peu que les remédes aient réuffi dès le commencement, pourvu que l'on convienne que l'effai fût une fuite du raifonnement. Mais, ajoutoient-ils, on voit paroître des maladies nouvelles : or, dans ces cas où l'expérience n'a rien décidé, n'eft-il pas néceffaire d'examiner d'où elles viennent, & comment elles ont commencé ? fans cela, y a-t-il quelqu'un qui puiffe donner la préférence à un reméde fur un autre ? C'eft par ces raifons que nous nous attachons à la recherche des caufes cachées, fans négliger la connoiffance des caufes évidentés : nous convenons avec les Empiriques, qu'il eſt important de ſavoir ſi le mal vient de froid ou de chaud, d'inaction ou d'indigeſtion, ou de quelque autre cauſe ſemblable; nous donnons à ces circonſtances toute l'attention convenable, mais nous ne croyons pas qu'il faille s'en tenir là.

Quant aux actions naturelles, ſi vous ignorez comment l'air s'introduit dans nos poumons; pourquoi il en eſt chaſſé après y être entré; quel beſoin nous avons d'alimens; comment ils ſe préparent & ſe diſtribuent dans tout le corps; pourquoi les artéres s'élévent & s'abaiſſent; quelles ſont les cauſes de la veille & du ſommeil, pourrez-vous jamais remédier aux incommodités qui dérangeront ces fonctions? D'ailleurs, comme les maladies intérieures ſont les plus conſidérables & ne ſont pas les moins fréquentes, comment les traiterez-vous, ſi vous ne connoiſſez pas les parties qui peuvent en être attaquées? & comment connoitrez-vous ces parties, ſi vous n'ouvrez les cadavres & ſi vous n'en examinez les entrailles?

Les Empiriques diſoient, au contraire, qu'ils ne ſe piquoient de connoître que les cauſes évidentes, eſtimant que toutes les queſtions concernant les cauſes obſcures ou les actions naturelles, ſont ſuperflues, parce que la Nature eſt d'elle-même incompréhenſible. Si cette vérité, ajoutoient-ils, n'étoit point inconteſtable, on s'en convaincroit par la diverſité des ſentimens de ceux qui ont diſcuté ces matiéres. Ni les Philoſophes, ni les Médecins ne ſont d'accord entre eux : or, pourquoi en croiroit-on plutôt Hippocrate qu'Herophile, ou Herophile qu'Aſclepiade? Si l'on veut ſe payer de ſophiſmes, ils ont la vraiſemblance pour eux les uns & les autres. Demande-t'on des cures, les uns & les autres en ont fait. De quel côté ſe ranger? S'il ſuffiſoit de raiſonner pour être Médecin, il n'y auroit point de plus habiles Médecins que les Philoſophes : mais par malheur nous voyons que l'art de guérir leur manque, quoiqu'ils aient des raiſonnemens de reſte. D'ailleurs, les moyens que la Médecine emploie ſont différenciés par la nature des lieux : ceux qui conviennent à Rome, ſont autres que ceux dont on ſe ſerviroit en Egypte ou dans les Gaules. Or, ſi les maladies ont par-tout les mêmes cauſes, les remédes ne devroient point être différens. Souvent les cauſes ſont manifeſtes, comme dans le cas des bleſſures : cependant les remédes n'en sont pas moins difficiles à trouver. Si l'évidence des causes ne suggére point les remédes convenables, quelle apparence que les causes obscures, cachées & douteuses soient plus secourables? & si ces derniéres étoient de plus incertaines & presque incompréhensibles, n'y auroit-il pas plus de prudence à recourir aux choses dont l'expérience & l'usage ont constaté l'utilité; méthode qui se pratique dans tous les autres Arts. Le Laboureur & le Philosophe ne deviennent point plus habiles gens par les disputes, mais par l'usage & par l'expérience. D'ailleurs, on peut conclurre que toutes ces questions épineuses n'appartiennent point à la Médecine, puisque les Médecins, quoique partagés d'opinions, ne laissent pas de tirer également d'affaires leurs malades, ce qui n'arriveroit pas ainsi, s'ils n'abandonnoient dans la pratique les causes cachées, pour s'en tenir aux expériences qui leur ont autrefois réussi. Enfin, la Médecine ne doit point son origine à des spéculations de cette nature, mais à l'expérience.

Quelques malades, continuoient-ils, qui manquoient des secours de la Médecine, prenoient beaucoup de nourriture dans les premiers jours de leur indisposition, parce qu'ils se sentoient de l'appétit. D'autres ne mangeoient rien, parce qu'ils avoient pris les alimens en dégout. On remarqua que ceux qui avoient fait diéte, s'en étoient bien trouvés. Dans la fiévre les uns avoient mangé dans l'accès, d'autres un peu auparavant, & quelques-uns après qu'il étoit passé. On s'apperçut que ceux qui avoient attendu la fin de l'accès, avoient été les premiers guéris. Ces expériences furent réitérées, & il se trouva des personnes qui les recueillirent soigneusement, & qui conseillerent aux malades ce que le succès leur avoit fait observer. La Médecine nâquit donc des essais tantôt favorables, tantôt préjudiciables aux malades : ce fut à leurs dépens qu'on apprit à distinguer ce qui étoit pernicieux dans telle & telle conjoncture, d'avec ce qui étoit salutaire. Les remédes propres à chaque maladie ayant été découverts par cette méthode, on se mit à raisonner & à chercher la cause de leur opération : mais on ne raisonna qu'après que la Médecine eut été inventée.

Les Empiriques demandoient encore aux Dogmatiques, si le raisonnement leur indiquoit les mêmes choses que l'expérience, ou s'il indiquoit le contraire. S'il indique la même chose, ajoutoient-ils, il est inutile & superflu : s'il contredit l'expérience, il eſt faux & préjudiciable. Nous convenons à la vérité qu'il a été néceſſaire qu'on fît dans le commencement des eſſais avec beaucoup de ſoins & de peine : mais nous ſoutenons, diſoient-ils, qu'il y en a maintenant aſſez de faits ; nous n'avons qu'à jouir des travaux de nos Prédéceſſeurs, ſans multiplier les expériences aux dépens des malades.

Ils aſſuroient qu'il ne ſurvenoit point de nouveaux genres de maladies qui demandaſſent une nouvelle pratique ; que dans le cas d'un mal inconnu, il n'étoit pas néceſſaire de recourir à des cauſes obſcures ; mais qu'un Médecin habile, en parcourant les différentes maladies qui lui paſſent ordinairement ſous les yeux, ne manqueroit pas d'en trouver qui ſeroient analogues à la maladie inconnue, & qu'ainſi il auroit toujours lieu d'employer des remédes éprouvés.

Ils diſoient de plus, qu'ils étoient bien éloignés de croire que le raiſonnement fût inutile à un Médecin, ou qu'un Automate pût pratiquer la Médecine, quoiqu'ils fuſſent perſuadés que les conjectures qu'on tire des cauſes cachées, étoient entiérement inutiles ; puiſqu'il n'étoit pas queſtion de ſavoir ce qui cauſe la maladie, mais ce qui la guérit, & qu'il importe peu de connoître comment ſe fait la coction des alimens, mais quels ſont ceux qui ſe cuiſent le mieux. De même que c'étoit perdre ſon tems que de chercher comment & pourquoi nous reſpirons, tandis qu'on pourroit l'employer à découvrir des remédes contre la toux, l'aſthme & les autres incommodités de la poitrine & des poumons. Qu'il étoit ſuperflu de ſavoir pourquoi les artéres battent, pourvu qu'on connût bien les divers changemens indiqués par le battement, ce qui s'apprend par l'expérience. Qu'à l'égard de toutes les autres queſtions agitées entre les Dogmatiques, on pourroit diſputer pour & contre avec égalité de vraiſemblance, & que l'avantage étoit ordinairement du côté de celui qui avoit le plus d'éloquence ou d'eſprit. Or, ce ne ſont pas les beaux diſcours qui guériſſent, mais les remédes. Un muet qui connoit les remédes propres aux maladies, eſt un grand Médecin. Un Médecin qui parle bien, & qui ne ſait point appliquer les remédes, n'eſt qu'un ignorant.

Voilà de quelle maniére Celſe a fait parler les Empiriques & les Dogmatiques ; & voici ſon ſentiment : " Les " queſtions agitées entre ces Antagoniſtes ayant été le ſu-

„ jet d'une multitude de volumes, & la matiére des plus
„ vives difputes, je ne peux me difpenfer d'en dire mon
„ avis. Je le ferai donc avec toute l'impartialité qui con-
„ vient à un homme qui cherche fincérement la vérité.
„ Comme je n'ai, dit-il, ou pour l'un ou pour l'autre
„ parti, ni prédilection aveugle, ni averfion anticipée, il
„ ne me fera pas difficile de garder entre eux un jufte
„ milieu.

„ Les caufes de la fanté & des maladies, la maniére
„ dont les efprits font diftribués, & les alimens digérés,
„ font des chofes fi abftraites & fi peu proportionnées à
„ la groffiéreté de nos fens, que les plus favans Médecins
„ ne formeront jamais là-deffus que des conjectures : mais
„ une conjecture, quelque vraifemblable qu'elle foit, ne
„ nous indiquera jamais avec certitude les remédes con-
„ venables dans une maladie inconnue : c'eft à l'expé-
„ rience à nous déterminer en pareil cas ; l'expérience
„ eft le feul guide qu'on puiffe fuivre prudemment dans
„ une conjonéture pareille. „ Voilà qui eft, ce me femble, hors de conteftation. Mais dans tous les Arts, il y a
des chofes qui, quoiqu'elles ne foient point renfermées
dans leurs objets, méritent toutefois la curiofité des Ar-
tiftes, & font propres à aiguifer leur efprit : telle eft, par
rapport à la Médecine, la recherche des caufes ; elle ne
forme point à la vérité le Médecin, mais elle le difpofe à
pratiquer la Médecine avec plus de fuccès. Il eft vraifemblable que, fi l'application qu'Hippocrate & Erafiftrate,
qui ne fe contentoient pas de panfer des plaies & de guérir des fiévres, ont donné à l'étude des chofes naturelles,
ne les a pas faits Médecins, à proprement parler, ils fe
font du moins rendus par ce moyen plus grands Médecins
qu'ils n'auroient été. Ils n'auroient pas été l'ornement de
leur Profeffion, s'ils s'en étoient tenus à l'expérience feule.
En Médecine, il faut néceffairement raifonner, foit qu'il
foit queftion de découvrir les caufes cachées des maladies,
ou d'expofer les actions naturelles des parties. L'Art de
guérir eft purement conjectural ; la plus parfaite reffem-
blance apparente d'un cas à un autre, aidée d'une très-
grande expérience, ne fuffifent pas toujours pour conjecturer jufte. Les fiévres fe transforment en cent façons différentes ; la digeftion des alimens varie à l'infini ; & tout
s'altére en nous par le repos & par les veilles. On rencontre des maladies nouvelles, rarement à la vérité ; mais

on ne peut nier qu'on n'en rencontre. De nos jours une Dame fut attaquée d'une maladie dont les plus habiles Médecins ne purent expliquer la nature, & à laquelle ils ne connoiſſoient point de remédes : ſa chair ſe deſſecha ; les parties naturelles ſe détacherent, tomberent, & elle mourut en peu d'heures. Comme c'étoit une perſonne de diſtinction, on n'oſa faire ſur elle aucune expérience, dans la crainte d'être accuſé de ſa mort, ſi on ne la ramenoit à la vie. Mais je crois que ſans cette politique cruelle on n'eût pas manqué de chercher des ſecours, & peut-être en eût-on trouvé de ſalutaires. Si dans des circonſtances pareilles, la ſimilitude ou l'analogie apparente doit être le ſeul guide ; encore faut-il raiſonner pour diſtinguer, entre toutes les maladies connues, quelle eſt celle dont les rapports à la maladie préſente ſont les plus grands, & pour déterminer par ces rapports, les remédes qu'on doit employer. L'effet qu'on a deſſein de produire, augmentera peut-être le mal : mais c'eſt toutefois à la raiſon à indiquer les remédes propres à produire cet effet. D'un autre côté, ſans ſe borner à la ſimilitude entre les ſimptomes, il y a d'autres circonſtances dont un Médecin prudent ne manquera pas de s'informer : au lieu de raiſonner à perte de vue d'après des hipothéſes incertaines, il s'informera ſi la maladie provient de froid, de chaud, de faim, de veille, ou de quelque excès dans l'uſage du vin, des alimens ou des femmes. Il étudiera le temperament particulier du malade : il s'appliquera à connoître s'il eſt humide ou ſec, fort ou foible, maladif ou ſain. S'il eſt maladif, il s'informera ſi les indiſpoſitions ont été légéres ou ſérieuſes, longues ou courtes. Quant à la conduite ordinaire, il n'ignorera point ſi la perſonne a été oiſive ou laborieuſe ; & ſa maniére de vivre, ſomptueuſe ou frugale : c'eſt de ces circonſtances qn'il déduira peut-être une méthode nouvelle de traiter la maladie. Qui croiroit qu'on pût improuver cette pratique ?

Les Dogmatiques & les Empiriques ne s'écarterent point de la fin ordinaire qu'on ſe propoſe dans les diſputes, la victoire & non la recherche de la vérité ; auſſi la querelle fut longue, quoique le ſujet en fut très-ſimple. Les Dogmatiques prétendoient-ils qu'on ne pouvoit appliquer les remédes convenables, ſans connoître les cauſes premiéres de la maladie ? certes, s'ils avoient raiſon, les malades & les Médecins ſeroient dans un état bien déplorable, les uns ſe trouvant dans l'impoſſibilité de traiter des maladies dont les autres ne peuvent toutefois guérir ſans le ſecours de l'Art. D'un autre côté, il eſt conſtant que les maladies ont des cauſes purement méchaniques, & qu'il feroit très-important pour la Médecine de les connoître ſi clairement, qu'il ne pût y avoir ni doute ni contradiction. En ce cas, le Médecin ne balanceroit jamais dans l'application des remédes. Mais quelque ſpécieuſe que ſoit une théorie, ſi elle ſouffre la moindre difficulté, on ne peut la ſuivre dans la pratique, ſans s'expoſer à tomber dans l'erreur. Une hipothéſe n'égarera jamais ceux qui la diſtinguent bien d'une démonſtration : mais par rapport aux autres, c'eſt un glaive entre les mains d'un furieux.

Les Dogmatiques n'ont point ſeulement été diviſés de ſentimens avec les Empiriques, mais ils ont encore été fort partagés entre eux ; pluſieurs même ont eu leurs opinions particuliéres, comme Herophile, Eraſiſtrate & Aſclepiade. Cependant comme ils ſont tous convenus que le raiſonnement & l'expérience étoient les deux baſes de la Médecine, & qu'ils ont également fait profeſſion de rechercher les cauſes des maladies par le moyen de l'Anatomie & même de la Philoſophie, tous enſemble n'ont proprement formé qu'un ſeul parti.

DONDUS, (Jacques) célébre Médecin de Padoue, qui vivoit vers l'an 1385. fut ſurnommé *Aggregator*, à cauſe du grand amas de remédes qu'il avoit fait. Nous avons de lui :

> *Promptuarium Medicinæ, in quo non ſolùm facultates ſimplicium & compoſitorum Medicamentorum declarantur : verùm etiam quæ quibus modis medicamenta ſint accommodata ex veteribus Medicis copioſiſſimè & miro ordine monſtratur. Venetiis, 1576. in-folio.*

Il ſe trouve encore un Jean Dondus de Padoue, qui a compoſé :

> *De fontibus calidis agri Patavini Liber.*

Peut-être étoit-il parent du premier. Quoi qu'il en ſoit, Jacques Dondus étoit un très-ſavant Mathématicien, & il inventa une nouvelle façon d'horloge, où non-ſeulement on voyoit les heures du jour & de la nuit, mais auſſi le cours annuel du ſoleil par les douze ſignes du Zodiaque, & celui que la lune fait tous les mois dans le ciel. On y voyoit encore les jours des mois & les fêtes de l'année. Cette machine fut ſi ingénieuſement exécutée par l'a-

dreſſe du plus habile ouvrier qui fut dans la Ville de Padoue, que l'on voyoit le ſoleil, la lune & les planettes y
faire tous les jours le même cours qu'ils font dans le Ciel.
Le ſuccès de cette invention aquit tant d'honneur & d'eſtime à ſon auteur, qu'il fut appellé enſuite *Jacques de l'Horloge :* nom qui s'eſt depuis toujours conſervé dans ſa famille, laquelle a tenu un rang conſidérable dans la Ville
de Padoue. On plaça en 1344. cette Horloge ſur la tour
du Palais du Prince de Carare, qui eſt une Ville de Toſcane.

Comme Dondus n'étoit pas moins ſavant Naturaliſte
que Mathématicien, il fut le premier qui trouva le ſecret
de faire du ſel avec l'eau de la fontaine *Albano* dans le
Padouan; en ſorte que de mille livres d'eau, il en tiroit
une livre de ſel : ce qui donna lieu en 1370. de bâtir une
maiſon pour ſervir à cet uſage, ſur le bord du petit Lac
dont les eaux ſont plus ſalées.

Voici l'Inſcription qu'on mit ſur le tombeau de Jacques
Dondus :

> *Ortus eram Patavi Jacobus, terræque rependo*
> *Quod dedit, & calidos cineres brevis occulit urna.*
> *Utilis officio Patriæ, ſat cognitus orbi ;*
> *Ars medicina mihi, cœlumque & ſidera neſſe.*
> *Quo nunc corporeo reſolutus carcere pergo,*
> *Utraque nempè meis manet ars ornata libellis.*
> *Quin procul excelſæ monitus de vertice turris,*
> *Tempus & inſtabiles numero quod colligis horas,*
> *Inventum cognoſce meum, gratiſſime Lector ;*
> *Et pacem mihi, vel veniam tacituſque precare.*

DOODY (Samuel) nâquit dans le Comté de Stafford
en Angleterre. On peut juger du mérite de cet habile
homme, par les Obſervations botaniques qu'il a faites ſur
l'Hiſtoire des Plantes de Ray. Il ſe diſtingua bientôt parmi
les Apoticaires de Londres ; ce qui fit qu'en conſidération
de ſon habileté dans l'Hiſtoire naturelle & la Botanique,
il devint le Directeur de leur Jardin de *Chelſea.* Ray avoue
ingénûment qu'il a emprunté de lui bien des choſes. Il
mettoit tout en œuvre pour approfondir la nature des
mouſſes, des plantes capillaires, des *fucus* & des coraux ;
de ſorte que l'Hiſtoire naturelle & la Botanique ont beaucoup perdu par ſa mort qui arriva en 1706.

DORDONUS, (George) étoit de Plaiſance, où il
reçut le bonnet de Docteur à l'âge de 23 ans. Il enſeigna
enſuite la Chirurgie en l'Univerſité de Pavie, du tems de

François I. Roi de France, c'est-à-dire, vers l'an 1522.
Nous avons de lui:

De Morbi Gallici curatione Tractatus quatuor. Annotationes ejufdem centum in fimplicium materiam. Papiæ, 1568. in-8vo.

DORNKREL *d'Eberhertz*, (Tobie) Docteur en Médecine, natif d'Iglau en Moravie, exerça la Médecine à Lunebourg. Il mourut le 30 Juin 1605. On a de lui:

Tractatus de purgatione.

De Pefte.

Difpenfatorium Medicamentorum.

Medulla Praxeos medicæ.

DOUGLAS, (Jacques) Anatomifte Anglois, qui excella dans la Pratique des Accouchemens. Il profeffoit la Médecine à Londres dans le commencement de ce fiécle. Nous lui fommes redevables des Ouvrages fuivans:

Bibliographiæ anatomicæ fpecimen, imprimé pour la premiére fois à Londres, & dans la fuite avec des augmentations à Leyde, fous Albinus, 1734. *in-8vo.*

Myographiæ comparatæ fpecimen. Londini, 1707.
Dans cet Ouvrage l'Auteur marque la différence des mufcles dans l'homme & dans le chien; on l'a traduit en Latin, & imprimé à Leyde en 1729.

Defcription du Péritoine, en Anglois. A Londres, 1730.
Le Docteur Freind, dans le premier volume de fon Hiftoire de la Médecine, dit en parlant d'une opération de l'hernie, que pour avoir des notions exactes de la diftention à laquelle le péritoine eft fujet, il faut abfolument examiner les préparations qu'a faites de cette membrane, l'exact Anatomifte Douglas, qui eft le premier qui nous ait donné une jufte idée de cette partie dans l'opération de l'hernie; l'opération de la taille au haut appareil demande encore une grande connoiffance & un mûr examen de fa ftructure.

Douglas eft le premier qui ait démontré que l'expanfion de la premiére lame du péritoine ne forme point, comme les Auteurs l'ont cru, l'enveloppe ou la tunique des tefticules, mais qu'elle forme une tunique particuliére aux vaiffeaux fpermatiques, qu'il appelle la tunique propre des vaiffeaux fpermatiques, *tunica vaforum fpermaticorum propria.*

DOUGLAS, (Jean) Chirurgien de Londres, qui vivoit encore en 1722. Ce fut lui qui entreprit le premier la taille au haut appareil, que fon frere le Docteur Jacques Douglas, avoit démontrée poffible & très-utile, dans un Mémoire préfenté à la Société Royale en 1718.

DRACON, célébre Mèdecin, deuxiéme fils d'Hippocrate & frere de Theffalus, a vêcu en la 91. Olympiade, vers l'an 340. de Rome, fur la fin du 36. fiécle. On ne fait aucune particularité de fa vie, fi ce n'eft qu'il eut un fils, que quelques-uns nomment *Hippocrate* & d'autres *Dracon*, & qui fut Médecin de Roxane, femme d'Alexandre le Grand.

DRAKE, (Jacques) Médecin Anglois, qui a donné un Ouvrage intitulé :

Anthropologia nova, ou nouveau fiftême d'Anatomie. Il y en a deux éditions : on a omis dans celle de 1717. une grande partie de ce qui eft contenu dans la premiére. Cet Auteur avoit des idées finguliéres fur la bile & fur les menftrues.

DRELINCOURT, (Charles) François de nation, Docteur de Montpellier, étoit fils de Charles Drelincourt, Miniftre de Charenton. Il fe réfugia en Hollande, où il exerça la Médecine, & devint enfin Profeffeur d'Anatomie à Leyde : il occupa la Chaire devenue vacante par la mort de Vander Linden en 1664. & la remplit avec honneur jufqu'à l'an 1689. qui eft celui de fa mort.

Ses Ouvrages anatomiques font :

De partu octimeftri vivaci diatriba. Lugduni Batavorum, 1653. *in*-12.

Praludium anatomicum, 1672. & 1680.

On trouve ces Ouvrages entre fes *Opufcula. Lugd. Batavorum,* 1680. *in*-12. *Haga,* 1727.

De humani fœtûs membranis hypomnemata. Lugduni Batavorum, 1685. *in*-12.

Experimenta anatomica ex vivorum fectionibus petita. Lugduni Batavorum, 1681, 1682. *in*-12.

Manget a inféré dans fa Bibliothéque anatomique ce dernier Traité, ainfi que quelques piéces du même Auteur, intitulées, *de conceptu, de femine virili, de femine muliebri, ovis, utero, tubis uteri, cum corollariis de humano fœtu.* On a de lui beaucoup de chofes fur la Médecine.

DRIANDER, (Jean) Médecin célébre & Mathématicien, étoit de Wetteren au Pays de Heffe, & il profeffa avec réputation la Médecine & les Mathématiques, qu'il enrichit de quantité de doctes Ecrits. Il trouva auffi beaucoup de chofes dans l'Aftronomie, fit de nouveaux inftrumens ou rendit meilleurs & plus utiles ceux qui étoient déja inventés, & il mourut le 20 Décembre de l'an 1560. à Marpurg, Ville confidérable au Landgraviat de Heffe-Caffel, où il avoit long-tems enfeigné. Nous avons de lui :

Anatomica, hoc eft, corporis humani diffectionis pars prior : in qua fingula quæ ad caput fpectant, membra & partes recenfentur, cum figuris & iconibus. Item *Anatomia Porci & Anatomia Infantis. Marpurgi, 1537. in-folio.*

De Balneis Enifenfibus Liber. Marpurgi, 1535. in-8vo.

De Annulo aftronomico.

De Cylindro.

De Globulo terreftri, &c.

DRIVERE connu fous le nom de *Hieremias Thriverius*, Profeffeur en Médecine dans l'Univerfité de Louvain, a vêcu dans le feiziéme fiécle. Il étoit de Brakela, qui eft un Village en Flandres près de Grand-Mont, & il s'aquit beaucoup de réputation par fon favoir & par fes Ouvrages. Il mourut en 1554. âgé de 52 ans. Nous avons de lui les fuivans :

Varia Apothegmata. Lugduni, 1549. in-12.

Oratio ad Studiofos Medicinæ, de duabus hodie Sectis ac ipfarum methodo. Antuerpiæ, 1544. in-8vo.

Difceptatio cum Ariftotele & Galeno, fuper natura partium folidarum, & argumenta aliarum multarum difputationum : quibus varia paradoxa, hactenus ambigua vel incognita, afferuntur. Antuerpiæ, 1543. in-8vo.

Difceptatio de fecuriffimo victu, à Neotericis perperam præfcripto. Lovanii, 1531. in-4to.

Univerfa Medicina breviffima abfolutiffimaque methodus, à Dionyfio Thrivero filio ab obitu illius in publicum collata. Antuerpiæ, 1592. in-8vo.

De temporibus morborum & opportunitate auxiliorum. Adjectus eft ab eodem elenchus apologiæ Leonardi Fuchfii nuper emiffa de miffione fanguinis in pleuritide. Lovanii, 1535. in-4to.

De miffione fanguinis in pleuritide, ac aliis phlegmonis tàm externis quàm internis omnibus, cum Petro Briffoto & Leonardo Fuchfio Difceptatio ad Medicos Parifienfes. Ejufdem Commentarius de victu ab arthriticis morbis vindicante, &c. Lovanii, 1532. in-4to.

In primum Aphorifmorum Hippocratis librum Commentarius. Antuerpiæ, 1538. in-4to.

In Polybum, aut Hippocratem, de viĉlûs ratione idiotarum aut privatorum, Commentarius. Lugduni, 1548. in-8vo.

In tres libros Galeni de Temperamentis, & unum de inæquali intemperie, Commentarii quatuor. Lovanii, 1535. in-8vo.

In Tɛ́χνlω Galeni clariffimi Commentarii. Lugduni, 1547. in-16.

In Hippocratem de ratione viĉlûs in morbis acutis Commentarii. Lugduni, 1552. in-8vo.

Commentarii in feptem libros Aphorifmorum Hippocratis. Lugduni, 1551. in-4to.

In Celfi de fanitate tuenda librum Commentarii. Antuerpiæ, 1539. in-8vo. Lugduni Batavorum, 1592. in-4to.

De Arthritide Confilia.

DRUIDES (Les) exerçoient trois fonctions à la fois chez les anciens Gaulois ; ils étoient revêtus du Sacerdoce ; ils rendoient la juftice & ils proffeffoient la Médecine. Pline remarque touchant leur Médecine, qu'ils faifoient grand cas du *Gui de Chefne*, & qu'ils le regardoient particuliérement comme un reméde affuré contre la ftérilité & contre tous les venins. Les cérémonies fuperftitieufes qu'ils pratiquoient en le cueillant, font affez voir que leur Médecine fe reffentoit de la magie. Le même Auteur dit que les Druides recommandoient beaucoup une herbe appellée *Selago*, qui reffemble à la Sabine. On ne connoit pas aujourd'hui cette herbe. On recueille d'ailleurs du fixiéme livre des Commentaires de Jules-Céfar, que ceux d'entre les Gaulois qui étoient attaqués de quelque grande maladie, faifoient vœu d'immoler des hommes dans la vue de recouvrer la fanté, & que les Druides étoient les Miniftres de ces abominables facrifices.

On trouve dans les Annales d'Arentinus que les Druides exiftoient dès le tems d'Herman ou d'Hermion, qu'on dit avoir été contemporain de Jacob : mais ce récit n'eft qu'une fable. On ne peut fixer avec exactitude en quel tems commença leur miniftére ; mais Pline & Suetone nous apprennent qu'il ceffa fous les regnes de Tibére & de Claude. Il eft certain que ces Empereurs donnerent contre eux des Edits févéres, & les condamnerent au banniffement & à la mort, comme gens pratiquant la Magie & d'autres Arts finiftres & illicites.

Strabon & Ammien Marcellin divifent les Druides en trois efpéces, des *Bardes* ou des Poëtes, des Prêtres unique-

ment occupés des choses de la Religion, & de ceux qui faisoient toute leur étude de la nature & de la morale. Les
Druides habitoient dans le fond des forêts, pour lesquelles
ils avoient une vénération superstitieuse. Leur assemblée la
plus célébre étoit au pays Chartrain, suivant Jules-César;
les Bardes habitoient principalement dans l'Auvergne &
dans la Bourgogne.

DRUSIANUS. *Voyez* CRUSCIANUS.

DUDON, Docteur de Paris dans le treiziéme siécle. Il
fut Clerc & Phisicien, c'est-à-dire, Médecin du Roi saint
Louis, qu'il accompagna dans ses voyages d'Outremer;
il assista aussi à sa mort en Afrique. Après cela il revint en
France avec le Roi Philippe le Hardi. Il se trouva extrê-
ment mal à Saint-Germain en Laye, où il avoit suivi le Roi,
& s'étant fait transporter à Paris, il y fut abandonné des
Médecins. Dans un état si fâcheux il eut recours à Dieu,
& il lui demanda, par les mérites de saint Louis, la santé
qu'il obtint. Il écrivit lui-même une rélation de ce qui venoit de lui arriver, & il l'envoya à Guillaume de Chartres
qui composoit alors la vie de ce saint Roi. Il y dit la chose
de la maniére que je viens de la rapporter.

DUNCAN (Daniel) étudia la Philosophie à Toulouse
en 1668. & pratiqua la Médecine avec réputation à Mon-
tauban sa Patrie. Il a composé les Ouvrages suivans qui
sont estimés:

Explication nouvelle & méthodique des actions animales.
La Chimie naturelle.
*L'Histoire de l'Animal, ou la Connoissance du Corps animé
　　par la Méchanique & par la Chimie.*

DURET, (Louis) célébre Médecin qui a vêcu dans le
seiziéme siécle. Il étoit natif de Baugé en Bresse, au sentiment
du Sieur Guichenon, Historien de cette Province, quoique
Gauchet, dit Scevole de Sainte-Marthe, le fasse Bourgui-
gnon dans l'éloge qu'il fait de lui entre ceux des hommes
de Lettres François. Ses parens l'envoyerent fort jeune à
Paris pour y faire ses études; il y arriva extrêmement
pauvre & ignorant; mais il aquit dans la suite tant de
bien & de savoir, qu'il fut un des plus riches & des plus
doctes Médecins de son tems. Il s'aquitta de l'emploi de
professeur Royal avec une réputation conforme à son mérite; & il fut honoré de la charge de premier Médecin de
Charles IX. & puis de Henri III. Ce Prince eut tant d'estime & de bienveillance pour lui, que voulant lui en don-

ner une preuve convaincante, non-seulement il honora de
sa préfence les noces de sa fille; mais encore il l'accompagna jusqu'à l'Eglife, où son mariage devoit être béni,
s'étant mis à la droite de la nouvelle mariée & ayant placé
son pere à la gauche. Le Roi voulut auffi affifter au feftin
qui se fit au retour de l'Eglife; & ayant prêté à la fille de
Duret toute la vaiffelle d'or & d'argent qui fut employé
dans ce repas, il lui en fit enfuite préfent. Enfin, ce grand
homme, après avoir mérité par fon érudition, l'eftime de
fon Prince & du Public, mourut le 22 Janvier en 1586.
âgé de 59 ans, d'une mort qu'il avoit lui-même prévue
depuis long-tems. Auffi comme il fentit approcher la derniére heure, après avoir exalté dans un ample & docte difcours, la miféricorde de Dieu, pris congé de fa femme &
donné la bénédiction à fes enfans, il expira auffi douce-
ment que s'il eut paffé dans un paifible & agréable fommeil. Il laiffa plufieurs enfans; l'un habile Médecin comme lui, & les autres depuis élevés aux charges de Confeiller, ou au Parlement, ou à la Chambre des Comptes
de Paris.

On dit que Duret expliquoit Hippocrate avec une facilité admirable, & qu'il favoit les Aphorifmes par mémoire. Ses principaux Ouvrages font :

Hippocratis magni Coacæ prænotiones. Opus admirabile in
tres Libros diftributum. Parifiis, 1588. *in-folio. Argentinæ,*
1633. *in-8vo.*

In magni Hippocratis Librum de humoribus purgandis, &
in Libros tres de Diæta acutorum, Commentarii interpre-
tatione & enarratione infignes. Adjecta eft ad calcem ac-
curata Conftitutionis primæ Libri II. Epidemiũ ejufdem
Autoris interpretatio. Parifiis, 1631. *in-8vo.*

Adverfaria in Jacobi Hollerii Libros de Morbis internis.

D U V A L (Guillaume) fut Profeffeur aux Colléges de
Calvy & de Lifieux, puis au Collége Royal à Paris, &
enfin Docteur en Médecine. C'eft lui qui a donné l'Hiftoire du Collége Royal.

E.

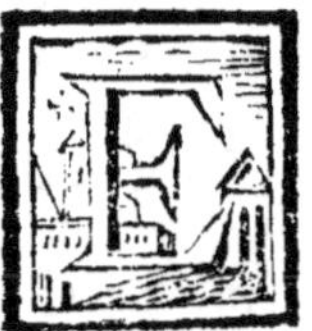 BEN-RODAN. *Voyez* Haly Rodoham.

ECHTIUS (Jean) nâquit aux Pays-Bas dans le seiziéme siécle. Il étudia à Wittemberg, célébre Université de l'Electorat de Saxe; & depuis étant allé en Italie, il y passa Docteur en Médecine, qu'il professa ensuite à Cologne. Echtius s'attacha beaucoup à la Botanique; & il mourut pour avoir senti une odeur un peu forte qui lui offensa le cerveau. Ce fut environ l'an 1554. Nous avons de lui :

De Scorbuto vel Scorbutica passione Epitome. Extat cum Dan. Sennerti de Scorbuto Tractatu. Witteberga, 1624. in-8vo.

ECLECTIQUE. (Secte) Les Méthodiques, qui ne s'accordoient guères entre eux, donnerent lieu à l'invention de quelque nouveau sistême : de leur Secte il en sortit l'Eclectique, dont Archigene d'Apamée est regardé comme le chef. Ceux de la Secte Eclectique, c'est-à-dire, Choisissante, faisoient profession de choisir ce que chacune des autres avoit de meilleur, sans vouloir se ranger d'aucun parti. Cette Secte est encore aujourd'hui celle des Médecins les plus raisonnables.

Un certain Philosophe d'Alexandrie, nommé *Potamon*, avoit introduit dans la Philosophie une pareille Secte environ 50 ou 60 ans avant Archigene ; d'où celui-ci peut avoir tiré raison d'en faire de même à l'égard de la Médecine. Au reste, on ne voit pas de ce que disent les Auteurs touchant Archigene, en quoi consistoit ce qu'il pouvoit avoir recueilli de toutes les Sectes.

EGYPTIENS. (Etat de la Médecine chez les) La Médecine, ainsi que toutes les autres sciences, prit naissance & fleurit d'abord chez les Orientaux : elle passa d'Orient en Egypte, d'Egypte en Gréce & de Gréce dans toutes les autres parties du monde. Mais les Egyptiens ont si soigneusement enveloppé leur histoire d'emblêmes, d'hiérogliphes & d'allégories, qu'ils en ont fait un cahos de fables dont il est presque impossible d'extraire la vérité. On convient unanimement que l'Egypte & l'Afrique furent peuplées par Cham, fils de Noë, qui transmit, sans doute,

à sa postérité les connoissances de son tems, & avec elles
ce qu'on savoit de la Médecine. Misraïm, fils de Cham,
passe chez les Historiens pour avoir conduit les Arts en
Egypte. Que ce soit Cham, que ce soit Misraïm qui ait
été le fameux Zoroastre des Perses, c'est ce qu'il importe
peu de savoir : il suffit pour l'histoire que l'un ou l'autre,
ou quelques-uns de leurs descendans immédiats furent
déifiés par leurs superstitieux compatriotes, en mémoire
des Sciences qu'ils avoient inventées, perfectionnées & com-
muniquées. Delà vinrent les récits miraculeux des actions
d'Isis, d'Osiris, d'Hermés, de Trismegiste, d'Horus le même qu'Apollon & le fils d'Isis, de Toth, d'Esculape &
de quelques autres, qu'on reconnoit pour les inventeurs
de la Médecine & les premiers Médecins.

La Médecine fit, sans doute, de grands progrès chez les
Egyptiens ; car ils eurent les premiers Médecins de profession. Nous trouvons dans la Génése, chap. 50, que le Patriarche Joseph ordonna aux Médecins qu'il avoit à son
service, d'embaumer le corps de son pere Jacob, qui mourut l'an du monde 2315.

Clément l'Alexandrin nous apprend que le fameux Hermés avoit renfermé toute la Philosophie des Egyptiens en
quarante-deux livres, dont les six derniers concernant la
Médecine, étoient particuliérement à l'usage des Pastopho-
res, & que l'Auteur y traitoit de la structure du corps
humain en général, de celle des yeux en particulier, des
instrumens nécessaires pour les opérations chirurgicales,
des maladies & des accidens particuliers aux femmes.
Quant à la condition & au caractére des Médecins en
Egypte, à en juger sur la description que le même Ecrivain en a faite, ils composoient un ordre sacré dans
l'Etat : mais pour prendre une idée juste du rang qu'ils
y tenoient & des richesses dont ils étoient pourvus, il faut
savoir que la Médecine étoit alors exercée par les Prêtres,
à qui, pour soutenir la dignité de leur ministére & satisfaire aux cérémonies de la Religion, nous lisons dans
Diodore de Sicile, qu'on avoit assigné le tiers des revenus
du Pays. Le Sacerdoce étoit héréditaire, & passoit de pere
en fils sans interruption ; mais il est vraisemblable que le
Collége sacré étoit partagé en différentes classes, entre lesquelles les Embaumeurs avoient la leur ; car Diodore nous
assure qu'ils étoient instruits dans cette profession par leurs
peres, & que les Peuples qui les regardoient comme des

membres du corps sacerdotal, & comme jouissant en cette qualité d'un libre accès dans les endroits les plus secrets du Temple, réunissoient, à leur égard, une grande estime à la plus haute vénération. Hérodote fait encore un récit plus circonstancié de l'état de la Médecine en Egypte : il nous apprend que les Médecins y démembrerent cette Science, & distribuerent entre eux les maladies ; que chaque Médecin avoit la sienne, & qu'aucun d'eux n'osoit en suivre davantage. L'Egypte, dit-il, est pleine de Médecins : les uns sont pour les yeux, les autres pour les dents ; ceux-ci se sont emparés de la tête, & ceux-là du ventre. Il y a même une espéce particuliére de Médecins qu'on appelle dans les maladies inconnues.

Les Médecins payés par l'Etat, ne retiroient en Egypte aucun salaire des Particuliers. Diodore nous apprend que les choses étoient sur ce pied, au moins en tems de guerre ; mais en tout tems ils secouroient, sans interêt, un Egyptien qui tomboit malade en voyage. Des régles établies par des Prédécesseurs qui s'étoient illustrés dans la Profession, & transmises dans des mémoires autentiques, fixoient la pratique du Médecin. S'il tuoit son malade, en suivant ponctuellement les loix de ce code sacré, on n'avoit rien à lui dire ; mais il étoit puni de mort, s'il entreprenoit quelque chose de son chef, & que le succès ne répondît pas à son attente. Rien n'étoit plus capable de ralentir les progrès de la Médecine ; aussi la vit-on marcher à pas lents, tant que cette contrainte subsista. Aristote rapporte, dans ses Questions politiques, qu'en Egypte le Médecin pouvoit donner quelque secours à son malade le cinquiéme jour de sa maladie ; mais que, s'il commençoit la cure avant que ce tems fût expiré, c'étoit à ses risques & fortunes : coutume que le même Auteur traite d'indolente, d'inhumaine & de pernicieuse, quoique d'autres en fissent l'apologie.

Voici le jugement qu'Isocrate a porté de la Médecine des Egyptiens : Les Prêtres, dit-il, dans l'éloge de Busiris, qui ont en Egypte de grands priviléges, ont inventé, pour le bien des malades, un sistême de Médecine qui exclut tout reméde dangereux : ils n'emploient que ceux dont on peut user aussi sûrement que des alimens journaliers : delà vient que les Habitans de cette Contrée sont d'un tempérament ferme & robuste, & parviennent à l'extrême vieillesse.

Par tout ce que nous venons de dire, il est aisé de juger de la dignité où étoit la Médecine chez les Egyptiens, de l'opulence de leurs Médecins & de la singularité de leur pratique, que les principes de l'art & l'exigence des cas déterminoient beaucoup moins que les loix écrites qu'il étoit dangereux de franchir. D'où on peut conclurre que leur théorie étoit fixée ; que leur profession exigeoit plus de mémoire que de jugement, & que le Médecin transgressoit rarement avec impunité, les régles prescrites par le Code sacré. Mais pour exposer en détail la condition de la Médecine chez les anciens Egyptiens, nous n'avons qu'à passer en revue l'état des différentes parties qui la composent.

D'abord il est constant que leur Phisiologie étoit dans un dégré de perfection proportionné à leurs connoissances anatomiques ; car cette partie suppose des dissections exactes & fréquentes. Or, quel étoit l'état de leur Anatomie ? les progrès qu'ils y avoient faits se reduisoient à peu de chose.

Diogéne Laerce rapporte, sur l'autorité de Manethon, qu'ils regardoient les animaux comme composés des quatre élémens, à quoi Sénéque ajoute qu'ils distinguoient les élémens en mâles & en femelles. Ils accordoient de plus aux corps célestes une grande influence sur celui de l'homme, qu'ils divisoient en trente-six parties consacrées à autant de Dieux ou de Démons, auteurs de la santé & des maladies qui survenoient à la partie qui étoit vouée à chacun de ces Démons : c'est pourquoi on adoroit ces Génies, & il y avoit de certains enchantemens propres à calmer leur colére. Un autre moyen de se reconcilier avec ces Etres bien & malfaisans, c'étoit de graver leurs hiérogliphes sur des pierres & sur des plantes. Tels furent apparemment les premiéres causes & les principaux fondemens de la magie.

On peut en quelque maniére déduire de cet amas de superstitions, l'état de leur pathologie ; car il est évident qu'ils rapportoient les causes des maladies à des Démons dispensateurs des biens & des maux : cependant quelques Auteurs ont imaginé que cette partie s'étoit considérablement perfectionnée par les occasions fréquentes qu'avoient les Embaumeurs de voir & d'examiner les viscéres humains. Hérodote & Diodore de Sicile pensent que les trouvant affectés & corrompus de diverses façons, ils conjecturérent que les substances qui servent à la nourriture du corps,

font elles-mêmes la fource de ces infirmités. Vraifemblablement cette découverte & la crainte qu'elle infpira, donnerent lieu aux régimes & aux diétes qui s'obfervoient.
Delà vint, fans doute, cet ufage fréquent des cliftéres, des
boiffons purgatives, des vomitifs & de l'abftinence d'alimens ; toutes chofes qu'ils pratiquoient dans le deffein
d'obvier aux maladies en éloignant leurs caufes. Ils donnoient, felon Hérodote, à ces remédes de précaution, trois
jours de fuite par mois ; mais fi l'on en croit Diodore de
Sicile, ils mettoient trois ou quatre jours d'intervalle entre chaque jour d'évacuation. Au refte, les témoignages de
ces Auteurs pourroient être vrais, quoique différens : il
fuffit pour cela qu'ils aient rapporté l'un & l'autre la pratique de leur tems.

Pline & Elien difent que l'ufage du cliftére leur vient de
l'Ibis ou de la cigogne, à qui la nature a fait le bec de
figure propre à pouvoir fe l'introduire dans l'anus, & à infinuer dans fes inteftins un fluide qui les nettoie. Ils com-
muniquerent à leurs voifins cette méthode d'évacuer, &
d'autres qu'ils avoient encore. Si cela eft vraifemblable, il
ne l'eft pas moins que les frictions, les bains & les oignemens étoient ufités parmi eux, avant que d'être connus des
Grecs. Hérodote attribue leur conftitution faine & robufte
à la temperature de l'air, qui n'éprouvant dans ce climat
aucune altération confidérable, favorifoit tous les foins
qu'ils prennoient de leur fanté. Avant que de terminer cet
article, nous obferverons contre le fentiment de quelques
Auteurs, que, quoique reftrains par rapport à l'ufage des
viandes, cette nourriture leur étoit ordinaire : les Prêtres,
dit Hérodote, fans entrer dans aucune dépenfe, avoient
abondamment de tout. On leur fourniffoit le vin, & ils
emportoient des autels du bœuf & des oies ; mais le poiffon leur étoit défendu, & l'on ne femoit point des féves
dans le pays. Ce fut, peut-être, par cette raifon, que Pythagore profcrivit ce légume.

Les ufages variant felon l'interêt des Peuples & la di-
verfité des contrées, les Egyptiens, fans être privés de
la chair des animaux, en ufoient plus fobrement que
les autres nations. L'eau du Nil, dont Plutarque nous
apprend qu'ils faifoient grand cas, & qui les rendoit vi-
goureux, étoit leur boiffon ordinaire. Hérodote ajoute à
cela que leur fol étoit peu propre à la culture des vignes ;
d'où nous pouvons inférer qu'ils tiroient d'ailleurs les

vins qu'on fervoit aux tables des Prêtres & des Rois. Le régime prefcrit aux Monarques Egyptiens, peut nous donner une haute idée de la temperance de ces Peuples. Leur nourriture étoit fimple, dit Diodore de Sicile, & ils buvoient peu de vin, évitant, avec foin, la réplétion & l'ivreffe ; en forte que les loix qui régloient la table des Princes, étoient plutôt les ordonnances d'un fage Médecin, que les inftitutions d'un Légiflateur. On accoutumoit à cette frugalité les enfans dès leur plus tendre jeuneffe.

Quant à leurs exercices, nous apprenons du même Auteur, qu'ils étoient tout autres que ceux des Grecs. L'étude de la mufique n'entroit point chez eux dans l'éducation ordinaire : pour la lutte, ils la croyoient plus capable de donner au corps une vigueur paffagére dont il falloit garantir la jeuneffe, qu'une conftitution mâle & robufte. Au refte, ils étoient très-ftudieux de la propreté, en cela imitateurs fidéles de leurs Prêtres, qui, felon Hérodote, ne paffoient point trois jours fans fe rafer le corps, & qui, pour prévenir la vermine & les effets des corpufcules empeftés qui pouvoient s'exhaler des malades qu'ils approchoient, étoient vêtus dans les fonctions de leur miniftére, d'une toile fine & blanche. Nous lifons encore dans le même Auteur, que la coutume de fe rafer le corps étoit univerfelle en Egypte, & que ces Peuples étoient nuds ou légérement couverts ; ils ne laiffoient croître leurs cheveux que lorfqu'ils étoient en pélerinage, qu'ils en avoient fait vœu, ou que quelque calamité défoloit le Pays.

Quant à leur pratique en général, nous pourrions dire à fa louange, qu'elle étoit vantée dans les Pays où elle étoit connue, & qu'au jugement d'Ifocrate, ils employoient les remédes les plus doux & les plus falutaires. Les Egyptiens avoient coutume de s'enfermer dans le Temple d'Ifis & de Serapis, & d'attendre là que ces Divinités leur révélaffent, pendant le fommeil, les remédes qui leur étoient néceffaires. Strabon nous apprend que la même fuperftition les conduifoit auffi dans le Temple de Vulcain aux environs de Memphis : ce qui porteroit à croire que les Prêtres n'exerçoient pas feuls la Médecine, & que le Peuple s'en mêloit auffi dans les occafions preffantes ; d'autant plus que les anciens Hiftoriens nous difent que l'Egypte étoit pleine de Médecins, & que tous fes Habitans fe donnoient pour tels. Mais ce qu'il pourroit y avoir de vrai, c'eft que les Particuliers poffédoient dans leurs familles des vomitifs, des purgatifs, & quelques moyens d'évacuer qui n'étoient pas communs : c'est à cela que se bornoit la Médecine du Peuple; car Diodore de Sicile assure, qu'il étoit expressément défendu de professer la Médecine, sans être Membre du Collége Sacerdotal.

EICHSTADE, (Laurent) natif de Setin dans la Pomeranie, étoit Médecin & Mathématicien. On met sa mort en 1660. Il composa des Ephémerides. *Pædia astrologica. De Confectione Alchermes, Dissertatio & exercitatio medica. Stetini*, 1635. *in-8vo.*

EISENSCHMID, (Jean-Gaspar) Docteur en Philosophie & en Médecine, & célébre Mathématicien, nâquit à Strasbourg le 25 Septembre 1656. Son pere, de même nom & surnom que lui, étoit Potier d'étain & avoit des Charges honorables dans la Ville. Il fut laissé orphelin fort jeune, & fit ses classes en dix ans, après quoi il fréquenta les leçons des Professeurs, & s'attacha sur-tout aux Mathématiques qui lui plaisoient infiniment. Il fut fait Docteur en Philosophie vers l'an 1676. delà il passa à l'étude de la Médecine, sans négliger les Mathématiques, qui faisoient toujours son principal attachement. Il soutint une dispute inaugurale en Médecine en 1681. Après cela il se mit à voyager en France, en Italie & en Allemagne, & vint en 1684. recevoir le bonnet de Docteur en Médecine à Strasbourg. En 1696. il fit une chute, dont il fut tellement blessé, qu'il ne put plus sortir de sa maison. Empêché par cet accident de s'attacher à la pratique, il se donna entiérement aux Mathématiques, & eut l'honneur, lors du rétablissement de l'Academie Royale à Paris, d'être nommé pour être Associé de cet illustre Corps. Ses Ouvrages justifient ce choix. Il a publié un Traité sur la figure de la terre *Elliptico-sphéroïde;* un autre des poids & mesures de plusieurs Nations, & de la valeur des monoies anciennes. Il avoit commerce de lettres avec la plupart des Savans de l'Europe, & mourut le 4 Décembre 1712. Le Roi de France se servit de lui pour dresser une Carte de Géographie.

ELEPHANTIS, femme dont Galien & Pline font mention; elle avoit écrit des remédes abortifs & des fards. Il est vraisemblable que ce n'est pas la même que celle qui s'est rendue fameuse par ses vers lascifs, & dont Martial, les Auteurs des Priapées & Suétone ont parlé.

ELICHMAN, (Jean) natif de Silesie, pratiqua la

Médecine à Leyde. Il se maria l'an 1638. avec une femme qui étoit d'une famille de Bourguemaître; mais il n'en jouit pas long-tems, car il mourut l'an 1639. Il entendoit seize Langues, & il étoit si habile dans le Persan, qu'au jugement de Saumaise, l'Europe n'a jamais produit un homme qui l'égalât en cela, & n'en produira, peut-être, pas un semblable. Il croyoit que la Langue Allemande & la Persanne venoient d'une même source, & il en donnoit plusieurs raisons. Sa Dissertation Latine, *de termino vitæ secundùm mentem Orientalium*, parut l'an 1639. On croit qu'elle eût été beaucoup plus longue, s'il ne fut mort en y travaillant.

ELKENANI, Médecin, qui professa dans l'Ecole d'Alexandrie. Il abandonna lâchement la Religion Chrétienne, à la sollicitation du Calife Abd'il-aziz, pour embrasser la Mahométane.

ELLEBODIUS, (Nicasius) natif de Cassel en Flandres, a vêcu dans le seiziéme siécle. Il étoit Philosophe & Médecin de la Faculté de Padoue, où il s'aquit l'estime & l'amitié des Savans. Le célébre Vincent Pinelli & le Cardinal Granvelle eurent beaucoup de considération pour lui. Il fut Chanoine de Presbourg en Hongrie, où il mourut; mais on ne sait pas en quelle année. Ellebodius publia en 1585. le Traité *de Natura humana* de Nemesius, que quelques-uns ont attribué à saint Gregoire de Nysse. On a aussi des Epitres & des Poësies de sa façon.

ELLINGER, (André) Médecin, Poëte & Philosophe, étoit Allemand, natif de la Province de Thuringe au cercle de la Haute Saxe. Il enseigna dans les principales Universités d'Allemagne, & il mourut en 1582. Il a laissé divers Ouvrages, comme:

Hippocratis Aphorismorum, id est, selectarum maximèque ratarum sententiarum Paraphrasis Poëtica. Francofurti, 1579. in-8vo.

Hippocratis Prognosticorum Paraphrasis Poëtica. Cum Corn. Celsi aliquot Hippocr. Prognosticorum versione Latinâ. Ibidem, anno, formâque iisdem.

Consilia quædam medica, quæ extant in Opere quod Wittichius colligit & edidit. Lipsiæ, 1604. in-4to.

ELPIDIUS. *Voyez* RUSTIQUE ELPIDE.

EMPEDOCLE, célébre Disciple de Parmenide, & ensuite de Thélaugés, fils & successeur de Pythagore, étoit d'Agrigente, Ville de Sicile, où il nâquit vers le commencement de la 73. Olympiade, environ l'an du monde 3528. Suidas veut qu'il ait exercé la profession de Sophiste à Athénes. Empedocle avoit des sentimens assez singuliers touchant la Médecine, sur laquelle il écrivit en vers, & en composa jusqu'à six mille. Sa pratique fut accompagnée de toutes ces mistérieuses chiméres que Pythagore avoit introduites dans la Médecine; cependant il faut lui rendre justice, & avouer qu'il ne laissa pas de faire plusieurs cures singuliéres; parce qu'apparemment il ne faisoit pas toujours usage de ses vaines spéculations. Empedocle passoit pour avoir des connoissances surnaturelles & magiques, par le pouvoir desquelles il avoit ressuscité une femme que l'on croyoit morte; mais il se trouve qu'il l'a seulement guéri d'une suffocation de mere ou vapeur histerique. Ayant reconnu que la stérilité & la peste qui ravageoient souvent la Sicile, étoient causées par un vent de midi qui s'insinuoit par les ouvertures de certaines montagnes, il conseilla de fermer ces gorges; ses conseils furent suivis, & ces calamités disparurent.

On trouve dans un Ouvrage de Plutarque, qu'Empedocle connoissoit la membrane qui tapisse la coquille du limaçon dans l'organe de l'ouïe, & qu'il la regardoit comme le point de réunion des sons, & l'organe immédiat de l'ouïe. Au reste, nous n'avons aucune raison de croire que cette découverte anatomique ait été faite avant lui. Quant à sa Phisiologie, il ne paroit pas qu'elle fut plus raisonnée que celle de son maître; cependant par une conjecture aussi juste que délicate, il assura que les graines dans la plante étoient analogues aux œufs dans l'animal; ce qui se trouve confirmé par les expériences modernes.

Empedocle faisoit un si grand cas de la Médecine, qu'il élevoit presque au rang des immortels ceux qui excelloient dans cet Art. En cela bien éloigné des idées du fameux Héraclide, qui disoit que *les Grammairiens pourroient se vanter d'être les plus grands foux, s'il n'y avoit point de Médecins.* Quelques-uns de ses contemporains qui professoient la Médecine, avoient apparemment eu la prudence de fermer l'entrée de cette Science à sa philosophie, & la témérité de lui proposer à lui-même quelques questions embarrassantes; deux injures dont ils se vengeoient sur leur Profession.

Quant à l'histoire qui rapporte qu'Empedocle se précipita dans les flammes du Mont Etna, afin de passer pour

un Dieu, & de perfuader, en difparoiffant, qu'il avoit été
enlevé aux cieux; Paufanias fon difciple, qui étoit auffi
Médecin, ainfi que Timée, la maintiennent fauffe dans
Diogéne de Laërce qui eft de leur fentiment : & il y a
lieu de croire que s'il tomba dans ces flammes, ce fut par
un motif & par un malheur femblable à celui de Pline,
qui fut englouti par l'embrafement du Mont Vefuve, pour
avoir voulu en examiner la caufe de trop près. Néanthés
racontoit qu'Empedocle étant tombé de fon char en voya-
geant, s'étoit caffé la cuiffe, & qu'il étoit mort de cette
chute à l'âge de 77 ans. Mais Ariftote ne lui a donné que
60 ans de vie, d'autres l'ont prolongée jufqu'à 109.

Empedocle ayant remporté le prix de la courfe à cheval
dans les Jeux de la 81. Olympiade; & ne pouvant, comme
Pythagoricien, régaler le Peuple, fuivant la coutume, ni
en viande ni en poiffon, il fit faire la repréfentation d'un
bœuf, compofée avec une pâte de myrrhe, de miel & de
toutes fortes d'aromates, & la diftribua par morceaux à
ceux qui fe préfenterent.

EMPIRIQUE. (Secte) On a remarqué à l'article des
Philofophes, que quelques Médecins avoient fait tous leurs
efforts pour combattre la méthode de ceux qui les avoient
précédés, & pour détruire par la force de leurs raifonnemens, une pratique très-ancienne. Mais ici, il s'agit de
parler des gens, qui laffés ou peu fatisfaits du raifonnement & des découvertes des Philofophes & des Anatomiftes, ont prétendu que l'on pouvoit fe paffer de l'un &
de l'autre, & que les feules lumiéres que l'on devoit fuivre dans l'exercice de la Médecine, font celles que fournit
l'expérience. On les appella pour cette raifon *Empiriques*,
d'un mot Grec qui fignifie *expérience;* & leur Secte fut
appellée la Secte Empirique. Elle commença dans le
trente-huitiéme fiécle & dura fort long-tems. On regarde
Serapion d'Alexandrie & Philinus de Cos, comme les
Chefs de cette Secte. D'autres ont voulu qu'Acron d'A-
grigente en fût le Fondateur. Les Empiriques le foutenoient eux-mêmes, afin d'avoir l'avantage de l'antiquité
par-deffus les Médecins Dogmatiques, qui n'avoient commencé qu'avec Hippocrate. Mais il faut remarquer qu'il y
a eu de deux fortes d'Empiriques parmi les anciens Médecins. Ceux qui ont vêcu depuis Efculape, ou depuis le
premier qui a reduit la Médecine en Art, jufqu'au tems
qu'on y a joint le raifonnement ou la Philofophie, ceux-

là ont été les premiers Empiriques. Mais il y a cette dif-férence entre eux & les Difciples de Serapion ou de Phi-linus, qu'ils étoient Empiriques fans en porter le nom, & qu'ainfi ils ne peuvent paffer pour Sectaires, d'autant plus qu'il n'y avoit alors qu'une opinion, au lieu que les Empiriques, qui leur fuccéderent, choifirent eux-mêmes ce titre, & fe féparerent des Dogmatiques. Enfin, l'Empi-rifme de ceux-là étoit purement naturel; c'étoit, au con-traire, dans ceux-ci un effet de leur méditation & de leur raifon dont ils fe fervoient pour établir leur parti, & ban-nir le raifonnement de la Médecine.

Il n'y avoit, felon les Empiriques, qu'un feul moyen d'aquérir l'Art de guérir les maladies, qui étoit l'expé-rience. L'expérience, difoient-ils, eft une connoiffance fondée fur le témoignage des fens. Ils diftinguoient de trois fortes d'expériences. La première & la plus fimple eft produite par le pur hazard; c'eft un accident imprévu par lequel on guérit d'une maladie, comme dans le cas où quelqu'un auroit été foulagé d'un grand mal de tête par une perte de fang, qu'une chute dans laquelle la veine du front fe feroit ouverte, auroit fortuitement occafion-née, ou dans le cas où la fiévre auroit été diffipée par une hémorrhagie, des fueurs, une diarrhée qu'on n'auroit point provoquées à deffein.

La feconde efpéce d'expérience, eft de celles qui fe font par effai, comme il arrive lorfque quelqu'un ayant été mordu par un animal venimeux, il applique fur la blef-fure la première herbe qu'il trouve, ou lorfqu'un fiévreux guérit en buvant par inftinct, autant d'eau qu'il en peut fupporter.

La troifiéme comprend celles que les Empiriques ap-pelloient imitatoires, ou dans lefquelles on repéte, dans l'efpoir d'un pareil fuccès, ce que le hazard, la nature ou l'effai ont indiqué.

C'eft la dernière efpéce d'expérience qui conftituoit l'art. Ils l'appelloient *Obfervation* ou Autopfie; & la narration fidéle des accidens, des remédes & des effets, *Hiftoire*. Or, comme l'hiftoire des maladies ne peut jamais être com-plette, ils avoient encore recours à la comparaifon : c'eft ce qu'ils nommoient *Epilogifmus* ; ce que les Latins ont rendu par *tranfitus ad fimile, fubftitutio fimilis*.

L'obfervation, l'hiftoire & la fubftitution d'une chofe femblable, étoient les trois fondemens de la Secte Empirique ; & c'étoit là , sans doute, ce que quelques-uns appelloient le *trépié de la Médecine*. Leur méthode n'étoit fondée que sur des choses évidentes, & qui paroissoient de même à tout le monde : il ne falloit, selon eux, faire usage que des sens & de la mémoire dans l'exercice de leur Art : ou s'il s'agissoit de raisonner, c'étoit d'une manière si simple, qu'on n'étoit pas sujet à se tromper.

La Secte Empirique s'est soutenue fort long-tems, & il y a apparence qu'elle subsisteroit encore avec honneur, si tous ceux qui en ont fait profession depuis Marcel l'Empirique, s'étoient autant attachés à la connoissance des maladies qu'à celle des médicamens, comme avoient fait les premiers. Mais Marcel lui-même, & ceux qui l'ont suivi, sont insensiblement tombés dans le mépris, & ont dégénéré en cette espéce de Médecins, que l'on appelle encore aujourd'hui *Empiriques*, qui sont précisément les mêmes que ceux qu'on appelloit *Agyrtæ*, *Circulatores*, *Pharmacopola*, c'est-à-dire, Charlatans, Vendeurs de médicamens, &c.

E M R A M, fils d'Isaac, étoit Médecin, Philosophe & Astrologue. Il nâquit à Toléde, en Espagne. Le Roi d'Espagne ayant pris Toléde, Emram sollicita la place de Sécrétaire en Langue Arabe, qui étoit vacante, & on la lui accorda. Ayant été dépêché quelque tems après à Séville, à l'occasion de quelque tribut, il perdit la vie dans cette Ville pour avoir tenu au Gouverneur Maure un discours dont celui-ci se tint injurié. Cela arriva l'an de l'Hégire 387. & de Jesus-Christ 998.

E N O N E, rivale de la fameuse Héléne, est rangée au nombre des femmes savantes en Médecine. Ovide la fait parler ainsi :

Ipse ratus dignam, Medicas mihi tradidit artes,
Admisitque meas ad sua dona manus.
Quæcumque herba potens ad opem, radixque medendi
Utilis in toto nascitur orbe, mea est.
Me miseram ! quod amor non est medicabilis herbis,
Destituor, prudens artis, ab arte meâ.

Au reste, on ne sait point quelle preuve Enone donna de son savoir en Médecine. On sait seulement qu'elle refusa de venir secourir Pâris, son époux, qui avoit été blessé au siége de Troye ; quoiqu'il n'y eût qu'elle seule, à ce que dit la fable, qui pût le guérir. La même fable ajoute que Pâris étant mort de ses blessures, Enone eut un si grand regret de l'avoir abandonné, qu'elle se tua elle-même. La cause du refus qu'elle avoit fait de venir au secours de son époux, c'est que celui-ci, après l'avoir quitté pour Héléne, avoit encore par un mouvement de jalousie & de colére, tué *Corystus* son propre fils qu'il avoit eu d'Enone, & qu'elle avoit envoyé auprès d'Héléne, dans la pensée qu'étant plus beau que son pere, qui étoit pourtant un fort bel homme, Héléne prendroit de l'attachement pour lui; ce qui obligeroit Pâris à quitter cette seconde femme.

ENT (George) exerça la Médecine à Londres & fut Président du Collége des Médecins. Il a écrit pour la circulation du sang en réponse à Æmilius Parisianus. Cet Ouvrage a été imprimé à Londres en 1641. in-8vo.

On a de lui des remarques sur le Traité des usages de la Respiration, de Malachias Thurston, *Londini* 1678. *in-octavo*. Ce Traité se trouve dans la Bibliothéque anatomique de Le Clerc & de Manget.

EPICHARME de l'Isle de Cos, a été auditeur de Pythagore. Il a écrit sur la Phisique & sur la Médecine, & il est souvent cité par Pline, au sujet des propriétés des Simples. On dit que ses Ecrits sont encore dans la Bibliothéque du Vatican.

EPIDAURE. (Temple d') Ce Temple tenoit le premier rang entre ceux que la Gréce fit construire à l'honneur d'Esculape, mis au nombre des immortels. Cette Ville étoit consacrée à ce Dieu, ou parce qu'il y étoit né, ou simplement parce qu'il y avoit demeuré. On voyoit dans ce Temple, qui étoit à cinq milles de la Ville, sa statue composée partie d'or, partie d'ivoire, de la main de Thrasymede, fameux Sculpteur. Cette statue étoit d'une grandeur extraordinaire, & elle représentoit le Dieu assis sur un trône, tenant d'une main un bâton, & s'appuyant de l'autre sur la tête d'un dragon, avec un chien à ses pieds. Pausanias dit que ce chien étoit mis aux pieds d'Esculape, parce qu'un chien l'avoit gardé lorsqu'il fut exposé; mais ne pourroit-on pas croire que cet animal étant l'emblême de la sagacité, si nécessaire à un Médecin, on le plaçoit aux pieds du Dieu de la Médecine?

On représentoit autrement Esculape avec une fort longue barbe, habillé en Médecin, & assis, ayant sur ses genoux des boîtes d'onguens, avec les instrumens nécessaires à la profession. De la main droite il tenoit sa barbe, & de la gauche un bâton entortillé d'un serpent, pour marquer que les malades ont befoin pour fe guérir, de faire un corps neuf, ou de quitter leur vieille peau comme le ferpent fe dépouille de la fienne. De plus, le ferpent étant le fimbole de l'attention & de la prudence, faifoit comprendre que les Médecins devoient fe rendre fort attentifs à tout ce qui arrive aux malades, & prudens dans l'application des remédes. Pour le bâton, il fignifioit que ceux qui fortent de maladie, ont befoin de beaucoup de ménagement, pour ne pas retomber. D'autres ajoutent que le bâton d'Efculape étoit plein de nœuds, pour marquer les difficultés qui fe rencontrent dans l'étude & la pratique de la Médecine.

On voit encore aujourd'hui des médailles d'Efculape, où il eft repréfenté avec d'autres attributs. Il ne faut pas oublier de remarquer que l'on voyoit au-dedans du Temple d'Epidaure plufieurs colomnes, fur lefquelles étoient gravés les noms de ceux qui avoient été guéris par le Dieu, avec une defcription de chaque maladie dont on les avoit traités, le tout en langue Dorique. Paufanias dit que fix de ces colomnes fubfiftoient encore de fon tems. Il ajoute qu'il y avoit dans le même lieu une ancienne colomne, féparée de toutes les autres, où on lifoit qu'Hippolyte avoit offert vingt chevaux à Efculape en recompenfe de ce qu'il lui avoit rendu la vie.

EPIMENIDE, Crétois, a été mis au rang des Philofophes, parce qu'on l'a compté anciennement entre les Sages de la Gréce. On peut cependant le regarder comme Philofophe-Médecin par la connoiffance qu'il avoit des plantes; c'eft de lui que les Grecs ont appris l'ufage de l'oignon marin. Quant aux vingt-fept ans que ce Philofophe paffa à dormir dans un fouterrain, cette allégorie ne peut fignifier autre chofe, finon qu'il fut long-tems abfent de fa Patrie, & qu'il employa l'efpace de ce fommeil emblématique à parcourir les Contrées éloignées, dans le deffein de s'inftruire des connoiffances que les peuples avoient en Médecine & en Philofophie.

On attribue à Epimenide d'avoir fait ceffer la pefte dans Athénes, en purifiant cette Ville d'un crime qu'avoient commis quelques Particuliers, & qui avoient attiré la colére du Ciel fur tous leurs Concitoyens. Cela arriva vers l'an 596. avant Jefus-Chrift, & lui donna occafion de lier amitié avec Solon, & d'inftruire ce Légiflateur des moyens les plus propres à bien gouverner.

EPISYNTHETIQUE. (Secte) Le peu d'accord qui regna entre les Méthodiques, donna lieu à l'introduction de la Secte Epifynthetique ; Leonides d'Alexandrie eft regardé comme un de fes premiers partifans.

Comme le mot Epifynthetique eft tiré du verbe Grec, qui fignifie *entaffer* ou *affembler*, il fe peut que Leonides & ceux de fa Secte, prétendiffent joindre les maximes des Méthodiques avec celles des Empiriques & des Dogmatiques, les raffembler ou concilier les unes avec les autres. C'eft tout ce que l'on peut dire à cet égard, n'ayant pas d'autres lumiéres fur ce fujet. On ne fait pas même quand Leonides a vêcu, quoi qu'il foit probable que Soranus l'a précédé de quelque tems.

ERASISTRATE, Médecin renommé entre les difciples de Chryfippe Cnidien. Il étoit de *Iulis* dans l'Ifle de Céos ou Céa, & non point Cos, comme quelques-uns l'ont cru. Au rapport de Pline, il étoit fils de la fille d'Ariftote, nommée *Pythias ;* Suidas eft cependant contraire à ce fentiment ; il fait Erafiftrate fils de Crétoxene, fœur du Médecin *Medius.*

Erafiftrate vivoit à la Cour de Seleucus Nicanor, Roi de Sirie, qui mourut l'an 280. avant Jefus-Chrift. Antiochus, fon fils, qui fut depuis furnommé Soter, n'ofant pas découvrir fa paffion pour Stratonice fa belle-mere, tomba dangereufement malade d'une fiévre violente, dont perfonne ne pouvoit deviner la caufe. Erafiftrate, fon Médecin, s'apperçut que la vue de Stratonice lui caufoit des changemens extraordinaires, au lieu qu'il ne paroiffoit aucune impreffion dans la perfonne de ce jeune Prince, lorfque quelque autre Dame ou toute autre perfonne entroit dans fa chambre. Il découvrit ainfi la caufe de la maladie d'Antiochus, & prit un détour adroit pour l'annoncer à Seleucus. Erafiftrate lui dit que la maladie de fon fils étoit incurable, parce qu'elle étoit caufée par une paffion violente pour une femme qu'il ne pouvoit jamais pofféder. *Comment, incurable!* s'écria le Roi. *Vous en ferez bientôt perfuadé,* dit Erafiftrate, *quand vous faurez que le Prince aime ma femme, que je fuis réfolu de ne pas lui céder.* A cette nouvelle Seleucus embraffa Erafiftrate, & lui dit : *Me refuferez-vous ce qui peut fauver un fils que j'aime fi tendrement? Seigneur,* reprit le Médecin, *mettez-vous en ma place, céderiez-vous Stratonice fi le Prince en étoit amoureux? Ah! plut aux Dieux,* s'écria Seleucus, *que la guérifon de mon*

mon fils en dépendît : je lui céderois de tout mon cœur, Strato-
nice & une partie de mon Empire. Eh bien, dit Erasistrate, *il*
n'y a que vous, Seigneur, qui puiffiez guérir Antiochus, &
il n'y a point d'autre moyen de lui fauver la vie, que de lui
céder Stratonice. Seleucus déclara auffi-tôt fon fils Roi des
Provinces de la Haute Afie, & lui donna Stratonice en
mariage, quoiqu'il en eut déja un enfant. Les Annales de
la Médecine contiennent quelques autres exemples affez
femblables. Soranus & Caftellan ont rapporté qu'Hippocrate avoit guéri Perdiccas, qui fut depuis Roi de Macédoine, après avoir obfervé que ce jeune Prince changeoit de
couleur, en regardant Phila, maîtreffe du Roi Alexandre
fon pere : & Galien a raconté de lui-même, qu'il découvrit de la même maniére, l'amour d'une Dame Romaine
pour un Comédien nommé Pylade.

Pierre Caftellan raconte d'Erasiftrate, que s'étant ennuyé
dans la vieilleffe de fupporter les douleurs que lui caufoit
un ulcére qu'il avoit au pied, & qu'il avoit vainement
tenté de guérir, il s'empoifonna avec du fuc de ciguë, &
mourut. Son corps fut enfeveli vis-à-vis de Samos, fur la
montagne appellée *Mycalé.* Ce fut principalement par l'A-
natomie que ce Médecin fe fit confidérer ; avant lui &
Hérophile on n'avoit ofé anatomifer des corps humains.
Mais Ptolomée Soter, & Ptolomée Philadelphe, fon fils,
qui tous deux avoient beaucoup d'empreffement à favorifer
les Lettres & les Arts, ayant paffé par-deffus le fcrupule
que l'on s'étoit fait jufqu'alors de toucher à des cadavres
humains pour les anatomifer, accorderent aux Médecins
les corps des criminels qu'on avoit fuppliciés : & il y a
apparence qu'Erasiftrate, profitant d'une conjonéture fi
favorable, fit dans l'Anatomie ces découvertes qui lui aquirent tant de réputation. On tâcha dans la fuite de noircir
cette réputation qu'Erasiftrate s'étoit aquife ; on lui mit
fur le compte, ainfi qu'à Hérophile, d'avoir diffequé
des hommes tout vivans. Celfe lui-même, dans la fameufe
difpute entre les Dogmatiques & les Empiriques, les ré-
préfente comme des Médecins cruels qui diffequoient les
hommes, *etiamnum fpiritu remanente ;* ce qu'il traite de
barbare & d'inutile. Mais, peut-être, eft-ce une fable
comme celle de Medée, qui, à ce qu'on dit, faifoit bouillir les hommes vivans, parce qu'elle fut la premiére qui
mit en ufage les bains chauds. C'eft ainfi que *Carpi,* ce
grand reftaurateur de l'Anatomie parmi les Modernes, fut

accufé d'avoir diſſequé deux Eſpagnols vivans, & pour cet effet, il fut condamné au banniſſement, quelque tems après la naiſſance de la maladie vénérienne en Europe.

Le rang qu'Eraſiſtrate tient entre les Médecins anciens, nous oblige à parler de ſa pratique. Galien nous apprend que, Sectateur fidéle de la doctrine de Chryſippe, ſon maître, il étoit antiphlébotomiſte déclaré; ce qu'il prouve par l'autorité de Strabon, ſon diſciple, qui loue Eraſiſtrate d'avoir traité ſans ſaigner, toutes les maladies dans leſquelles la ſaignée étoit en uſage; & ce qui ſe trouve confirmé par ſes Ouvrages, dans leſquels il ne fait mention de la ſaignée qu'une ſeule fois, à propos du vomiſſement de ſang; encore eſt-ce pour montrer qu'elle étoit inutile même dans ce cas. Un des remédes par leſquels Eraſiſtrate ſuppléoit à la ſaignée dans les pertes de ſang, c'étoit les ligatures des extrêmités du corps, comme des bras & des jambes. La diéte achevoit la cure.

Eraſiſtrate deſapprouvoit encore les purgations. Il purgeoit rarement, & lorſqu'il ordonnoit des lavemens ou des vomitifs, il vouloit qu'ils fuſſent doux, blâmant, à l'exemple de Chryſippe, la quantité & l'âcreté de ceux dont les Anciens s'étoient ſervis. Il s'étoit auſſi déclaré pour les remédes ſimples. Il ne vouloit entendre parler ni des compoſitions royales, ni de tous ces antitodes que ſes contemporains appelloient les mains des Dieux. Il ne pouvoit ſupporter qu'on mêlât les mineraux avec les plantes & avec les animaux; les productions de la mer avec celles de la terre: Il vaudroit beaucoup mieux, diſoit-il, s'en être tenu à la ptiſanne, à la citrouille & à l'hydroleum. Par la ptiſanne, les bouillons d'orge & la citrouille, il vouloit marquer la diéte, & par l'hydroleum ou l'eau mêlée avec de l'huile, les lavemens, les fomentations & les oignemens, reduiſant ainſi la Médecine à des choſes bien ſimples. On lit dans Galien qu'Eraſiſtrate faiſoit ſi grand cas de la chicorée dans les maladies des viſcéres & du bas ventre, & particuliérement dans celles du foie, qu'il n'avoit pas dédaigné de décrire tout au long la maniére de l'apprêter. Il craignoit même ſi fort qu'on n'apprêtât mal ce légume, qu'il pouſſe le détail de cette opération juſqu'aux minucies.

Eraſiſtrate n'étoit pas moins ennemi des ſophiſmes que des remédes compoſés. La crainte qu'il avoit que les ſiſtêmes qu'il pourroit former ſur les cauſes des maladies, ne le jettaſſent dans des erreurs, n'influaſſent ſur ſa prati-

que , & ne le trompaſſent également dans les cures qu'il
auroit à faire , l'avoit obligé de prendre, à cet égard,
beaucoup de précautions. Il n'étoit qu'à demi dogmatique, non plus qu'Hérophile ; car il ne raiſonnoit & n'employoit les remédes que la raiſon ſuggére, que dans les
ſeules maladies organiques. Ce Médecin n'a point écrit ſur
toutes les maladies connues , peut-être faute d'avoir eu occaſion de faire un aſſez grand nombre d'expériences ; ce qui
paroit d'autant plus vraiſemblable, que Galien nous apprend qu'on accuſoit Eraſiſtrate de négliger la pratique,
d'être trop ſédentaire & de voir rarement les Malades.
Cependant il avoit embraſſé toutes les parties de la Médecine : il avoit cultivé la Chirurgie à l'exemple des Médecins qui l'avoient précédé. Il paroit même avoir été
autant hardi Chirurgien, qu'il fut Anatomiſte impitoya-
ble, s'il eſt vrai qu'il ait diſſequé des hommes vivans.
Dans le skirre au foie & dans toutes les tumeurs auxquelles ce viſcére eſt ſujet, on lit dans Cælius Aurelianus
qu'Eraſiſtrate inciſoit la peau & tous les tégumens qui
couvrent cette partie ; & qu'ayant ouvert le ventre, il appliquoit des médicamens ſur le foie même. Mais ce Médecin , qui opéroit ſi hardiment ſur le foie, n'approuvoit
pas la paracentéſe ou la ponction du ventre dans l'hidropiſie. Il vouloit qu'une dent branlât pour qu'on la fît arracher : il avoit coutume de dire à ceux qui lui parloient
de cette opération, que l'inſtrument fait pour arracher les
dents , que l'on montroit au Temple d'Apollon , étoit de
plomb ; ce qui marque qu'on ne doit tenter l'extraction que
de celles qui veulent tomber, & qui ne demandent pour
être tirées, que l'effort que l'on peut attendre d'un inſtrument de cette matiére.

Eraſiſtrate a connu les principaux & vrais uſages du cerveau & des nerfs, ou du moins les uſages que les Anatomiſtes ont aſſigné depuis à ces parties. Rufus Ephéſien,
dit que ce Médecin diſtinguoit de deux ſortes de nerfs,
les uns qui ſervent au ſentiment, & les autres au mouvement. De tous les livres qu'il avoit écrits, il ne nous reſte
que les titres, que Galien & Cælius Aurelianus nous ont
conſervés. Le premier de ces Auteurs lui rend le témoignage d'avoir parlé fort exactement de l'hidropiſie ; & il
cite de lui les Ouvrages ſuivans :

Des Maladies du   re.
De la Conſervatio .le la ſanté.

Des Choses salutaires.

De la Coutume.

Des Fiévres & des Plaies.

*Des Divisions ; ouvrage dans lequel il exposoit diverses ob-
servations sur les maladies.*

De la Rejection, ou du Vomissement & crachement de sang.

Erasistrate avoit encore traité de la paralisie & de la
goutte. Il s'étoit aussi exercé contre les Médecins de Cos,
entre lesquels étoit Hippocrate, qu'il s'étoit occupé à contredire perpétuellement. On avoit d'ailleurs plusieurs livres
d'Anatomie qu'il composa dans un âge fort avancé.

Strabon, qui vivoit sous les Empereurs Jules, Auguste &
Tibére, remarque qu'il y avoit un peu avant lui une Ecole
d'Erasistratéens à Smyrne, dans laquelle Hicesius présidoit :
cet Hicesius a passé pour un des plus grands Médecins de son
tems. Erasistrate avoit encore des sectateurs du tems de Galien, qui a vécu plus de 400 ans après lui, & qui nomme,
entre autres, un Martial qu'il avoit connu à Rome. Le Médecin dont nous parlons, avoit eu auparavant grand nombre de partisans, comme un Heraclide & un Xénophon,
qui avoient été de ses disciples. Celui-ci avoit écrit touchant les noms des parties du corps, aussi-bien qu'un autre sectateur d'Erasistrate, nommé Apollonius, qui étoit
de Memphis, & qui n'est, peut-être, pas différent d'A-
pollonius fils de Straton, cité par Galien. On compte entre les mêmes sectateurs, un Artémidore de Sidé, un Ca-
ridemus, un Apollophanes, un Ptolomée, un Hermoge-
nes, duquel Galien dit qu'il étoit un des plus zélés partisans
d'Erasistrate ; un Apoëmantes, un Chrysippe, un Straton,
& enfin un Ménodore indiqué par Athenée. Ils avoient
tous une si grande vénération pour leur maître & pour ses
sentimens, qu'ils le regardoient comme ceux d'un Dieu.

ERASME (Didier) nâquit à Rotterdam le 28 Octobre
de l'an 1467. C'étoit un homme d'une érudition extraordinaire ; rien ne lui étoit inconnu en fait de litterature,
& quoiqu'il n'ait jamais exercé la Médecine, nous avons
dans ses Ecrits plusieurs beaux morceaux qui concernent
cette Science. Il mourut de la dissenterie à Basle, le 12 de
Juillet 1536. On voyoit ce vers sur la maison d'Erasme :

Hæc est parva domus magnus quâ natus Erasmus.

Mais le tems en a détruit les caractéres.

ERASTE, (Thomas) Médecin, étoit de Bade en Suisse, où il nâquit vers l'an 1524. Il étudia à Bâle, & il y faillit mourir de peste en 1542. Eraste avoit une grande inclination pour les Sciences ; mais la pauvreté lui en ferma l'entrée : un généreux protecteur l'aida de ses propres deniers, & le mit en état de voyager en Italie, où il s'arrêta dans l'Université de Bologne , & fit de très-grands progrès en Philosophie & en Médecine, qu'il enseigna ensuite à Heidelberg avec beaucoup de réputation. Il enseigna aussi à Bâle , où il mourut le premier jour de l'an 1581. Thomas Eraste a composé divers Ouvrages :

Disputationum de Medicina nova Philippi Paracelsi pars prima : in qua , quæ de remediis superstitiosis & magicis curationibus ille prodidit , præcipuè examinantur. Basileæ, 1572. in-4to.

Disputationum de nova Philippi Paracelsi Medicinâ pars altera. Basileæ, 1572. in-4to.

Disputationum , &c. pars tertia , 1572. in-4to.

Disputationum , &c. pars quarta & ultima , 1573. in-4to.

Disputatio de auro potabili. Basileæ, 1578, 1594. in-8vo.

Comitis Montini Vicentini novi Medicorum Censoris , quinque librorum de morbis nuper editorum viva anatome. Basileæ, 1581. in-4to.

De Causa morborum continente Tractatus. Basilea , 1572. in-4to.

De occultis pharmacorum potestatibus : quid & quotuplices eæ sint : quibus in morbis , quomodo, quando, quem in curationibus usum habeant. Basileæ, 1574. in-4to. Francofurti , 1611. in-8vo.

De Putredine Liber. Basileæ , 1580. in-4to.

Ad Archangeli Mercenarii disputationem de putredine responsio. Basileæ , 1583. in-4to.

Disputationum & Epistolarum Medicinalium volumen doctissimum. Tiguri , 1595. in-4to.

Examen de Simplicibus quæ ad compositionem Theriacæ Andromachi requiruntur. Lugduni , 1606. in-4to. 1607. in-8vo.

Varia Opuscula Medica , quæ cùm ipse Studiosis communicare statuisset , morte præventus , in lucem edere non potuit. Francofurti , 1590. in-folio.

Consilia & Epistolæ quædam medicæ extant eo in Opere quod Laurentius Scholzius edidit. Francofurti, 1598. in-fol.

ERATOSTHENE de Cyréne , nâquit en la 127.

Olympiade, vers l'an du monde 3736. Il fut difciple d'Arifton & de Callimachus. Ptoloméé Evergete l'attira en Egypte pour avoir foin de la Bibliothéque d'Alexandrie, & il poffëda cet emploi fous fes fucceffeurs Philopator & Epiphane, en tout pendant 45 ans. Il mourut en la 146. Olympiade, étant alors âgé de 80 ou de 82 ans, felon Lucien. On dit que ce fut de déplaifir de ce qu'il n'entendit pas bien les Ecrits renfermés dans la Bibliothéque qui lui étoit donnée en garde. Suidas & plufieurs autres Auteurs qui ont parlé de lui, affurent qu'il fut appellé *Beta*, parce qu'étant bon Médecin, Philofophe, Géographe, Grammairien, Hiftorien & Poëte, il n'excelloit cependant en aucune de ces Sciences. Il nous refte de lui quelques Ouvrages imprimés à Oxford en 1672. *in-8vo.*

ERCKERN. (Lazare) Il a été Sur-Intendant des Mines de Hongrie, d'Allemagne, de Tranfilvanie, du Tirol, fous trois Empereurs. Ainfi il n'a pas manqué d'occafions de bien connoître les métaux. C'eft à titre de fes connoiffances dans la Métallurgie qu'on lui donne place dans ce Dictionnaire; cette Science a trop contribué à l'avancement de la Chimie, pour négliger de faire une mention honorable de ceux qui l'ont cultivée.

Cet Ecrivain a de l'expérience, de la fidélité, de l'exactitude & de la fincérité. Il ne dit rien que ce qu'il a vu de fes propres yeux, fans y ajouter un mot de théorie ou de raifonnement. Il femble qu'il étoit devant les fourneaux lorfqu'il écrivoit, & qu'il ne faifoit que peindre ce qui s'y paffoit. Il entre dans toutes les circonftances, mais toujours d'une maniére franche, fans contrainte, fans étude; fon ftile eft clair & facile, & fon Ouvrage enrichi de figures pour foulager encore plus le lecteur. Il a écrit en haut Allemand, & a été imprimé à Francfort en 1694. *in-folio.* Les Curieux font un fi grand cas de fes Ecrits, que la feule fatisfaction de les lire, faifoit regretter à Mr. Boyle la connoiffance de fa Langue qu'il n'avoit pas; mais on les a traduits depuis en Latin avec des notes excellentes; en forte que ce feul Auteur contient prefque tout l'art d'effayer les métaux.

ERIBOTES, fils de Teleonte, étoit Médecin ou Chirurgien. Il fut du nombre des Argonautes, & ce fut lui qui panfa Oilée, pere d'Ajax, que des oifeaux monftrueux, appellés *tymphalides*, avoient bleffé à l'épaule. Apollonius de Rhodes, de qui nous tenons cette Hiftoire, remarque qu'Eribotes détacha, en cette occasion, son baudrier ou sa ceinture pour en tirer une boîte, où il tenoit apparemment ses médicamens, qui est ce que nos Chirurgiens appellent un *boîtier*. Hyginus fait aussi mention d'Eribotes, avec cette particularité, qu'il périt au retour de la fameuse expédition où il étoit allé.

ERICIUS CORDUS. *Voyez* CORDUS.

EROTIANUS, Auteur d'un Glossaire d'Hippocrate, qu'il dédia à Andromachus Crétois : il vivoit sous Néron.

ERYXIMACHUS, Médecin cité par Platon dans son Festin. Ce Philosophe lui fait dire qu'il y a trois moyens pour se délivrer du hocquet : le premier est de retenir quelque tems son haleine ; le second, c'est de se laver la gorge avec de l'eau ; le troisiéme, de se faire éternuer. C'est tout ce qu'Eryximachus dit concernant la pratique de la Médecine. Mais il fait d'ailleurs un discours pour prouver que les Médecins doivent avoir connoissance de cet amour philosophique, par lequel toute la nature subsiste, & sur lequel ce dialogue de Platon roule tout entier. Ce Médecin étoit d'ailleurs entiérement dans les principes d'Hippocrate, aussi-bien que Platon qui le fait parler.

ESCULAPE. On a débité sur le compte de ce grand Médecin un si grand nombre de fables, qu'il est presque impossible maintenant de les séparer de la vérité avec laquelle elles sont, pour ainsi dire, alliées. Ciceron dit qu'il y a eu trois Esculapes.

Le premier qui est adoré en Arcadie, étoit fils d'Apollon. Il est l'inventeur de la sonde & du bandage.

Le second, qui étoit frere du second Mercure, fut foudroyé par Jupiter, & inhumé à Cynosure dans le Péloponése.

Le troisiéme étoit fils d'Arsippus & d'Arsione. Il inventa la purgation, & il arracha le premier des dents.

Monsieur Le Clerc prétend qu'il n'y a eu qu'un Esculape qui a été Phénicien, ou plutôt neveu de Chanaan, qu'il dit être le même que Hermes; ou que s'il y a eu un autre homme du même nom & de la même Profession chez les Grecs, il n'a dû sa réputation qu'à l'erreur dans laquelle on est tombé en le confondant avec le Phénicien.

Les Egyptiens rapportent qu'Esculape apprit la Médecine d'Hermes, qu'ils regardent comme l'inventeur de la Médecine ; & si l'on en croit Sanchoniathon, Esculape &

Hermes étoient coufins germains. Car **Saduc ou Sadoc**, frere de Mifor, pere d'Hermes, eut premiérement fept fils qu'on nomma *Diofcures*, *Cabyres* ou *Corybantes*, & un huitiéme qui fut *Efculape*, dont la mere étoit une des filles de Saturne & d'Aftarté. Cette généalogie rend vraifemblable l'opinion de ceux qui veulent qu'Efculape ait appris la Médecine d'Hermes. Au refte, il paroit par le même Auteur dont on tient ce qu'on a déja dit, que toute cette famille s'étoit appliquée à l'étude de la Médecine ; car Sanchoniathon ajoute que les Cabyres eurent des enfans qui rechercherent les vertus des plantes, qui trouverent des remédes contre la morfure des animaux vénimeux, & qui fe fervirent d'enchantemens pour la cure des maladies.

On lit dans les Auteurs Orientaux qu'Efculape fut difciple d'Edris, & les Chrétiens d'Orient ont une tradition par laquelle il paroit qu'Enoch ou Edris eft le même que celui que les Egyptiens ont appellé Trifmégifte. On croiroit volontiers fur ce que les Auteurs Orientaux nous racontent d'Efculape, qu'il donna naiffance à l'idolâtrie, en cette maniére. Efculape, difent-ils, après la mort d'Edris ou d'Enoch, éleva à l'inftigation du Diable, une ftatue à fon maître & fon bienfaiteur, qu'il repréfenta avec une branche de guimauve à la main ; il vifitoit fouvent cette ftatue, à laquelle il paroiffoit rendre des honneurs extraordinaires. Cette fuperftition paffa d'Efculape à fes fuccceffeurs. On éleva d'autres ftatues à l'imitation de la fienne, & delà vint l'idolâtrie.

Voilà tout ce que nous favons de l'Efculape Egyptien ou Phénicien : quant à celui des Grecs, nous en favons beaucoup plus de chofes, mais toutes très-fabuleufes & conféquemment très-incertaines ; les Grecs ayant eu la manie d'enlever aux Egyptiens leur Mithologie, & de la déguifer par des fictions & des allégories, pour fe l'approprier.

Cet Efculape paffe pour fils d'Apollon & de Coronis, ou, felon d'autres, d'Arfinoë, fille de Leucippe, Roi de Meffenie : quant à Coronis, elle étoit fille de Phlegias, Roi des Lapithes. Voici quelques circonftances de la naiffance d'Efculape, felon Paufanias. " Coronis enceinte ” d'Apollon, allant avec fon pere dans le Péloponéfe, ” accoucha d'un fils fur le territoire d'Epidaure où elle le ” laiffa. Un Berger du voifinage s'étant apperçu que fon ” chien & une de fes chévres manquoit au troupeau, fe

„ mit à les chercher, & il les trouva auprès de cet enfant,
„ la chévre lui donnant la mammelle, & le chien faisant
„ le guet. Et comme il vit de plus que cet enfant étoit
„ environné d'un feu célefte, il conçut pour lui une grande
„ vénération. Pindare rapporte cette naiffance autrement;
mais elle n'en eft que plus miraculeufe. " Il dit que Coro-
„ nis étant groffe d'Apollon, n'avoit pas laiffé que d'ac-
„ corder des faveurs à un jeune Arcadien, nommé Ifchies,
„ qu'Apollon en fut fi irrité, qu'il envoya Diane, fa fœur,
„ à Lacerie, Ville de Theffalie, où demeuroit Coronis,
„ pour y attirer la pefte; que Coronis mourut de cette pefte,
„ & que lorfqu'elle fut étendue fur le bucher, le Dieu fe
„ fouvenant du précieux gage qu'elle portoit dans fon fein,
„ y accourut, tira l'enfant du milieu des flammes, le porta
„ au Centaure Chiron, & le chargea de fon éducation.

On a débité fur la naiffance d'Efculape beaucoup d'autres fables, dont nous faifons grace au Lecteur. Plufieurs
Contrées fe font difputé l'honneur de lui avoir donné le
jour; c'eft affez la coutume des Grecs, par rapport à leurs
perfonnages illuftres. Mais on convient unanimement qu'il
fut élevé fous la direction du Centaure Chiron, & que
par les fecours & les leçons d'Apollon fon pere, il pofféda l'art de guérir les maladies à un haut point de perfection; que fa fupériorité dans cet art lui mérita des autels, & qu'il fut mis au nombre des Dieux, après avoir
rendu de grands fervices aux hommes, en guériffant ceux
qui implorerent fon affiftance, des ulcéres, des plaies, des
fiévres, & des maladies cruelles dont ils étoient attaqués,
par des enchantemens, des potions lénitives, des incifions
& des remédes appliqués à l'extérieur. Ce fut par la grande
connoiffance qu'il avoit dans toutes les parties de la Médecine, qu'il fut trouvé digne d'accompagner dans la pé-
rilleufe entreprife des Argonautes, cette troupe de Héros
à qui l'on a donné ce nom.

Les Grecs ne renoncerent pas à leurs hiperboles dans ce
qu'ils écrivirent d'Efculape : ils l'ont traité avec les mêmes
exagérations que les autres perfonnages qui ont illuftré
la Gréce, & dont ils nous ont tranfmis les éloges. Selon eux, Efculape ne guériffoit pas feulement les Peuples
des plus dangereufes maladies; mais il avoit encore le pouvoir de reffufciter les morts. Ils citent là-deffus un grand
nombre d'exemples. Hyppolite fut le dernier à qui il rendit la vie, après que fon char eut été brifé & fon corps

mis en piéces. Car la fable ajoute que fur la plainte que fit Pluton, que fi on laiſſoit faire ce Médecin, perſonne ne mourroit plus, & que les Enfers feroient bientôt déferts; Jupiter tua Eſculape d'un coup de foudre, & avec lui Hyppolite qu'il avoit reſſuſcité; mais qu'à la ſollicitation d'Apollon, il fut placé entre les aſtres ſous le nom d'Ophiucus.

Il laiſſa deux fils, *Machaon* & *Podalire*, dont Homére a fait tant d'éloges. La femme d'Eſculape s'appelloit *Epione*, ſelon d'autres *Higeia* ou *Lampetia*. Il eut pour filles *Æglé*, *Panacæa*, *Jaſon*, *Remé* & *Aceſo*. On fait encore mention d'un autre qu'on appelle *Eriopis*. On dit qu'elles s'appliquerent toutes à l'étude de la Médecine.

Après la mort d'Eſculape, on lui éleva, tant dans la Gréce, que dans les colonies Gréques, un grand nombre de Temples. Schulze en compte après Pauſanias & d'autres Auteurs, juſqu'à ſoixante-trois. Les Peuples y accouroient de toutes parts pour être guéris des maladies dont ils étoient attaqués; ce que l'on faiſoit apparemment par des moyens fort naturels, mais qu'on déguiſoit par mille cérémonies aux malades qui ne manquoient pas d'attribuer à la protection miraculeuſe du Dieu, ce qui n'étoit qu'un pur effet de l'habilité des Prêtres.

Les Romains, qu'on pourroit appeller les Copiſtes de la ſuperſtition & de l'idolâtrie des Grecs, éleverent un Temple à Eſculape dans l'Iſle du Tibre; l'occaſion en fut très-extraordinaire au récit d'Aurelius-Victor. Rome & le territoire qui l'environnoit, étoient ravagés par la peſte : dans cette déſolation on envoya dix Ambaſſadeurs à Epidaure avec Q. Ogulnius à leur tête, pour inviter Eſculape à venir au ſecours des Romains. Les Ambaſſadeurs étant arrivés à Epidaure, comme ils s'occupoient à admirer la ſtatue extraordinaire d'Eſculape; un grand ſerpent ſortit de deſſous ſon autel, & traverſant le Temple, il alla dans le vaiſſeau des Romains, & entra dans la chambre d'Ogulnius. Les Ambaſſadeurs comblés de joie à ce préſage, mirent à la voile, & arriverent heureuſement à *Antium*, où les tempêtes qui s'éleverent alors, les retinrent pendant quelques jours. Le ſerpent prit ce tems pour ſortir du vaiſſeau; & il alla ſe cacher dans un Temple ſitué dans le voiſinage, qui étoit dédié à Eſculape. Le calme étant revenu ſur la mer, le ſerpent rentra dans le vaiſſeau, & les Ambaſſadeurs continuerent leur voyage. Mais lorſqu'ils furent arrivés dans l'Iſle du Tibre, le ſerpent quitta pour la ſeconde fois le vaisseau, & s'avança sur le rivage, où on lui bâtit un Temple, & la peste cessa. Pline dit qu'on bâtit le Temple d'Esculape en cet endroit par une espéce de mépris pour l'Art qu'il avoit inventé, comme si les Romains avoient envoyé à Epidaure une ambassade solemnelle à dessein d'injurier le Dieu dont ils avoient alors besoin.

Plutarque a rendu une meilleure raison, au jugement de Mr. Le Clerc, du choix que l'on faisoit de certains lieux pour y bâtir des Temples d'Esculape. Il a pensé que celui des Romains & presque tous ceux de la Gréce, avoient été situés sur des lieux hauts & découverts, afin que les malades qui s'y rendoient, eussent l'avantage d'être en bon air. Il n'y a point de doute que ce ne fut à l'imitation des Grecs que les Romains placerent le Temple d'Esculape hors de leur Ville : & l'on pourroit apporter une raison beaucoup meilleure que celle de Plutarque, de la préférence que les Grecs donnerent à cette situation : ils avoient éloigné le Temple d'Esculape des Villes, de peur que la corruption occasionnée par la foule des malades qui s'adressoient aux Prêtres de ce Dieu pour être guéris, ne passât dans les lieux qu'ils habitoient, si les Temples en avoient été voisins, ou qu'ils n'eussent respiré un air empesté par la même cause, s'ils avoient été élevés dans les Villes même.

On voyoit dans le Temple d'Epidaure la statue d'Esculape; elle étoit composée partie d'or & partie d'ivoire, & elle avoit été sculptée par le fameux Thrasyméde; elle étoit d'une grandeur extraordinaire : le Dieu étoit représenté assis sur un trône, tenant d'une main un bâton, & s'appuyant de l'autre sur la tête d'un dragon, avec un chien à ses pieds. Pausanias dit que ce chien étoit mis aux pieds d'Esculape, parce qu'un chien l'avoit gardé lorsqu'il fut exposé, comme on l'a dit ci-dessus : mais ne pourroit-on pas penser, dit Mr. Le Clerc, que ce chien étoit l'emblême de la sagacité, si nécessaire à un Médecin? On représentoit encore Esculape avec une verge de pin à la main, & un serpent à ses pieds : ce serpent se trouvoit particuliérement sur le territoire d'Epidaure; il lui étoit consacré. Ce n'étoit point un animal dangereux. On en nourrissoit quelques-uns dans son Temple. Le bâton qu'on lui mettoit à la main, en étoit pour l'ordinaire, entortillé; & cela pour faire voir que la Médecine est le soutien de la vie, mais qu'elle doit être exercée avec discrétion & prudence, ce qui nous eſt ſignifié par le ſerpent, ou bien que cette Science admirable fait changer de peau, comme ce reptile ſe dépouille de la ſienne, outre qu'il a des vertus ſinguliéres. Quelquefois on mettoit un coq aux pieds d'Eſculape pour ſimbole de la vigilance, d'autre fois un aigle, emblême de jugement ou de longue vie. L'aigle étoit ordinairement à ſa droite, & à ſa gauche c'étoit une tête de bélier, qui marquoit les ſonges & les divinations.

Mais pour revenir à l'Hiſtoire d'Eſculape, ſans avoir aucun égard pour les récits fabuleux dont la Théologie des Grecs eſt remplie ſur ſon compte, je penſerois volontiers que c'étoit un Phénicien, qui ayant étudié la nature avec ſuccès, ſur-tout cette partie qui a rapport à la Médecine & à la Pharmacie, ſe fit une grande réputation & s'aquit une grande eſtime entre ſes compatriotes.

Je ſerois porté à croire qu'Eſculape n'eſt point ſon vrai nom ; mais celui dont les peuples qui connoiſſoient ſa capacité & ſes talens, l'avoient honoré ; car c'étoit aſſez la coutume chez les Peuples Orientaux, de donner aux hommes d'un mérite ſupérieur, un nom tiré des choſes dans leſquelles ils excelloient : il en étoit à peu près de même chez les Romains, où les ſurnoms étoient fort communs, & ces ſurnoms avoient la même origine que celle des noms chez les Orientaux. Ce fut par une ſuite de cet uſage qu'Hermes, le reſtaurateur de la litterature en Egypte, fut appellé Triſmégiſte, ou plutôt du nom Egyptien qui correſpond à la traduction Gréque, d'où nous eſt venu Triſmégiſte ; ce nom étoit *Siphoas*, comme nous l'apprend Sincellus, d'après Manéthon.

Les Egyptiens qui avoient nommé Hermes, *Siphoas*, par une diſtinction honorable & rélative à ſes grands talens, firent la même choſe pour Eſculape, & ils lui impoſerent un nom rélatif à l'art qu'il poſſédoit, & à l'adreſſe qu'il montroit dans l'exercice de cet art. Ils l'appellerent *Haſkel-ab*, le pere de la ſcience ou de l'adreſſe. Il étoit aſſez ordinaire chez les premiers Orientaux, d'appeller celui qui avoit ſervi le genre humain, par quelque découverte utile, du nom de pere de cette découverte. Jubal, le premier inventeur de la muſique, eſt appellé dans les ſaintes Ecritures, le pere de tous ceux qui ſavent jouer de la harpe & des inſtrumens. Tubalcain, qui fut le premier amollir & façonner le fer par le moyen du feu, y porte le nom de *Ab Eſta*, ou de pere du feu. Ce fut par une ſuite de cet usage que celui qui est le sujet de cette dissertation, fut appellé par les Phéniciens ses compatriotes, d'un nom rélatif à ses talens, *Askel-ab*, ou pere de la science ou de l'adresse; nom que les Grecs ne tarderent pas de corrompre, & dont ils firent *Æsculapius*.

Une vérité que l'on apperçoit au travers de toutes les fables que les Grecs ont débitées sur le compte d'Esculape, c'est que ce fut un des bienfaiteurs du genre humain. Mais pour se former une idée juste de sa personne & de son caractére, il seroit à souhaiter qu'on pût séparer exactement le vrai de la multitude prodigieuse de fictions dont il est enveloppé; c'est ce que nous allons essayer de faire. Le Lecteur nous permettra, sans doute, d'user du témoignage de ceux qui ont écrit sur la Médecine : car il est à présumer que si quelqu'un a dû s'instruire de l'Histoire réelle d'Esculape, ce sont apparemment ceux qui ont exercé un art dont il est le fondateur. Le premier qui en ait parlé, c'est Celse. La fin de l'Agriculture, dit-il dans sa Préface, c'est de fournir au corps des alimens; la fin de la Médecine, c'est de lui procurer la santé. Il n'y a point de partie du monde où cet art ait été parfaitement ignoré. Les Nations les plus barbares connoissent les vertus des plantes & d'autres remédes que la nature semble présenter aux hommes, & dont les plus sauvages font usage, lorsqu'ils sont malades ou blessés. Mais on peut dire que la Médecine n'a fait nulle part de si grands progrès que dans la Gréce; on diroit que ce fût sa Patrie; elle y a fleuri peu de tems avant que de fleurir parmi nous; car Esculape passe pour en être le premier inventeur; il dut les autels qu'on lui éleva, aux efforts généreux qu'il fit pour donner à cet art, imparfait & gossier avant lui, une forme plus scientifique & plus réguliére.

On trouve dans Galien quelque chose de plus particulier sur Esculape. Si cet Auteur eut été pardonnable de donner dans les exagérations de ses compatriotes, c'eût été dans cette occasion, où il avoit à parler du Pere de son Art & du Dieu de son Pays. Cependant il a presqu'entiérement évité ce défaut. Esculape, le Dieu de notre Pays, dit-il, prescrivit des chansons, des divertissemens, & une espéce de musique, à ceux qui par une agitation d'esprit trop violente, avoient transmis dans leur corps plus de chaleur que la modération n'en comportoit. Il conseilla à d'autres (& ceux à qui il donnoit cet avis, n'étoient pas en petit nombre) de chasser, d'aller à cheval & de s'occuper aux exercices militaires; il leur indiqua l'espéce de mouvement qui leur seroit salutaire, & des exercices militaires, ceux qui leur étoient convenables. Il ne croyoit pas qu'il suffît d'avoir appris aux hommes les moyens de relever l'esprit de son abattement, par l'exercice, s'il ne leur montroit encore à proportionner ce reméde à la maladie, & la nature de l'un à la nature de l'autre. Galien, *de sanitate tuenda*, Livre 2. chap. 8.

La vraie Médecine forme des conjectures sur la nature ou la constitution du malade, & c'est ce que le gros des Médecins appelle *Idiosyncrase;* mais tous conviennent que ce sujet de leurs conjectures est extrêmement difficile à connoître, & c'est par cette raison qu'ils font remonter l'origine de leur Art à Apollon & à Esculape. Galien, *methodus medendi*, liv. 3. chap. 7.

Les Grecs font descendre les Arts du Ciel; ils furent, disent-ils, communiqués aux hommes par les fils & les descendans des Dieux. C'est sur ce fondement qu'Esculape fut regardé comme l'inventeur de la Médecine, qu'il avoit apprise d'Apollon, son pere, & qu'il enseigna aux hommes. Quoique les hommes eussent avant lui quelque connoissance de la vertu des plantes, ce qu'on ne peut refuser au Centaure Chiron & aux autres Héros de la Gréce, dont l'éducation lui fut confiée, il s'en falloit bien que la Médecine eût la forme d'un Art. Aretée avoit, à ce qu'il paroit, fait quelques expériences, de même que Melampe & Polyidus. On peut prouver par Homére, que les Egyptiens connoissoient d'autres remédes que ceux qu'on tiroit des plantes : d'ailleurs, on ne peut disconvenir que l'ouverture des cadavres, que la coutume de les embaumer avoit rendue nécessaire, n'eût instruit les premiers Médecins de plusieurs choses concernant la Chirurgie & les opérations de la main. Accordons encore au hazard quelques méthodes de guérir, comme l'opération de la cataracte qu'on doit à un bouc, qui étant attaqué de cette maladie, recouvra la vue par une épine qui lui entra dans l'œil. On dit que l'usage des clistéres nous vient de la cigogne ou de l'ibis, qui remplissant d'eau toute la longueur de son cou, & s'inserant le bec dans l'anus, fait faire à l'un & à l'autre l'office de nos seringues. L'Historien Hérodote nous dit que c'étoit la coutume d'exposer les malades dans les rues & dans les lieux les plus fréquentés, afin qu'ils puffent recevoir de ceux qui auroient été attaqués de leurs maladies, des avis falutaires : & certes, il eft conftant que par ce moyen la Médecine faifoit quelques progrès, les expériences & les faits fe multiplioient; mais on ne voit point que la raifon eût encore joué le moindre rôle dans la guérifon des maladies; l'obligation qu'on eut à Efculape, ce fut d'avoir appris aux hommes à raifonner fur un objet auffi important pour eux, que leur fanté; & c'eft en pofant les fondemens d'une Médecine raifonnée, qu'il mérita le titre d'inventeur de la Médecine en général. Les principes d'Efculape paffèrent aux Afclepiades fes defcendans, comme une partie de l'héritage de leur ayeul. Entre ces defcendans, il n'y en a point fous qui la Médecine ait fait plus de progrès, & fous qui elle ait eu plus de fuccès que fous Hippocrate. *Galien*, *Introduction*.

En conférant les récits fabuleux des Poëtes Grecs, avec ce que nous venons de citer de Galien & de Celfe, on pourroit former quelques conjectures, finon vraies, du moins fort approchantes de la vérité, fur le compte d'Efculape.

Il paroit d'abord qu'il fut fils naturel de quelque femme d'un rang diftingué, qui le fit expofer fur une montagne fituée dans le territoire d'Epidaure, pour pallier fon crime & éviter les reproches ordinaires en pareil cas, & qu'il tomba entre les mains d'un Berger dont le chien l'avoit découvert; car c'eft affez la coutume de ces animaux pleins de fagacité, d'avertir leurs maîtres, foit en arrêtant, foit en aboyant, de tout ce qu'ils rencontrent d'extraordinaire pour eux. En ajoutant à cet événement toutes les circonftances dont la fuperftition ne manqua pas de l'orner, nous retrouverions bientôt le fait tel qu'on le lit dans les Auteurs Grecs. Il eft vraifemblable que la mere de cet enfant retrouvé fe chargea fecrétement de fon éducation, & le fit donner à Chiron qui élevoit dans ce tems tous les enfans de la Gréce qui avoient quelque naiffance.

Nous pouvons fuppofer que le jeune Efculape montra à Chiron des talens fupérieurs; cette fuppofition n'eft point contraire à l'expérience, & nous voyons tous les jours des enfans illégitimes, que la nature femble avoir dédommagés par-là de l'obfcurité de leur naiffance. Il eft encore vraifemblable que le maître proportionna fes foins au mérite de fon éléve, & que l'éléve qui prévit que fon efprit & fes connoiffances feroient un jour toute fa fortune, tâcha par fon application aux leçons de Chiron, de s'affurer cette reffource. Peut-être auffi l'ambition s'en mêla-t'elle. Ne pouvant fe promettre de faire dans le monde un rôle égal à celui que la naiffance promettoit à fes condifciples, peut-être fut-ce un nouvel aiguillon pour lui. Toutes ces conjectures paroitront moins chimériques, fi on confidére qu'il fe rencontre quelques circonftances de cette nature dans la vie de beaucoup de grands hommes. Efculape profita donc de s'avancer à la fortune & à la gloire par un chemin que Chiron lui ouvroit, & où il étoit entraîné par fon génie. La Médecine fit fon étude favorite, car il parvint à un fi haut point d'intelligence dans cet Art, que fes compatriotes lui donnerent le furnom d'Efculape, emprunté de celui qui avoit inventé la Médecine en Phénicie, avec lequel il pouvoit avoir d'ailleurs des rapports qui nous font inconnus. Peut-être auffi fut-ce à Chiron même qu'il dut ce titre honorable; l'obfcurité de fa naiffance, jointe à la connoiffance de la Médecine qu'il poffédoit, aiderent fes fuperftitieux compatriotes à lui donner Apollon pour pere. Et l'orgueil national en fit enfuite un Dieu.

Voilà ce qu'il y a de plus vraifemblable par rapport à Efculape; car on ne peut convenir avec plufieurs Auteurs, que ce perfonnage foit de pure invention. Hippocrate fut un de fes defcendans; & l'on produit une généalogie par laquelle il paroit qu'il étoit le dix-huitiéme en ligne directe. Si la chofe eut été autrement; fi les Afclepiades avoient été affez impudens pour appuyer de leur confentement un tiffu de fictions, c'eft ce que les Médecins de l'Ecole de Cnide, jaloux d'Hippocrate, n'auroient pas manqué d'expofer au Public. On trouvera cette généalogie à l'article *Hippocrate*. Nous remarquerons feulement ici que les defcendans d'Efculape regnerent dans la Carie depuis Podalire, jufqu'à Théodofe fecond du nom, qui fut obligé de fe retirer dans l'Ifle de Cos, voifine de la Carie, lors de la defcente des Heraclides. On pourroit ajouter l'obfervation fuivante à tout ce qui vient d'être dit; c'eft que fi la Médecine n'eut pas déja fait des progrès confidérables, lorfqu'Hippocrate parut, cet homme, tout habile qu'il étoit, n'auroit jamais eu affez d'expérience pour en déduire les régles que nous tenons de lui; régles dont nous éprouvous tous les jours la vérité, qui ne fe font point démentics dans l'efpace de deux mille ans, fans lefquelles la Médecine ne mériteroit pas le nom de Science ; régles dont j'ofe faire un fi grand éloge, parce que je fuis convaincu qu'il n'y a point en Europe de Médecin qui connoiffe fa Profeffion, & qui foit fincére, qui ofe le defavouer.

ESSENIENS, Juifs attachés à une ancienne fecte, de laquelle l'Hiftorien Jofeph décrit au long les régles & la maniére de vivre, & qui, felon lui, exerçoient la Médecine. " Les Effeniens, dit-il, (Hiftoire de la Guerre des Juifs contre les Romains, livre 2. chap. 12.) „ étudient „ avec foin les écrits des Anciens, principalement en ce „ qui regarde les chofes utiles à l'ame & au corps, & „ aquierent ainfi une très-grande connoiffance des remé- „ des propres à guérir les maladies, & de la vertu des „ plantes, des pierres & des métaux. „ Voilà ce que dit Flave Jofeph. Ces mêmes Effeniens étoient autrement appellés *Therapeutæ*, c'eft-à-dire, Guériffeurs ou Médecins ; quoique ce nom puiffe auffi avoir du rapport avec le culte que ceux de cette fecte ou cette efpéce de Moines, rendoient à Dieu.

ESSERIPH ESSACHALI, defcendant de Mahomet, nâquit à Mazara dans la Sicile. Il excella dans la Médecine & dans la Philofophie, & fut le premier homme de fon tems en fait de Géographie. Il mourut à Ciudad dans l'Andaloufie, l'an de l'Hégire 516. & de Jefus-Chrift 1123. Nous n'avons aucun de fes Ouvrages de Médecine.

ESTIUS, (Lubertus) Médecin, étoit du Pays-Bas, de la famille d'*Efth*. Il voyagea beaucoup avec un jeune Gentilhomme, & enfuite il étudia à Strasbourg & à Bafle ; & s'étant très-bien inftruit de la Médecine, il l'exerca à Creutznach, qui eft une petite Ville d'Allemagne au Palatinat du Rhin, où il mourut en 1606. Lubertus Eftius étoit favant, & il s'appliqua particuliérement à la Botanique. Il a compofé quelques Ouvrages, entre autres :

Dilucida, brevis & methodica formularum Tractatio. Hanovia, 1604. in-8vo.

ETIENNE, (Charles) de Paris, Médecin célébre de la Faculté de cette Ville, vivoit dans le feiziéme fiécle. Il étoit frere du docte Robert Etienne. Cette maifon des *Etiennes*, dit François de la Croix du Maine, a été heureufe à produire des hommes favans & entre autres celui-ci. Il mourut en 1564, & laiffa une fille nommée *Nico-*

le, qui savoit les Langues, & qu'on estima pour sa doctrine; on la maria à Jean Liebault, aussi Médecin.

Ce Médecin fit de si grands progrès en Anatomie, qu'il
vint à bout d'introduire dans les Ecoles la doctrine de
Galien qu'on ne connoissoit pas encore de son tems. Il
fit les découvertes suivantes. Il remarqua une production
membraneuse située dans le foie, à l'origine de la veine-
cave : il crut qu'elle étoit placée là, de peur que le sang
qui est travaillé dans cet endroit, n'en regorge. Il assura,
contre le sentiment de Galien, que l'Oesophage & la Tra-
chée-artére, quoique fort voisins l'un de l'autre, avoient
des orifices différens. Il a dit qu'en faisant fondre la graisse,
on y distinguoit une membrane charnue. Il a décrit exactement cette cloison du *scrotum* que Massa avoit découverte, & il lui a donné les noms de *Scroti Diaphragma* &
Septum; cloison & diaphragme du scrotum.

Charles Etienne a composés de très-beaux Ouvrages :

De Dissectione partium corporis humani, libri tres. Una
cum figuris & incisionum declarationibus à Stephano Ri-
verio, Chirurgo compositis. Parisiis, 1545. *in-folio.*

Cet Ouvrage parut en François à Paris l'année suivante.

De Nutrimentis, libri tres. Parisiis, 1550. *in-8vo.*

Prædium rusticum, in quo cujusvis soli, vel culti, vel in-
culti plantarum vocabula ac descriptiones, earumque con-
ferendarum atque excolendarum instrumenta suo ordine
describuntur. Parisiis, 1554, 1629. *in-8vo.*

On a traduit ce Traité en François sous le titre de Maison
Rustique.

De re hortensi Libellus selectus. Parisiis, 1536. *in-8vo. Lu-*
gduni, 1536. *in-8vo.*

Seminarium sive plantarium earum arborum, quæ post hor-
tos conseri solent. Parisiis, 1536. *in-8vo.*

Arbustum. Fonticulus. Spinetum. Parisiis, 1538. *in-8vo.*

Sylva Frutetum. Collis. Ibidem, 1538. *in-8vo.*

Vinctum. In quo varia vitium, uvarum, vinorum, anti-
qua, Latina, vulgariaque nomina : item ea quæ ad vi-
tium consitionem ac culturam ab antiquis rei rusticæ Scrip-
toribus expressa sunt, ac bene recepta vocabula, nostræ
consuetudini præsertim commoda, brevi ratione continen-
tur. Parisiis, 1537. *in-8vo.*

Discours des Histoires de Lorraine & de Flandres.

Abrégé de l'Histoire des Ducs de Milan.

ETTABARANI nâquit dans le Tabarani, Province

du Chorozan. Il fut Médecin du Sultan Thechm, Roi de Ghazna, Ville d'Afie, fituée fur les frontiéres de l'Inde. Il compofa un livre de Médecine fort vanté. Il eft intitulé :

Firdius Ulhecime, ou le Paradis de la Prudence.

Cet Ouvrage contient plufieurs obfervations concernant l'art de guérir, avec un détail des propriétés des plantes, des animaux & des mineraux. Il mourut à Ghazna l'an de l'Hégire 474. & de Jefus-Chrift 1082.

ETTMULLER, (Michel) célébre Médecin, nâquit à Leipfic le 16 Mai 1646. Après avoir voyagé dans la plupart des Pays de l'Europe, il fut Profeffeur de Botanique, de Chimie & d'Anatomie à Leipfic, & y mourut en 1683. On a de lui des Inftitutions de Médecine, & d'autres Ouvrages, dont la plus ample édition eft celle de Naples en 1728. en 5 vol. *in-folio.* Michel-Erneft Ettmuller fon fils, fut auffi un habile Médecin, & mourut le 25 Septembre 1732. après avoir donné au Public plufieurs Differtations.

EVAX, Roi des Arabes, étoit un célébre Médecin du premier fiécle. Il écrivit un Traité des Simples, qu'il dédia à l'Empereur Néron : on dit auffi qu'il avoit écrit pour l'Empereur Tibére, un Traité de la force des Pierres précieufes. Henri Rantzovius fit imprimer cet Ouvrage à Leipfic en 1585. fur la copie d'un certain Poëte qui l'avoit mis en vers. Voici le titre qu'il donna à cet Ouvrage :

De Gemmis fcriptum, olim à Poeta quodam non infeliciter carmine redditum, & nunc primum in lucem editum.

EUCHARIUS RHODION, Médecin, natif de Francfort fur le Mein, vivoit vers l'an 1548. Il cultiva particuliérement l'étude de la Botanique, & donna au Public le Traité fuivant :

De Partu hominis & quæ circa ipfum accidunt, adeoque de parturientium & infantium morbis, atque cura libellus. Francofurti, 1551, 1556. in-8vo.

EUDEME, Médecin, difciple de Themifon, qu'on croit être le même que l'Adultére de Livie, qui eft appellé par Tacite, *l'Ami & le Médecin de cette Dame,* & qui empoifonna Drufus, fon époux. Tacite ajoute que cet Eudeme faifoit parade de beaucoup de remédes fecrets, afin de paroître plus habile dans fon art.

Il fe trouve un autre Eudeme, Médecin, que Galien joint ordinairement avec Hérophile, & qu'il lui compare par l'exactitude dans l'Anatomie, particuliérement en ce qui concerne les nerfs. Cet Auteur rapporte la compofition d'une thériaque dont ufoit Antiochus Philometor, qui avoit été décrite en vers par un Eudeme, & fe trouvoit gravée fur la porte du Temple d'Efculape. Il pourroit être le même que ce dernier dont on vient de parler; mais cela n'eft pas certain, car il y a eu divers Médecins de ce nom, comme Eudeme le Vendeur d'antidotes; un autre Médecin de Chio, & quelques autres.

EUDOXE de Gnide, fils d'Efchine, étoit en eftime, felon Eufébe, en la 97. Olimpiade, environ l'an du monde 3616. Il fut Aftrologue, Géométre, Médecin & Légiflateur. *Architas* lui enfeigna la Géométrie, & *Philiftion* de Sicile, la Médecine. Sotion, dans fes fucceffions, dit qu'il fut auffi auditeur de Platon. Eudoxe a été Précepteur d'Erinée, pere de Chryfippe le Gnidien. On ne fait rien de particulier de la Médecine d'Eudoxe; on apprend feulement que cet homme, quoique fort pauvre, avoit une fi grande envie d'étudier, qu'un Médecin, nommé *Théomedon*, le prit chez lui, & lui fournit toutes les commodités pour cela; que dans la fuite Eudoxe forma le deffein de faire un voyage en Egypte, ayant obtenu des lettres d'Agefilaüs pour Nectanabis; que celui-ci recommanda Eudoxe aux facrificateurs de ce Pays-là, qui étoient Philofophes & Médecins, & enfin que Chryfippe le fuivit dans ce voyage. A fon retour, Eudoxe fit des loix pour fa Patrie, & compofa plufieurs Ouvrages d'Aftrologie, de Géométrie & d'Hiftoire. On met fa mort en la 107. Olimpiade, environ le milieu du trente-feptiéme fiécle du monde.

EUNAPIUS, Médecin & Hiftorien du quatriéme fiécle, natif de Sardes, floriffoit fous le regne de Valentinien, de Valens & de Gratien. On a de lui les Vies des Philofophes de fon tems, où il affecte de relever l'idolâtrie pour rabaiffer le Chriftianifme.

EUPHORBE, Médecin de Juba II. fils de l'autre Juba qui avoit été Roi de Numidie & d'une partie de la Mauritanie. Il étoit frere d'Antonius Mufa. Pline, qui fait mention de tous deux, dit que le même Juba, qui fe plaifoit à la Médecine, nomma une certaine plante *Euphorbia*, du nom de fon Médecin : mais Saumaife fait voir que cela eft une fable, & que la drogue appellée *Euphorbe*, étoit connue fous ce même nom dès quelques fiécles auparavant. Euphorbe vivoit en 700 de Rome, de la création 3953.

EURYPHON, Médecin Gnidien, qui doit être plus ancien qu'Hippocrate, ayant passé pour être l'auteur des Sentences Gnidiennes, qui sont citées par ce dernier : néanmoins Soranus les fait rencontrer ensemble chez le Roi Perdiccas. C'est apparemment du même Euryphon que parloit Platon le Comique, lorsqu'il introduisoit *Cinesias* fils d'Evagoras, se produisant au sortir d'une pleuresie, *maigre comme un squelette, la poitrine pleine de pus, les jambes comme un roseau, & tout le corps chargé des escharres qu'Euryphon lui avoit faites en le brûlant ; en un mot, phthisique ou empyique consommé.* Il paroit par ce passage qu'Euryphon employoit les cautéres dans l'empyeme, ainsi qu'Hippocrate le pratiquoit. On recueille de plus, qu'Euriphon vivoit du tems de Platon le Comique, contemporain d'Aristophane, &, par conséquent, du tems d'Hippocrate ; ce qui n'empêche pas qu'Euryphon ne pût être le plus âgé.

EUSTACHIUS, (Barthelemi) célébre Médecin du 16. siécle, nâquit en Italie, & enseigna la Médecine & l'Anatomie à Rome, où il s'attira beaucoup de réputation. Il eut une connoissance fort étendue de la structure du corps humain ; ses planches font son éloge, & elles font connues par-tout où les sciences font parvenues, par-tout où elles font protégées & cultivées. Les planches d'Eustachi, qui étoient restées ensevelies dans l'obscurité depuis l'an 1552. au grand détriment de la République des Lettres, furent enfin découvertes en 1712. & publiées à Rome en 1714. par les soins de Jean-Marie Lancisi, premier Médecin du Pape Clément XI. Elles parurent ensuite à Amsterdam en 1722. & depuis à Rome en 1728.

Eustachius a découvert le premier les glandes situées sur les reins. Il a repris Vesale d'avoir décrit, disséqué & représenté le rein d'un chien, au lieu de celui d'un homme, sans avertir de la différence qu'il y a entre cette partie dans l'un & la même partie dans l'autre. Il a prétendu que le cours des veines des reins est oblique & non pas transversal, ainsi que Vesale l'a représenté. Il a représenté dans une figure admirable, les petits canaux urinaires qu'il compare à des cheveux très-fins ; mais Nicolas Massa les avoit décrits avant lui. Il dit dans son examen des os, qu'il est le premier qui ait connu la vraie structure du nerf optique ; & il ajoute qu'en le faisant tremper dans de l'eau, il s'étend, se développe, & devient alors semblable à une large membrane, ou à un morceau de toile très-fine.

A l'occasion du troisiéme os situé au-dedans de l'oreille, & appellé *l'Etrier*, voici ce qu'il dit : " Je me rens témoi-
,, gnage à moi-même, qu'avant que qui que ce fût m'en
,, eut parlé ; avant qu'aucun de ceux qui en ont écrit,
,, l'eussent fait, je le connoissois ; que je le fis voir à plu-
,, sieurs personnes à Rome , & que je le fis graver en
,, cuivre.

Il est le premier qui ait donné une description exacte du canal thorachique, ou du passage par lequel le chile est porté au cœur, lequel ressemble, dit-il, dans les chevaux, à une veine blanche ; son embouchure est semi-lunaire, & il s'ouvre dans la veine jugulaire interne.

Il apperçut le premier la valvule placée à l'orifice de la veine coronaire dans le cœur. Il prétend avoir découvert & décrit avec exactitude le premier la valvule, que quelques Auteurs appellent *valvula nobilis*, placée dans la veine cave tout proche de l'oreillette droite du cœur. Cependant Jacques Silvius paroit l'avoir remarquée avant lui.

Voici les titres des Ouvrages de Barthelemi Eustachius :

Opuscula anatomica. Venetiis, 1563. *in-4to. Delphis*, 1726. *in-8vo.*

Eadem cum annotationibus. Venetiis, 1574. *in-4to. Lugduni Batavorum*, 1707. *in-8vo.*

Ses *Opuscula* contiennent :

De renum structura, officio & administratione.

De auditûs organis.

Ossium examen.

De motu capitis.

De vena, qua azygos dicitur, & de alia, qua in flexu brachii communem profundam producit.

De dentibus.

Nous avons encore de lui :

Erotiani Græci Scriptoris vetustissimi , vocum , qua apud Hippocratem sunt, collectio, cum annotationibus. Venetiis, 1566. *in-4to.*

E U T O, (Henri) dit *Henricus Euticus*, Allemand, qui a vécu en 1494. étoit Médecin. Il a composé divers Ouvrages.

EZARHARAGUI fut Médecin de Mansor, Conseiller de Cordoue. Il composa un Ouvrage de Médecine semblable au Canon d'Avicenne : cet Ouvrage est utile, & les Médecins Mahométans en font même à présent un grand cas. Il mourut l'an de la guerre de Cordoue à l'âge de cent & un an, l'an de l'Hégire 404. & de J. C. 1014.

F.

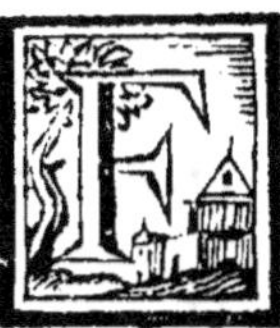ABRICE ou FABRI, (Henri) Médecin Allemand, étoit de Berg-Zabern, en Latin *Berga ad Tabernas*, qui est une petite Ville d'Alsace, sur la riviére d'Erlbach, appartenant aujourd'hui aux François. Il y nâquit en 1347. & il étudia à Wittemberg, à Strasbourg, & puis à Padoue & à Basle, où il passa Docteur en Médecine. Après cela étant revenu dans son Pays, il enseigna la Philosophie à Hornbach, petite Ville d'Alsace, au Duché de Deux-Ponts; il fut ensuite Recteur du Collége, & il y mourut d'apoplexie en 1612. le 28 du mois de Mars. Fabrice a composé la vie de Guillaume Trage, diverses piéces en vers, &c. Son Epitaphe contient un abrégé de sa vie. La voici :

Montanæ Henricum civem genuere Tabernæ
Fabricium, Hornbacum fovit & Italia :
Indè rediit duplices edoctus Apollinis artes,
Hic Rector lustris quinque obit emeritus.
Corpus habet Fanum Joannis, ut ipse volebat ?
Hæc tabula hæredum testis amoris adest.

Il se trouve plusieurs Médecins du nom de *Fabrice*, dans Vander Linden, *de Script. Med.* comme Balthasar Fabrice, de qui nous avons :

Opusculum physiologum & medicum, tribus libris distinctum; tractans accuratè, primò, corporis humani temperamenta, deindè compendiosè sex res non naturales, Medicis ita dictas. Cui ob materiæ cognationem accessit appendicis loco tractatiuncula de litteratorum tuenda & restituenda valetudine. Amstelodami, 1629. *in-8vo.*

François Fabrice de Ruremonde, qui a écrit :

De Balneorum naturalium, maximè eorum quæ sunt Aquisgrani & Porceti, natura & facultatibus, tum quâ ratione illis utendum sit, Libellus. Coloniæ, 1564. *in-8vo.* 1546. *in-4to.* 1617. *in-8vo.*

George Fabrice, qui a donné au Public :

De metallicis Rebus ac nominibus observationes variæ &

erudita. Extant cum Opere Corn. Gefneri de omni foffi-
lium genere. Tiguri, 1565. in-8vo. & cum Georgii Agri-
colæ de ortu & caufis fubterraneorum libro quinto. Witte-
bergæ, 1612. in-8vo.

Et enfin Jean Fabrice, qui a compofé:

Differentia animalium quadrupedum, fecundum locos com-
munes. Opus ad animalium cognitionem apprimè condu-
cibile. Tiguri, 1555. in-8vo.

Epiftola medica quæ extat cum Cifta medica Joan. Hor-
nungi, 1625.

FABRICIO, (Jerôme) Médecin célébre, dit *Aqua-*
pendente, parce qu'il étoit de cette Ville dans l'Etat de
l'Eglife, au Territoire d'Orviéte. Il étudia à Padoue, où
ayant appris les Lettres Gréques & Latines, & puis la
Philofophie, il s'appliqua à l'étude de la Médecine fous
Gabriel Fallopio, un des plus habiles Médecins de fon
tems. Fabricio fit de merveilleux progrès fous un fi excellent maître; il s'attacha principalement à la Chirurgie
& à l'Anatomie, qu'il profeffa avec un très-grand applaudiffement, pendant près de cinquante ans de fuite, dans la
même Univerfité de Padoue, ayant fuccedé à Fallopio
l'an 1565.

La doctrine n'étoit pas la feule bonne qualité de Fabricio; il en eut d'autres qui lui firent d'illuftres amis : il
travailloit pour la gloire, & l'interêt ne le faifoit point
agir. Ses amis lui firent divers préfens pour recompenfer
fon généreux defintereffement; il les mit dans un cabinet
particulier, où l'on voyoit cette infcription fur la porte :
Lucri neglecti lucrum. La République de Venife lui fixa un
revenu de mille écus d'or, & l'honora d'une ftatue &
d'une chaîne auffi d'or. Jerôme Fabricio n'étoit pas indigne de ces honneurs. Il mourut à Padoue en 1619.

Il remarqua le premier en 1574. les valvules des veines,
que le Pere Paul avoit, dit-on, indiquées; mais il ne connut ni leur ftructure, ni leur ufage. Il découvrit un petit
mufcle dans l'oreille interne, qu'il appropria au marteau.
Il prétend que l'épiderme eft compofé de deux lames. Il
eft le premier qui ait parlé de l'enveloppe charnue de la
veffie, & qui l'ait foupçonnée être d'un mufcle fervant à
l'expulfion de l'urine. Nous pourrions dire beaucoup
d'autres chofes de lui, qui ne feroient pas indignes de
l'attention du Lecteur; mais nous finiffons cet article, en
affurant qu'il fut Anatomifte exact, & qu'il fut très-verfé

dans la Chirurgie, pour paffer au catalogue de fes Ouvrages :

De Vifione, Voce & Auditu. Venetiis, 1600. *in-folio. Francofurti*, 1605, 1613. *in-folio.*

Tractatus de oculo vifûs organo. Patavii, 1601. *in-folio. Francofurti*, 1605, 1613. *in-folio.*

De venarum oftiolis. Patavii, 1603. *in-folio.*

De locutione & ejus inftrumentis. Patavii, 1603. *in-folio.*

De mufculi artificio & offium articulationibus. Vicentiæ, 1614. *in-4to.*

De refpiratione & ejus inftrumentis, Libri duo. Patavii, 1615. *in-4to.*

De motu locali animalium fecundùm totum. Patav. 1618. *in-4to.*

De gula, ventriculo, inteftinis, Tractatus. Patavii, 1618. *in-4to.*

Opera anatomica, quæ continent de formato fœtu. De formatione ovi & pulli. De locutione & ejus inftrumentis. De brutorum loquela. Patav. 1625. *Francof.* 1623. *in-fol.*

Opera omnia phyfiologica & anatomica. Lipfiæ, 1687. *in-fol.*

Opera chirurgica, in duas partes divifa. Francofurti, 1620. *in-8vo.*

Opera anatomica, cum præfatione Albini. Lugduni Batavorum, 1738. *in-folio.*

FABRITIUS HILDANUS. *Voyez* HILDAN.

FAGON (Guy-Crefcent) nâquit à Paris le 11 Mai 1638. de *Henri Fagon*, Commiffaire ordinaire de Guerre, & de *Louife de la Broffe*. Elle étoit niéce de *Guy de la Broffe*, Médecin ordinaire de Louis XIII. qui obtint de ce Prince en 1626. d'établir un Jardin Botanique à Paris, comme celui que Henri IV. avoit fait confttruire à Montpellier en 1598. C'eft dans ce Jardin botanique de Paris, dont Mr. de la Broffe étoit Intendant, que Fagon vit le jour. Ayant fait fes premiéres études avec fuccès, fon oncle le détermina en faveur de la Médecine. Il reçut le bonnet de Docteur en 1664. après avoir foutenu une théfe où il admettoit la circulation du fang, ce qui paffoit encore pour paradoxe. Le Jardin Botanique étant tombé en décadence depuis la mort de Mr. de la Broffe, Vallot, premier Médecin du Roi, & qui par-là étoit appellé à veiller fur cet utile établiffement, entreprit de lui rendre fon premier luftre, & Fagon lui offrit fes fervices, qui furent acceptés avec joie. Il alla, à fes fraix, en Auvergne, en Languedoc, en Provence, fur les Alpes & fur les Pirenées, d'où il remporta une très-riche collection de fimples. On publia en 1665. un Catalogue de toutes les plantes du Jardin qui alloient à plus de 4000. Ce Catalogue eft intitulé : *Hortus Regius*. Mr. Fagon mit à la tête un Poëme Latin. A peine eut-il été créé Docteur, qu'on lui donna les deux places de Profeffeur en Chimie & en Botanique au Jardin Royal. En même-tems il exerçoit la Médecine dans Paris avec un parfait defintereffement, ne voulant accepter aucune recompenfe. En 1680. le Roi le choifit pour être premier Médecin de Madame la Dauphine; quelques mois après, il fut Médecin de la Reine & des Enfans de France; & finalement en 1693. on lui donna la place de premier Médecin de Sa Majefté. Il manifefta dans ce pofte qu'il ne cherchoit point à théfaurifer, ayant renoncé à plufieurs bénéfices lucratifs dont fes prédéceffeurs avoient joui. La fur-intendance du Jardin du Roi avoit été détachée de la place de premier Médecin, & unie à la fur-intendance des bâtimens qu'avoit Mr. Colbert. Le premier Médecin n'avoit plus que la fur-intendance des exercices du Jardin, fans la nomination des places. Quand Mr. de Villacerf eut quitté la fur-intendance des bâtimens en 1698, Mr. Fragon obtint du Roi que celle du Jardin Royal feroit réunie à la charge de premier Médecin, en laiffant au Sur-Intendant des Bâtimens la difpofition des fonds néceffaires à l'entretien du Jardin. Ce fut pour embellir ce Jardin que Mr. Fagon infpira au Roi le deffein d'envoyer Mr. de Tournefort en Gréce, en Afie & en Egypte pour en rapporter les plantes les plus utiles & les plus curieufes. Après la mort du Roi Louis XIV., Fagon fe retira au Jardin Royal, dont il avoit confervé la fur-intendance. Il mourut le onziéme Mars 1718. âgé de plus de 80 ans. L'Academie des fciences l'avoit choifi en 1699. pour être un de fes Honoraires.

F A L C O, (Jean) Médecin Efpagnol, que le défir de fe former davantage dans la Médecine, fit quitter fa Patrie : il fréquenta les plus célébres Univerfités de l'Europe, puis s'étant arrêté à Montpellier, il s'y aquit beaucoup de réputation. Il vivoit vers l'an 1500. Nous avons de lui : *Additiones ad Practicam Antonii Guainerii. Papia*, 1518. *in-4to. cum aliis Guainerii operibus.*

F A L L O P I O, (Gabriel) célébre Médecin, étoit de Modéne, où il nâquit en 1490. On dit qu'il étoit forti d'une famille noble ; mais ce qui eſt bien aſſuré, c'eſt qu'il a été univerſellement eſtimé par la connoiſſance qu'il a montrée de l'Anatomie & de la Médecine ; & pour cette raiſon quelques-uns l'ont appellé *l'Eſculape de ſon ſiécle*. Il parcourut une bonne partie de l'Europe ; & comme il avoit une très-forte inclination pour les Lettres, il y fit de merveilleux progrès, & pénétra par ſon travail & par ſon étude dans les plus ſecrets miſtéres de la Nature. Il excella dans la Philoſophie, dans l'Aſtronomie, dans la connoiſſance des Simples, & ſur-tout dans l'Anatomie, qu'il enrichit par ſes belles découvertes & obſervations. Il exerça la Médecine avec beaucoup de gloire, & aquit la réputation d'un des plus habiles Médecins de ſon tems. Il enſeigna l'Anatomie & expliqua la Botanique dans l'Univerſité de Padoue pendant vingt-quatre ans, & y mourut dans ſa ſoixante-treiziéme année. On voit ſon tombeau dans l'Egliſe de ſaint Antoine avec cette Inſcription :

Fallopi hic tumulo ſolus non conderis : unà
  Eſt pariter tecum noſtra ſepulta domus.

Douglas a dépeint ce Médecin en deux mots dans ſa *Bibliograph. Anatomica.* " Il étoit, dit-il, méthodique dans „ ſes leçons, heureux dans ſes cures, & prompt dans ſes „ diſſections. „ *In docendo maximè methodicus, in medendo feliciſſimus, in ſecando expeditiſſimus.* Fallope ſe donna pour le premier qui ait apperçu les muſcles piramidaux, & il prétend qu'ils ſervent à comprimer la veſſie. Mais Galien & Jacques Silvius en avoient fait mention avant lui. Il ſe vante d'avoir réſolu le premier l'embarraſſante difficulté d'Oribaſe & de Galien ſur le mouvement de la paupiére ſupérieure, après que le muſcle orbiculaire eſt coupé. Il aſſure avoir découvert en 1550. le muſcle qui ſert à relever cette partie. Galien s'étoit lui-même tiré de cette difficulté, comme il paroit par l'ouvrage *de Locis malè affectis*, qu'il commenta dans ſa vieilleſſe, tems auquel ſon expérience le rendoit encore plus reſpectable que ſon âge. D'ailleurs, on trouve dans Avicenne une deſcription très-claire de ce muſcle. *Libr.* 1. *ſum.* 2. *de muſculis cap.* 5. Realdus Columbus l'a décrit auſſi fort exactement dans ſes Ouvrages anatomiques qui parurent en 1559.

Quoi qu'il paſſe pour avoir découvert cette partie de la matrice qu'il a nommée, *Tuba uteri*, & que nous appellons de ſon nom, la trompe de Fallope, à l'extrêmité de laquelle il y a un large trou, & dont les bords font, pour ainfi dire, déchirés & frangés, comme ceux de quelques vieilles hardes ; il faut pourtant avouer qu'elle étoit connue d'Hérophile & de Rufus, Ephéfien, qui nous en ont laiffé des defcriptions fort exactes.

Il entend par le cou réel de la matrice, toute la partie contenue depuis fon orifice intérieur, jufqu'à l'endroit où elle commence à s'étendre & à devenir plus large. Voici le catalogue des Ouvrages de Fallope :

Expofitio in librum Galeni de offibus. Venetiis, 1570. *in-4to.*

De Compofitione medicamentorum, cui accefferunt tabulæ ejufdem de Cauteriis. Venetiis, 1570. *in-4to.*

De Thermalibus aquis Libri feptem. De metallis & foffilibus Libri duo. Venetiis, 1564. *in-4to.* 1584. *in-folio cum aliis ejufdem. Libelli duo, alter de Ulceribus; alter de Tumoribus præter naturam,* 1563. *in-4to.*

De parte Medicinæ quæ Chirurgia nuncupatur, necnon in librum Hippocratis de vulneribus Capitis dilucidiffima interpretatio. Venetiis, 1571. *in-4to.*

Compendium de anatome corporis humani. Venetiis, 1571. *Patavii,* 1585. *in-8vo.*

Obfervationes anatomicæ in libros quinque digeftæ. Venetiis, 1561. *in-8vo. Parifiis,* 1562. *in-8vo. Helmaftadii,* 1588. *in-8vo.*

De Morbo Gallico Tractatus. Venetiis, 1565. *in-8vo. Patav.* 1564. *in-4to. cum Petri Angeli Agathi Matheratis fcholiis marginalibus & exercitationibus quibufdam nobilibus.*

Lectiones de partibus fimilaribus corporis humani. Noribergæ, 1575. *in-folio.*

Opera genuina omnia, tam practica, quàm theorica, in tres tomos diftributa. Venetiis, 1584, 1606. *in-folio. Francofurti,* 1600. *in-folio, &* 1606. *cum operum appendice.*

FARRAGUTHUS, Juif, étoit Médecin de l'Empereur Charlemagne.

FAVELET, (Jean-François) Docteur & Profeffeur Primaire en Médecine de l'Univerfité de Louvain, Médecin-Confeiller de feu S. A. S. Marie-Elifabeth Gouvernante-Générale des Pays-Bas Autrichiens, de l'Academie Royale des Sciences de Paris, &c. étoit né au Fort de la Perle près d'Anvers, le 18 Avril 1674. Il eut pour pere *Jean Favelet*, qui fuivoit le parti des armes, & pour mere *Urfule Cays*, tous deux de bonne famille; & les ayant perdu à l'âge de fept ans, le Sieur ▉rnandés, Curé de Londerzeele, fon coufin, prit foin de fon éducation & jetta dans fon cœur la femence de ces rares & éminentes vertus, qui ont fait le plus bel ornement de fa vie. A l'âge de dix ans, on l'envoya dans la Campine, où il commença fes Humanités, qu'il alla finir à Malines au Collége des Peres de l'Oratoire, par l'étude de la Rhétorique & de la Dialectique. Il donna dès lors des preuves de ce vafte génie, qu'on ne ceffa d'admirer dans la fuite; mais il en donna de plus grandes à Louvain dans le Collége du Porc, où il s'appliqua à la Philofophie pendant quinze mois. Peu de tems après il revint dans cette Ville, & commença fon cours de Médecine fous les célébres Docteurs Peeters, Somers & Verheyen : il fe diftingua tellement entre fes condifciples, qu'en 1697. on l'éleva à la charge de Fifc & Doyen, qu'il remplit avec un applaudiffement général. Ces exercices finis, il crut qu'il lui importoit d'étudier la nature elle-même, avant que de fe faire recevoir à la Licence : il fe tranfporta pour cela à Malines, où il s'appliqua à la pratique médecinale dans l'Hôpital Militaire du Roi d'Efpagne. Il revint enfuite à Louvain, & reçut les dégrés de Licence en 1701. Ses talens & fa doctrine l'auroient élevé à des emplois confidérables, & il fe feroit par-là aquis des richeffes qu'il a toujours méprifées; mais faifant plus d'état d'augmenter fa fcience que fon patrimoine, il mena une vie privée dans l'Univerfité jufqu'en 1705, que Maximilien Emanuel Duc de Baviére & Gouverneur des Pays-Bas pour Philippe V. Roi d'Efpagne, le pourvut de la place de Profeffeur en Botanique. La même année le Magiftrat de Louvain lui donna la conduite de l'Hôpital, avec les appointemens ordinaires. En 1710. il obtint la Chaire d'Anatomie & de Chirurgie, qui étoit devenue vacante par la mort du célébre Verheyen. C'eft dans cet emploi qu'il mit en plus grand jour le fond de connoiffances, dont il avoit eu foin de s'orner l'efprit; il y fit autant admirer fon adreffe dans les diffections anatomiques, que l'éloquence de fes difcours dans les démonftrations. C'eft par cette éloquence mâle, & l'aifance merveilleufe qu'il avoit à s'énoncer, qu'il fit tant d'honneur à la Faculté en particulier, & à l'Univerfité en général, dans les occafions qui fe préfenterent de produire cette efpéce de talent; & l'on peut dire, fans exagération, que perfonne ne le furpaffa fur cet article.

En 1717. le Magiftrat de Louvain lui conféra la place

de Profeſſeur Primaire, vacante par la mort du Docteur Somers. Favelet animé par ces avances, ſe prépara au Doctorat, dont il reçut le bonnet en 1718. Ce fut dès lors que la réputation de ce grand Homme ſe répandit davantage : ſes talens & ſa profonde doctrine firent tant de bruit, qu'en 1725. à l'arrivée de la Séréniſſime Marie-Eliſabeth, ſœur de l'Empereur Charles VI. de glorieuſe mémoire, il fut déclaré Médecin-Conſeiller de cette Princeſſe, qui venoit gouverner les Pays-Bas Autrichiens au nom de ſon auguſte Frere. Sa réputation paſſa même chez les étrangers, & l'Académie Royale des Sciences de Paris s'aſſocia l'illuſtre Favelet en 1729. Quelque grands que fuſſent ces honneurs, il en méritoit encore davantage, tant par ſes qualités perſonnelles & ſa rare érudition, que par cette éloquente gravité & cette aiſance à parler, qu'il animoit toujours par la force & la multitude des bons mots; en quoi il étoit regardé comme un prodige. Tant de belles qualités ne furent pas ſans recompenſe : mais cet homme généreux, qui ne travailloit que pour l'honneur, & qui le préféroit aux richeſſes, n'en profita point pour augmenter ſa fortune. Il ne poſſédoit rien, qu'il ne conſacrât volontiers à s'aquerir d'illuſtres amis, à s'en obliger d'autres, ou à les aſſiſter par des libéralités, que ſa bienfaiſante induſtrie leur faiſoit comme malgré eux. Sa charité envers les pauvres n'étoit pas moins grande que ſa généreuſe amitié : on le voyoit dans les rues toujours environné d'indigens, qu'il ne congédioit jamais ſans leur faire part de ſes bienfaits. Il ſavoit qu'heureux eſt celui qui ſe laiſſe attendrir envers les pauvres, & que le Seigneur le conſervera au jour de ſes vengeances. Ce fut principalement à l'article de la mort que cet oracle ranima toute ſa confiance : il reçut tous ſes Sacremens avec une ferveur & une dévotion exemplaire, & enfin épuiſé par des douleurs & des vomiſſemens continuels, il rendit ſon eſprit au Créateur le 30 Juin 1743. vers les huit heures du matin.

Ce grand Homme a donné au Public pluſieurs Traités ſur des points controverſés en Médecine. Partiſan décidé du ſiſtême de la Fermentation, comme il étoit ennemi déclaré de celui de la Trituration, il n'épargna rien, ſoit dans ſes leçons publiques, ſoit dans ſes écrits, pour ſapper les fondemens de ce dernier; & c'eſt ce qui fait la matiére des deux Ouvrages ſuivans :

Prodromus apologia fermentationis in animantibus, inſtruc-

tus animadverſionibus aliquot in librum de digeſtione nuper editum per clariſſimum virum D. Hecquetium. Lovanii, 1721. in-12.

Novarum, quæ in Medicina à paucis annis repullularunt, Hypotheſeon Lydius Lapis. Aquiſgrani, 1737. in-12.

FAULISIUS, (Joſeph) Sicilien, nâquit le 19 Mars 1630. & s'adonna à la Médecine, dans laquelle il a excellé. Il fut Médecin de la Ville de Palerme, & exerça, outre cela, avec beaucoup de réputation, la charge de Thréſorier. Il mourut le 6 Décembre 1669. On a de lui :

De viribus Jalappa, quod non ſit venenoſa.

FAVOLIUS, (Hugues) natif de Middelbourg, exerça la Médecine à Anvers, où il s'aquit beaucoup de réputation, tant par ſon ſavoir en cette ſcience, que par le rare talent qu'il avoit pour la Poëſie Latine. On a imprimé pluſieurs Ouvrages de ſa façon en ce dernier genre.

Favolius étoit preſque à l'article de la mort, lorſqu'il compoſa l'Epitaphe dont on orna ſon tombeau dans le cimetiére de l'Egliſe Cathédrale :

Artis Apollineæ culturâ inſignis & uſu,
Phæbei cultor carminis, atque lyræ.
Piſano genitore ſatus, genitrice zelandâ,
Hugo Favoliacæ ſollicitudo domûs :
Ætatis bis ſex anno poſt luſtra ſecundo,
Conditur hoc tumulo, ſpiritus aſtra tenet.
Obiit *anno M. D. LXXXV.* 10 *Auguſt. vixit ann. LXI.*
Menſ. XI. dies XXIX.

FELICIANUS, (Jean-Bernard) natif de Veniſe, étoit Médecin & Philoſophe. La rare connoiſſance qu'il avoit des Langues ſavantes, lui fut un ſujet de réuſſite dans les Traités qu'il écrivit ſur les Oeuvres d'Hippocrate & de Galien. Il vivoit vers l'an 1520.

FEMMES. (Médecine chez les) Pluſieurs Déeſſes ont paſſé chez les Anciens pour entendre la Médecine, & dans la ſuite on leur a joint quantité de femmes. Cleopatre, Reine d'Egypte, & la fameuſe Arthemiſe, Reine de Carie, ſont de ce nombre. Galien & Pline font mention d'une Elephantis, qui avoit écrit touchant les remédes abortifs & touchant le fard. Galien rapporte encore quelques compoſitions de médicamens d'une Antiochis. On trouve dans Pline une Olympias de Thébes, une Sotira, une Salpé, &c. Leurs remédes étoient pour la plus grande partie superstitieux, ce qui n'est pas fort surprenant; les remédes de cette nature ayant été de tout tems du gout du Peuple, & principalement de celui des femmes. On trouve encore dans Theodorus Priscianus, une Victoria, une Salviana ou Salvina & une Leoparda. Marcel l'Empirique parle aussi d'une femme nommée Africana, soit que ce fût le nom d'une femme qui se mêloit de la Médecine, ou celui de sa Patrie. Scribonius Largus fait mention d'une Africaine qui lui vendit le secret d'une composition pour la colique.

On ne manquera pas de dire qu'il y a peu de fondement à faire sur les histoires des femmes qui ont exercé la Médecine chez les Anciens. Nous convenons qu'elles sont parsemées de fables : mais on ne nous niera pas qu'elles ne contiennent quelques vérités. Au reste, ce n'est pas sur ce que nous avons dit de Cléopatre & d'Arthemise dans le cours de ce Dictionnaire, que nous assurons qu'il y a eu des femmes qui ont étudié ou exercé autrefois la Médecine, nous avons une autre preuve de ce fait.

L'aversion que la plupart des femmes ont à se confier aux Médecins dans certaines maladies secrétes, les contraignit à chercher des personnes de leur sexe à qui elles pussent en faire confidence, & qui pussent les soulager. Ainsi la pudeur des unes fit étudier à d'autres la Médecine. On leur disputa jadis le droit de l'exercer, & elles le perdirent dans quelques Contrées. Une ancienne loi des Athéniens défendoit aux esclaves & aux femmes de se mêler de la Médecine, jusques-là que le métier d'accoucher, qu'ils jugeoient dépendant de cet art, ne pouvoit être pratiqué que par des hommes. Mais quelques Dames Athéniennes ayant mieux aimé mourir que de souffrir que des hommes les accouchassent, on dit qu'une d'entre elles nommée *Agnodice* ou *Agnodia*, qui avoit appris la Médecine ou l'art d'accoucher d'un certain Hérophile, s'avisa de se travestir pour secourir ses semblables; mais ayant été découverte, les Athéniens changerent la loi, & permirent aux femmes de condition libre d'apprendre la Médecine.

Les Egyptiens avoient eu long-tems auparavant des Sages-Femmes; l'Histoire Sainte nous a même conservé les noms de deux femmes Egyptiennes qui exerçoient cette profession, & qui sauverent un grand nombre d'enfans Juifs que la cruauté de Pharaon vouloit faire périr. L'une de ces femmes s'appelloit Sciphra, & l'autre Puha.

Les

Les Sages-Femmes de Grèce & d'Italie ne se mêloient pas seulement d'accoucher ; elles exerçoient la Médecine dans presque toute son étendue. Aussi les mots *Obstetrix* & *Medica* sont synonimes dans les Jurisconsultes anciens, comme il paroit par ce passage d'Ulpien, Livre I. *Quoties de pragnatione dubitatur, quinque objetrices, ou Medici jubentur ventrem aspicere.* Quand on doutera de la grossesse d'une femme, on la fera visiter par cinq Sages-Femmes ou cinq femmes exerçant la Médecine. Les Grecs avoient aussi des femmes qu'on appelloit *Iatrinæ*, dont Galien le peut rendre par le mot Latin *Medicæ*, comme qui diroit en François *Médecines* ou *Femmes-Médecins*. Elles traitoient toutes les maladies qui sont particulières au sexe, & l'affection hystérique ou le mal de mère étoit principalement de leur ressort, comme on le recueille d'un passage de Galien, où cet Auteur remarque que ce sont ces femmes qui ont nommé cette maladie hystérique, ou maladie de matrice. Martial dans une de ses épigrammes qui commence ainsi : *Hystericam vetulo se dixerat esse marito*, fait mention, & des Femmes-Médecins, & de la maladie dont on vient de parler.

Elles s'appliquoient aussi à tout ce qui concerne l'ornement & l'embellissement du corps ; comme toutes les espèces de fard & les médicamens qui servent à ôter ou pallier les imperfections & les difformités occasionnées par les maladies ou par quelque autre cause que ce soit. Plusieurs de ces femmes avoient même écrit des Ouvrages de Médecine que les anciens Médecins ne dédaignèrent pas de citer.

FENDIUS, (Melchior) Médecin Allemand, étoit de Nordlingen, Ville libre & Impériale dans la Suabe, où il nâquit en 1486. Il fit de très-grands progrès dans les Lettres & dans la Médecine, qu'il enseigna aussi-bien que la Philosophie dans l'Université de Wittemberg. C'étoit un bon homme qui s'acquit beaucoup de réputation, & qui mourut âgé de 78 ans, le 8 Novembre de l'année 1564. Il a écrit quelques Ouvrages qu'on n'a pas publiés, à l'exception des deux oraisons suivantes :

Oratio de dignitate & utilitate artis medicæ. Extat tome IV. declamat. Phil. Melanthonis, pag. 144.

Oratio de appellationibus Pannæn. Extat ibidem, pag. 318.

FERG ou FREG, (Christophe) Médecin & Bibliothécaire d'Ingolstadt en Bavière, a donné le Catalogue des livres de la Bibliothéque de cette Ville. Il eſt diſpoſé dans un ordre alphabétique, & ne laiſſe pas d'être diviſé ſelon les quatre Facultés qui y ſont encore partagées en 25 claſſes. Ferg fit imprimer ce Catalogue en 1599. ou 1600. *in-folio* à Ingolſtadt.

FERNEL (Jean) étoit né à Montdidier ſelon Mezeray ; mais Clermont en Beauvoiſis eſt le véritable lieu de ſa naiſſance, ſuivant Plantius, auteur de ſa vie. Il vint au monde en 1486. Son mérite l'éleva à l'emploi de premier Médecin du Roi Henri II. & la Reine Catherine de Medicis diſoit qu'elle étoit redevable de ſa fécondité à la ſcience de ce grand homme. Il lui eſt dû une place conſidérable entre les illuſtres du ſeiziéme ſiécle : auſſi eut-il un avantage que peu d'autres ſe peuvent vanter d'avoir jamais eu, ayant vu que les livres qu'il avoit donnés au Public, étoient les ſeuls qu'on expliquoit dans les Ecoles de Médecine, & ceux qu'on y préféroit à tous les autres. Fernel avoit auſſi une parfaite connoiſſance des Mathématiques, & il parloit la Langue Latine avec tant de pureté, qu'on a ſouvent employé ce témoignage pour oppoſer à ceux de delà les Monts, qui appelloient les François barbares en cette Langue. Au reſte, perſonne n'ignore comme il s'avança à la Cour de Henri II. après que la Reine Catherine de Medicis fut devenue féconde ; auſſi cette Princeſſe voulant lui témoigner ſon eſtime, lui fit des préſens conſidérables.

Dans ſa jeuneſſe, Fernel renonça à toutes ſortes d'affaires & de compagnies pour s'appliquer entiérement à l'étude, y faiſant conſiſter tout ſon plaiſir & tout ſon divertiſſement. Il employa d'abord une partie de ſon tems aux Belles-Lettres, & l'autre aux Mathématiques ; puis il enſeigna la Philoſophie à Paris pendant deux ans dans le Collége de Sainte-Barbe. Quelque tems après il fut reçu Docteur en Médecine, & ſe maria : mais comme il avoit une forte paſſion pour les Mathématiques, il négligea ſa profeſſion pour s'adonner à cette belle Science ; il dépenſa même des ſommes conſidérables pour ſatisfaire l'extrême paſſion qu'il avoit d'en aquerir une connoiſſance parfaite. Mais enfin, ſe rendant aux exhortations de ſon beau-pere, qui étoit Conſeiller au Parlement de Paris, il renonça en quelque façon aux Mathématiques pour s'adonner à la Médecine ; & il l'exerça avec tant de bonheur & de gloire, que s'étant tiré de la pauvreté où l'étude l'avoit jetté, par

la guérifon d'une infinité de malades, il fut honoré, comme on l'a dit d'abord, de la charge de premier Médecin
du Roi Henri II. Jamais homme n'a exercé la Médecine
avec plus de fuccès que lui ; aufli étoit-il fi occupé dans fa
profeffion, qu'à peine il avoit le loifir de prendre fes repas, & qu'ordinairement il mangeoit fans s'affeoir.

Fernel fe fit plufieurs ennemis parmi ceux de fon ordre,
parce qu'il préparoit lui-même la plupart des remédes qu'il
donnoit aux malades. Il eut de grandes difputes avec un
Médecin, nommé *Hexelius*, parce qu'il alloit à l'excès à
l'égard de la faignée, au lieu que Fernel étoit accufé de
trop épargner le fang. Il aimoit l'étude avec tant d'ardeur,
que quand il invitoit quelqu'un pour manger avec lui, il
ne failoit pas de difficulté de le quitter d'abord après le
repas pour fe retirer dans fon cabinet. On affure qu'a-
près fa mort on lui trouva des livres pour la valeur de
trente mille écus. Il ne laiffa que deux filles, dont l'ainée,
Marie, fut mariée à Mr. Barjot, Préfident au grand Confeil, & Maître des Requêtes ; & l'autre à Mr. Gilles de
Riant, Préfident à Mortier au Parlement de Paris. Fernel
mourut de déplaifir d'avoir perdu fa femme, le 26 Avril
1558, étant né en 1486. Il feroit mort, à ce compte, âgé
de foixante-douze ans ; mais fon épitaphe rapportée par
François Swertius, *Epitaphia joco-feria*, & Mr. le Préfident
de Thou ne lui donnent que 52 ans. Il en parle ainfi fous
l'an 1558. " Jean Fernel d'Amiens, (*) premier Médecin
„ du Roi Henri II. mourut à l'âge de 52 ans, & fut en-
„ terré dans l'Eglife de faint Jacques de la Boucherie.
„ Après avoir employé diverfes années dans l'étude de la
„ Philofophie & des Mathématiques avec beaucoup de fuc-
„ cès & de louange, il s'appliqua à la Médecine qu'il
„ exerça heureufement, & qu'il a traitée toute entiére
„ avec autant de doctrine que de politeffe ; bien qu'il n'eut
„ pas donné au Public l'Ouvrage entier, non plus que le
„ Livre fi fouhaité de fes obfervations, ayant été pré-
„ venu par la mort, il a néanmoins aquis tant de gloire
„ par toute l'Europe, par ce qu'il en a mis au jour, que
„ l'Ecole de Médecine de Paris doit, à bon droit, éternel-

(*) Il eft vrai que Fernel fe difoit quelquefois d'Amiens, quoiqu'il fut natif de Clermont en Beauvoifis ; fon Epitaphe, que nous
rapportons, exprime même qu'il étoit de la première Ville :
mais il ne le difoit ainfi, que par allufion & par refpect pour la
mémoire de fon pere, qui étoit natif d'Amiens.

,, lement se glorifier d'avoir eu pour nourrisson un si grand
,, homme. Quoi qu'il en soit, voici un distique numeral
qui exprime l'année & la cause de la mort de Fernel:

ConJUge serneLIUs raptâ perCULsUs, Ut aULæ,
Ut LUCIs satUr, Ut noMInIs, InterIIt.

On voit son tombeau dans l'Eglise de saint Jacques de
la Boucherie à Paris, où il fut enterré par les soins de
Philibert Barjot, Sieur de Marchefray & de Dormeil, son
gendre. Voici l'Epitaphe que rapporte François Swertius:

D. Immort. Opt. Max. & Christo Jesu
Hominum Salvatori sacrum.
JOANNI FERNELIO AMBIAVENSI
Henrici II. Galliarum Regis Consiliario & primo Medico nobilissimo
atque optimo;
Reconditarum & penitùs abditarum rerum scrutatori & explicatori
subtilissimo;
Multorum salutarium medicamentorum inventori,
Veræ, Germanæque Medicinæ restitutori:
Summo ingenio, exquisitâque doctrinâ Mathematico,
Omni in genere Philosophiæ claro,
Omnibusque ingenuis artibus instructo,
Temperatissimis, sanctissimisque moribus prædito;
Secundum pientissimo
Philibertus Barjotius supplicum libellorum in Regia Magister,
Regnique Regis Consilii Præses,
Affinitate gener, pietate filius,
Mærens posuit
Anno à salute hominibus restituta 1558.
Obiit 26 Aprilis, anno 1558. vixit annos 52.

Fernel a écrit les Ouvrages suivans:
Universa Medicina. Venetiis, 1564. *in-4to. Francofurti,*
1592. *in-folio.* 1603. *in-8vo. Lutetiæ,* 1567. *in-folio.*
Hanoviæ, 1610. *in-folio. Parisiis,* 1602. *in-folio. Lu-*
gduni Batavorum, 1645. *in-8vo. 2 vol. Trajecti ad*
Rhenum, 1656. *in-4to. Genevæ,* 1644. *in-8vo.* 1679,
1680. *in-folio.*
Cet Ouvrage contient les Traités suivans:
Physiologiæ Libri VII.
Pathologiæ Libri VII.
Therapeutica universalis, seu medendi rationis Libri VII.
atque in septimum horum Guil. Plantii Cenomani doctis-
sima scholia.
Febrium curandarum methodus generalis.

De Luis Venerea curatione perfectissimâ, & seorsim. Antuerpia, 1579. *in-8vo. Patavii,* 1580. *in-8vo.*

Consilium epileptico præscriptum.

De abditis rerum causis Libri duo, & seorsim. Parisiis, 1560. *in-8vo.*

Consiliorum medicinalium Liber, cui accesserunt responsa quædam clarorum Medicorum Parisiensium, & separatim. Francofurti, 1585. *in-8vo. Parisiis,* 1585. *in-8vo.*

Nous avons encore de lui :

De vacuandi ratione Liber. Parisiis, 1545. *in-8vo. Lugduni,* 1548. *in-8vo. Francofurti,* 1612. *in-12. cum Schola Salernitana.*

Disputatio de partu cujusdam infantulæ Agennensis. An sit septimestris, an novem mensium? Extat parte sextâ Operum Jacobi Silvii. Coloniæ Allobr. 1630. *in-folio.*

Divers Ecrivains ont célébré le nom de Fernel par leurs Ouvrages, tant en prose qu'en vers. On attribue le distique suivant à René Gervais ; quelques-uns cependant le lui disputent :

Hippocrates moriens arcanum credidit artis
Fernelio : huic famâ par fit & ingenio.

Le même René Gervais consacra cet éloge à la mémoire de Fernel :

Hippocratem natura parens mortalibus olim
Edidit, ipsa suum quo retineret opus.
Hoc duce longa fuit, magnâ ratione medendi,
Vita hominum. Tandem Ferneliumque dedit.
Quo Medico Doctore valat tua, Gallia, gentes
Fama per ignotas. Omnibus ille salus.
Jam verò ipse Deus longos ut carperet annos,
Fernelium & terris, quem dederat, rapuit.
Prisca ætas illum naturæ laudibus, iisdem
Nostra celebrabunt sæcula Fernelium.

FERRAND, (Jacques) Docteur en Médecine au commencement du XVII. siécle, natif d'Agen, est auteur d'un Traité touchant *la maladie de l'Amour*, imprimé à Paris en 1622.

FERRARI, (Jean-Mathieu) connu sous le nom *De Gradibus* ou *De Grado*, qui est celui du Château où il prit naissance dans le Milanez. Il fut un des plus habiles Médecins de son tems, & il enseigna avec applaudissement à Pavie. Nous avons divers Ouvrages de sa façon :

Practica pars prima & secunda, vel Commentarius textualis, cum ampliationibus & additionibus materiarum in nonum Rhazis ad Almansorem, adjuncto etiam textu. Papiæ, 1497. in-folio. Lugduni, 1527. in-4to. Venetiis, 1560. in-fol. hoc titulo:

Practica seu Commentaria in nonum Rhazis ad Almansorem Joannis Matthæi Gradii Mediolanensis.

Expositiones super vigesimam secundam Fen tertiæ Canonis Avicennæ. Mediolani, 1494. in-folio.

Consiliorum secundùm vias Avicennæ ordinatorum utile repertorium, additis antiquissimi Medici Rabbi Moysis de regimine vitæ quinque tractatibus; necnon Raymundi Lullii de secretis naturæ Libris duobus. Venetiis, 1514. in-folio.

Jean-Mathieu Ferrari a été Médecin de Blanche-Marie Visconti, Duchesse de Milan, où il mourut en 1460.

FERRARIO, (Octavien) fils de Jerôme, nâquit à Milan le 23 Septembre 1510. dans une famille noble. Après avoir appris, avec beaucoup de soin, les Humanités, la Philosophie & la Médecine dans les plus célèbres Universités d'Italie, il enseigna pendant 18 ans, la Morale & la Politique dans le Collége de *Canobio*, que Paul Canobio avoit établi par son conseil; puis suivant les ordres du Sénat de Venise, il alla à Padoue, & y expliqua la Philosophie naturelle d'Aristote avec tant d'élégance, que François Vimercat, qui du tems de François premier, exerçoit la place de Professeur au Collége Royal de Paris avec une approbation générale, étant retourné en Italie après la mort de ce grand Roi, choisit Ferrario sur tous les savans, pour lui confier le soin de donner ses Oeuvres au Public. Ayant demeuré quatre ans à Padoue, il revint à Milan, où il continua d'enseigner la Philosophie jusqu'à l'âge de 68 ans, auquel il mourut par la maladie qui l'avoit obligé de regagner sa maison. Barthelemi Capra, Jurisconsulte, son compagnon inséparable, à qui il avoit legué sa Bibliothéque, fit son oraison funébre.

FERRARIUS, (Jean-Baptiste) de Sienne, étoit Jésuite. Il mourut en 1655. Il a écrit les Ouvrages suivans.

De Florum cultura Libri 4. Romæ, 1633. in-4to.

De Malorum aureorum cultura & usu.

On trouve dans Vander Linden un Omnibonus Ferrarius, de qui nous avons:

De Arte medica infantium Libri quatuor. Quorum priores

duo de tuenda eorum sanitate, posteriores de curandis morbis agunt. Brixiæ, 1577. & 1598. in-4to. Lipsiæ, 1605. in-8vo.

De Regulis Medicinæ Libri tres, ex Hippocrate, Galeno & Avicenna, cum summa diligentia collecti. Brixiæ, 1566. in-8vo. Venetiis, 1573. in-8vo.

FERREIRA, (Antoine) l'un des plus célébres Chirurgiens de Portugal, natif de Lisbonne, publia en 1670. un Cours de Chirurgie qui est fort estimé. Il mourut en 1677.

FERRIER, (Auger) Médecin de la Reine Catherine de Medicis, étoit de Toulouse, où il nâquit en 1513. Il reçut le bonnet de Docteur à Montpellier en 1539, & il s'aquit beaucoup d'estime, tant par son mérite naturel, que par la vaste étendue de ses connoissances. Son pere étoit un habile Chirurgien, qui l'éleva avec grand soin. Il aima toutes les Sciences, & s'avança même beaucoup dans les Mathématiques & la Jurisprudence. Ferrier parloit avec beaucoup de politesse ; il étoit bien fait, honnête, de bonne conversation, & il savoit le monde. Ces qualités lui donnerent entrée chez les personnes du premier rang ; & Jean Bertrand, Garde des Sceaux de France, & depuis Cardinal, le présenta à la Reine Catherine de Medicis, qui le choisit pour être son Médecin ordinaire. Depuis il accompagna le même Cardinal à Rome, où il se fit des amis qui contribuerent à sa réputation. Il fut un des intimes de Jules-César Scaliger, Médecin d'Agen en Guyenne, qui avoit tant d'estime pour lui, que ni dans ses études, ni dans les cures difficiles des malades qu'il traitoit, & qui étoient attaqués de maladies chroniques, il n'entreprenoit rien sans l'avoir auparavant consulté.

Ferrier & Bodin, l'Auteur du Livre de la République, s'étoient engagés dans une dispute qu'ils traitoient avec une aigreur indigne des gens de Lettres ; & ce fut dans le tems que Ferrier écrivoit contre son adversaire, qu'il fut assailli d'un mal aux intestins, qui l'ôta du monde, après qu'il eut vêcu soixante-quinze ans dans une parfaite santé. Nous avons de lui les Ouvrages suivans :

Vera medendi Methodus duobus libris comprehensa. Ejusdem castigationes Practicæ Medicinæ. Lugduni, 1574. 1602. in-8vo. Tolosæ, 1557. in-8vo.

De Pudendagra lue Hispanica Libri duo. Antuerpiæ, 1564. in-8vo. Parisiis, 1577. in-16.

De ... lee Chini Liber. Tolosæ, 1554. in-8vo.

De ... us decretoriis secundum Pythagoricam doctrinam &
Astronomicam observationem. Lugduni, 1541, 1549.
in-16.

Liber de somniis. Hippocratis de insomniis Liber. Galeni Liber
de ... somniis. Syne... Liber de somniis. Lugd. 1549. in-16.

FERRIUS ou **FERRUS**, (Alphonse) de Naples, Docteurs ès Arts & en Médecine. Il enseigna la Chirurgie dans sa Patrie : quelques-uns disent même qu'il l'exerça ensuite à Rome, en qualité de premier Chirurgien de Paul III. souverain Pontife, élu en 1534; mais il paroit plus vraisemblable qu'il en fut Médecin. Nous avons les Traités suivans de sa façon :

De sclopetorum sive archibusorum vulneribus Libri tres. Corollarium de sclopeti ac similium tormentorum pulvere. De caruncula sive callo, quæ cervici vesicæ innascuntur, Opusculum. Lugduni, 1553. in-4to. Antuerpiæ, 1583. in-4to. Tiguri, 1555. in-fol. cum Chirurgia scriptoribus.

De Morbo Gallico, Ligni Sancti natura, usuque multiplici Libri quatuor. Extat tomo primo, pag. 347. Operis de Morbo Gallico. Venetiis, 1566. in-folio.

FERVEHAN, (Nicolas) Anglois, qui s'acquit beaucoup de réputation dans le treiziéme siécle. Il étudia dans l'Université d'Oxford, & ensuite il vint en France & en Italie pour y consulter les grands hommes des Universités de Paris & de Bologne ; & il devint un très-habile Médecin. Depuis il s'appliqua à l'étude des Lettres Saintes, & il y fit tant de progrès, qu'en ayant comme négligé la Médecine, il s'occupa uniquement de la Théologie, & mérita d'être élevé sur le Siége de Chester, d'où il fut transféré à celui de Durham. Mathieu Paris & Mathieu Westminster parlent très-avantageusement de Nicolas Fervehan. On dit qu'il mourut vers l'an 1251. du tems de Henri III. Roi d'Angleterre. On lui attribue quelques Ouvrages, comme :

De viribus Herbarum.

Practica Medicinæ.

FIENUS, (Jean) père de Thomas, naquit à Turnhout, petite Ville des Pays-Bas dans la Campine, & pratiqua long-tems la Médecine à Anvers. Il avoit un gout et un panchant décidé pour la musique ; aussi excella-t'il dans ce genre, sans négliger ce qu'il devoit à sa profession principale. Nous avons de lui un savant Ouvrage, intitulé :

*Commentarius de Flatibus humanum corpus infeſtantibus.
Antuerpiæ*, 1582. *in-8vo. Francofurti*, 1592. *in-8vo.*
Jean Fienus mourut à Dordrecht le 2 d'Août 1585.
ayant quitté Anvers à raiſon du ſiége, qu'Alexandre Far-
néſe, Duc de Parme, avoit mis devant cette Place.

FIENUS, (Thomas) Médecin, étoit d'Anvers, où
il nâquit en 1566. Il étudia la Médecine en Italie, ſous
Mercurialis & Aldroandus, & depuis étant revenu dans
ſon Pays, il enſeigna dans l'Univerſité de Louvain, où il
mourut au mois de Mars 1631. après avoir été Médecin
du Duc de Baviére. Il a compoſé pluſieurs Ouvrages :

De formatrice fœtûs Liber, *in quo oſtenditur animam ratio-
    nalem infundi tertiâ die. Antuerpiæ*, 1620. *in-8vo.*

*Pro ſua de animatione fœtûs tertio die opinione Apologia,
    adversùs Ant. Ponte Santacruz olim Primarium Profeſ-
    ſorem Valliſoletanum*, *nunc verò Regis Hiſpaniarum
    Medicum Cubicularium & Proto-medicum generalem.
    Lovanii*, 1629. *in-8vo.*

De viribus imaginationis Tractatus. Lovanii, 1608. *in-8vo.*

De Flatibus humanum corpus moleſtantibus, *Commentarius
    novus ac ſingularis. Antuerpiæ*, 1582. *in-8vo. Franco-
    furti*, 1592. *in-8vo.*

De cauteriis Libri quinque. Lovanii, 1598. *in-8vo. Coloniæ*,
    1607. *in-8vo.*

On trouve dans Vander Linden un autre Jean Fienus,
auſſi d'Anvers, ſur le compte duquel cet Auteur met le
Livre *de Flatibus*, qu'il attribue lui-même à Thomas.

FINOT, (Raimond) Docteur de la Faculté de Paris,
& Médecin de la perſonne de Henri-Jules de Bourbon,
Prince de Condé, mort le premier d'Avril 1709. Finot
étoit ami particulier de Philippes Hecquet, qui l'affectionnoit beaucoup & l'aidoit de ſes conſeils. Quoiqu'on
ait fait ſervir le nom de Finot à remplir quelques hémiſ-
tiches ſatiriques, il étoit un homme du premier mérite,
bon Phiſicien & très-habile Médecin. A ces ſciences né-
ceſſaires, dit l'Auteur de la vie de Mr. Hecquet, il avoit
joint des connoiſſances plus agréables, que relevoit un
fonds d'éloquence naturelle qu'il avoit pris ſoin de cultiver. Des mœurs douces & polies, & ſon attention pour
les malades, l'avoient fait aimer des grands, eſtimer du
public, & reſpecter d'un nombre infini de gens qui ſe
faiſoient honneur d'être de ſes amis. Ces grandes qualités
étoient accompagnées d'une exacte probité, d'une piété

fincére, d'une charité très-tendre & très-étendue pour les pauvres. Il mourut en 1709. le 28 de Septembre, regretté de tous ceux qui l'avoient connu.

FLAMMEL, (Nicolas) natif de Pontoife, a eu la réputation d'avoir trouvé la pierre philofophale. Sa figure & celle de fa femme *Pernelle*, eft placée dans le cimetiére des Saints Innocens à Paris. Ils font repréfentés à genoux devant notre Seigneur, qui eft entre faint Pierre & faint Paul, avec quelques Anges & d'autres figures fimboliques. Au-deffus du portrait de Nicolas Flammel il y avoit écrit : *Je vois d'ici moult merveilles.* On prétendit que ces merveilles étoient gravées en lettres hiérogliphiques fur une pierre de taille vis-à-vis du portrait. Cette pierre fut enlevée, dit-on, par des Allemands qui vinrent exprès de leur Pays, & dont le voyage fut apparemment mal payé. Il y a un petit Traité de Chimie fous le nom de Nicolas Flammel. Voici le titre :

Annotationes chymicæ ex Democrito, Gebro, Lullio, Villa-novano, aliifque Authoribus : extant cum Bernard. Tre-vifani Libro de Chymico miraculo, per Gerardum Dor-neum edito. Bafilea, 1600. in-8vo. & volumine primo Theatri chemici. Argentorati, 1613. in-8vo. pag. 820.

La pierre philofophale de cet homme fut d'avoir tenu les regîtres des Juifs, avant qu'ils fuffent chaffés de France, & que leurs biens fuffent confifqués dans le quatorziéme fiécle. Flammel qui avoit la connoiffance de toutes leurs affaires, alla trouver leurs débiteurs, & compofa avec eux, à la charge de ne pas les dénoncer. C'eft ainfi qu'il amaffa des fommes immenfes pour ce tems là, qu'on a attribué depuis à la fortune de fa pierre philofophale.

FLEMING, (Paul) natif de Hartenftein dans la Mifnie, fut créé Docteur en Médecine à Leyde en 1632. & l'année fuivante il fe joignit à l'Ambaffade de Holftein en Mofcovie & en Perfe. Après fon retour en 1639. il s'arrêta pendant quelque tems à Revel dans la Livonie & y fit des promeffes de mariage à la fille d'un Marchand ; mais il mourut à Hambourg en 1640. avant que d'avoir pu accomplir fa promeffe. Le Marchand dont il avoit fiancé la fille, & qui s'appelloit *Nibufé*, ramaffa les Poëfies de Fleming & les fit imprimer.

FLORITUS, (Auguftin) natif de Mazara, fut Docteur en Philofophie & célébre Médecin. Il y enfeigna avec applaudiffement la Philofophie & la Médecine, & y mourut en 1590. Roch Pirtus, Octave Caëtan, & d'autres qui font mention de lui, difent qu'il eft l'Auteur d'un Livre intitulé :

Topographia Mazaria.

FLORUS, duquel Ætius dit, qu'il étoit Médecin de la mere de *Drufus.* Il y a eu plus d'un Drufus; mais le fils de Livie, femme d'Augufte, a été le plus fameux.

On trouve dans Vander Linden, *de Script. med.* un Jean-Fréderic Florus de Strafbourg, de qui nous avons :

Confultatio medica de curando melancholico. Extat Oratio-
num Argentinenfium tomo primo, pag. 512. Argento-
rati, 1611. in-8vo.

FLUDD, (Robert) autrement dit, *De Fluctibus*, étoit de Salop. Il fuivit dans fa jeuneffe la Profeffion des Armes. Il devint enfuite Docteur en Médecine de l'Univerfité d'Oxford, & Membre du Collége des Médecins. Il mourut en 1627. Nous avons de lui :

De Anatomia triplici, in partes tres divifa. Francofurti,
1623. in-folio.

Medicina Catholica, feu myfticum artis medicandi facra-
rium. Francofurti, 1629. 1631. in-folio.

Clavis Philofophia & Alchymia Fluddana. Francofurti,
1633. in-folio.

Tractatus apologeticus integritatem Societatis de Rofea Cruce
defendens. Lugduni Batavorum, 1617. in-8vo.

FOES, (Anuce) de Metz. Il s'appliqua d'abord aux Langues Gréque & Latine; & après avoir fait fon cours de Philofophie, il entreprit celui de Médecine, à la fin duquel il fut reçu Docteur en la Faculté de Paris. Etant de retour en fon Pays, il y exerça fa Profeffion pendant quarante ans avec beaucoup de bonheur & de réputation. Les Ducs de Lorraine le voulurent fouvent attirer à leur fervice; mais comme il aimoit extrêmement l'étude & fa liberté, il ne voulut jamais s'attacher auprès de ces Princes.

A l'âge de 30 ans il fit le premier effai de fa capacité fur le fecond Livre d'Hippocrate, des maladies populaires, qu'il traduifit en Latin, & expliqua par de longs Commentaires. Voici le titre de cet Ouvrage :

Hippocratis Coi Liber fecundus de morbis vulgaribus, diffi-
cillimus & pulcherrimus : olim à Galeno Commentariis
illuftratus, qui temporis injuriâ interciderunt : nunc verò
penè in integrum reftitutus, Commentariis fex & Lati-
nitate donatus. Bafilea, 1560. in-8vo.

Puis il mit en lumiére fa Pharmacopée :

Pharmacopæa medicamentorum omnium, quæ hodie ad publica medentium munia officinis extant, tractationem & ujum ex antiquorum Medicorum præfcripto continens. Bafilea, 1561. in-8vo.

Enfuite ayant publié fon *Nomenclator* fous le titre fuivant :

Oeconomia Hippocratis alphabeti ferie diftincta, in qua dictionum apud Hippocratem omnium, præfertim obfcuriorum, ufus explicatur, & velut ex ampliffimo penu depromitur : ita ut Lexicon Hippocrateum meritò dici poffit. Francofurti, 1588. in-folio.

Il fut prié, comme à l'envi, par les Médecins François, Allemands & Italiens, d'entreprendre la verfion entiére des Oeuvres d'Hippocrate. Il fe rendit à la force des follicitations qu'on lui fit à ce fujet, & acheva ce merveilleux Ouvrage, qui lui mérita d'être mis au nombre des plus excellens Interprétes. Cet Ouvrage eft intitulé :

Magni Hippocratis, Medicorum omnium facilè principis, Opera omnia, quæ extant, in octo fectiones ex Erotiani mente diftributa : nunc recens Latinâ interpretatione & annotationibus illuftrata. Francofurti, 1595. & 1603. in-folio.

Ce favant Homme après avoir mis fin à tant de travaux, où il s'étoit engagé pour le bien de la République des Lettres, mourut dans fa Patrie, âgé de 68 ans, en 1595.

Il eft parlé honorablement dans l'Hiftoire des Médecins, d'un autre Foës, fils de Fançois, & petit-fils d'Anuce. Il fuivit le parti de la Médecine, que fes parens avoient exercé avec tant d'honneur, & il mourut à Metz au mois de Mai de l'an 1655.

FONTANONUS (Denis) étoit de Montpellier, où il floriffoit en 1526. Il vivoit encore en 1544. & exerçoit la Médecine avec honneur & réputation. Nous avons de lui :

De Morborum internorum curatione Libri quatuor. Lugduni, 1550. in-8vo. 1556. in-16. Francofurti, 1600. in-8vo.

FOREST, (Pierre) connu fous le nom de *Petrus Foreftus*, étoit d'Alemaer, Ville des Provinces-Unies dans la Weftfrife, où il nâquit dans une famille noble & ancienne en 1522. Il apprit d'abord les Belles-Lettres, & enfuite il s'attacha à la Jurifprudence; mais fes amis lui confeillerent d'étudier plutôt en Médecine; ce qu'il fit d'abord à Louvain, & puis il alla en Italie, & il y confulta les plus habiles gens à Bologne, à Padoue, à Rome & ailleurs. Après avoir reçu le bonnet de Docteur dans la premiére de ces Villes, il vint en France, & il s'arrêta affez long-tems à Paris, où il se fit d'illustres amis, & entre autres Jacques Dubois, dit *Silvius*, qui lui conseilla d'exercer la Médecine à Pluviers, petite Ville de France dans la Beauce. Forest y passa une année; mais fes parens l'ayant obligé de revenir dans son Pays, il demeura douze ans parmi fes concitoyens. Après ce tems, ceux de Delft implorerent son fecours pendant une violente contagion qui les affligeoit. Ce favant Homme y alla nonobstant le péril, & usa fi heureufement de fes remédes, qu'il fauva la vie à plufieurs, & conferva la fienne tout enfemble. Cette Ville le regarda depuis comme son libérateur, & le retint, en qualité de son Médecin public, par une penfion très-confidérable. Delft le pofféda près de quarante ans, fans pouvoir confentir à son éloignement, comme fi elle eut dû périr par son abfence. Néanmoins elle fut contrainte de le céder aux Etats de Hollande, qui informés de son profond favoir, le choifirent pour prononcer les premiéres leçons de Médecine à l'ouverture de l'Académie de Leyde. Quelque tems après il revint à Alcmaer, où il mourut en 1597. ce qui eft marqué dans ce diftique numéral :

eVICIUs fato CUbat bâC sUb MoLe foreftUs:
blppoCrates bataVIs sI fUIt ILLe fUIt.

Pierre Hogerbet lui confacra cet éloge funébre :

Novis ut hofpes, offa quanti marmore
Sub hoc repofita fint viri, fic accipe.
Sunt illa PETRI, è gente quem FORESTIA
Cœli benignior, bono mortalium,
Magni bearat aura mente Hippocratis.
Hâc, artis ufu, fontibufque latricæ
Orbi retectis, fca perenni lumine,
Jam major annis feptuagenario,
Nil mente fractus, hos ut artus exuit:
Defiderat, luget civem patria;
Æther recepit, quo fide retenderat,
Famâ relictâ pofteris induftriæ.
Nunc hofpes i, quo fata te vocant tua,
Sua gratulatus optimo FORESTIO.

Pierre Forest a compofé les Ouvrages fuivans :

Obſervationum & curationum medicinalium, ſive Medi-
cina theorica & practica Libri 28. Francofurti, 1602.
in-folio, 2 vol.

Obſervationum & curationum medicinalium Liber 29. Fran-
cofurti, 1604. in-folio. Operum tomus tertius.

Obſervationum & curationum medicinalium Libri 30, 31
& 32. Francof. 1609. in-folio. Operum tomus quartus.

Obſervationum & curationum chirurgicarum Libri quinque.
Francofurti, 1610. in-folio. Huic editioni acceſſerunt
ejuſdem Libri tres de incerto ac fallaci urinarum judicio
adversùs Uromantas & Uroſcopos. Operum tomus quintus.

Obſervationum & curationum chirurgicarum Libri quatuor
poſteriores. Francofurti, 1611. in-folio. Operum tomus
ſextus & ultimus.

Omnes autem hi Libri ſeorſim quoque ſinguli prodierunt.
Lugduni Batavorum ab anno 1589. uſque ad annum
1610. in-8vo. Et Libri tres de incerto urinarum judi-
cio, &c. Antuerpiæ, 1583. in-8vo.

FORT, (Raimond-Jean) Médecin de Padoue, qui a
écrit un Ouvrage intitulé:

Conſeils pour connoître & guérir facilement les fiévres des
femmes.

Nous avons encore de lui quatre centuries de conſulta-
tions. Il eſt mort en 1689.

FOUR, (Philippe-Sylveſtre Du) habile Antiquaire &
Marchand Droguiſte à Lyon, étoit de Manoſque. Il entretenoit commerce de lettres avec tous les ſavans Anti-
quaires de ſon tems, & ſur-tout avec Jacques Spon, qui
lui communiquoit ſes lumiéres & le dirigeoit dans ſes Ouvrages. Il mourut à Vevai en Suiſſe en 1685. âgé de 63 ans.
On a de lui, un Traité du Caffé, du Thé & du Chocolat.

FRACANTIANUS (Antoine) étoit de Vicenze,
Ville d'Italie dans la République de Venise. Alexandre
Maſſaria ſe glorifie de l'avoir eu pour précepteur, & il en
parle comme d'un homme d'une grande érudition & d'un
jugement délicat. Il enſeigna la Médecine à Bologne & à
Padoue avec beaucoup de réputation. Il mourut dans la
derniére Ville en 1569. & il eut Jerôme Mercurialis pour
ſucceſſeur. Fracantianus a écrit:

De Lue Venerea Tractatus. Venetiis, 1565. in-8vo. Pata-
vii, 1564. in-4to.

Conſilia medica, quæ extant eo in Opere quod L. Scholzius
edidit. Francofurti, 1598. in-folio.

FRACASTOR, *(*Jerôme*)* Médecin célébre, étoit de Verone. On dit qu'étant encore enfant, sa mere qui le portoit entre ses bras fut écrasée d'un coup de foudre, sans qu'il en fût lui-même incommodé. Il s'avança beaucoup dans l'intelligence des Langues, dans les Belles-Lettres & dans les Sciences; & il devint bon Poëte, excellent Philosophe, grand Médecin & savant Astronome. Ces qualités le firent beaucoup estimer dans le seiziéme siécle. L'Histoire de son tems nous apprend qu'il obligea les Peres assemblés à Trente de transférer le Concile à Bologne, par la crainte d'une maladie contagieuse qu'il prévoyoit. Quelques Auteurs ont écrit que le Pape Paul IV. l'obligea de parler de la sorte, parce que n'étant pas en bonne intelligence avec l'Empereur Charles V. il crut qu'il lui seroit avantageux de retirer le Concile d'une Ville qui dépendoit de l'Empereur, pour le transférer dans quelqu'une des Villes d'Italie qui sont sujettes au saint Siége. Quoi qu'il en soit, il est du moins sûr qu'on tint à Bologne la neuviéme Session du Concile le 21 Avril de l'an 1547. & la dixiéme au mois de Juin suivant.

Fracastor avoit commerce de lettres avec tous les grands hommes de son tems; le Cardinal Bembo étoit son ami particulier. C'est à lui qu'il envoya son Poëme, intitulé: *Syphilis*, c'est-à-dire, du mal de Naples. Bembo, après l'avoir lu, l'envoya à Sannazar, & celui-ci fut si satisfait de la lecture de cet Ouvrage, qu'il avoua au Cardinal Hippolite de Medicis, & à Baptiste de Mantoue, dit *le Mantuan*, qu'il estimoit plus ce Poëme, que celui qu'il avoit composé *de partu Virginis*, & auquel il avoit travaillé vingt années de suite. Fracastor se retira sur la fin de sa vie, dans une maison de campagne près de Verone, & il s'y appliquoit à l'étude de l'Astrologie & de la Cosmographie. Il mourut d'apoplexie à Padoue le 6 Août 1553. en la soixante-onziéme année de son âge : d'autres assurent que ce fut dans sa maison de plaisance de Capsi, située au pied du Mont Baido, & que delà son corps fut porté à Verone & enterré dans l'Eglise de sainte Euphemie. Outre le Poëme de *Syphilis*, dont on a parlé, & qui étoit en trois livres, il a composé une Comédie Latine de Joseph. Nous avons tous ses Ouvrages en un volume *in-4to.* imprimé à Venise en 1555. & 1584. Ils sont :

Homocentricorum, sive de stellis Liber unus. Seorsim Venetiis, 1538. *in-8vo.*

De caufis criticorum dierum Libellus.

De fympatia & antipathia rerum, Liber unus. Seorfim Ve-netiis, 1546. *in-8vo.*

De contagionibus & contagiofis Morbis & eorum curatione. Seorfim Venetiis, 1546. *in-8vo. Lugduni,* 1550. *in-16. cum præcedente.*

Naugerius, five de Poetica Dialogus.

Turrius, five de intellectione Dialogus.

Fracaftorius, five de anima Dialogus.

De Vini temperatura Sententia.

Syphillidis, five de Morbo Gallico, Libri tres. Scorfim Bafi-leæ, 1636. *in-8vo. Antuerpiæ,* 1562. *in-8vo.*

Jofephi Libri duo.

Carminum Liber unus.

On lui attribue auffi :

Aïcon, jeu de cura canum venaticorum.

On a donné à Padoue en 1735. une excellente édition des Oeuvres de Fracaftor en deux volumes in-4to.

On dreffa divers éloges funébres pour honorer la mémoire de Fracaftor. En voici un de la façon d'André Fumée :

> *Longè vir unus omnium doctiffimus,*
> *Verona per quem non Marones Mantuæ*
> *Nec noftra prifcis invident jam fæcula ;*
> *Virtute fummam confecutus gloriam ,*
> *Jam grandis ævô hic conditur Fraftorius.*
> *Ad triftem acerbæ mortis ejus nuntium*
> *Vicina flevit ora , flerunt ultimæ*
> *Gentes, periiffe Muficorum candidum*
> *Florem, optimarum & lumen artium omnium.*

On voit à Pavie, dans le Cloître des Bénédictins, la ftatue de Fracaftor en cuivre, avec celle d'André Nava-giero, noble Vénitien, que leur fit faire Jean-Baptifte Ramnufio, ami de l'un & de l'autre ; afin que ces deux grands Hommes qui avoient été unis par l'amitié la plus belle, & qui avoient cultivé enfemble les plus hautes Sciences & les Belles-Lettres, fuffent vus en un même en-droit. La Ville de Verone fit auffi élever en 1559. une ftatue à Fracaftor, qui avoit été un de fes plus beaux or-nemens, & on y mit cette infcription :

> *HIERONIMO FRACASTORIO*
> *PAULI-PHILIPPI Filio*
> *Ex publica authoritate.*
> *Anno M. D. LIX.*

C'étoit

C'étoit à la feule eftime qu'il avoit laiffé de fon mérite, que Fracaftor devoit le glorieux monument qu'on éleva à fa mémoire ; la Ville de Verone avoit fait autrefois la même chofe à Catulle & à Pline.

Quand Fracaftor vint au monde, fes lévres fe tenoient, à la referve d'une petite ouverture au milieu, par laquelle il prenoit l'aliment; un Chirurgien les lui fépara. C'eft à ce fujet que Jules-Céfar Scaliger, qui étoit fon ami particulier, a fait cette épigramme :

Os Fracaftorio nafcenti defuit, ergò
Sedulus attentâ finxit Apollo manu.
Inde Hauri, Medicufque ingens, ingenfque Poëta;
Et magno facies omnia plena Deo.

Le même Scaliger ne favoit affez louer les vers de Fracaftor ; & pour témoigner l'eftime qu'il faifoit du talent merveilleux que cet homme extraordinaire avoit pour la Poëfie, il a compofé un Poëme intitulé : *Ara Fracaftorea.*

FRAGOSO, (Jean) de Toléde, Médecin & Chirurgien de Philippe II. Roi d'Efpagne, s'aquit beaucoup de réputation fur la fin du feiziéme fiécle, en 1570. ou 1580. Il publia divers Ouvrages :

De Chirurgia Liber. De Evacuationibus Liber, & Antidotarium. Matriti, 1581. *in-folio.*

De fuccedaneis medicamentis Liber. Ejufdem animadverfiones in quam plurima medicamenta compofita, quorum eft ufus in Hifpanicis officinis. Mantua, 1575. *in-8vo. Matriti*, 1583. *in-4to.*

Difcurfos de las cofas aromaticas, arboles, frutas, y medicinas fimples de la India.

Ifraël Spachius a traduit ce dernier Ouvrage en Latin; fa traduction a été imprimée à Strafbourg en 1601. *in-8vo.*

FRANCK de FRANCKENAU, (George) Médecin du Roi de Dannemarc, nâquit à Naumbourg en 1643. Ses ancêtres étoient nobles, quoique fon pere ne fût qu'un bon Bourgeois. Il fit fes premiéres études à Naumbourg & à Merfebourg, & à l'âge de 18 ans il alla à l'Univerfité de Jéne, où Chriftophe-Philippe Richter, Comte Palatin, le créa Poëte couronné, en recompenfe de la grande habilité qu'il avoit à faire des vers Allemands, Latins, Grecs & Hébreux. Il employa fi bien l'argent que les Chanoines de Naumbourg fourniffoient pour fes études, qu'avant le terme prefcrit de trois années, il obtint la permiffion de

donner lui-même des leçons de Botanique, d'Anatomie &
de Chimie, & peu de tems après il prit le bonnet de Docteur à Strasbourg. En 1672. Charles-Louis Electeur Palatin, lui donna une Chaire de Professeur à Heidelberg, &
le nomma ensuite son Médecin. Il passa delà au service de
Jean-George III. Electeur de Saxe, qui lui donna une
Chaire de Professeur en Médecine à Wittemberg. On offrit
depuis à Franck la Chaire de premier Professeur & Doyen
en Médecine à Leipsic, qu'il refusa, parce que plusieurs de
ses amis, qui aimerent mieux le retenir à Wittemberg, le
lui déconseillerent. Jean-George IV. & son successeur Fré-
deric-Auguste Roi de Pologne, lui accorderent beaucoup
de graces. Malgré tout cela, il songea à changer de demeure, & résolut d'accepter les offres que Christian V.
Roi de Dannemarc, lui fit faire. Toute la Famille Royale
le reçut de la maniére du monde la plus gracieuse, & le
Roi l'honora encore des titres de Conseiller Aulique & de
Justice. Après la mort de Christian V. Fréderic, son successeur, lui continua les mêmes graces. Il mourut en 1704.
âgé de 60 ans. Il étoit Membre de diverses Academies,
comme de la Léopoldine, de la Société de Londres & de
l'Academie des *Recuperati*. En 1692. l'Empereur Léopold
l'annoblit avec toute sa famille; & en 1693. il le nomma
Comte Palatin. Lorsque Franck fut venu à Vienne pour
remercier S. M. I. de toutes ces graces, l'Empereur voulut
le retenir auprès de lui. Il se maria deux fois, & n'eut d'enfans que ceux du premier lit. George-Fréderic, son fils
aîné, est Professeur en Médecine à Coppenhague.

FRANKENIUS, (Jean) Médecin Suédois, qui a
écrit de l'influence des astres sur les corps sublunaires, &
quelques Ouvrages d'Anatomie. Il est mort en 1661.

FRASCATA, (Gabriel) Médecin, natif de Bresse,
Ville d'Italie dans l'Etat de Venise, a vêcu dans le seiziéme
siécle. Il savoit les Langues & les Belles-Lettres, & il s'attacha à l'Astrologie & puis à la Poësie. Frascata demeuroit à Pavie : il fut de l'Academie des *Affidati*, & on publia de ses Poësies avec celles des autres Academiciens,
sous le nom de *Rapito*. Il composa aussi un Traité des
Bains de Retorbio qui sont près de Pavie, sous ce titre :

> *De Aquis Returbii Ticinensibus Commentarii, mineras, fa-
> cultates & usum earum explicantes. Ticini*, 1580.
> *in-4to.*

Philippe II. Roi d'Espagne, ayant ouï parler du mérite

de Frafcata, voulut l'avoir pour fon Médecin ordinaire : il fe difpofoit à partir pour Madrid, quand il tomba malade à Pavie, & il y mourut le 20 de Janvier de l'an 1582.

FREIND (Jean) étoit de Croton, Ville d'Angleterre dans le Comté de Norhanton, où il nâquit en 1675. Son pere, Miniftre de la même Ville, l'envoya de bonne heure à Weftminfter, pour y prendre la premiére teinture des Lettres. Freind y fit de grands progrès ; & pour foutenir en lui une ardeur qui ne refpiroit que l'étude, il fut delà envoyé au célébre Collége de la Maifon de Chrift à Oxford, où il eut le fameux Aldrich pour Précepteur. A l'âge de 28 ans, n'étant encore que Bachelier en Médecine, il mit au jour fon *Emmenologie* ou Traité de l'évacuation propre au fexe ; Ouvrage auffi parfait que s'il étoit le fruit d'une expérience confommée. Les Mathématiques, qu'il avoit cultivées avec foin, lui fournirent les principaux fondemens de fon Ouvrage : il fe conduifit en tout fuivant les loix invariables de la Statique & de l'Hidraulique : il démontra que ces loix étoient celles que la Nature fuivoit dans fes opérations, & le prouva folidement par des raifons tirées de la ftructure du corps de la femme. En 1704. il fut nommé Profeffeur de Chimie en l'Univerfité d'Oxford. L'année fuivante il fervit en qualité de Médecin d'armées, dans la guerre des Anglois contre l'Efpagne ; & après deux compagnes, il fit un voyage à Rome pour y contempler, à loifir, ces célébres antiquités, dont la lecture lui avoit déja donné connoiffance. La renommée l'avoit précédé dans cette Capitale du monde Chrétien ; Baglivi & Lancifi, tous deux fameux Médecins, l'y reçurent avec honneur. Etant de retour en fa Patrie, il y fit imprimer en 1709. fes Leçons de Chimie. En 1712. il fut aggrégé à la Société Royale de Londres : fon mérite l'avoit introduit dans cette compagnie de Savans, & il en méritoit l'honneur par plus d'un endroit. La Médecine, la Philofophie, la Géométrie, les Méchaniques, la Chimie & l'Anatomie lui étoient parfaitement connues : on trouvoit dans un feul homme un efprit affez étendu pour les cultiver, & affez profond pour en développer les miftéres les plus fecrets. Freind quitta Londres en cette même année 1712. L'interêt de la Patrie l'appelloit encore à l'emploi pénible de Médecin d'armées. Il obéit, & partit pour la Flandres avec le Duc d'Ormond, qui alloit y commander les troupes d'Angleterre ; mais il ne tarda guères dans

A a ij

ce voyage ; la paix le ramena à Londres l'année fuivante.

En 1716. il publia le premier & le troisiéme livre d'Hippocrate *de morbis epidemicis*. En 1719. il mit au jour une
lettre fort favante *de purgantibus in fecunda variolarum
confluentium febre exhibendis*. En 1725. il fit imprimer le
premier tome de fon Hiftoire de la Médecine, & le fecond
l'année fuivante. Après avoir donné tant d'utiles témoignages de fon ardeur & de fon favoir à fervir le Public,
il étoit jufte que fon mérite fût autant recompenfé qu'il
avoit été reconnu. En 1727. George, deuxiéme du nom,
monta fur le Trône d'Angleterre, & nomma Freind à
l'Emploi de premier Médecin de la Reine, avec un appointement confidérable. Mais comme s'il avoit fuffi à ce
grand Médecin d'avoir atteint à ce haut dégré d'honneur,
l'année fuivante il fentit les approches de la mort, & fes
forces épuifées par le travail, purent à peine fournir à
quelques jours de vie. Le Roi & la Reine, à qui la vie de
Freind étoit chere, firent d'abord affembler les Médecins
les plus éclairés, pour confulter fur la maladie qui accabloit ce grand Homme, & leur firent connoître l'interêt
qu'ils prenoient à fon rétabliffement. Mais le mal étoit
fans reméde, & Freind mourut au mois de Juillet 1728.
La nouvelle de fa mort ne fut pas plutôt répandue dans
le Public, que tout le monde fe plongea dans la douleur,
tant cet illuftre Savant avoit fu s'attirer le cœur & l'efprit
du peuple. Il fut également regretté des Grands ; & les
foins que prit le Roi de fa veuve & de fon fils, fit connoître jufqu'à quel point Freind avoit mérité l'eftime de
fon Prince. Son corps fut enterré à Hitcham, petite Ville
dans le Comté de Buckingham, où on lui éleva un magnifique tombeau avec une Infcription funèbre.

Tous les Ouvrages de Freind ont été imprimés à Paris
l'an 1735. en un volume *in-4to*.

Le trait fuivant fait trop d'honneur à Mr. Mead, intime
ami de Freind, pour ne point le rapporter tout entier d'a-
près Mr. l'Abbé Ladvocat dans fon Dictionnaire hiftori-
que portatif ; le Docteur Wigan, Auteur de la vie de Freind,
qui eft à la tête de fes Ouvrages, n'en fait mention que
fort légérement.

Freind ayant affifté au Parlement en 1722. comme
Membre du Bourg de Launcefton, il s'éleva avec force
contre le Miniftére. Cette conduite le fit accufer de haute

trahifon, & renfermer au mois de Mars à la Tour de Londres. Environ fix mois après, le Miniftre tomba malade, & envoya chercher Mr. Mead, habile Médecin, intime ami de Freind. Mr. Mead, après s'être mis au fait de la maladie, dit au Miniftre, qu'il lui répondoit de fa guérifon; mais qu'il ne lui donneroit pas feulement un verre d'eau, que Mr. Freind, fon ami, ne fût forti de la Tour. Le Miniftre, quelques jours après voyant fa maladie augmentée, fit fupplier le Roi d'accorder la liberté à Mr. Freind. L'ordre expédié, le malade crut que Mr. Mead alloit ordonner ce qui convenoit à fon état; mais le Médecin ne voulut rien ordonner que fon ami ne fût élargi. Après cet élargiffement, Mr. Mead traita le Miniftre, & lui procura en peu de tems une guérifon parfaite. Le foir même il porta à Mr. Freind environ 5000 guinées, qu'il avoit reçues pour fes honoraires en traitant les malades de Mr. Freind pendant fa prifon, & l'obligea de recevoir cette fomme, quoiqu'il eût pu la retenir légitimement, étant le fruit de fes peines.

FREITAGH, (Arnould) Docteur en Médecine & Profeffeur dans l'Univerfité de Groningue, a traduit de l'Italien de Balthafar Pifanelli, Médecin de Bologne, l'Ouvrage qu'il a donné fous ce titre :

De efculentorum poculentorumque facultatibus Liber unus. Geneva, 1620. *in-*12.

Jean, fon fils, auffi Profeffeur en Médecine dans la même Univerfité de Groningue, fe fit beaucoup de réputation vers l'an 1630. Il foutint avec force l'ancienne Philofophie, & malgré les découvertes de la moderne, il demeura opiniâtrément attaché à fon fiftême. Il écrivit plufieurs Ouvrages à ce fujet :

Difputatio Medica, calidi innati effentiam, juxta veteris Medicina & Philofophia decreta explicans, oppofita Neotericorum & Novatorum paradoxis. Groninga, 1632. 8vo.

Difputatio Medico-Philofophica de formarum origine. Ibid. 1633. *in-*8vo.

Difputatio Medica de morbis fubftantia, contra hujus temporis Novatores. Ibid. 1632. *in-*8vo.

Aurora Medicorum Galeno-Chimicorum, feu de recta purgandi methodo, è prifca fapientia decretis poftliminio in lucem redacta. Francofurti, 1630. *in-*4to.

Noctes Medica, feu de abufu Medicina Tractatus. Francof. 1616. *in-*4to.

De opii natura & Medicamentis opiatis. Groningæ, 1632.
Lipsiæ, 1635. in-8vo.

Oratio Panegyrica de persona & officio Pharmacopæi, & phar-
macopolio ritè rectèque instruendo. Groningæ, 1633. in-4to.

Detectio & solida Refutatio novæ sectæ Sennerto-Paracelsica.
Amstelod. 1636. in-8vo. ibidem, 1637.

FRIGIMELICA (François) naquit à Padoue en
1491, & y professa la Médecine. Il mourut dans le lieu de
sa naissance, le premier Avril de l'an 1559. Frigimelica
avoit été premier Médecin de Jules III. souverain Pontife :
il quitta Rome à la mort de ce Pape en 1555, & revint à
Padoue. Nous avons quelques Ouvrages de la façon de
ce Médecin, qu'Antoine, son frere, eut soin de recueillir ;
mais Vander Linden ne parle que d'un Traité *de Morbo*
Gallico, qu'on trouve dans le deuxiéme Tome de la Collection de Venise sur le même sujet.

FRISIUS ou PHRISIUS, (Laurent) que quelques-
uns disent être natif de Strasbourg, exerça premiérement
la Médecine à Metz ; il passa ensuite en Allemagne, & s'y
attira assez de réputation dans le commencement du seiziéme siécle. Il fut un des plus zélés partisans de la doctrine
d'Avicenne ; & la voyant méprisée par les Médecins Allemands, il écrivit un Ouvrage considérable pour la soutenir contre la critique qu'on en avoit faite. Cet Ouvrage
est intitulé :

Defensio Avicennæ Medicorum principis ad Germaniæ Me-
dicos. Argentorati, 1530. in-4to.

Nous avons encore de lui :

Epitome opusculi de curandis pustulis, ulceribus & doloribus
morbi gallici, Mali Franzoss appellati. Basileæ, 1532. 4to.

Sudoris Anglici, exitialis pestiferique morbi ratio, præser-
vatio & curatio. Argentorati, 1529. in-4to.

Synonima Materia medica, sive simplicium Pharmacorum,
Latinis, Græcis & Arabicis, Barbarisque vocabulis. Ar-
gentina, 1535. in-folio.

On trouve dans Vander Linden un Jean-Jacques Frisius, du Canton de Zurich, de qui nous avons :

De regimine iter agentium Disputatio. Basileæ, 1618. in-4to.
cum aliis.

Il y a encore dans le même Auteur un Jacques Frisius,
qui a écrit :

De Nephritide Disputatio. Basileæ, 1622. in-4to. cum aliis.

FUCHSIUS ou FUCH, (Leonard) Médecin Allemand, nâquit en 1501. à Wembdingen dans les Etats du Duc de Baviére. Il s'avança dans les Lettres Gréques & Latines, & il devint très-célébre dans la Médecine, qu'il enseigna avec beaucoup de réputation à Munich, à Ingolstadt & ailleurs. Come, Duc de Toscane, lui offrit six cens écus d'appointemens, pour l'obliger à enseigner la Médecine dans l'Université de Pise ; & l'Empereur Charles V. l'annoblit pour lui témoigner l'estime qu'il faisoit de son mérite & de son savoir. Il traita les malades avec tant de succès, qu'il mérita le nom d'Æginete d'Allemagne. Il excella sur-tout dans la connoissance des plantes, & son exemple a excité les Italiens & les François à s'attacher à l'étude de cette belle partie de la Médecine. Il mourut à Tubingen, Ville d'Allemagne au Cercle de Suabe, le 10 Mai 1566. âgé de 65 ans, & il a laissé plusieurs Ouvrages qui rendent témoignage de son érudition. Ils sont :

Operum didacticorum partes quinque. Francof. 1604. *in-fol.*

De medendi Methodo Libri quatuor. Hippocratis Coi de Medicamentis purgantibus Libellus. Parisiis, 1539. *in-8vo.*

Medendi Methodus. Basilea, 1541. *in-folio.*

De sanandis totius humani corporis, ejusdem partium tàm externis quàm internis malis Libri quinque. Basilea, 1542. *in-8vo. Lugduni,* 1547. *in-16.*

Ad quinque priores libros de curandi ratione Appendix. Lugduni, 1548. *in-16.*

Tabula aliquot universæ Medicinæ summam & divisionem compendio complectentes. Basilea, 1538. *in-4to.*

Institutionum Medecinæ, ad Hippocratis, Galeni, aliorumque veterum scripta rectè intelligenda mirè utiles Libri quinque. Basilea, 1567, 1572, 1594, 1618. *in-8vo.*

Paradoxorum Medicorum Libri tres. Basilea, 1535. *in-fol. Parisiis,* 1555. *in-8vo.*

Apologia tres adversùs Puteanum, Montuum & Thriverum. Basilea, 1540. *in-4to.*

De Historia stirpium Commentarii insignes. Basilea, 1542. *in-folio.*

Errata recentiorum Medicorum, LX. numero, adjectis eorundem confutationibus. Hagenoa, 1530. *in-4to.*

Libri tres difficilium aliquot quæstionum. Basilea, 1540. *in-4to.*

Apologia quâ criminationibus ac calumniis Joannis Placotomi respondet. Francofurti, 1566. *in-8vo.*

*Adversùs Chrift. Egenolphi Typographi Francofurtenfis ca-
lumnias refponfio. Bafileæ,* 1535. *in-8vo.*

Cornarius furens. Bafileæ, 1533. *in-8vo.*

Apologia adversùs Gualtherum Ryffium. Bafileæ, 1536. *in-
octavo.*

*Hippocratis Epidemiorum Liber fextus latinitate donatus
& luculentiffimâ enarratione illuftratus. Bafileæ,* 1537.
in-folio.

*Hippocratis Aphorifmorum fectiones feptem latinitate donatæ
& luculentiffimis commentariis illuftratæ. Bafileæ,* 1544.
in-4to. Lugduni, 1558. *in-8vo.*

*Claudii Galeni Pergameni aliquot Opera latinitate donatæ
& commentariis illuftrata. Parifiis,* 1549, *in-folio. Tomus primus.*

*De Temperamentis Libri tres. De differentiis febrium Libri
duo, latinitate donati & commentariis illuftrati. Parifiis,*
1554. *in-folio. Tomus fecundus.*

*De laborantium locorum notitia Libri fex, latinitate donati
& commentariis illuftrati. Parifiis,* 1554. *in-folio. Tomus tertius.*

FUCHSIUS, (Remacle) natif de Limbourg, étoit
Chanoine de faint Paul à Liége, & frere de Gilbert Philarete. Remacle mourut à Liége au commencement de l'an
1587. Nous avons de lui les Ouvrages fuivans :

*Illuftrium Medicorum, qui fuperiori fæculo floruerunt ac
fcripferunt vitæ. Parifiis,* 1542. *in-8vo.*

*Nomenclatura plantarum omnium, quarum hodie apud Phar-
macopolas ufus eft magis frequens. Parif.* 1541. *in-8vo.
Venetiis,* 1542. *in-8vo. Antuerpiæ,* 1544. *in-8vo.*

*De fimplicium medicamentorum delectu Tabella. Item Dia-
logus de Herbarum notitia. Antuerpiæ,* 1544. *in-8vo.*

*Hiftoria omnium aquarum, quæ in communi hodie Practi-
cantium funt ufu. Venetiis,* 1542. *in-8vo.*

*Pharmacorum omnium quæ in communi funt practicantium
ufu Tabellæ decem. Venetiis,* 1598. *in-folio cum Gordo-
nii Lilio Medicinæ. Parifiis,* 1569. *in-16. Lugduni,* 1574.
octavo.

*Methodus curandi luem veneream per ligni Guaiaci de-
coctum. Parifiis,* 1541. *in-8vo.*

Vander Linden parle encore d'un Samuel Fuchfius, qui a
écrit :

Metopofcopia & Ophthalmofcopia. Argentinæ, 1615. *in-
octavo.*

FUIREN, (Henri) Docteur & Professeur Royal à Coppenhague dans le Dannemarc; vint au monde le 28 Mai 1614. Après avoir étudié les Langues Gréque & Latine, la Philosophie & les Mathématiques, il se donna tout entier à la Médecine. Dans cette vue, il visita les Academies de Sora, de Leyde, d'Utrecht, de Paris, de Montpellier, de Genes, de Pise, de Florence, de Bologne, de Padoue & de Basle. Il s'arrêta dans cette derniére Ville, où à la priére des Magistrats, il donna quelque tems des leçons publiques. On en fut si satisfait, qu'en 1645. on lui conféra les honneurs du Doctorat, & que l'on fit tout ce qu'on put pour le retenir; mais ses courses n'étoient pas finies. Sorti de Basle, il vit Soleure, Berne, Lausanne, Geneve, entra en France, fit quelque séjour à Lyon & à Orléans, & revint à Paris, d'où il retourna en Hollande, rentra dans les Pays du Nord; & enfin après 13 ans de courses, il se rendit à sa Patrie, & se fixa à Coppenhague. Il mourut vers le milieu de l'an 1659, n'ayant pas encore 45 ans, pendant le siége de Coppenhague. Thomas Bartholin, Docteur en Médecine, prononça son éloge funébre. On a de Henri Fuiren:

Prælectiones Basileenses. Basileæ, 1645. *in-8vo.*

FUMANELLUS, (Antoine) de Verone, Médecin, qu'une longue expérience rendit célébre par toute l'Italie. Il vivoit en 1529. Nous avons de lui:

Opera multa & varia, cùm ad tuendam sanitatem, tum ad profligandos morbos plurimum conducentia. Tiguri, 1557. *in-folio. Parisiis, in-folio.*

On a imprimé séparément:

Febrium dignoscendarum & curandarum absoluta methodus, cum aliis. Basileæ, 1542. *in-4to.*

De balneorum aquæ ferratæ Facultatibus & præsertim Calderianæ. Extat in opere Veneto de Balneis.

De Compositione Medicamentorum & pestis curatione Libri duo. Venetiis, 1548. *in-8vo.*

FUMÉE, (Adam) premier Médecin de Charles VII. & de Louis XI. Rois de France. Il fut Maître des Requêtes en 1474. & Garde des Sceaux en 1494.

G.

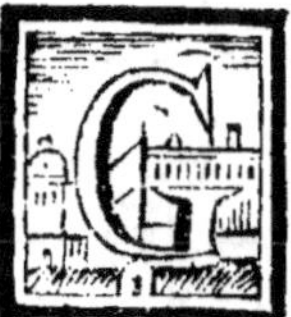ABRIELIS, (Gafpar de) Philofophe & Médecin, étoit de Padoue. Il vivoit vers l'an 1550. Nous avons les Ouvrages fuivans de fa façon :

In quæftionem Hieronimi Boniperti Novarienfis, de materia immunitione in principio morbi, diffolutiones. Item *de totius evacuandæ materia ratione explicatio. Patavii*, 1556. *in quarto.*

GADDESDEN, (Jean de) autrement appellé Jean l'Anglois, prit fes dégrés à Oxford en 1320. Il étoit meilleur Philofophe que Médecin, pour s'être trop adonné aux idées creufes de l'Empirifme. Il fut le premier Anglois qui occupa la place de Médecin de fon Roi : avant lui cet emploi avoit toujours été rempli par des étrangers. Ayant été mandé à la Cour pour traiter le fils du Roi Edouard II., malade de la petite verole, il le fit envelopper dans une étoffe écarlette, & ordonna que tout ce qui environnoit fon lit, fût de la même couleur : il cherchoit à amufer la Cour par ce pompeux appareil, & croyoit, par ce moyen, fe donner l'air d'un Médecin de grande capacité. Il ufoit fouvent de femblables ftratagêmes lorfqu'il en avoit l'occafion, & par-là fe faifoit admirer. La Médecine étoit alors dans un état fi pitoyable, qu'il ne dût la réputation d'un homme favant qu'à ces façons de faire. Gaddefden entrepris auffi de traiter la Chirurgie. Il y introduifit bien des chofes fur fa propre expérience, & ofa même attaquer la pratique de fes contemporains. Il vante fur-tout fon adreffe pour reduire les luxations, & parle d'un fecret qu'il avoit pour les maladies des yeux. Il avoit eu deffein d'écrire de la Chiromancie ; il avoit même établi un Bureau où il débitoit fes idées fur cette matiére ; mais nous n'en avons rien par écrit. Ce qui nous refte de lui, eft renfermé dans un Ouvrage intitulé :

Rofa Anglica dicta, quatuor Libris diftincta : de Morbis particularibus, de Febribus, de Chirurgia, de Pharmacopæa, emendatior & in meliorem redacta ordinem, recent edita operâ ac ftudio Philippi Schopffii Medici Phyfici Dur-

lacenfis. Augufta Vindelicorum, 1595. *in-4to. Papiæ*, 1592. *in-folio. emendantè Nicolao Sylvaticulo. Venetiis*, 1516. *in-folio.*

GAINER ou GUANERI, (Antoine) Médecin natif de Pavie, étoit en eftime vers l'an 1440. Il mourut dans fa Ville natale, & l'on y voit fon épitaphe dans l'Eglife faint Michel. Gainer a compofé divers Ouvrages qui lui ont aquis beaucoup de réputation ; ils font renfermés dans un volume *in-4to.* qui porte ce titre :

Opus præclarum ad Praxim. Papiæ , 1518. *cum Joannis Falconis annotationibus.*

GALEANO ou GALEANUS, (Jofeph) de Palerme , Poëte, Philofophe & Médecin, nâquit en 1605. On le regardoit dans fon Pays comme un fecond Galien. Il entendoit à fond l'Anatomie & la Botanique, & il exerça pendant près de cinquante ans, avec un applaudiffement univerfel, la charge de Profeffeur en Médecine. Il avoit grand foin des pauvres, & leur fourniffoit des remédes. On attribue fa mort à l'imprudence d'un Chirurgien, qui, après l'avoir faigné, lui banda fi ferré l'ouverture de la veine avec une bande mouillée, qu'il lui furvint une fiévre violente qui le mit au tombeau le 28 Juin 1675. On a de lui :

Epiftola Medica, in qua de Epidemica febre theoricè & practicè agitur.

Smilacis afpera & falfa parilia caufa.

Politica Medica pro Leprofis.

Hippocrates Redivivus.

Oratio de Medicinæ præftantia.

Outre cela, il a compofé plufieurs Ouvrages de Médecine qui font en manufcrit, & quelques autres en Italien fur différentes matiéres.

GALEATIUS DE SANCTA SOPHIA, Médecin, étoit de Padoue. Il s'appliqua particuliérement à commenter les Oeuvres de Rhazes ; c'eft ce qui lui attira beaucoup de réputation vers l'an 1400. Nous avons de lui :

Opus Medicinæ practicæ faluberrimum in nonum tractatum Libri Rhazis ad Regem Almanforem. Hagenoæ , 1533. *in-folio , cum Joannitii Libello introductorio in artem parvam Galeni.*

De Febribus. De omnium modorum fluxu ventris. De omnium accidentium febrium curâ. Lugduni, 1517. *in-4to. cum aliis ejufdem argumenti.*

GALEOTTUS MARTIUS , Médecin , étoit de

Narni, Ville dans l'Etat Eccléſiaſtique. Il vivoit vers l'an 1535. avec aſſez de réputation. Nous avons de lui:

De Homine Libri duo. Baſileæ, 1517. *in-4to. Oppenheimi*, 1610. *in-8vo. Francofurti*, 1619. *in-8vo.*

De Doctrina promiſcua. Lugduni, 1552. *in-16.*

GALIEN (Claude) étoit de Pergame, Ville de l'Aſie Mineure, fameuſe à divers égards, & particuliérement par ſon Temple d'Eſculape. Le prénom de Claude ne doit pas nous porter à croire que Galien ait été Chrétien; il prit apparemment ce prénom, parce qu'il s'étoit mis ſous la protection de la famille *Claudia;* car il étoit d'uſage que les clients ou les affranchis portaſſent le nom de leurs Patrons ou de leurs anciens maîtres. Galien étoit né vers l'an 131. de l'Ere Chrétien, environ la quinziéme année du regne d'Adrien.

Il nous apprend que ſon pere, qui s'appelloit Nicon, étoit fort honnête homme; qu'il avoit beaucoup de bien; qu'il étoit ſavant dans les Belles-Lettres; qu'il entendoit la Philoſophie, l'Aſtronomie, la Géométrie, & même l'Architecture. Il ne nomme pas ſa mere; il remarque ſeulement qu'elle étoit bonne ménagére, & d'une chaſteté à toute épreuve; mais d'ailleurs de très-mauvaiſe humeur juſqu'à mordre ſes ſervantes, & à ne pas mieux vivre avec ſon mari, que Xantippe ne vivoit avec Socrate. Le Pere de Galien n'épargna rien pour ſon éducation. Il l'enſeigna premiérement lui-même; & dès qu'il fût un peu avancé, il lui donna les meilleurs maîtres de ce tems-là, ſoit pour les Belles-Lettres, ſoit pour la Philoſophie. Galien étudia premiérement dans l'Ecole des Stoïciens; delà il paſſa dans celle des Académiciens, & enſuite dans celle des Péripatéticiens & Epicuriens. Les trois premiéres de ces quatre ſectes de Philoſophes furent aſſez de ſon gout, & il prit de chacune ce qu'il y trouva de meilleur; mais il n'en fut pas de même de la quatriéme; il la rejetta entiérement.

Après avoir pris de tels principes, il embtaſſa la Médecine qu'il n'avoit que dix-ſept ans, y étant pouſſé par un ſonge qu'avoit fait ſon pere. A l'âge de 19 ans, deux ans après la mort de ſon pere, il fut Auditeur d'un diſciple d'Athenée; mais ce ne fut pas pour long-tems. Ce qui rebuta Galien, c'eſt que ce diſciple d'Athenée faiſoit gloire d'ignorer la Logique, bien loin de la croire néceſſaire à un Médecin. Il eut enſuite divers autres Maîtres; ſavoir, Ælianus Meccius, Numeſianus, Pelops, Stratonicus, Satyrus,

Phefianus, Heraclianus, Efchiron. Quelques-uns de ces Médecins avoient été difciples d'un Quintus qui avoit paffé pour le plus grand Médecin de fon tems. Galien lui rend ce témoignage ; & ce qu'il y a de plus particulier, dans l'attachement qu'il marque d'ailleurs pour Quintus, c'eft que ce dernier femble avoir été dans des principes fort op-pofés à ceux de Galien. " Quintus, dit Galien lui-même, „ difoit en raillant, que le froid, le chaud, le fec & l'hu- „ mide font des noms, ou des qualités dont la connoif- „ fance appartient plutôt aux Baigneurs qu'aux Médecins, „ & qu'il falloit laiffer l'examen de l'urine aux Peintres „ ou aux Teinturiers. „ Galien fe récrie là-deffus, que cela feroit à peine pardonnable à un des fectateurs de Theffalus, bien loin qu'on pût le fouffrir à un Médecin du rang de Quintus. Mais fi Galien le cenfuroit à cet égard, il ne laiffoit pas d'ailleurs de le confidérer beau-coup, particuliérement pour fon exactitude dans l'Anato-mie ; n'ayant point, à ce qu'il dit, perdu d'occafion de voir ceux qui avoient été auditeurs de Quintus, parce que celui-ci n'avoit point laiffé d'Ecrits.

Galien voyagea beaucoup dans fa jeuneffe, tant pour profiter de la converfation & des préceptes des plus habi-les Médecins de fon tems, que pour s'inftruire de plufieurs particularités qui regardent les drogues qui fe tirent de divers pays. Il demeura quelques années à Alexandrie, Capitale de l'Egypte, où floriffoient encore toutes les Sciences. Il fut dans la Cilicie, dans la Paleftine, en Créte, en Chypre & ailleurs. Il fit entre autres deux voyages en l'Ifle de Lemnos, pour voir ce que c'étoit que la Terre Lem-nienne, dont on parloit comme d'un médicament confi-dérable : il alla encore dans la Cælo-Syrie pour examiner l'Opobalfamum ou le Baume. A l'âge de 28 ans, il revint d'Alexandrie à Pergame, & il avoit déja affez profité dans la Médecine pour avoir aquis une connoiffance particuliére des bleffures des nerfs, & une méthode de les traiter qu'on n'avoit point pratiquée avant lui. Il en fit, à ce qu'il dit, l'expérience fur les Gladiateurs que le Pontife de Pergame avoit remis à fes foins pour les faire panfer, & il les traita avec tant de fuccès, qu'il n'en mourut pas un des plaies de cette nature. On voit par cet exemple, & par divers autres, que Galien entendoit auffi-bien la Chirurgie que la Médecine.

Au bout de quatre ans, il quitta fa Patrie, à caufe d'une

fédition que l'on y avoit émue, & il en partit pour Rome âgé de 32 ans, comme il le dit lui-même. Il voulut ensuite s'établir dans cette grande Ville; mais il trouva une grande opposition de la part des Médecins, parce qu'il prétendoit favoir ce qu'ils n'avoient jamais fu, & ce qu'ils ne fe vouloient point donner la peine d'apprendre. Une prétention de cette efpéce a toujours fait & fera toujours un grand nombre d'ennemis, quelque bien fondée qu'elle puiffe être. Néanmoins il ne laiffa pas, pendant le tems qu'il demeura à Rome, de fe faire connoître à diverfes perfonnes, confidérables par leur favoir ou par leur rang. Il eut des habitudes avec un Eudeme, Philofophe Péripatéticien, de grande réputation : il le guérit même d'une fiévre, qui de quarte étoit devenue triple-quarte, par un mauvais ufage que ce Philofophe avoit fait de la Thériaque. Ce qu'il y eut encore de particulier à cet égard, c'eft que Galien guérit fon malade avec le même médicament, qui auparavant lui avoit fait du mal, & qu'il prédit quel feroit l'accès qui manqueroit le premier, & le tems de l'entier rétabliffement d'Eudeme. On remarquera à l'occafion de ce pronoftic, que notre Auteur fe vantoit de connoître dès la premiére vifite qu'il faifoit, ou dès les premiers accès d'une fiévre, quelle forte de fiévre on devoit avoir, ou tierce, ou quarte ou quotidienne. Il fut dans l'eftime de Sergius Paulus, Préteur; de Barbarus, oncle de l'Empereur Lucius; de Severns, qui étoit alors Conful, & qui fut depuis Empereur; & de Boëthus, homme Confulaire, en préfence defquels il eut occafion de faire des diffections, & particuliérement de démontrer les organes de la refpiration & de la voix. Sa réputation s'augmenta encore par l'heureux fuccès qu'il eut dans la cure d'une maladie de la femme de Boëthus, qui lui fit pour cela un préfent de quatre cens piéces d'or. On a dit qu'Hippocrate & Erafiftrate avoient découvert, par une adreffe particuliére de leur Art, que deux Princes, qui étoient regardés comme malades d'une fiévre lente, n'avoient point d'autre mal que celui que leur caufoit l'amour. Galien, pour ne rien devoir de ce côté-là à ces grands Médecins, fe vante d'avoir auffi connu, pendant qu'il étoit à Rome, qu'une femme vers laquelle il fut appellé, & que l'on croyoit dangereufement malade, n'avoit point d'autre maladie, fi ce n'eft qu'elle étoit éperdûment amoureufe d'un baladin.

Toutes ces marques que notre Auteur donnoit de sa pénétration & de son habilité dans la Médecine, & l'entrée qu'il avoit chez les Grands, ne firent que lui attirer plus d'ennemis parmi les Médecins, qui l'appelloient un Médecin raisonneur & faiseur de miracles. La jalousie alla plus loin; car ayant détourné une fluxion dangereuse par une seule saignée, & guérit des Epileptiques en leur attachant au col la racine de Peöne, il fut soupçonné de magie. Cette haine que lui portoient ceux de sa profession, l'obligea de quitter Rome, après y avoir séjourné environ quatre ou cinq ans, & de retourner dans sa Patrie, étant pour lors âgé de 37 ans. Il dit ailleurs que ce fut la peste qui l'obligea à se retirer, & apparemment que ces deux causes y purent également contribuer; mais il n'eut pas long-tems demeuré à Pergame, que les Empereurs Marc-Auréle & Lucius Verus, qui avoient ouï parler de lui, & qui étoient alors à Aquilée, lui manderent de s'y rendre. Il n'y fut pas plutôt arrivé, que la peste qui avoit commencé auparavant, y fit de plus grands ravages que jamais; ce qui obligea les Empereurs à reprendre au plus vite le chemin de Rome, accompagnés de peu de monde. Lucius mourut en ce voyage, & son corps fut porté à Rome. Galien s'y rendit ensuite avec bien de la peine, & peu de tems après, l'Empereur voulut le mener avec lui en Allemagne; mais il s'en excusa, alléguant qu'Esculape, pour qui il avoit une dévotion particuliére, depuis que ce Dieu l'avoit garanti d'un apostême mortel, l'avoit averti en songe de ne point partir de Rome : il y demeura donc pendant l'absence de Marc-Auréle, & y écrivit diverses livres, entr'autres celui de l'usage des parties du corps; mais comme il se défioit des Médecins de cette Ville, il se tenoit le plus souvent à la campagne dans un lieu, où Commode, fils de l'Empereur, faisoit son séjour, sous la conduite d'un nommé Pitholaus, à qui l'Empereur avoit donné ordre d'appeller Galien, si ce jeune Prince venoit à être malade. En effet, Galien eut occasion de le traiter d'une fiévre qui paroissoit d'abord assez forte, & il eut le bonheur de le guérir, ce qui obligea Faustine, mere de Commode, à dire que Galien faisoit voir ce qu'il étoit par ses œuvres; au lieu que les autres Médecins ne payoient que de paroles. Galien guérit aussi Sextus, autre fils de l'Empereur, & prédit même quel seroit le succès de sa maladie, contre le sentiment de tous ses Collégues.

On ne fait pas au jufte combien de tems Galien demeura à Rome pour la feconde fois, ni même s'il y paffa le refte de fa vie, ou s'il retourna en Afie. Il paroit feulement, de fes Ecrits, qu'il s'y tint pendant l'abfence de Marc-Auréle, qui fut d'environ quatre ans; & qu'ayant attendu le retour de cet Empereur, il y féjourna encore après cela : car Galien rapporte lui-même d'avoir traité ce Prince d'une maladie qu'il eut après fon retour. Entre les Auteurs qui ont écrit la vie de Galien, les uns affurent qu'il revint de Rome à Pergame, à l'âge de 37 ans, ou au plus tard à l'âge de 40, & que depuis il ne quitta plus fon pays natal. D'autres prétendent qu'il ne revit fa Patrie que dans l'extrême vieilleffe. On n'accordera jamais l'opinion des premiers avec les faits dont nous avons fait mention plus haut : on recueille d'ailleurs d'un paffage de la méthode de traiter les maladies, que Galien étoit à Rome lorfqu'il la compofa : or, on fait qu'il a compofé ce Livre étant déja avancé en âge. Le fentiment des feconds paroit plus conforme à la vérité, quoiqu'ils n'aient non plus de preuves de ce qu'ils avancent, que ceux qui difent qu'il mourut dans la Paleftine.

Suidas dit que Galien vêcut foixante-dix ans. S'il eft vrai qu'il fut né vers la quinziéme année du regne d'Adrien, comme nous l'avons fuppofé, il feroit mort, au compte de Suidas, dans la neuviéme année de l'Empire de Sévére, qui eft la premiére du troifiéme fiécle de Jefus-Chrift. Il auroit vêcu un peu plus long-tems, ou un peu plus tard, s'il eft venu jufqu'au regne de Caracalla, comme le veut Tzetzes : mais il ne feroit pas allé auffi avant que le prétendent ceux de qui Cælius Rhodiginus a pris ce qu'il dit, que Galien a vêcu 140 ans. Ceci eft vifiblement outré, auffi-bien que ce qui eft ajouté, que Galien vint à une extrême vieilleffe, fans avoir eu aucune maladie : la raifon que l'on en rend, c'eft que ce Médecin avoit obfervé un régime fi exact, qu'il n'avoit jamais, ni trop mangé, ni trop bu, ni gouté d'aucune chofe crue; ce qui lui procura non-feulement une fanté continuelle, mais lui rendit de plus l'haleine fi douce, qu'il fembloit ne refpirer que le baume & les aromates. Il eft vrai que Galien dit lui-même en quelqu'endroit, qu'en fe nourriffant de viandes qui fe cuifent aifément & également, & en prenant un exercice égal, il avoit trouvé le moyen de vivre en fanté pendant plufieurs années. Il dit encore ailleurs

qu'après

qu'après avoir atteint l'âge de 28 ans, comme il possédoit alors l'art de conserver la santé, & qu'il suivoit les
régles de ce même art, il avoit été exempt de maladies,
à la reserve de quelque fiévre éphémére, c'est-à-dire, d'un
jour, qui lui étoit venue pour avoir trop fatigué ou trop
étudié : mais il avoue qu'il avoit eu auparavant plusieurs
maladies, & entr'autres un apostême ou une tumeur dont
on a parlé ci-devant, de laquelle il disoit avoir été guéri
par le secours d'Esculape. Galien parle encore d'une colique qu'il avoit eue, & dont il se délivra par un lavement,
où il entroit de l'huile & de la décoction de Rue. Il dit
aussi qu'avant qu'il eut atteint l'âge de 28 ans, il avoit
presque toutes les années quelques maladies; mais qu'il
en fut exempt dans la suite, en s'abstenant des fruits d'E-
té, & en ne mangeant de tous les fruits, que des figues
& des raisins.

Nous avons vu ci-devant que Galien avoit eu une très-
bonne éducation, & qu'il avoit lui-même travaillé à s'instruire dans les Belles-Lettres, dans la Philosophie & dans
la Médecine. Comme il avoit avec cela du naturel, il
réussit très-bien, & devint grand Médecin & grand Philosophe. Il avoit d'ailleurs beaucoup de facilité à s'énoncer, & une éloquence sans affectation : mais comme son
stile est extrêmement diffus & étendu à la maniére de
celui des Asiatiques, cela fait qu'on a de la peine à le suivre, ou qu'il est obscur en divers endroits. Il a écrit sur
la Médecine des choses admirables, & il a été le grand
restaurateur de la Médecine d'Hippocrate. Personne ne
l'avoit jamais étudiée comme lui; c'étoit sur les idées de
ce grand maître qu'il avoit formé les siennes, principalement sur ce qui concerne le pouvoir de la nature, les
signes des maladies, les circonstances d'une crise, &c.
Cependant dans quelques-unes de ces choses, il faut avouer
qu'il a porté ses spéculations un peu trop loin, & qu'il
en a multiplié d'autres sans fondement; par exemple, ses
temperamens & ses *pouls*, sur lesquels il ne raisonne pas
avec assez de justesse, faute d'avoir connu ce que la Philosophie & l'Anatomie des Modernes ont découvert.

Galien, qui avoit plus de génie & de savoir que tous
les autres Médecins de son tems, s'estima trop lui-même,
& n'estima pas assez ceux de sa Profession. Il se comparoit
à l'Empereur Trajan, & se croyoit aussi utile au Public.
Les Médecins qu'il maltraita, le maltraiterent à son tour.

Tome I.   B b

Il avoit deux maximes qui influoient beaucoup sur sa pratique : l'une étoit, qu'une maladie devoit être guérie par son contraire ; l'autre, qu'il falloit aider la nature par quelque chose qui lui fut analogue. L'une & l'autre maxime étoit tirée d'Hippocrate, celui de tous les anciens Médecins qu'il suivoit le plus, excepté dans la Pharmacie, où de nouvelles découvertes lui firent prendre une nouvelle route. Mais il lui arrive souvent de ne s'éloigner ainsi d'Hippocrate que pour s'égarer. La connoissance des parties du corps humain, qui s'étoit beaucoup perfectionnée depuis le Médecin Grec, avoit appris plusieurs choses relatives aux maladies, & qu'il étoit impossible de découvrir par la simple conjecture. Cependant cela donnoit lieu à des raisonnemens & à des disputes, qui ne soulageoient point du tout les malades. On ne raisonna pas seulement sur la nature des maladies ; on voulut aussi mettre dans un nouveau jour la Matiére médicale, & on ratina beaucoup sur les médecines simples & composées, & sur leurs effets.

Comme Galien savoit plus d'Anatomie & de Phisique, qu'aucun de ses prédécesseurs & de ses contemporains, il ne fut pas des derniers à s'appliquer à l'étude de ces choses, quoiqu'Hippocrate & les plus habiles Médecins de l'antiquité lui donnassent peu de secours sur ces matiéres. Mais les regardant comme importantes, il crut ne les pouvoir exposer trop clairement. Ainsi après y avoir donné toute son application, il épuisa toutes les forces de sa raison, particuliérement au sujet des vertus de la Pharmacie, qu'il expliqua suivant les quatre qualités cardinales & leurs différentes combinaisons. Mais quoiqu'il ait fait voir en cela beaucoup d'esprit & de sagacité, il faut néanmoins avouer qu'il a laissé cette partie de la Médecine dans un bien plus mauvais état qu'elle étoit avant lui. Cependant il déclare ailleurs, en parlant de son maître Pelops, qu'il blâme d'avoir entrepris de tout expliquer, que s'il n'étoit pas persuadé de connoître une chose par lui-même, il n'entreprendroit jamais d'en convaincre les autres ; tant il est naturel de ne pas voir en soi les défauts qu'on apperçoit dans autrui.

A l'égard de la saignée, il la mettoit plus souvent en pratique qu'Hippocrate, & il est le premier qui ait fait mention de la quantité de sang qu'il faut tirer. Il est à propos de remarquer aussi qu'il saignoit en tout tems, la nuit aussi-bien que le jour, mais jamais les enfans au-des-

fous de l'âge de quatre ans, & rarement les vieillards.
Lorfqu'il étoit néceffaire de faigner & de purger, il commençoit toujours par la faignée. Il n'ufa jamais de fang-
fues, reméde inventé par Themifon, ou au moins par les
Méthodiftes. En un mot, fa pratique étoit conforme à
celle d'Hippocrate; avec cette différence néanmoins, que
l'un fe fondoit principalement fur l'expérience & l'obfervation, & l'autre fur le raifonnement. Hippocrate a occa-
fionné peu de conteftations entre les Médecins; au lieu
que Galien a jetté les femences d'une infinité de difputes
éternelles & interminables.

Il eft certain que dans l'Anatomie, Galien a furpaffé
tous ceux qui l'avoient précédé. Il difféquoit les hommes
auffi-bien que les animaux; mais il n'avoit pas la même
commodité de faire fes diffeétions fur le corps humain
que fur les bêtes. Les finges étoient principalement les
fujets qu'il choififoit pour difféquer, & il confeille cette
diffeétion à fes pupilles, afin que lorfqu'ils auront l'occafion de difféquer un corps humain, ils puiffent connoître
plus aifément la maniére de perfeétionner l'Anatomie.
Les enfans que la barbarie de leurs parens avoit expofés,
ou les hommes que l'on trouvoit affaffinés dans les campagnes, étoient en quelque forte tous les corps humains
dont il pouvoit s'emparer pour les difféquer fecrétement;
car il n'y avoit alors aucune opération publique en ce
genre. Les fquelettes étoient extrêmement rares, & ceux
dont on faifoit ufage, fe trouvoient, par hazard, fur des
montagnes, dans des cavernes, & autres lieux pareils,
& ils n'étoient préparés par aucun Anatomifte. C'eft
pour cela que Galien exhorte fes difciples à aller à Alexandrie, parce qu'on y enfeignoit l'Oftéologie par l'infpec-
tion des fquelettes. On peut voir quel progrès il fit dans
l'Anatomie, en lifant fes Ouvrages fur ce fujet, & fur-tout
fon livre admirable *De ufu partium*. Mais il y eft queftion
plutôt de l'Anatomie des animaux, que de celle du corps
humain. Vefale a démontré que Galien décrit les parties
du finge & d'autres animaux, & non pas toujours celles
de l'homme. Quoi qu'il en foit, Galien a fait voir qu'il
étoit un très-grand génie, & l'homme du monde le plus
laborieux : enfin, il eft digne de la haute réputation dont
il jouit.

Nous ne pouvons cependant nous empêcher de remarquer que ce grand Médecin a fait un tort confidérable à

la Médecine, par fes raifonnemens fubtils touchant différentes parties de cet art, fondés fur fes élémens, fur fes
qualités cardinales, & autres pareilles chiméres, qu'on a
bien de la peine à pardonner à un Ecrivain d'ailleurs fi
judicieux. Il eft étonnant qu'un homme qui avoit fait une
étude fi particuliére des Ecrits d'Hippocrate, qui entendoit fi bien fa doctrine, & qui mettoit fes obfervations
au-deffus de toutes celles qui avoient jamais été faites, ait
été néanmoins celui qui a le plus contribué à établir une
doctrine entiérement oppofée à celle de ce fameux Médecin; doctrine qui n'eft propre qu'à fournir de la matiére
à la difpute. Perfonne n'eut jamais une fi haute eftime
pour Hippocrate que Galien; perfonne ne connut auffi-
bien que lui l'utilité de fes obfervations : cependant perfonne n'a plus éloigné les efprits de la doctrine de ce
grand maître, pour les plonger dans l'incertitude des fpéculations. Il auroit, fans doute, bien mieux fait d'étudier,
avec application, les meilleurs Auteurs de l'antiquité, de
les éclaircir & de les concilier, autant qu'il eût été poffible, que de fe livrer ainfi à une vaine théorie, qui fait
perdre de vue ce qu'on doit avoir, fans ceffe, devant les
yeux. Mais, helas! par malheur pour nous, Galien penfa
autrement, peut-être par le défefpoir de ne pouvoir jamais
furpaffer Hippocrate, en fe conformant à fa doctrine; &
depuis lui, le plus grand nombre des Médecins ont jugé
qu'il étoit plus commode & plus flatteur pour eux de fuivre les principes de Galien, & qu'en écrivant comme lui,
ils fe feroient plus de réputation, qu'en fuivant la méthode d'Hippocrate. Voilà le jugement que porte Mr. Clifton fur les études & la doctrine de Galien. Mais le grand
nombre de Livres que nous avons de lui, fans parler de
ceux qui fe font perdus, fait bien voir qu'il ne lui coutoit
guères d'écrire; quoi qu'il foit toujours vrai qu'il auroit
pu mieux employer ce talent. Suidas dit que Galien avoit
écrit non-feulement fur la Médecine & fur la Philofophie, mais encore fur la Géométrie, & même fur la Grammaire. L'on comptoit plus de cinq cens Livres de fa façon,
concernant la Médecine feule, & environ la moitié autant
concernant les autres fciences. Il a fait lui-même deux
Livres pour faire l'énumération de fes Livres, & pour
marquer, à l'égard de quelques-uns, le lieu & le tems où
ils ont été compofés, l'occafion qu'il eut de les écrire,
& l'ordre que l'on doit tenir en les lifant. Nous appre-

nons encore de lui qu'une partie de ses Livres étoit déjà perdue de son tems par un incendie qui consuma le Temple de la Paix à Rome, où ces mêmes Livres étoient.

Galien a eu de son tems un grand parti à combattre, & ces derniers siécles lui ont suscité de puissans adversaires ; cependant il a été anciennement dans une très-grande estime. Athenée, qui étoit son contemporain, marque la considération qu'il avoit pour lui, en l'introduisant dans son festin des Philosophes, comme l'un des conviés à ce festin, & il ne lui rend pas seulement témoignage sur le grand nombre de ses Ecrits ; il ajoute que Galien ne le céde à personne pour l'élocution & la clarté. Eusébe, qui a vêcu environ cent ans après lui, dit que la vénération qu'on avoit pour ce Médecin, étoit allée si avant, que plusieurs le regardoient comme un Dieu, & lui rendoient même un culte religieux. Trallien lui donne le titre de très-divin. Oribase, qui a suivi de près Eusébe, & qui étoit lui-même Médecin, témoigne l'estime qu'il avoit pour Galien par les extraits qu'il a faits de ses Ouvrages, & par les louanges qu'il lui donne. Aétius & Paul Eginette ont pareillement copié Galien, particuliérement le dernier, & Etienne Athénien, a commenté un de ses Livres. Avicenne, Averroés & les autres Médecins Arabes, qui ont tiré du même Galien ce qu'ils ont de meilleur, font encore en divers endroits, son éloge.

Nous allons finir la vie de ce Médecin, en disant un mot de ses Ouvrages. Mais sans entrer dans un détail aussi long qu'ennuyeux de tous les Traités particuliers, existans ou perdus, écrits par Galien, le Lecteur sera, je crois, satisfait de connoître seulement les différentes éditions qu'on a faites de ses Oeuvres.

Nous avons deux éditions Gréques de Galien, l'une d'Alde & d'André Asulanus, Vénitien, donnée en 1525. en cinq volumes *in-folio*. L'autre plus correcte, d'André Cratandrus, Jean Hervagius & Jean Bebelius, à Basle en 1538. en cinq volumes *in-folio*. Quant aux éditions Latines, il y en a grand nombre. On en a donné une à Lyon en 1536. *in-folio*. Elle est de Simon Colinæus. La même a paru en 1554. beaucoup plus correcte & avec de grandes augmentations ; c'est Jean Frellonius qui l'a donnée. Il y en a une autre édition de Jean Frobenius, à Basle, en 1541. La même reparut en 1561. avec une Préface de Conrad Gesner, dans laquelle il est parlé avec beaucoup de jugement

de Galien, de ſes Ouvrages & de ſes différens Traducteurs.
Il y en a une troiſiéme de Juntes, qui ont donné à Veniſe
dix éditions de Galien; la premiére eſt *in-8vo.* en 1641.
& les autres *in-folio* dans les années ſuivantes. La neuviéme ou dixiéme; car ces deux éditions ne diffèrent point,
ſont les plus complettes & les meilleures. Nous ne con-
noiſſons qu'une ſeule édition de Galien qui ſoit Gréque &
Latine; elle a été donnée à Paris en 1639. ſous la direction
de René Chartier, en treize volumes *in-folio.* Cet élégant
Ouvrage contient non-ſeulement les Ecrits de Galien, mais
encore ceux d'Hippocrate & de quelques autres anciens
Médecins. La traduction en eſt correcte & fidéle; elle a
été faite ſur la comparaiſon des textes dans les différentes
éditions & dans les manuſcrits.

Il y eut un autre Galien, Médecin, qui pratiquoit à
Conſtantinople, du tems de l'Empereur Zenon.

GALIEN. (état de la Médecine du tems de) Pour
connoître l'état de la Médecine lorſque Galien parut, il
faut ſe reſſouvenir que toutes les Sectes, qui avoient diviſé
la Médecine, ſubſiſtoient encore. Les Méthodiques étoient
ſur-tout en grand crédit, & l'emportoient ſur les Dogmatiques qui étoient fort diviſés, les uns étant pour Hippocrate, les autres pour Eraſiſtrate, les autres pour Aſclepiade, &c. Les Empiriques étoient ceux que l'on conſidé-
roit le moins; les Eclectiques ne faiſoient pas auſſi grand
bruit; les Epiſynthétiques & Pneumatiques ſuivoient à
peu près la fortune des Méthodiques, comme y étant attachés. Galien proteſte qu'il ne veut embraſſer aucune
Secte, & traite d'eſclaves tous ceux de ſon tems qui s'appelloient Hippocratiques, Praxagoréens, & qui ne choi-
ſiſſoient pas indiſtinctement ce qu'il y avoit de bon dans
les Ecrits de tous les Médecins. Là-deſſus, qui ne le croiroit Eclectique? Cependant Galien étoit pour Hippocrate
préférablement à tout autre, ou plutôt il ne ſuivoit que
lui : c'étoit ſon Auteur favori; & quoiqu'il l'accuſe en
pluſieurs endroits d'obſcurité, de manque d'ordre & de
quelques autres défauts, il marque une eſtime particuliére
pour ſa doctrine, & il confeſſe, qu'à l'excluſion de tout
autre, il a poſé les vrais fondemens de la Médecine. Dans
cette prévention, loin de rien emprunter des autres Sectes,
ou de tenir entre elles un juſte milieu, il compoſa pluſieurs
Livres pour combattre ce qu'on avoit innové dans la Médecine, & rétablir la pratique & la théorie d'Hippocrate.

Plufieurs Médecins avoient commenté cet ancien avant que Galien parût. Mais celui-ci prétendit que la plupart de ceux qui s'en étoient mêlés, s'en étoient mal aquittés. Il n'étoit pas éloigné de fe croire le feul qui l'eut jamais bien entendu : cependant les Savans ont remarqué qu'il lui donne fouvent de fauffes interprétations.

Il entreprit donc d'expliquer Hippocrate, & il écrivit beaucoup fur cet Auteur. D'ailleurs, comme il remarquoit, ainfi qu'il a été dit, que cet Ancien étoit quelquefois obfcur, qu'il manquoit d'ordre & de méthode, & qu'il n'avoit qu'effleuré certaines matiéres qu'on avoit approfondies depuis, il fe propofa de fuppléer de fon propre fonds, aux principes d'Hippocrate. Galien travailla en même-tems à redreffer les Novateurs, qui, felon lui, s'étoient dévoyés mal à propos de l'ancienne route.

Galien prétendit avoir trouvé une méthode jufte & raifonnée de traiter la Médecine, chofe entiérement omife par Hippocrate ; & c'étoit par cet endroit qu'il croyoit s'être aquis le plus d'honneur. C'eft cependant par ce même endroit qu'il a porté un coup fatal aux progrès de la Médecine ; les facultés, les qualités préfentoient une théorie trop commode, pour qu'il ne s'attirât pas un grand nombre de Sectateurs. On a donc vu les Médecins embraffer ce pernicieux fiftême ; & durant plufieurs fiécles on n'a fait que peu de progrès dans la Médecine, ou plutôt on n'en a point fait du tout. Cependant l'Anatomie s'étoit affez perfectionnée du tems de Galien ; on en avoit appris plufieurs chofes rélatives aux maladies : mais on donna trop dans le raifonnement & la difpute, fans s'appercevoir qu'on n'avançoit pas davantage la cure des maladies, qui auroit dû en être le principal objet. On raffina auffi beaucoup fur la Matiére médicale.

Galien a pu diffequer des corps humains ; mais il y a de l'apparence que ce n'a été que fort rarement qu'il l'a fait, &, peut-être, affez imparfaitement. Et comme on s'appliquoit plutôt à diffequer les bêtes que les cadavres humains, on s'expofa à plufieurs méprifes dans l'Anatomie, que le fcrupule empêcha de rectifier.

GALLUS. *Voyez* LE COQ.

GARELLI, (Pie-Nicolas de) célébre Médecin, étoit Chevalier de l'Ordre de Chrift, Bibliothécaire & Archiatre, ou Médecin du corps de Sa Majefté Impériale & Catholique, Charles VI. de glorieufe mémoire. C'étoit un homme d'une profonde érudition, qui n'ignoroit rien de toutes les parties de la Médecine, savoit les Langues & les Belles-Lettres ; en un mot, un homme tel à qui on avoit sûrement confié le soin de la santé de cet auguste Monarque, dont la mort précipitée a allumé dans l'Allemagne, l'Italie & les Pays-Bas, le feu de la guerre & de la désolation.

GARDIN, (Louis Du) Docteur & Professeur en Médecine dans l'Université de Douai, nâquit à Valenciennes. Il se fit beaucoup de réputation dans cette Académie, où il enseigna pendant 28 ans. Il eut quelques démêlés litteraires avec Thomas Fienus, Docteur en Médecine de Louvain, touchant le tems de l'animation du fœtus. Il écrivit à ce sujet les Ouvrages suivans :

Quæstiones tres de animatione fœtûs, 1623. *in-8vo.*

Anima rationalis restituta in integrum.

Nous avons encore de lui :

Epitome methodica de Pestis natura, causis, signis, prognosticis, 1617. *in-8vo. Duaci*, 1631. *in-12.*

Manuductio per omnes Medicinæ partes, seu Institutiones Medicinæ, Duaci, 1626. *in-8vo. & auctiores*, 1634. *in-4to.*

Medicamenta purgantia, simplicia & composita, selecta, usitata & sufficientia. Accessit ejusdem remedium erroris in ponderibus Medicis. Duaci, 1631. *in-12.*

GARENGEOT, (René-Croissant De) Maître ès Arts & en Chirurgie, étoit de la Société Royale de Londres, & Démonstrateur en Matiére chirurgicale à l'Amphithéâtre de saint Côme à Paris. L'Ecole de saint Côme est une des plus célèbres de l'Europe pour la Chirurgie ; les savans & habiles Maîtres, qui y font leurs démonstrations, n'épargnent rien pour former l'esprit des auditeurs dans les préceptes de cet Art. On voit cette Inscription sur la porte de cette Ecole ; elle est de la façon de Santeuil :

Ad cædes hominum prisca Amphitheatra patebant ;
Ut discant longùm vivere, nostra patent.

Garengeot exerça premiérement la Chirurgie sous l'œil de son pere, Opérateur très-estimé, & Chirurgien Royal à Vitré, petite Ville de la haute Bretagne ; & il le suivit dans quelques Villes & Hôpitaux de la même Province, & dans deux campagnes sur mer. Puis désirant de prendre part à l'estime que les célébres Chirurgiens de Paris s'étoient aquife, & de profiter de leurs démonftrations anatomiques & chirurgicales, il fe rendit dans cette grande Ville, où pendant les neuf premiéres années il n'épargna ni foins, ni peines, pour s'inftruire à fond de l'Anatomie utile & curieufe. Quelques années après il paffa Maître en Chirurgie, & publia différens Ouvrages, dont les principaux font :

> *Splanchnologie, ou Traité d'Anatomie, concernant les vif-*
> *céres.*

> *Miotomie humaine & canine, ou la maniére de diffequer*
> *les mufcles de l'homme & des chiens, fuivie d'une mio-*
> *logie ou hiftoire abrégée des mufcles.*

> *Traité des Inftrumens de Chirurgie.*

> *Traité des Opérations de Chirurgie,*

Garengeot vivoit encore en 1750.

GARET, (Henri) Médecin de l'Electeur de Mayence, étoit Docteur de Padoue. Il a fait un recueil de diverfes confultations, intitulé :

> *De Arthritidis præfervatione & curatione, clarorum doc-*
> *tiffimorumque noftra ætatis Medicorum confilia. Franco-*
> *furti, 1592. in-8vo.*

Henri Garet étoit natif de Louvaïn : il eft mort en 1602.

GARIOPONTUS, Médecin qui vivoit dans l'onziéme fiécle, au témoignage de Pierre Damien, qui mourut l'an 1072. & qui parle de ce Médecin, comme d'un homme qu'il avoit connu. Il paroit d'ailleurs que Gariopontus étoit du nombre des Médecins qui compofoient l'Ecole de Salerne. Mr. Moreau rapporte un paffage dans fes prolégoménes, *in Scholam Salernitanam*, dans lequel il eft appellé *Warmipotus : Warmipotus quidam Medicus Saler-nitanus.* On a encore donné d'autres noms à ce Médecin ; quelques-uns l'appellent *Warimpotus*, & d'autres *Raimpotus, Guaripotus* ou *Garimpotus, Gariponus* & *Garnipulus.* Il a écrit fept Livres qui contiennent fa pratique. Il traite dans les cinq premiers de prefquè toutes les maladies, à la referve des fiévres, qui font la matiére des deux derniers. Cet Ouvrage a été imprimé à Lyon en 1516. & 1526. fous le titre de *Paffionarius Galeni*, comme qui diroit, Livre des paffions compofé par Galien.

GARNIER, (Pierre) Docteur de la Faculté de Montpellier, & aggrégé au Collége des Médecins de Lyon, étoit natif de cette derniére Ville. Il compofa un Difpenfaire à l'ufage de l'Hôtel-Dieu de Lyon, & il ajouta un

Traité de la vérole, à la nouvelle édition qu'il en fit faire en 1699. Il mourut à Villefranche en Beaujolois vers l'an 1710. où il avoit été appellé pour remédier aux ravages d'une fiévre pestilentielle, qui y faisoit périr beaucoup de monde.

GARTH, (Samuel) excellent Poëte & Médecin Anglois, natif de la Province d'Yorck, d'une bonne famille, fut admis dans le Collége des Médecins à Londres en 1693. Il travailla avec zéle pour l'institution du *Dispensarii*, qui est un appartement du Collége, dans lequel on donne aux pauvres les consultations *gratis*, & les médecines à bas prix. Cette œuvre de charité ayant exposé Mr. Garth à l'envie & au ressentiment de plusieurs Médecins & Apoticaires, il les tourna en ridicule avec beaucoup d'esprit & de feu, dans un Poëme en six chants, intitulé le *Dispenfarii*, qui est très-estimé, & qui lui aquit une grande réputation. Samuel Garth fut ensuite Membre de la fameuse Société de Kit-cat-club, composée d'environ trente Gentilshommes, distingués par leur zéle pour la succession de la Couronne dans la Maison d'Hanover. Le Roi d'Angleterre, à son avenement à la Couronne, le fit son Médecin ordinaire, & le choisit pour être le premier Médecin de son Armée. Mr. Pope fait de Garth un grand éloge.

GASSENDI (Pierre) nâquit à Chanterfier, petit Village de Provence dans le Diocése de Digne, le 22 Janvier 1592. Il fut Chanoine & Prévôt de l'Eglise de Digne, & ensuite Professeur de Philosophie & de Mathématique à Aix, puis à Paris. Il est mort le 24 Octobre 1655, âgé de 63 ans & neuf mois, dans la réputation d'un des plus savans hommes & plus pénétrans Philosophes qui aient paru. Ses Ecrits sont plus recommandables par l'étendue des connoissances, que par la solidité des principes, qu'il fait consister dans les atomes & le vuide. Cependant, à raison de l'étroite union de la Philosophie avec la Médecine, Gassendi mérite place dans ce Dictionnaire ; il n'a pu travailler à perfectionner la premiére, sans avoir en même-tems concouru à l'éclaircissement des points les plus difficiles de la théorie médecinale.

GASTON, connu sous le nom de *Flaminius Gasto*, Médecin, étoit de la Silesie, où il nâquit en 1571. Il étoit fils de Gabriel, & petit-fils de Wolfgang Gaston, qui mourut âgé de 90 ans, & avoit vu cent quinze de ses fils & neveux. Celui, dont je parle, étudia à Bologne en

Italie. Il écrivit quelques Ouvrages en Allemand, & il mourut le 5 Février de l'an 1618.

GATINARIA, (Marc) Médecin de Pavie, qui vivoit en 1440, &, selon d'autres, sous le Pontificat d'Alexandre VI. vers 1500. Nous avons de lui :

De curis ægritudinum particuliarium , sive expositio in nonum Almansoris , cum aliis. Lugduni, 1525, 1532, 1542. *in-8vo. Basileæ,* 1537. *in-8vo. Francofurti,* 1604. *in-8vo.*

GAZA, (Théodore) célébre Grec du XV. siécle, natif de Thessalonique, passa en Italie après la prise de Constantinople par les Turcs. Le Cardinal Bessarion lui procura un bénéfice dans la Calabre, & Victorin de Feltre lui enseigna le Latin. Gaza apprit si bien cette Langue, qu'il en fit connoître les beautés aux Italiens même, & fut l'un de ceux à qui l'on doit principalement la renaissance du bon gout & des Belles-Lettres en Italie. Il traduisit de Grec en Latin l'Histoire des animaux d'Aristote; celle des Plantes de Théophraste, les Aphorismes d'Hippocrate, & mis en Grec le songe de Scipion, & le Traité de la vieillesse de Ciceron. On dit qu'étant allé à Rome présenter à Sixte IV. quelques-uns de ses Ouvrages, ce Pape ne lui fit qu'un présent fort modique. Gaza le jetta de dépit dans le Tibre, disant en colére : *Que les Savans ne devoient pas se donner la peine d'aller à Rome, puisque le gout y étoit si dépravé, & que les ânes les plus gras y refusoient le meilleur grain.* Il mourut néanmoins dans cette Ville en 1475, âgé de 80 ans. On a de lui divers Ouvrages en Grec & en Latin, outre ceux dont on vient de parler.

GAZIUS, (Antoine) Médecin, natif de Padoue, qui exerça sa profession avec beaucoup de succès dans quelqu'endroit du territoire de Venise, vers l'an 1500. Il a écrit:

Florida corona , quæ ad sanitatis hominum conservationem ac longævam vitam perducendam sunt pernecessaria continens. Lugduni, 1534. *in-8vo.*

Ærarium sanitatis. Ejusdem de vino & cerevisia Tractatio. Augustæ, 1546. *in-8vo. Patavii,* 1549. *in-8vo.*

Quo medicamentorum genere purgationes fieri debeant, sive de ratione evacuandi Libellus. Basileæ, 1548. *in-folio. Cum methodo medendi Albucasæ, aliisque.*

GEBER, appellé l'Arabe, quoique Grec de nation, suivant Leon l'Afriquain, abandonna le Christianisme pour se faire Mahométan. Divers Auteurs disent qu'il étoit natif de Séville en Espagne, & originaire d'Arabie; on le fait même d'une naissance distinguée, & petit-fils du faux Prophéte Mahomet par sa mere. L'Abbé Tritheme dit que Geber étoit un Roi des Indes ; mais c'est une fable des souffleurs, qui apparemment n'est fondée que sur la signification du mot Geber, qui veut dire un grand homme & un Roi. Il vivoit, selon Blancanus, dans le neuviéme siécle, quoique plusieurs n'en soient pas d'accord ; les uns le faisant vivre dans le septiéme, & les autres dans le huitiéme siécle. Mais on ne sait, ni ce qu'il étoit, ni en quel tems il a vêcu.

On dit qu'il excelloit dans la Chimie; & il paroit être le premier qui ait réformé & perfectionné cette Science. Paracelse, à qui il coutoit tant de louer quelqu'un, l'a appellé le Maître des Maîtres en cet Art. Geber fut aussi bon Astronome, & réforma plusieurs erreurs dans l'Almageste de Ptolomée ; il exposa le sistême de ce dernier, que Petreïus fit imprimer en 1533 ; quelques-uns même lui ont attribué l'invention de l'Algébre. Cardan le met au nombre des douze subtils génies du monde : on peut juger de l'étendue de ses connoissances par le catalogue de ses Ouvrages recueillis dans la Bibliothéque de Gesner. Boerhaave en parle avec beaucoup d'estime dans ses institutions chimiques, & dit qu'il y a trouvé plusieurs expériences que l'on donne aujourd'hui pour nouvelles.

Ceux qui prétendent que Geber a travaillé le premier à la recherche d'un reméde universel, se fondent sur certaines expressions que l'on trouve dans ses Ouvrages, lesquelles font plus que suffisantes pour faire croire au Lecteur ignorant qu'il en a eu connoissance. Telle est celle-ci : *L'or ainsi préparé, guérit la lépre & toutes sortes de maladies.* Mais il faut observer que dans son langage, les métaux les plus bas sont les lépreux, & l'or ceux qui se portent bien. Lors donc qu'il dit : *Je voudrois guérir six lépreux*, il n'entend autre chose, sinon qu'il voudroit les convertir en or capable de soutenir l'épreuve de l'antimoine. Comme il n'a jamais été Médecin, il est plus que probable qu'il n'a jamais voulu parler d'un reméde universel.

Golius, Professeur des Langues Orientales dans l'Université de Leyde, est le premier qui ait fait présent des Ouvrages de Geber en manuscrit à la Bibliothéque publi-

que. Il les traduifit en Latin , & les publia à Leyde , *in-fol.*
& enfuite *in-4to.* fous le titre de *Lapis Philofophorum.* Ces
Ouvrages contiennent plufieurs chofes utiles & curieufes
fur la nature , la purification , la fufion & la malléabilité des
métaux, avec plufieurs hiftoires excellentes des fels & des
eaux fortes. On fait paffer plufieurs de ces expériences
pour des découvertes modernes. L'exactitude de fes opérations eft tout-à-fait furprenante , fi l'on en excepte celles qui ont rapport à la Pierre Philofophale. Voici quels
font fes Ouvrages, au fentiment de Boerhaave :

De Alchemia , vel Chymia , aut de inveftigatione perfectio-
nis Metallorum.
De fumma perfectione Metallorum.
De Claritate Alchymia.
De Lapide Philofophico.
De Teftamento.
De Epitaphio.
De invenienda Arte auri & argenti.

Le Docteur Shaw y ajoute : *Geberi fuper artem Alchy-*
mia Libri VI.

Cet Ouvrage exifte en manufcrit dans la Bibliothéque
de Boile, à qui il a été donné par Mr. Elie Ashmole.

De Alchymia Libri tres. Argentorati , 1529. *in-folio.*
Geberi fumma perfectionis magifterii in fua natura. Ve-
netiis, 1542. *in-8vo. Noriberga ,* 1545. *in-4to. cum fig.*
Argent. 1598. *in-8vo.*

Les Ouvrages de Geber ont auffi été publiés en Anglois ,
par Richard Ruffel. *Lugduni Batavorum ,* 1668. *in-8vo.*

GEMINI (Thomas) étoit un Ouvrier étranger qui
s'établit à Londres , il gravoit en taille-douce. Nous en
parlons ici , parce qu'il mit le premier fur du cuivre les
figures de Vefale, qui avoient paru en bois deux ans auparavant dans l'Allemagne. Cet Ouvrier poffédoit l'art
de graver dans une grande perfection ; mais il s'eft rendu
très-blâmable en fupprimant le nom de Vefale, & en affurant que les deffeins étoient de fa propre invention.
Aidé de Mr. Udel & de quelques autres Savans (car pour
lui il ne favoit ni Latin , ni Anglois , ni Anatomie) il
orna fes planches des defcriptions de Vefale.

Il y a trois éditions de cet Ouvrage. La première fe fit
fous le regne de Henri VIII. , la feconde, fous le regne
d'Edouard VI. , & la dernière du tems de la Reine Elifabeth. Il a pour titre :

Compendiosa totius Anatomiæ delineatio per Thomam Geminum exarata. Londini, 1545. in-folio.

Il reparut en Anglois à Londres en 1553. & en 1559. *fol.*

GEMMA, (Renier) dit le Frison, parce qu'il étoit natif de Doccum dans la Frise, a vêcu dans le seiziéme siécle. Il commença ses études à Groningue, & il alla les achever dans l'Université de Louvain, où il se rendit savant en Médecine & dans les Mathématiques; il y enseigna publiquement la premiére de ces deux Sciences. Comme il travailloit, sans cesse, à découvrir aux hommes de nouveaux secrets pour la conservation de leur santé, cette contention d'esprit lui causa la gravelle, qui dans un corps foible & délicat, comme étoit le sien, demeura rebelle à tous remédes. Il mourut à Louvain le 25 Mai 1555. âgé de 47 ans. Nous avons plusieurs Ouvrages de la façon de Gemma; ils font une preuve convaincante de l'étendue de son esprit; les principaux sont:

Methodus Arithmetica.

De locorum describendorum ratione, deque distantiis eorum inveniendis.

De usu Annuli astronomici.

Charta, quâ continetur totius orbis descriptio.

Libellus de principiis Astronomiæ & Cosmographiæ, &c.

Demonstrationes Geometricæ de usu radii astronomici, seu regula Hiparchi.

De Astrolabio catholico Liber.

Il y a de lui quelques conseils sur la goutte, qui ont été imprimés dans l'Ouvrage qu'Henri Garetius a publié à Francfort en 1592. Il a aussi augmenté & corrigé la Cosmographie d'Appian.

Divers grands hommes font mention de ce Médecin avec éloge: il suffira de rapporter ici le témoignage de Mr. le Président de Thou, qui parle ainsi de Gemma dans le seiziéme livre de son Histoire. " Gemma, dit-il, communé-
" ment appellé le Frison, parce qu'il étoit de la Frise,
" mourut le 25 Mai de l'an 1555. à Louvain, où il pro-
" fessoit la Médecine; mais il excelloit sur-tout dans les
" Mathématiques qu'il enseignoit en particulier, & qu'il
" enrichit, pour ainsi dire, par des instrumens achevés avec
" un merveilleux artifice. Il fut souvent sollicité de venir à
" la Cour de l'Empereur Charles V.; mais il s'en excusa
" toujours modestement, faisant voir qu'il préféroit le re-
" pos à la faveur des Princes. Aussi finit-il ses jours dans

„ cette agréable tranquilité que l'on trouve parmi les Lettres.
„ Il mourut de la pierre âgé feulement de 47 ans, & laiffa
„ un fils appellé Corneille Gemma, qui enfeigna à Louvain
„ les mêmes Sciences avec beaucoup de réputation, &
„ qui renouvella par fes Ouvrages & par fon efprit, la
„ mémoire de fon pere prefque éteinte. Le corps de Gem-
„ ma le Frifon fut enterré dans l'Eglife des Dominicains
„ à Louvain, où l'on voit fon portrait & fon tombeau.

GEMMA, (Corneille) fils de Renier Gemma, nâquit à Louvain l'an 1535. & il y enfeigna depuis. Il étoit Poëte, Philofophe & Médecin. Gemma écrivit divers Traités :

De natura divinis charaƈterifmis, feu raris & admirandis fpeƈtaculis, caufis, indiciis, proprietatibus rerum in partibus fingulis univerfi Libri duo. Antuerp. 1575. in-8vo.
De arte Cyclognomica. Tomi tres.
De prodigiofa Cometa fpecie & natura, &c.

Il écrivit ce dernier Ouvrage au fujet de cette Cométe extraordinaire qui parut en 1572, & dont les Auteurs de ce tems-là ont tant parlé. Voici ce qu'en dit Mr. De Thou, que je fuis obligé de rapporter, parce qu'il y fait mention de Corneille Gemma. " En même-tems, dit-il, il parut
„ le 8 de Novembre fous la Caffiopée, une nouvelle étoile
„ qui repréfentoit un lofange avec la cuiffe & l'eftomac
„ de la même Caffiopée, & qui demeura immobile un an
„ entier. Bien que d'abord elle égala Jupiter en grandeur
„ & en clarté, elle diminua peu à peu ; de telle forte qu'au
„ commencement de l'an 1573. elle difparut entiérement.
„ Au fentiment des grands Hommes, elle préfageoit les
„ malheurs qu'on vit enfuite : ce fut la penfée de Corne-
„ lius Gemma, Médecin, auffi favant dans l'Aftronomie
„ qu'il y en ait eu de notre fiécle. C'eft pourquoi le Duc
„ d'Albe le fit alors venir à Nimégue. Il a parlé affez par-
„ ticuliérement de cette Cométe, & il avoue que depuis la
„ naiffance de Jefus-Chrift, à peine a-t'il vu aucun phé-
„ noméne qui ait été comparable à celui-là, foit que l'on
„ confidére fa hauteur, fa rareté ou fa durée, &c. „ Cor-
neille Gemma mourut de pefte le 12 Oƈtobre de l'an 1576, & laiffa un fils, nommé Philippe, auffi Doƈteur en Méde-cine. Beyerlinck fit cette épitaphe à Cornelle Gemma.

Quis lapis hic? Gemma : Gemmam lapis an tegit? inquis :
At condi in gemma debuerat potius.
Non ità : nam quævis minor illo gemma fuiffet,
Et pofito à Gemma, gemma fit ifte lapis.

Vander Linden parle d'un Jean-Baptiste Gemma, de Venise, de qui nous avons :

De vera ratione curandi Bubonis atque Carbunculi pestilentis, deque eorum præcautione Commentarius. Dantisci, 1599. in-4to. Venetiis, 1602. in-4to.

GEMUSÆUS, (Jérôme) Suisse de nation, étoit Philosophe & Médecin. Il enseigna à Turin & à Basle avec beaucoup de réputation. Il mourut l'an 1543. après avoir donné au Public de savantes remarques sur les Oeuvres de Paul d'Egine ; elles sont intitulées :

In Libros Pauli Ægineta omnes Annotationes. Basilea, 1543. in-folio.

GENDRON, (Claude Deshais) célébre Docteur en Médecine de la Faculté de Montpellier, Médecin ordinaire de *Monsieur*, frere de Louis XIV. & du Duc d'Orléans, Régent du Royaume, tiroit son origine d'une honnête famille de la Beauce. Il fit paroître, dès sa jeunesse, une inclination & des talens extraordinaires pour l'Histoire naturelle & pour la Médecine, & rechercha la compagnie des gens de Lettres & des Savans. Il opéra, par des connoissances qui lui étoient propres, des guérisons sans nombre sur des sujets qui sembloient incurables, & s'aquit une très-grande réputation, sur-tout dans la partie de la Médecine qui traite de la guérison des cancers & des maladies des yeux. Ayant amassé un bien assez considérable, il se retira à Auteuil, près de Paris, dans la maison qui avoit appartenu autrefois au célébre Despreaux, son ami, & qui étoit devenue la sienne depuis près de trente ans. C'est là que les Grands, les Ministres, les Ambassadeurs, les premiers Magistrats, les Savans, & un grand nombre de personnes de l'un & de l'autre sexe, alloit souvent visiter ou consulter Mr. Gendron. Un jour Mr. De Voltaire allant lui présenter un de ses Ouvrages, se trouva tout à coup saisi de respect pour un endroit si cher aux Muses, & fit cet impromptu :

> C'est ici le vrai Parnasse
> Des vrais enfans d'Appollon ;
> Sous le nom de Boileau ces lieux virent Horace,
> Esculape y paroit sous celui de Gendron.

Mr. Gendron vécut dans cette retraite en Philosophe vraiment Chrétien. Vrai jusqu'au scrupule, il avoit en horreur tout genre de déguisement & de flatteries. Il y mourut

rut le 3 Septembre 1750, à 87 ans. Mr. Le Beau, célébre Professeur d'Eloquence, fit son épitaphe en Latin. Mr. Gendron légua par son testament, tous ses Manuscrits à un de ses neveux, comme lui Docteur en Médecine de la Faculté de Montpellier. Le principal de ses Manuscrits est intitulé :

Recherches sur l'origine, le développement & la réproduction de tous les Etres vivans.

On assure que cet Ouvrage est excellent, & qu'il sera incessamment donné au Public.

GENES. (Simon) *Voyez* SIMON DE GENES.

GENNEPIUS (André) nâquit à Balen dans la Campinie. Il enseigna avec beaucoup de réputation, la Langue Hébraïque dans le Collége de Trois-Langues en l'Université de Louvain; il passa même pour entendre les difficultés de la Grammaire de la Langue sainte, autant & mieux que les Rabbins les plus appliqués à ce genre d'étude. Gennepius ne borna pas là son érudition; il excella aussi dans la Médecine, & sur-tout dans la Botanique. Il mourut à Louvain le 10 de Février 1568, âgé de 84 ans, & fut enterré dans l'Eglise de saint Pierre. On ajoute cet éloge à son épitaphe :

Migravit octogesimo quarto senex.
Ætatis anno functus integerrimè,
Sex atque triginta per annos publicè
Sacras Hebræorum professus litteras,
Linguam callens optimè sanctissimam;
Buslidiano gloriam Collegio,
Sibique favorem comparavit omnium:
Dum consulens benignè ægrotantibus,
Ope Medicâ multis salutem contulit.
Nunc liberatus omnibus molestiis,
Fruitur beato cœlitum consortio,
Nomine relicto posteris laudabili.

GENTILIS ou GENTILIS DE GENTILIBUS, dit de Folinge, parce qu'il étoit natif de cette Ville. C'étoit un savant Médecin, disciple de Thadée de Florence, qui vivoit dans le XIV. siécle. Il étoit fils d'un autre Médecin de Bologne; & il laissa plusieurs enfans, dont l'un s'établit à Perouse où sa famille subsiste encore. Gentilis composa des Commentaires sur Avicenne, qui sont beaucoup estimés par les Gens de Lettres :

Commentaria aurea super Opera Avicennæ.

Tome I. Cc

Commentaria in artem Galeni.

Ce favant homme mourut à Folingo, le 12 de Juin 1348.

GEOFFROY (Etienne-François) nâquit à Paris le 13 Février 1672. de Mathieu-François Geoffroy, Marchand Apoticaire, ancien Echevin & Conful; & de Louife Devaux, fille d'un Chirurgien célébre en fon tems. L'éducation de Geoffroy a été telle, que, quand il fut en Phifique, il fe tenoit chez fon pere des conférences réglées, où Mr. Caffini apportoit fes Planifphéres, le P. Sébaftien fes machines, Mr. Joblot fes pierres d'aiman, où Mr. Du Verney faifoit fes diffections, & Mr. Homberg des opérations de Chimie, où fe rendirent, du moins par curiofité, plufieurs autres Savans fameux, & de jeunes gens qui portoient de beaux noms; enfin, ces conférences parurent fi entendues & fi utiles, qu'elles furent le modéle & l'époque de l'établiffement des expériences de Phifique dans les Colléges. On croiroit d'abord qu'il s'agiffoit de l'éducation d'un fils de Miniftre, deftiné, pour le moins, aux grandes dignités de l'Eglife : cependant tout cela fut fait pour le jeune Geoffroy, que fon pere ne deftinoit qu'à lui fuccéder dans fa Profeffion. Mais il favoit combien de connoiffances demande la Pharmacie embraffée dans toute fon étendue : il l'aimoit, & par gout, & parce qu'elle lui réuffiffoit fort; & il croyoit ne pouvoir mieux faire que de fournir à fon fils les moyens de pourfuivre, avec plus d'avantage, la carriére où lui-même avoit vieilli.

Après cette premiére étude de Phifique générale, Mr. Geoffroy fit des cours particuliers de Botanique, de Chimie, & même d'Anatomie, quoique cette fcience ne fût pas de fon objet principal. Il s'en écartoit encore davantage dans fes heures de délaffement, où l'on eft maître de choifir fes plaifirs : il tournoit, il travailloit des verres de lunettes, il exécutoit des machines en petit, il apprenoit l'Italien de l'Abbé Rofelli, fi connu par le Roman de *l'Infortuné Napolitain.*

En 1692. fon pere l'envoya à Montpellier pour y apprendre la Pharmacie chez un habile Apoticaire, qui de fon côté, envoya fon fils à Paris chez Mr. Geoffroy : échange bien entendu, puifque l'un & l'autre de ces jeunes gens, en laiffant dans la maifon paternelle ce qu'il étoit bien fûr d'y retrouver toujours, alloit chercher dans une maifon étrangére ce qu'il n'eût pas trouvé chez lui. Geoffroy fuivit les plus habiles Profeffeurs de la fameufe

Ecole de Montpellier, & il vit presque naître alors dans
cette Ville un grand nom qui s'eſt toujours accru depuis,
& qui par lui-même & ſans nul ſecours étranger, s'eſt
élevé à la première place. Avant que de revenir à Paris,
il voyagea dans les Provinces Méridionales du Royaume,
& alla voir les ports de l'Océan ; car il embraſſoit auſſi
ce qui n'étoit que de pure curioſité. Il en eût, peut-être,
été bien puni à Saint-Malo, où il ſe trouva enfermé en
1693, dans le tems du bombardement des Anglois, ſi la
terrible machine infernale qui menaçoit d'abîmer tout,
n'eut manqué ſon effet. Mr. le Comte de Tallard, depuis
Duc, Pair & Maréchal de France, ayant été nommé au
commencement de 1698. à l'ambaſſade extraordinaire
d'Angleterre, il choiſit Mr. Geoffroy, qui n'étoit point
Médecin, pour avoir ſoin de ſa ſanté ; & il ne crut point
que cette confiance donnée au mérite dépourvu de titre,
fût trop hardie. Geoffroy qui ſavoit voyager, ne manqua
pas de profiter du ſéjour de Londres : il gagna l'amitié de
la plupart des Illuſtres d'un Pays qui en produit tant, &
principalement celle du Chevalier *Sloane* ; & en moins de
ſix mois il devint leur confrere par une place qu'ils lui donnerent dans la Société Royale.

Delà il paſſa en Hollande, où il vit d'autres Savans, fit
d'autres obſervations, aquit de nouvelles connoiſſances.
Il ſe préſenta encore à lui l'occaſion de faire un voyage
agréable, celui d'Italie, où il alla en 1700. avec Mr. l'Abbé
De Louvois en qualité de ſon Médecin ſelon le langage
de Mr. Geoffroy, & en qualité d'ami ſelon le langage de
cet Abbé ; car ils avoient tous deux le mérite de ne pas
parler de même.

Le grand objet de Mr. Geoffroy étoit toujours l'Hiſtoire naturelle & la Matiére médecinale ; & il étoit d'autant plus obligé à porter ſes vues de ce côté-là, que ſon
pere avoit deſſein de lui laiſſer ſa place & ſon établiſſement. Dès 1693. il avoit ſubi l'examen pour la Pharmacie, & fait ſon chef-d'œuvre : cependant ce n'étoit point
là le fond de ſon intention ; il vouloit être Médecin &
n'oſoit le déclarer ; il faiſoit des études équivoques, qui
convenoient également au plan de ſon pere & au ſien :
telle étoit la Matiére médecinale, qu'un habile Apoticaire
ne ſauroit trop connoître, & que ſouvent un habile Médecin ne connoit pas aſſez. Enfin, quand le tems fut venu
de ne pouvoir plus ſoutenir la diſſimulation, & de pren-

dre un parti décisif, il se déclara, & le pere se rendit. Il avoit destiné à la Médecine son second fils, qui fut depuis l'un des Chimistes de l'Academie des Sciences : celui-là prit la Pharmacie au lieu de son ainé. Geoffroy se mit donc sur les bancs de Médecine, & fut reçu Bachelier en 1702. Il avoit choisi cette question pour sa premiére Thése : *Si le Médecin est en même-tems un Méchanicien Chimiste ?* On sent assez qu'il avoit interêt de conclurre pour l'affirmative, au hazard de ne pas comprendre tous les Médecins dans sa définition. Il composa encore lui-même ses deux autres Théses de Bachelier, & à plus forte raison celle dont il fut Président, après avoir été reçu Docteur en 1704. Il prenoit toujours des sujets utiles ou interessans. Celle où il demandoit : *Si l'homme a commencé par être ver ?* piqua tellement la curiosité des Dames, & des Dames du plus haut rang, qu'il fallut la traduire en François pour les initier dans des mistéres dont elles n'avoient pas la théorie. On assure que toutes les Théses sorties de sa main, n'ont pas seulement été regardées dans les Ecoles comme des Traités presque complets sur les sujets choisis; mais qu'elles se sont trouvées plus au gout des étrangers, qu'un grand nombre d'autres, où ils se plaignent que le soin dominant a été celui de l'élégance du stile & de la belle latinité.

Il ne se pressa point de se jetter dans la pratique dès qu'il en eut le droit : il s'enferma pendant dix ans dans son cabinet, & il voulut être sûr d'un grand fonds de connoissances avant que de s'en permettre l'usage. Les Médecins ont entre eux ce qu'ils appellent les bons principes; & puisqu'ils sont les bons, ils ne sont pas ceux de tout le monde. Les Confreres de Mr. Geoffroy ont toujours convenu qu'il les possédoit parfaitement. Son caractére doux, circonspect, modéré, &, peut-être, même un peu timide, le rendoit fort attentif à écouter la nature, à ne la pas troubler par des remédes sous prétexte de l'aider, & à ne l'aider qu'à propos & autant qu'elle le demandoit. Une chose singuliére qui lui fit tort dans les commencemens : il s'affectionnoit trop pour ses malades, & leur état lui donnoit un air triste & affligé qui les allarmoit : on en reconnut enfin le principe, & on lui sut gré d'une tendresse si rare & si chere à ceux qui souffrent. Persuadé qu'un Médecin appartient également à tous les malades, il ne faisoit nulle différence entre les bonnes pratiques & les mauvaises, entre les brillantes & les obscures. Il ne recherchoit rien & ne rejettoit rien. Delà il est aisé de conclurre que ce qui dominoit dans le nombre de ses pratiques, c'étoient les obscures & les mauvaises; & d'autant plus que ses premiers engagemens lui étoient sacrés, & qu'il n'eût pas voulu les rompre ou s'en aquitter légérement, pour courir aux occasions les plus flatteuses qui seroient survenues. D'ailleurs, souverainement éloigné de tout faste, il n'étoit point de ceux qui savent aider à leur propre réputation, & qui ont l'art de suggérer tout bas à la Renommée, ce qu'ils veulent qu'elle repéte tout haut avec ses cent bouches. Cependant le vrai avoit percé à la longue, & Mr. Geoffroy étoit bien connu. Dans les grandes affaires de Médecine, ceux qui s'étoient saisis des premiers postes, l'appelloient presque toujours en consultation; il étoit celui dont tous les autres vouloient emprunter les lumiéres.

En 1709. Louis XIV. lui donna la place de Professeur en Médecine au Collége Royal, vacante par la mort de Mr. Tournefort. Il entreprit de dicter à ses auditeurs toute l'Histoire de la Matiére médecinale, sur laquelle il avoit depuis long-tems amassé de grandes provisions. Tout le regne mineral a été expédié, c'est-à-dire, tous les mineraux qui font en usage dans la Médecine; & c'est ce qu'on a jusqu'à présent sur ce sujet de plus recherché, de plus certain & de plus complet. Il en étoit au regne végétal; & comme il suivoit l'ordre alphabétique, il en est resté à la *Melisse*, qui, quoiqu'assez avancée dans l'Alphabet, laisse après elle un grand vuide, & beaucoup de regret aux curieux de ces sortes de matiéres. Il n'avoit point touché au regne animal : mais du moins tout ce qu'il a dicté, s'est trouvé en très-bon ordre dans ses papiers; & on l'a donné au Public en trois volumes *in-8vo.* sous ce titre: *Tractatus de re medica. Parisiis*, 1741.

En 1712. Mr. Fagon se démit de sa charge de Professeur en Chimie au Jardin Royal, & Mr. Geoffroy eut sa place. En 1726. il fut choisi Doyen de la Faculté; & ses deux années de Décanat finies, il fut continué, & cela par les suffrages même qui auparavant lui avoient été contraires : car, comme tous les membres d'une République ne font pas également républicains, quelques-uns avoient attaqué sa première élection par des irrégularités prétendues, & lui-même auroit été volontiers de leur parti;

mais l'élection fut confirmée par le jugement de la Cour. Il s'étoit élevé un procès entre les Médecins & les Chirurgiens, espéce de guerre civile qui divisoit les Citoyens d'un même Etat : Geoffroy se livra, sans mesure, aux travaux extraordinares du second Décanat, qui joints à ceux qu'exigeoient sa profession & ses différentes places, ruinerent absolument sa santé, qui étoit naturellement foible ; & au commencement de 1730. il tomba accablé de fatigues. Il eut cependant le courage de mettre la derniére main à un Ouvrage que ses prédécesseurs Doyens avoient jugé nécessaire, mais qu'ils n'avoient pas fini : c'est un Recueil des Médicamens composés les plus usités, que les Pharmaciens devoient tenir toujours prêts.

Geoffroy étoit entré dans l'Académie Royale des Sciences dès l'an 1699, & il est mort le 6 Janvier 1731.

GEORGES, fils de **BOCT-JECHUA**. *Voyez* BACHTISHUA.

GERVAIS, (Nicolas) né à Palerme en 1632, fut un fameux Droguiste & Apoticaire. Il avoit un jardin qui touchoit aux murailles de la Ville, où il cultivoit toutes sortes de plantes rares pour en reconnoître les vertus. Cela lui attira l'estime & la considération de ses Confreres & des Médecins. Il mourut à Palerme le 30 Mai 1681. On a de lui :

Antidotarium Panormitanum Pharmaco-Chimicum.
Succedanea.

Norma Tyronum Pharmacopolarum Galeno-Spargyrica.

GESNER, (Conrad) Médecin qu'on a surnommé le Pline d'Allemagne, étoit de Zurich en Suisse, où il nâquit en 1516. d'*Orso Pellion* & de *Barbe Friccia*. On dit que Pellion ayant été tué dans la guerre civile des Suisses, il laissa son fils dans une si grande pauvreté, que pour gagner sa vie, il s'en alla à Strasbourg, où il vendit sa liberté à Wolfgang Capiton. Mais comme il avoit une grande inclination pour les Lettres, pendant le tems qu'il étoit au service de son maître, il ne laissa pas de s'adonner à l'étude. Après avoir fait quelque séjour à Strasbourg, il passa à Paris, où il apprit parfaitement les Langues Latine & Gréque, & la Rhétorique ; il s'attacha ensuite à la Philosophie & à la Médecine ; puis il retourna en son Pays, où il enseigna les humanités & la Philosophie à un grand nombre d'écoliers ; ensuite il alla à Montpellier pour se perfectionner dans l'étude de la Médecine, delà il vint à Bafle, où il fut reçu Docteur en cette fcience ; & enfin il fe retira à Zurich, où il exerça la charge de Profeffeur en Philofophie pendant 24 ans, avec beaucoup de gloire & de réputation.

Gefner mourut le 22 Décembre de l'an 1565. Théodore Zuinger, qui avoit été fon difciple, compofa l'Epitaphe qu'on mit fur fon tombeau avec ces quatre vers :

Ingenio vivens naturam vicerat omnem :
Naturâ victus conditur hoc tumulo.
Plinius hic fitus eft germanus, perge viator.
Gefneri toto nomen in orbe volat.

Voici comme Mr. De Thou parle de Gefner fous l'année 1565, qui fut celle de ce docte Médecin. " La mort " de Conrad Gefner de Zurich, dit-il, acheva l'année. " Elle doit être d'autant plus déplorée de tous les fiécles, " qu'à peine étoit-il âgé de 49 ans. Il étoit digne d'une " plus longüe vie ; & ceux qui voudront mefurer la fienne " par le grand nombre de bons livres qu'il a compofés, " croiront, fans doute, qu'il a vêcu fort long-tems. Il " commença en France, à Paris & à Bourges, à faire, " pour ainfi dire, le coup d'effai de fes études. Delà, " comme il étoit excellent en toutes fortes de fciences, " & favant en Grec & en Latin, après avoir vu l'Italie, " il s'en retourna en fon Pays, où il profeffa la Médecine ; " & gagé par le Public, il y enfeigna la Philofophie, " dont il expliqua particuliérement cette partie qui regarde " l'Hiftoire Naturelle. Il mit auffi le premier au jour " quantité de vieux Livres, principalement des Théolo- " giens. Il eut, outre la doctrine, une paffion merveil- " leufe de contribuer à la facilité des études, qui lui dura " jufqu'à la mort. Enfin, fe fentant frappé de la pefte, " comme les forces lui manquoient déja, il fe leva de fon " lit, non pour donner ordre à fes affaires domeftiques, " mais à fes Ecrits ; afin que ce qu'il n'avoit pu faire im- " primer pendant fa vie, pût l'être après fa mort pour l'u- " tilité du Public. Comme il étoit occupé à ce travail plus " que fes forces ne lui permettoient, la mort le furprit " en travaillant, lui qui n'avoit jamais été oifif ; & on " auroit dit qu'elle nous envoit les derniers Ouvrages de " ce grand Homme. Ils ne périrent pourtant pas entiére- " ment ; car après fa mort, on en tira plufieurs de fa Bi- " bliothéque, & Gafpar Wolf en a publié un grand nom-

Cc iv

,, bre, qui renouvellent encore la douleur qu'on a de ſa
,, perte. Joſias Simler prononça ſon oraiſon funébre : Béze
,, lui fit un éloge en vers, dans lequel il dit entre autres
,, choſes, que la Nature le pleure comme le plus fidéle
,, dépoſitaire de ſes ſecrets, & qu'elle ſera muette à l'ave-
,, nir, ſi cette mort même ne parle pour elle :

Natura te omnis denique ut ſuorum
Fidum antiſtitem plorat ſacrorum, muta
Futura deinceps, ni loquaris mortuus, &c.

Nous avons les Ouvrages ſuivans de la façon de Geſner :

Hiſtoriæ animalium Liber primus, de Quadrupedibus vivi-
paris. Tiguri, 1551. in-folio.

Hiſtoriæ animalium Liber ſecundus, qui eſt de Quadrupedi-
bus oviparis. Francofurti, 1586. in-folio.

Hiſtoriæ animalium Liber tertius, qui eſt de avium natura.
Tiguri, 1555. in-folio.

Hiſtoriæ animalium Liber quartus, qui eſt de Piſcium &
Aquatilium animantium natura. Tiguri, 1558. in-fol.

Hiſtoriæ animalium Liber quintus, qui eſt de ſerpentum na-
tura. Tiguri, 1587. in-folio. Sunt autem hi libri omnes
cum iconibus excuſi primùm, poſtea recuſi Francofurti,
1604. in-folio. 5 vol.

P. Ovidii Naſonis Halieuticon, hoc eſt, de Piſcibus Libellus
ſcholiis illuſtratus. Accedit aquatilium animantium enu-
meratio juxta Plinium. Tiguri, 1556. in-8vo.

Hiſtoria plantarum & vires ex Dioſcoride, Paulo Ægineta,
Theophraſto, Plinio & recentioribus Græcis. Baſileæ, 1541.
in-8vo. Venetiis, 1541. in-16.

De raris & admirandis herbis, quæ ſive quod noctu luceant,
ſive ob alias cauſas, lunariæ nominantur, commentario-
lus, & obiter de aliis etiam rebus quæ in tenebris lucent,
&c. Tiguri, 1555. in-4to.

Catalogus plantarum, Latinè, Græcè, Germanicè & Gal-
licè deſcriptus. Addita ſunt herbarum Nomenclatura va-
riarum gentium Dioſcoridi adſcriptæ. Tiguri, 1542. in-4to.

De Stirpium aliquot vetuſtis nominibus. Baſil. 1557. in-8vo.

Tabula collectionum ſtirpium. Argentinæ, 1553. in-8vo.
Tiguri 1587. in-8vo.

De rerum foſſilium, lapidum & gemmarum maximè, figu-
ris & ſimilitudinibus Liber. Tiguri, 1565. in-8vo.

Obſervationum de Thermis, tum Helveticis, tum Germaniæ,
aliis Libri duo. Extant in opere veneto de Balneis.

Liber de lacte & operibus lactariis, Philologus pariter ac Medicus. Tiguri, 1541. *in-8vo.*

Apparatus & delectus simplicium medicamentorum, cum aliis. Lugduni, 1543. *in-8vo. Venetiis,* 1543. *in-16.*

Enchiridion rei medicæ triplicis. Illius primum quæ figna ex pulfibus & urinis dijudicat. Deinde Therapeutica de omni morborum genere curando fingillatim. Tertio Diætetica, vel de ratione victûs præfertim in febribus. Tiguri, 1555. *in-8vo.*

Evonimus, de Remediis fecretis Liber phyficus. Tiguri, 1556. *in-8vo.*

Evonimus, de Remediis fecretis Liber fecundus. Tiguri, 1569. *in-8vo.*

Compendium ex Actuarii Zachariæ Libris de differentiis urinarum, judiciis & prævidentiis, cum allis. Tiguri, 1541. *in-8vo.*

Enumeratio medicamentorum purgantium, vomitoriorum & alvum bonam facientium. Bafilea, 1546. *in-8vo.*

Sanitatis tuendæ præcepta, Litteratis præcipuè & qui minùs exercentur neceffaria. Tiguri, 1562. *in-8vo. cum aliis.*

Succedaneorum medicaminum Tabula. Bafil. 1540. *in-8vo.*

Menfuræ apud veteres Græcos & Latinos Scriptores ufitatæ liquidorum & aridorum. Tiguri, 1584. *in-4to.*

Epiftolarum medicinalium Libri tres. Tiguri, 1577. *in-4to. cum aliis.*

Nous devons à Gefner la penfée d'établir les genres des plantes par rapport à leurs fleurs, à leurs femences & à leurs fruits ; & on doit regarder comme une perte confidérable celle du grand Herbier qu'il avoit entrepris, & dont il parle fi fouvent dans fes Lettres. On peut juger de la beauté de cet Ouvrage par l'excellence des figures qu'il avoit fait graver, & qui étoient caractérifées de leurs marques particuliéres. S'il avoit continué de même, nous n'aurions prefque rien à faire aujourd'hui : mais la mort l'enleva dans le tems qu'il travailloit à jetter les fondemens d'une fcience qui n'eft demeurée confufe qu'à caufe que l'on n'a pas fuivi fes vues. Camerarius, entre les mains de qui les Ecrits & les planches de Gefner tomberent, s'en fervit pour illuftrer un Abrégé de Matthiole, avec qui Gefner avoit eu de grands démêlés. Il en infera aufſi une partie dans le Livre qu'il appella *le Jardin médecinale & philofophique.* Il auroit, peut-être, mieux fait de nous donner ces précieux débris fous le nom de leur Auteur.

Gesner étoit un homme remarquable, non-seulement par son savoir extraordinaire, mais encore par son humanité & probité. Il se signala par la guérison d'un grand nombre de maladies qui paroissoient incurables. Le nombre de ses Ouvrages est surprenant, ainsi qu'on en peut juger par le catalogue des principaux qu'on vient de donner; & c'est, avec sujet, qu'il s'est aquis la réputation d'avoir été un des plus savans hommes de son tems, en tout genre de litterature. Beze a dit que Gesner avoit, lui seul, toute la science qui étoit partagée entre Pline & Varron. Gesner a fait lui-même l'histoire de sa vie dans sa Bibliothéque, où il raconte une chose qui est digne de remarque. C'est qu'il avoue franchement que ses Ouvrages ne sont pas travaillés avec autant de soin & d'exactitude qu'il seroit à souhaiter, parce que la misére de sa condition l'obligeoit à composer ses livres pour gagner sa vie; & qu'ainsi étant forcé par deux Déesses inexorables, savoir la pauvreté & la nécessité, il n'avoit pas tout le loisir dont il avoit besoin, pour les mettre dans un état aussi parfait qu'il eût pu faire, s'il n'eut écrit que pour l'honneur. Cependant, ajoute-t'il, afin que cette confession n'attire pas le mépris sur les livres que j'ai publiés, j'ose me vanter qu'ils surpassent, en quelque maniére, ceux qui ont été faits sur les sujets que j'ai traités.

GHERING, (Philippe de) natif de Saint-Trond, & premier Médecin d'Erneste de Baviére, Electeur de Cologne & Evêque de Liége, a donné au Public:

Description des Fontaines de Spa & de Tongres.

Il mourut à Liége le 11 de Novembre 1604. Sa veuve, Ide Haghen, épousa Thomas de Rye, aussi Médecin du même Prince Erneste de Baviére. De Rye étoit natif de Malines. Nous avons de celui-ci la traduction Latine de l'Ouvrage de Philippe de Ghering, sous ce titre:

Descriptio Fontium acidorum Spadæ, & ferrati Tungrensis, additis etiam observationibus in aquas Spadanas. Leodii, 1592. *in-8vo.*

GIANNINI, (Thomas) de Ferrare, célébre Médecin, qui a enseigné avec beaucoup de réputation, à Bologne, à Pise & à Padoue. Il vivoit en 1630. Nous avons de lui:

De substantia cœli & stellarum efficientia Disputationes Aristotelicæ. Venetiis, 1618. *in-4to.*

GIBSON, (Thomas) Médecin Anglois, & Membre

du Collége Royal de Londres, qui a écrit un Abrégé d'A-
natomie, où l'on ne remarque, dit-on, aucun but. C'eſt
une compilation d'obſervations de différens Auteurs.

GILBERT DE LIMBOURG. *Voyez* PHILARETE.

GILBERT, dit GILBERTUS LEGLEUS,
Médecin, vivoit vers l'an 1210, ſuivant quelques Auteurs; mais Freind le fait vivre long-tems après le commencement du treiziéme ſiécle. On dit qu'il étoit Anglois:
ſa doctrine le fit eſtimer, & par elle il ſe diſtingua dans
un tems où la Médecine n'étoit preſque cultivée que par
des Moines empiriques. Gilbert ſuivit l'heureux panchant
de ſon génie; animé du déſir de diſſiper les affreuſes ténébres que l'ignorance avoit répandues ſur la Médecine,
il prit l'eſſor, & fut le premier qui oſa fronder l'état ridicule où elle étoit alors plongée. Il appuya ſa façon de
faire, non-ſeulement par la ſolidité du raiſonnement,
mais encore par l'évidence de l'expérience : c'étoit un
homme de grande lecture, qui, au moyen de l'étude &
de pluſieurs années de voyage, s'étoit aquis cette ſcience
qui lui fit faire tant des cures ſurprenantes.

Gilbert a compoſé divers Ouvrages; mais on lui reproche d'avoir pris beaucoup de choſes dans les Ecrits des
Arabes, & ſur-tout dans Rhaſés, qu'il a tranſcrit de mot
à mot dans de certains endroits. Voici les titres de ſes
Ouvrages :

Compendium Medicinæ tàm morborum univerſalium quàm
  particularium. Lugduni, 1510. *in-4to. Geneva*, 1608.
  in-12. ſub hoc titulo : Laurea Anglicana, ſive Compen-
  dium totius Medicinæ.

De Viribus aquarum.

De Re herbaria.

Theſaurus pauperum.

De tuenda valetudine.

GIRAUD ou GIRALDI, dit CYNTHIO,
(Jean-Baptiſte) étoit de Ferrare, où il nâquit en 1504. Il
étudia ſous Calcagnini, & il fit de grands progrès dans
les Lettres. Il s'attacha particuliérement à la Médecine, &
il prit le bonnet de Docteur en cette Faculté. Depuis,
Hercule d'Eſt, Duc de Ferrare, le choiſit pour être ſon
Sécrétaire; & il occupa cet Emploi durant ſeize ans, juſqu'à la mort de ce Prince. Il le continua même encore
deux ans ſous Alphonſe II., fils d'Hercule; mais quelques
envieux le mirent ſi mal dans l'eſprit de ſon Maître, qu'il

fut comme contraint de fortir de fa Maifon. Il vint à Mondovi en Piémont, & puis à Turin, où il s'arrêta quelque tems, jufqu'à ce qu'on l'engagea à aller enfeigner la Rhétorique à Pavie. Son mérite le fit confidérer dans cette Ville, & il fut reçu dans l'Academie des *Gli Affidati*, fous le nom de Cynthio, & il y publia divers Ouvrages en profe & en vers que nous avons de lui. Giraldi fut cruellement tourmenté de la goutte : cette maladie étoit le funefte héritage de fa famille, & elle mit le célébre Lilio Giraldi au tombeau. Il s'imagina que l'air de fa Patrie contribueroit à lui faire recouvrer la fanté : il fe fit tranfporter à Ferrare, & il y mourut deux ou trois mois après, en 1573. âgé de 69 ans.

GISSELIN, (Victor) Médecin des Pays-Bas, natif de Santfort, qui eft un Village de Flandres près de Bruges, étoit d'une famille qui avoit tenu un rang honorable dans ce lieu-là : il y nâquit en 1543. Il étudia à Louvain avec Jufte Lipfe, & puis en France, où il fit de grands progrès dans les Lettres. Il fe fit recevoir Docteur en Médecine à Dole, & Lipfe y fit une belle oraifon à fa louange. Giffelin ne s'appliqua guères à l'exercice de la Médecine; il préféra l'étude de la Poëfie & des Belles-Lettres. Il mourut en 1591. à Berg-Saint-Vinox, près de Dunkerque, où il avoit été attiré par une penfion confidérable. Il a laiffé divers Ouvrages en profe & en vers : il publia auffi en 1564. les Oeuvres de Prudence, avec des notes de fa façon, & il en fit encore fur l'Hiftoire facrée de Sulpice Sévére. Nous avons de lui :

Epiftola de Hydrargyri ufu, ad Martinum Everartum. Extat cum Joannis Fernelii de Lue Venerea Libro. Antuerpiæ, 1579. in-8vo.

GIUSSANO, (Jean-Pierre) perfonnage du feiziéme fiécle, étoit de Milan. Il étudia en Médecine, & depuis il quitta cette Profeffion pour fe confacrer à Dieu dans l'état Eccléfiaftique. Saint Charles, qui avoit beaucoup d'eftime pour la vertu de Giuffano, lui offrit des bénéfices confidérables qu'il refufa, & il eut le même détachement pour un Evêché qu'on lui voulut donner. Il vêcut quelque tems en Communauté avec de faints Eccléfiaftiques, & puis il fe retira à la campagne où il mourut. Un de fes neveux fit rétablir fon tombeau en 1638. Giuffano a écrit divers Ouvrages de piété, & entre autres la vie de faint Charles Borromée.

GLANDORP, (Matthias-Louis) célébre Médecin du XVII. siécle, natif de Cologne, avoit été disciple de Spigelius. Il pratiqua la Médecine & la Chirurgie à Breme, Ville d'Allemagne dans le Cercle de la basse Saxe, & fut Médecin de l'Archevêque & de la République de cette Ville. Ses Ouvrages font ornés de figures, & contiennent plusieurs observations anatomiques. Nous avons de lui:

> *Speculum Chirurgorum, in quo quid in unoquoque vulnere faciendum, quidve omittendum, præmissâ partis affectâ anatomicâ explicatione, observationibusque ad unumquodque vulnus pertinentibus adjunctis, conspicitur ac pertractatur. Bremæ,* 1619. *in-8vo.* 1628. *in-4to.*

> *Tractatus de Polypo narium affectu gravissimo. Bremæ,* 1628. *in-4to.*

> *Methodus medendæ paronychiæ, cui accessit decas observationum. Bremæ,* 1623. *in-8vo.*

> *Gazophylacium, Polyplusium fonticulorum & setonum reseratum. Bremæ,* 1632, 1633. *in-4to.*

Il mourut vers 1640. On a donné un recueil de ses Ouvrages à Londres, 1729. *in-4to.*

GLASER, (Christophe) Apoticaire ordinaire de Louis XIV. & du Duc d'Orléans, a fait des leçons publiques de Chimie, & des préparations chimiques au Jardin du Roi à Paris. Ces leçons font imprimées ; le stile en est clair & simple. On trouve dans cet Ouvrage un petit fistême des procédés chimiques, avec une maniére aisée de composer les remédes que la Chimie fournit à la Médecine. Il s'en tient exactement à la description des opérations, que lui-même avoit fréquemment faites ; il ne se jette dans aucune théorie ou hipothése étrangére. Ce Livre est court, mais très-propre pour les Commençans. Il parut, pour la premiére fois, à Paris *in-8vo.* en 1688. Il a été traduit en Anglois par Walter Harris, Docteur en Médecine, fous le titre de

> *Chimie complette, ou nouveau Traité de Chimie, contenant une méthode claire & facile d'obtenir les préparations de cet Art, les plus nécessaires dans la Médecine. Londres,* 1677. in-8vo.

Cet Ouvrage a aussi été publié en haut Allemand, fous le titre de

> *Chemischer Wegwiser, &c. Jen.* 1710. *in-12.*

GLAUBER, (Jean-Rodolphe) célébre Chimiste à

Amsterdam, a passé pour le Paracelse de son tems. Il a beaucoup voyagé, & aquis par ce moyen un grand nombre de secrets. Nous avons de lui vingt Traités : dans les uns il a joué le rôle de Médecin, dans les autres, celui d'Adepte ou de Métallurgiste. Il a excellé particuliérement dans cette derniére partie. Il faut cependant convenir qu'il le céde en fidélité, simplicité & exactitude à Agricola & à Erckern, mêlant de tems en tems, ses raisonnemens & ses spéculations avec les matiéres de fait. Cependant il y auroit de l'injustice à lui refuser de l'intelligence, de la facilité, de l'adresse & de l'expérience dans la Chimie. Il est l'auteur du sel, qui a conservé jusqu'aujourd'hui son nom dans les boutiques de nos Apoticaires, je veux dire le sel de Glauber. Il est aussi l'inventeur de tous les esprits acides, retirés par le moyen de l'huile de vitriol.

Glauber avoit un peu le défaut de vanter ses arcanes & ses préparations. On lui reproche même d'avoir fait de ses secrets un vil trafic. Il passe pour avoir vendu les plus précieux à un prix excessif, à des Chimistes & à d'autres personnes, de les avoir revendu derechef, & enfin de les avoir rendu publics pour augmenter sa réputation ; ce qui lui attira l'inimitié de ceux avec qui il eut à traiter. C'est ce même Glauber qui prouva, en présence des Etats de Hollande, qu'il y avoit de l'or contenu dans le sable. Le procédé par lequel il entreprit de l'en séparer , eut un heureux succès ; mais il y eut tant de plomb, de charbon & de travail employé dans cette opération, que ce qu'elle rendit, ne valoit pas ce qu'on avoit consumé : d'où il s'ensuivit au moins, qu'il n'y a ni terre, ni sel, ni soufre, ni sable, ni aucune autre matiére qui ne contienne de l'or.

Glauber nâquit environ le commencement du seiziéme siécle. Il s'appliqua principalement à la Chimie Pharmaceutique & Phisico-Mécanique , & il fit une multitude d'expériences, qui, bien entendues & convenablement appliquées, avanceroient nécessairement la connoissance de la composition & de l'analise des métaux, des soufres & des sels. Il a passé toute sa vie sur des fourneaux, & on peut dire que personne de son siécle ne l'a emporté sur lui dans la pratique de la Chimie. Il ne voyoit pas toujours l'usage de ses propres expériences ; il lui arrivoit souvent d'appliquer à ses productions, des passages tirés des anciens Chimistes, & de s'attribuer vainement la découverte de la Panacée des Philosophes, de la Pierre Philoso-

phale, &c. Plusieurs se laisserent séduire par ses promesses, & c'est ainsi que l'Art se trouva exposé aux reproches
& à la censure de ceux qu'il trompa. Sa théorie est fort
chargée de ténébres. Quant à sa pratique, il n'est pas vraisemblable qu'il soit coupable de toutes les faussetés dont
on l'a accusé, sur-tout si l'on s'en tient exactement à ses
expériences, sans s'embarrasser de ses promesses aussi vaines qu'éblouissantes. Nous avons de lui les Ouvrages
suivans :

Furni novi philosophici, *&c*. Amstelodami, 1648. & 1650.
   in-8vo.

Annotationes uber den Appendicen, *&c*. ou Remarques sur
   l'Appendix de la cinquiéme partie des Fourneaux philosophiques, contenant plusieurs secrets utiles, en
   haut Allemand. Amsterdam, 1650. & 1661.

La description des nouveaux Fourneaux philosophiques,
   traduite par le Sieur du Teil. A Paris, 1659. *in-8vo*.
   en Anglois, par J. F. M. D. *Londini*, 1651. *in-4to*.

Operis mineralis oder vieler Kunstlichen, *&c*. Description
   de différentes opérations métalliques utiles, &c. en
   haut Allemand, en trois parties. *Francofurti*, 1651.
   in-8vo. & 1665. *in-4to*.

Cet Ouvrage a été traduit en Anglois, sous le titre de
Glauberi Ars aurea, *&c*. ou l'Art d'extraire l'or des pierres,
du sable, &c. Amsterdam, 1652. *in-8vo*.

Description complette des merveilles de la Nature, de
   l'Art & des Sciences, dans l'ancien menstrue universel, ou le Mercure des Philosophes, en haut Allemand. Hanaw, 1651. *in-8vo*. Cet Ouvrage est intitulé : *Miraculum mundi. Oder Ansfuhelicke Beschreibung*.

Ander. Theil, ou seconde partie de l'Ouvrage intitulé :
   Miraculum mundi. Amsterdam, 1660. *in-8vo*.

Gundeliche Warhafftige Beschreibung, *&c*. ou Exposition
   complette de la maniére d'obtenir le tartre de la lie
   de vin en grande quantité. Nuremberg, 1652. *in-8vo*.
   en Latin, 1655. *in-8vo*.

Pharmacopæa spargirica oder grandlicher Beschreibung, en
   sept parties. Nuremberg, 1654. *in-8vo*. Amsterdam,
   1667. *in-8vo*. En Latin, Amsterdam, 1666. *in-8vo*.
   Les trois premiéres parties avec un Appendix, en haut
   Allemand. Amsterdam, 1667, 1668. *in-8vo*. La premiére partie traduite en Latin, 1669. *in-8vo*.

Dess Teutschlands, Wolfhahrt, *&c*. La prospérité de l'Allemagne, en six parties, dont la première concerne la concentration du vin, du bois, &c. Amsterdam, 1656. *in-8vo.*

Trost de Scefahrenden, ou Consolation des personnes qui commercent sur mer, en bas Allemand, 1651. *in-8vo.* En Latin, *Amstelodami*, 1657. *in-8vo.*

Tractatus de Medicina universali, sive auro potabili vero, en haut Allemand, 1657. *in-8vo.*

Opera Chymica Bucker und Schrifften. Francofurti, 1658. *in-4to.*

Tractatus de natura salium, en haut Allemand, 1658. *in-4to.* En Latin, *Amstelodami*, 1659. *in-8vo.*

Explicatio-uber mein, *Miraculum mundi. Amstelodami,* 1658. *in-8vo.*

Oeuvres minerales. Paris, 1659. *in-8vo.*

Reichen-Scatz und Sammel Castens, &c. Grand Trésor, &c. 1, 2, 3, 4 & 5 centuries. Amsterdam, 1661. & 1668. *in-8vo.* La première & la seconde en Latin, 1660. & 1661. *in-8vo.*

Libellus Dialogorum. Amstelodami, 1663. *in-8vo.*

Explicatio oder Ansslegung, &c. Explication des termes suivans de Salomon, *in herbis, verbis & lapidibus magna est virtus,* en haut Allemand. Amsterdam, 1663. En Latin 1664. *in-8vo.*

Libellus ignium oder feser-Buchlein, Traité des feux, en haut Allemand, 1663. *in-8vo.*

Novum Lumen chimicum, en haut Allemand. Amsterdam, 1664. *in-8vo.* En Latin, 1664. *in-8vo.*

Von den Dreyen, anfangen der metallen, &c. Des trois Principes des métaux, le soufre, le mercure & le sel. Amsterdam, 1666, 1667. *in-8vo.*

Kurtze-Erklarunh, uber die, Hollische gottin, &c. Explication de ce que les Poëtes-Philosophes, tels qu'Ovide, Virgile & autres, entendent par Proserpine, femme de Pluton, Déesse des Enfers, & comment par le moyen de Proserpine, les ames des métaux sont délivrées de l'Enfer chimique. Amsterdam, 1667. *in-8vo.*

De tribus lapidibus ignium secretorum, oder von den drey alleredelsten Gesteinen, &c. en haut Allemand, 1667. *in-4to.* 1668. *in-8vo.*

De Elia artista, en haut Allemand. *Amstelodami,* 1668. *in-8vo.*

De

De Purgatorio Philosophorum, en haut Allemand. *Amstelodami*, 1668.

Glauberus concentratus oder laboratorium Glauberianum, *&c.* en haut Allemand. *Amstelodami*, 1668. *in-8vo.* *Oder kern der Glauberischen schrifften*, *&c.* L'Amende des Ecrits de Glauber, en haut Allemand. *Lipf.* & *Bresl.* 1715. *in-4to.* traduit en Latin sous le titre de *Glauberus concentratus.*

De igne Philosophorum, en haut Allemand. *Amstelodami*, 1669. *in-8vo.*

De lapide animali, en haut Allemand. *Amstelodami*, 1669. *in-4to.*

Curieuser Tract von gebrauch, *&c.* ou Traité curieux sur l'usage des vins, des grains & des bois, en haut Allemand. Amsterdam, 1686. *in-4to.*

Tous ses Ouvrages traduits en Anglois par Christophe Pack. *Londini*, 1689. *in-folio.*

Tractatus de signatura salium, *metallorum* & *planetarum*, en haut Allemand. Prague, 1703. *in-8vo.*

Tous les Ouvrages de Glauber ont été traduits en Latin en plusieurs volumes *in-8vo.*

GLAUCIAS, Médecin d'Alexandre le Grand, que ce Prince fit inhumainement crucifier, lui ayant imputé la mort d'Hepheftion, son favori, que Glaucias avoit traité dans la derniére maladie. Ce Médecin vivoit dans le 37. siécle du monde.

Outre Philippe, & celui dont nous parlons, Alexandre eut encore *Alexippus* & *Pausanias* pour ses Médecins. Le premier ayant guéri *Peucestas* d'une maladie considérable, Alexandre lui écrivit pour l'en remercier; & le dernier étant dans le dessein de donner de l'Ellebore à *Craterus*, ce Prince lui écrivit aussi pour lui témoigner la peine que lui faisoit sa maladie, & pour exhorter ce Médecin à prendre toutes les précautions nécessaires, pour donner ce reméde à propos.

GLAUCUS ou GLAUCIAS, Médecin Empirique du trente-neuviéme siécle du monde, dont Galien rapporte qu'il avoit commenté le sixiéme Livre des Epidemiques d'Hippocrate, & qu'il avoit fait divers Ouvrages pour défendre sa Secte. C'étoit le même Glaucias qui appelloit l'*observation*, l'*histoire* & l'*imitation*, le trépied de la Médecine; à la vérité ces trois choses étoient le fondement de celle des Empiriques.

Tome I.   D d

GLISCENTI, (Fabio) Philofophe & Médecin, étoit de Veftone, petit Village près de Breffe. Il a compofé divers Ouvrages en Latin & en Italien, & il eft mort à Venife vers l'an 1620.

GLISSON, (François) Médecin Anglois, profeffa cette Science à Cambridge, & fut Membre du Collége des Médecins. La principale de fes découvertes eft celle du canal qui conduit la bile du foie dans la véficule du fiel. Il a donné les Ouvrages fuivans :

Anatomia Hepatis, cui præmittuntur quædam ad rem anatomicam universè fpectantia. Londini , 1654. in-8vo. Amftelodami, 1659. in-12. & ibidem, 1665. in-12.

A la fin de ce Traité il y en a un autre fur la limphe.

Tractatus de Rachitide, feu morbo puerili. Londini, 1650. in-8vo. 1660. in-12. Lugduni Batavorum, 1671. in-8vo. Hagæ Comitis, 1682. in-12.

Tractatus de natura fubftantia energetica, feu de vita natura, ejufque tribus primis facultatibus. I. Perceptiva. II. Appetitiva. III. Motiva, &c. Londini, 1672. in-4to.

Tractatus de ventriculo & inteftinis, cui præmittitur alius de partibus continentibus in genere, & in fpecie de iis abdominis. Londini, 1677. in-4to. Amftelodami, 1676. in-12.

L'*Anatomia Hepatis*, & le *Tractatus de ventriculo* fe trouvent dans la Bibliothéque anatomique de Le Clerc & Manget. Gliffon mourut à Londres en 1677.

GOELICKE, (Andreas Ottomarus) Médecin, qui a écrit un Ouvrage intitulé :

Hiftoria Anatomiæ nova æquè ac antiqua. Halæ Magdeburg. 1713. in-8vo.

GOMEZ-PEREIRA, (George) Médecin Efpagnol, natif de Medina-del-Campo, paffe pour avoir enfeigné le premier, que les bêtes font de pures machines, dénuées de connoiffance & de fentiment. Il avança cette opinion en 1554. dans fon Livre, intitulé : *Antoniana Margarita*, & fut vivement attaqué par Michel de Palacio, Théologien de Salamanque, auquel il répondit. Quelques Auteurs ont prétendu que c'eft de ce Médecin Efpagnol que Defcartes emprunta cette opinion ; mais il y a peu d'apparence. On a encore de Pereira d'autres Ouvrages.

GORDON, (Bernard) Médecin, François de nation, qui a fait beaucoup d'honneur à l'Univerfité de Montpellier, où il enfeigna la Médecine peu de tems après fa

fondation, par le Pape Nicolas IV. en 1289. Il a donné
les Ouvrages suivans :

*Opus , Lilium Medicinæ inscriptum , de morborum propè
omnium curatione , septem particulis distributum , unâ
cum aliquot ejus libellis , videlicet :*

De indicationibus curandorum morborum.

De victûs ratione & Pharmacorum usu in morbis acutis.

De Prognosticis.

De Urinis & cautelis earum.

De Pulsibus.

*Accesserunt, studio Remacli Fusch Limburgensis, Pharma-
corum, quæ hodie in frequenti sunt practicantium usu,
aliquot schemata, omnibus Medicinam facere volentibus
omnino necessaria. Lugduni , 1559. in-8vo. Parisiis ,
1542. in-8vo. & olim Venetiis , 1498. in-folio.*

*De conservatione vitæ humanæ , à die nativitatis usque ad
ultimam horam mortis. Lipsiæ , 1570. in-8vo. Lugduni ,
1580. in-8vo. Adjectis de Phlebotomia & floribus diæta-
rum libris.*

Nous avons dans les Pharmacies, des Trochisques de la
composition de cet Auteur. On remarque dans l'Histoire
de la Médecine, que du tems de Gordon on faisoit éton-
namment du renchéri ; tout étoit plein d'affectation dans
la Médecine, & particuliérement en fait d'Ouvrages : on
auroit craint de mettre un Livre au jour, si on n'y avoit
joint le titre de *Lilium* ou de *Rosa*.

GOROPIUS. *Voyez* BECAN.

GORRIS, (Jean de) en Latin nommé *Gorræus*, Médecin qui a vécu dans le seiziéme siécle. Il étoit de Paris , fils de Pierre de Gorris, de Bourges, aussi Médecin ;
celui-ci donna au Public :

*Formulæ remediorum quibus vulgò Medici utuntur. Lute-
tia, 1560. in-16. Lugduni, 1584. in-8vo.*

Scevole de Sainte-Marthe parle très-avantageusement de
Jean De Gorris. On peut dire, dit-il, qu'il posséda parfaitement les deux choses absolument nécessaires pour faire un
excellent Médecin; car il savoit très-bien le Grec, & il
avoit une très-particuliére connoissance des secrets de la
Nature. Il parloit aussi très-bien le Latin, & il composa de
beaux Ouvrages en cette Langue. Mr. De Thou parle aussi
de lui avec beaucoup d'estime; personne à Paris ne le surpassoit en doctrine & en politesse ; il avoit d'ailleurs un
jugement exquis, un grand desinteressement, & parmi le

grand nombre des Médecins de cette Ville, il n'y en avoit point qui traitât les malades avec tant de bonheur.

De Gorris traduisit les Oeuvres du Poëte Nicandre de Grec en Latin, & il publia les définitions de Médecine. Voici les titres de ses Ouvrages :

Definitionum Medicarum Libri XXIV.

Nicandri Theriaca & Alexipharmaca, cum interpretatione & scholiis.

Hippocratis Libelli de genitura, de natura pueri jusjurandum, de arte, de prisca Medicina, de Medico, cum annotationibus & scholiis. Parisiis, 1622. in-folio.

Jean De Gorris avoit d'autres Ouvrages dont il auroit enrichi la postérité; mais un accident fâcheux qui lui arriva, l'en rendit incapable. On dit que des soldats armés, qui arrêterent une voiture dans laquelle il alloit voir Guillaume Viole, Evêque de Paris, lui firent tant de peur, qu'il en devint comme tout perclus de ses sens. Cette crainte n'étoit pas déraisonnable dans les fureurs de la guerre civile, qui a été funeste à tant d'hommes de Lettres. De Gorris vécut plusieurs années dans cet état déplorable, & il mourut en 1577, âgé de 62 ou 72 ans. Il laissa Louis De Gorris, Avocat.

GOUPIL, (Jacques) natif de la Province de Poitou, a été très-savant dans l'intelligence des Langues & des Belles-Lettres. Il étoit Médecin, & il enseigna à Paris avec beaucoup de réputation; aussi les savantes observations qu'il a faites sur Dioscoride, sur Trallien & sur quelques autres Auteurs Grecs, peuvent témoigner qu'il ne manquoit pas d'érudition : il avoit encore commencé d'expliquer les Livres d'Hippocrate; mais la mort l'empêcha de mettre la derniére main à son Ouvrage : il eut tant de chagrin de voir que les soldats avoient enlevé malicieusement tous les papiers de son cabinet, qu'il en périt de déplaisir en 1560.

GRAAF, (Reiner De) nâquit à Schoonhove, Ville forte des Provinces-Unies au Comté de Hollande, le 30 Juillet de l'an 1641. Il eut pour pere *Corneille De Graaf*, homme très-industrieux, & qui se rendit célèbre par les machines hidrauliques qu'il inventa au grand avantage de sa Patrie ; & pour mere, *Catherine* fille de *Reiner Van Breenen*, issue d'une famille illustre. De cet heureux mariage nâquirent trois fils, Martin, Adrien, & celui dont nous parlons, qui après s'être formé dans les premiers rudimens de Litterature, donna toute son attention à l'étude de la Médecine sous le célèbre François Dubois De Le Boë, Professeur en l'Université de Leyden. De Graaf y fit tant de progrès, qu'en l'année 1663, c'est-à-dire, à l'âge de 22 ans, il mit au jour son Traité *De succo Pancreatico* avec un applaudissement général. Deux ans après il alla en France, où il prit les dégrés de Docteur en Médecine à Angers. De cette Ville il vint à Paris, & il y donna de si grands témoignages d'érudition dans les assemblées des Savans où il se trouva, qu'en étant parti pour retourner en sa Patrie, il eut l'avantage d'y laisser, & l'admiration d'un savoir aussi profond qu'il étoit extraordinaire à son âge, & le sensible déplaisir de n'avoir pu retenir dans cette grande Ville un homme de son caractère. Etant de retour en Hollande, il fixa sa demeure à Delft, où il exerça la Médecine avec succès. En 1668. il donna au Public son Traité des organes de la génération chez les hommes, & quatre ans ensuite, celui concernant les femmes; tous deux Ouvrages des plus complets en ce genre. J. Swammerdam, Médecin d'Amsterdam & Anatomiste très-éclairé, voulut lui disputer la gloire d'avoir réussi dans ces deux Ouvrages; mais De Graaf plaida si bien sa cause dans le Traité qu'il mit au jour à ce sujet, que cette dispute litteraire a plutôt servi à développer le mérite de ses Oeuvres, qu'à le diminuer.

En 1672. De Graaf épousa *Marie Vandyck*, digne compagne du meilleur des maris; mais la mort brisa bientôt les liens qui réunissoient cet heureux couple. De Graaf mourut le 7 Août de l'année suivante, au grand regret de la République des Lettres. Après la mort de François De Le Boë, on lui avoit présenté la Chaire que ce grand Homme avoit occupée; mais il la refusa; aussi ne l'auroit-il pas rempli long-tems, puisque le tems de sa mort suivit de près l'offre qu'on lui en avoit fait.

Voici les titres des Ouvrages de Reiner De Graaf:

Disputatio medica de natura & usu succi Pancreatici. Lugduni Batavorum, 1664. *in*-12. *Tractatus Anatomico-Medicus de succi Pancreatici natura & usu. Accessit Epistola de partibus genitalibus mulierum. Lugduni Batavorum*, 1671. *in-8vo.*

De virorum organis generationi inservientibus. De Clysteribus. De usu siphonis in Anatomia. Lugduni Batavorum & Roterodami, 1668. *&* 1672.

Epiſtola de nonnullis circa partes genitales inventis novis.
    Lugduni Batavorum, 1668. *in-*12.

De mulierum organis generationi inſervientibus, Tractatus
    novus , demonſtrans , tam homines & animalia catera
    omnia qua vivipara dicuntur , haud minus quàm ovipa-
    ra , ab ovo originem ducere. Lugd. Batav. 1672. *in-8vo.*

Defenſio partium genitalium. Lugd. Batav. 1673. *in-8vo.*

Opera omnia, 1673. *in-8vo. Lugduni Batavorum.*

On trouve encore dans les Ephémérides Germaniques,
deux diſſertations de cet Auteur, l'une ſur l'oſſification de
l'artére carotide; l'autre ſur une matrice monſtrueuſe. On
trouve dans cet Auteur beaucoup de choſes nouvelles ſur
les différens ſujets qu'il a traités. Il faut avouer cependant
qu'on l'a ſoupçonné de les tenir de Van-Horne, dont il
étoit le diſciple, & convenir en même-tems qu'en invent-
tant la ſeringue, il a donné lieu à toutes les découvertes
anatomiques qui ſe ſont faites dans la ſuite par le moyen
de l'injection.

GRADI (Antoine De) étoit de Milan, & Médecin du
Duc. Il vivoit encore en 1468. Nous avons de lui:

De Febribus Tractatus, ſigna, cauſas & curas febrium com-
    plectens. Lugduni, 1517. *in-4to. cum aliis ejuſdem argu-*
    menti. Item 1527. *in-4to.*

GRADIBUS. (De) *Voyez* FERRARI.

GRAINDORGE, (N.) Normand de nation, étoit
Médecin de l'Archevêque de Narbonne, & vivoit en 1658.
Il a écrit un petit Traité ſur les principes du *Fœtus.*

GRAND, (Nicolas Le) de Paris, Médecin célébre,
vivoit dans le ſeiziéme ſiécle, avec beaucoup d'eſtime &
de réputation. Il étoit Médecin du Roi Henri II. Il mourut le 24 de Septembre 1583, âgé de 63 ans, & laiſſa divers Ouvrages & de grands biens.

GRASECCIUS, (George) Médecin natif de Straſ-
bourg, de qui nous avons les Ouvrages ſuivans:

·········· *in quo fabrica humani corporis muſculum*
    repraſentantis affabre demonſtratur , unà cum icone
    muſculi hominis diſſecti ſeorſim expreſſa. Argentorati,
    1605. *in-8vo.*

Scatebra Petrina, ſive acidularum D. Petri & Grieſbacen-
    ſium, cui accedit præcipuorum humani corporis morborum
    medica praxis ad thermarum uſum accommodata. Argen-
    tina, 1607. *in-8vo.*

Oratio de dicto vulgari, Medicè vivere eſt peſſimè vivere.

Extat orationum Argentinensium, tomo 2. Argentorati, 1611. *in-8vo.*

GRATAROLE, (Guillaume) Médecin célébre du seiziéme siécle. Il étoit natif de Bergame, Ville d'Italie dans l'Etat de Venise. Il enseigna d'abord la Médecine à Padoue avec réputation; mais ensuite il quitta sa Patrie pour cause de religion, & se retira à Basle, où il mourut le 16 Avril de l'an 1568, âgé de 52 ans. Gratarole a composé divers Ouvrages, dont voici les titres:

De memoria reparanda, augenda, servandaque Liber, omnimoda remedia & præceptiones continens. Tiguri, 1554. *in-8vo. Basileæ,* 1554. *in-8vo. Francofurti,* 1591. *in-12.*

De prædictione morum, naturarumque hominum facili & inspectione partium corporis Liber. Tiguri, 1555. *in-8vo. Basileæ,* 1554. *in-8vo.*

Prognostica naturalia de temporum mutatione perpetua, ordine litterarum. Basileæ, 1552. *in-8vo.*

De litteratorum & eorum qui Magistratibus funguntur, conservanda præservandaque valetudine, illorum præcipuè qui in ætate consistentia, vel non longe ab ea absunt, Compendium, cum ex probatioribus auctoribus, tum ex ratione ac fideli experientia concinnatum. Basileæ, 1555. *in-8vo. Francofurti,* 1591. *in-12.*

De Thermis Rhæticis & Vallis Transcheri agri Bergomatis.

De vini natura, artificio & usu, deque omni re potabili. Basileæ, 1565. *in-8vo.*

De Peste Theses. Basileæ, 1565. *in-8vo.*

De Regimine iter agentium, vel equitum vel peditum, vel navi, vel curru seu rheda, &c. viatoribus & peregrinatoribus quibusque utilissimi Libri duo. Basileæ, 1561. *Argentorati,* 1563. *in-8vo. Coloniæ,* 1571. *in-8vo.*

Artis Alchymiæ secretissimæ & certissimæ Defensio.

Lapidis Philosophici nomenclatura.

Voici l'Epitaphe que Barbe Nicotia fit graver sur le tombeau de Guillaume Gratarole, son époux:

GUILLELMO GRATAROLO
BERGOMENSI,
*Artium ac Medicinæ Doctori, Medicique
Filio.*
In Medicorum Basilensium Collegium cooptato,
Ob religionem exuli
Conjugi carissimo
BARBARA NICOTIA F. C.
Obiit ætatis suæ anno 52, *Christi* 1568, *d.* 16 *Aprilis.*

D d iv

GRAVIUS, (Louis) Médecin Allemand, étoit d'Heidelberg, Capitale du bas Palatinat, où il fut Professeur, & puis Médecin de l'Electeur Fréderic IV. Il mourut le 28 Décembre de l'an 1615, après avoir donné au Public quelques Ouvrages assez estimés :

Theses de Peste. Heidelbergæ, 1583. in-4to.

De Camphoræ qualitatibus, Epistola.

De Acidulis Schwalbacensibus Epistola.

GREGOIRE, (Martin) natif de Tours, & Professeur en Médecine à Paris, vivoit en 1542. Il a traduit quelques Ouvrages de Galien, & publié d'autres Traités de sa composition.

GREVIN, (Jacques) Médecin, étoit de Clermont en Beauvoisis, & il s'aquit beaucoup de réputation dans le seiziéme siécle; il savoit les Langues, les Belles-Lettres & la Philosophie. Grevin regardoit l'usage intérieur de l'antimoine comme une pratique dangereuse; il traita ce minéral de poison dans un Ouvrage qu'il publia en 1566, & dans lequel il s'adressa aux Magistrats, pour qu'ils en proscrivissent le débit, ainsi qu'ils avoient fait de l'orpiment & du vif-argent. On eut égard à ses remontrances, l'antimoine fut banni de la Médecine par un Décret de la Faculté de Paris, confirmé par un Arrêt du Parlement; & en 1609. Paulmier, Médecin de Paris, convaincu d'en avoir fait usage, fut chassé du Corps des Médecins. *Voyez* PAULMIER.

François de la Croix du Maine dit, que Grevin fut Médecin de la Duchesse de Ferrare; mais il se trompe, & on apprend de Mr. De Thou que c'étoit de la Duchesse de Savoye. Voici comme il en parle sous l'année 1570. ,, Quelque tems après, dit-il, Jacques Grevin, natif de ,, Clermont en Beauvoisis, mourut à Turin le cinquiéme ,, jour de Novembre, n'ayant pas encore 30 ans. Il avoit ,, beaucoup d'esprit & d'érudition, & après s'être heureu- ,, sement appliqué dès son enfance à la Poësie, comme le ,, témoignent la *Gelodacrie* & ses autres Ouvrages en vers, ,, qu'on peut comparer avec ceux des plus grands Poëtes, ,, il s'attacha à la Médecine, & il y réussit avec le même ,, bonheur. Il mit en vers François tous les Oeuvres de ,, Nicandre, que Jean de Gorris avoit traduits en Latin; ,, ce qu'il fit avec tant de politesse, que son Ouvrage ne ,, céde ni au Grec ni au Latin. Il y ajouta un Traité des ,, Poisons. Grevin en a composé d'autres qui ne sont pas

„ fi achevés, parce que fa mort précipitée l'empêcha d'y
„ mettre la derniére main. Ses bonnes qualités & la dou-
„ ceur de fon efprit, lui firent des amis de tous ceux qui
„ le connurent. Marguerite de France, femme de Phili-
„ bert-Emmanuel, Duc de Savoye, l'avoit mené avec elle
„ en Piémont, & depuis elle le fit fon Médecin & fon
„ Confeiller. La perte de Grevin l'affligea beaucoup ; elle
„ lui fit faire de magnifiques funerailles, & retint toujours
„ auprès d'elle la femme & la fille de ce favant Homme,
„ qu'elle avoit nommée Marguerite-Emmanuele.

Grevin n'étoit âgé que de vingt-deux ans quand il donna
au Public fes Ouvrages de Poëfie ; c'eft ainfi que le rapporte Ronfard dans une Elégie qu'il lui adreffe :

> Et toi, Grevin, aprez toi mon Grevin encor,
> Qui dores ton menton d'un petit crepe d'or,
> A qui vingt & deux ans n'ont pas clos les années,
> Tu nous as autrefois les Mufes amenées,
> Et nous as furmontez, nous qui fommes grifons.

Grevin a donné un volume intitulé : *Olimpe*, imprimé à
Paris, chez Robert Etienne : il contient le récit de fes amours
avec Nicole Etienne, fille de Charles, Médecin, laquelle
fut mariée à Jean Liebaut, auffi Médecin. Nous avons encore de lui un Ouvrage Latin, fous ce titre :

*Partium corporis humani, tum fimplicium, tum compofita-
rum, brevis Elucidatio. Antuerpiæ, 1572. in-folio. cum
Epitome Vefalii.*

*De Venenis Libri duo Gallicè fcripti, & poftmodum Opera
Hieremiæ Martii Auguftani in Latinum fermonem con-
verfi, quibus adjunctus eft ejufdem de Antimonio Tractatus, eodem interprete. Antuerpiæ, apud Plantinum, 1571.
in-4to.*

GREW, (Nehemie) favant Ecrivain Anglois, exerça
la Médecine à Londres avec un fuccès prodigieux, & y
mourut fubitement en 1711. Il a donné une Anatomie
comparée de l'eftomac & des inteftins, qu'on trouve, à ce
que croit l'Auteur du Dictionnaire de Médecine, à la fin
de fon Catalogue des Raretés. On a de lui beaucoup
d'autres chofes, particuliérement fur l'Anatomie des végétaux.

GRILLUS ou GRYLL, (Laurent) Médecin natif de
Landshut, Ville d'Allemagne dans la baffe Baviére. Il apprit les Langues & la Médecine ; & après avoir voyagé

pendant un affez long tems, il enfeigna dans l'Univerfité d'Ingolftadt, où il mourut en 1561. Il a compofé plufieurs Ouvrages :

De Sapore dulci & amaro Liber. Praga, in-8vo.
De componendis Medicamentis.

GRISANT ou **GRISAUNT**, (Guillaume) Anglois de nation, étoit Médecin & Mathématicien, & vivoit dans le quatorziéme fiécle en 1350. Il eft célébre par divers Traités :

De Quadratura circuli.
De Qualitatibus aftrorum.
De Significationibus eorum.
De Magnitudine folis.
Speculum Aftrologia.
De Caufa ignorantia.
De Judicio patientis, &c.

GRUMLER, (André) Médécin, beaucoup plus connu par la réputation que fa femme s'étoit aquife, que par celle qu'il avoit méritée lui-même. Il avoit époufé Olimpia Fulvia Morata de Ferrare, dont Mr. De Thou parle de la maniére fuivante. " C'étoit une femme illuftre
» par la pureté de fes mœurs, & comparable par fon ef-
» prit & par fa doctrine aux plus excellentes de l'anti-
» quité : elle eut pour pere Fulvio Peregrini Morato de
» Mantoue, qui lui apprit les fciences ; en quoi elle fit un
» fi grand progrès, ayant eu auffi pour précepteur Chi-
» liano Sinapio, qu'elle écrivoit fort bien en Latin & en
» Grec, & faifoit des vers en l'une & l'autre Langue. En-
» fuite ayant puifé la doctrine des Proteftans en la mai-
» fon de Renée femme d'Hercule II. Duc de Ferrare, où
» elle eut la premiére place dans l'amitié d'Anne d'Eft,
» qui époufa depuis François de Lorraine Duc de Guife,
» elle s'appliqua entiérement à l'étude de la Théologie.
» Enfin, ayant été contrainte de quitter fon pays, avec
» Emile fon frere, à caufe de la religion, elle alla en
» Allemagne, & y époufa André Grumler, Médecin, avec
» lequel elle vêcut dans une grande union, mais peu
» d'années. Elle mourut à Heidelberg, où elle s'étoit éta-
» blie, ayant à peine vêcu vingt-neuf ans. Son frere &
» fon mari la fuivirent de bien près, & furent mis tous
» trois en un même tombeau dans l'Eglife de faint Pierre.
» Voici l'Epitaphe d'Olimpia Fulvia Morata :

OLYMPIÆ FULVIÆ MORATÆ,
Formâ quondam muliere,
Ingenio homine majori,
Animo,
Quo solo Christum caperet,
Sperneret mundum totum,
Basil. Joan. Herold. Civi Cœlesti P.

GUARINONE, (Christophe) de Verone, s'acquit une grande réputation sur la fin du 16. siécle. Il fut Médecin de François-Marie, Duc d'Urbin, & puis de l'Empereur Rodolphe II. Il mourut à Prague dans un âge fort avancé. Nous avons divers Ouvrages de sa façon :

De Natura humana.

De Sententiis Aristotel.

De Principio venarum.

Disputatio de methodo doctrinarum.

Consilia medicinalia, in quibus universa praxis medica exactè pertractatur. Venetiis, 1610. *in-folio.*

GUASTAVINUS (Jules) nâquit à Génes dans une famille Patricienne. Il fut Professeur primaire dans l'Ecole de Médecine à Pise vers l'an 1614. Nous avons de lui les Ouvrages suivans :

Locorum de Medicina selectorum Liber. Lugd. 1616. *in-4to.*

Locorum de Medicina selectorum Liber alter. Florentia, 1625. *in-4to.*

Commentarii in priores decem Aristotelis Problematum sectiones. Lugduni, 1608. *in-folio.*

GUGLIELMINI, (Dominique) savant Médecin & Mathématicien, nâquit à Boulogne en Italie le 27 Septembre 1655. Il étudia sous Geminiano Montanari & sous Malpighi, & fut Professeur de Mathématique & d'Hydrometrie à Boulogne, puis à Padoue, où il enseigna aussi la Médecine. Il eut en 1686. l'intendance générale des Eaux de l'Etat de Boulogne, & fut associé à l'Académie des Sciences de Paris en 1696. Guglielmini s'acquit une grande réputation en Italie, & mourut à Boulogne en 1710. à 54 ans. Ses principaux Ouvrages sont : Un Traité d'Hydrostatique en Latin ; un grand Ouvrage intitulé : *Della Natura de Fiumi,* qui passe pour son chef-d'œuvre ; une Dissertation *de sanguinis natura & constitutione, &c.*

GUILANDIN, (Melchior) Médecin, étoit de Konisberg dans la Prusse Ducale. Il étudia dans son Pays, où il s'appliqua principalement à l'Histoire naturelle &

à la connoiſſance des plantes & des mineraux. Melchior Adam dit qu'il paſſa enſuite en Italie, où il vêcut long-tems à Rome & en Sicile, en vendant des racines, qu'il alloit arracher ſur les montagnes voiſines. Mais malgré les incommodités d'une pauvreté ſi indigne d'un homme de Lettres, il ne laiſſa pas d'aquerir une érudition extraordinaire & l'eſtime des plus ſavans Hommes de ſon ſiécle. La curioſité l'obligea d'entreprendre pluſieurs voyages en Gréce & en Aſie; & ayant été long-tems eſclave en Afrique, il tira beaucoup d'avantage de ſon malheur; car pour n'être pas inutile dans un tems ſi fâcheux, il faiſoit une recherche exacte des plantes les plus rares; de ſorte que pendant ſa captivité, il fit plus de découvertes qu'il n'en eût ſu faire étant en liberté. Enfin, il ſe retira à Padoue, où on lui confia le ſoin du Jardin public des Simples; & après avoir exercé cet emploi avec beaucoup d'applaudiſſement, il mourut dans la même Ville de Padoue en 1589, dans un âge fort avancé.

Guilandin eut une grande querelle contre Matthiole, & ils ont écrit l'un contre l'autre. Quoique l'on attendît beaucoup d'Ouvrages d'un auſſi ſavant perſonnage, il en a laiſſé très-peu; & encore Joſeph Scaliger & Jerôme Mercurialis ont fait voir que cet homme, qui avoit aquis une ſi haute réputation, s'étoit ſouvent trompé dans le Commentaire qu'il a compoſé ſur le Traité du Papier, qui ſe trouve dans les Oeuvres de Pline. Voici les titres des Ouvrages de Guilandin :

Papyrus, hoc eſt, Commentarius in tria C. Plinii Majoris de Papyro capita. Acceſſit Hieronimi Mercurialis Repugnantia, quâ pro Galeno ſtrenuè pugnatur. Item Guilandini Aſſertio ſententiæ in Galeno à ſe pronuntiatæ. Venetiis, 1572. in-4to.

Apologia adversùs Petrum Andræam Matthiolum, Liber primus, qui inſcribitus Theon. Item De ſtirpibus Epiſtolæ quinque. Præterea Manuco diæta, hoc eſt, Avicula Dei Deſcriptio. Patavii, 1558. in-4to.

Epiſtola ad Conr. Geſnerum.

Synonima Plantarum. Item Conjectanea.

GUILLAUME IV. dit *De Beaufet*, natif d'Aurillac en Auvergne, a été Chanoine de Paris & Médecin du Roi Philippe le Bel. Depuis il ſuccéda à Simon de Bucy, & monta ſur le Siége Epiſcopal de Paris : il fut ſacré à Sens par l'Archevêque Etienne Beccart en 1305; & après

avoir gouverné fon Eglife jufqu'en l'année 1320, il mourut, & fut enterré à faint Victor.

GUILLEMEAU, (Jacques) célébre Chirurgien du
XVI. fiécle, natif d'Orléans, fut difciple d'Ambroife Paré,
& Chirurgien ordinaire des Rois Charles IX. & Henri IV.
Il s'aquit une réputation immortelle par fon habileté dans
fon art, & mourut à Paris le 13 Mars 1609. On a de lui
une traduction en Latin de la Chirurgie d'Ambroife Paré,
& d'autres Ouvrages eftimés. Il a beaucoup écrit fur les
accouchemens, dont il s'étoit fait une application particuliére.

On lit le Sonnet qui fuit fur le tombeau de ce Chirurgien, dans l'Eglife de faint Jean en Gréve :

> Paffant, tu vois ici fous cette froide lame,
> Sans pouls, fans mouvement, le corps de Guillemeau.
> Son nom & fes vertus, de même que fon ame,
> Par l'immortalité l'exemptent du tombeau.

> Son corps qui gift ici reluifoit par la flame
> De fon efprit divin qui leur fert de flambeau.
> La Parque ne tient pas dans les fils de fa trame,
> Sa vie & fes vertus dans le même fufeau.

> Après que Guillemeau par fecrets admirables,
> Eut guéri tant de maux qu'on croyoit incurables,
> Enfin, il éprouva l'inclémence du fort.

> Non plus que fes Ecrits d'éternelle mémoire,
> Son corps ne feroit pas fous cette tombe noire,
> Si l'Art eut pu trouver du reméde à la mort.

GUINTHER, (Jean) Médecin, étoit d'Andernach,
petite Ville d'Allemagne dans le Cercle du bas Rhin &
dans l'Archevêché de Cologne, où il nâquit en 1487. Il
étudia à Deventer & à Marpurg, & fut enfuite Maître
d'Ecole à Goflar au Pays de Brunfwick, & puis Profeffeur
de la Langue Gréque à Louvain. Delà il vint en France,
où il fut confidéré par le Cardinal du Bellay, & par fon
moyen il devint Médecin du Roi François I. Depuis, les
guerres civiles le firent fortir de France : il alla à Wittemberg, enfuite à Metz & après cela à Strafbourg, où
il mourut le 4 Octobre en 1574. âgé de 87 ans, & il fut
enterré dans l'Eglife de faint Gal. Guinther a compofé
plufieurs Ouvrages, & traduit plufieurs Livres des Anciens,

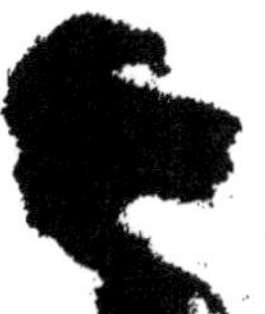

comme de Galien, d'Oribafe, de Paul d'Egine, &c. Voici les titres de fes Ouvrages:

Anatomicarum Inftitutionum fecundùm Galeni fententiam, ad Candidatos Medicinæ Libri IV. Bafileæ, 1536. in-8vo. 1539. in-4to. Patavii, 1558. in-8vo.

De victus & medendi ratione, tum alio, tum peftilentiæ maximè tempore obfervanda. Argentorati, 1542. in-8vo. Bafileæ, 1549. in-8vo. Parifiis, 1577. in-16.

De peftilentia Commentarius in quatuor Dialogos diftinctus. Argentinæ, 1565. in-8vo.

Gynæciorum Commentariolus de Gravidarum, Parturientium, Puerperarum & infantium curâ. Argentorati, 1606. in-8vo.

De Medicina veteri & nova, tum cognofcenda, tum facienda, Commentarii duo. Bafileæ, 1571. in-fol. 2 vol.

Guinther étoit fi pauvre, que n'ayant pas le moyen de s'entretenir pendant le cours de fes études, il fut obligé de mendier fon pain; mais fa pauvreté n'empêcha pas qu'il ne s'appliquât aux Sciences avec fruit, & qu'il n'a-quît dans la fuite la réputation d'un des plus favans hommes de fon fiécle. Il mérita d'être honoré des Lettres de Nobleffe, que l'Empereur Ferdinand I. lui donna fans les avoir demandées, pour relever en lui le défaut de naiffance. C'eft Guinther qui a nommé *Pancreas* le corps glanduleux qui eft fitué fous l'eftomac, & qui eft d'une fubftance douce, molle & flexible. Il fe vante d'avoir découvert le premier la complication de la veine & de l'artére fpermatiques, lorfqu'elles font fur le point d'entrer dans le tefticule. Perfonne, dit-il, ne s'eft apperçu de ce méchanifme avant moi, & je le communiquai à Véfale, lorfqu'il étudioit l'Anatomie à Paris. Guinther admettoit la membrane allantoïde.

GYMNASTIQUE. (*Médecine*) Galien fait Efculape auteur de la Médecine Gymnaftique, comme du refte de la Médecine, en ce qu'il ordonnoit à plufieurs d'aller à cheval, & de s'exercer étant armés, & qu'il leur indiquoit les fortes de mouvemens qu'ils devoient faire, & la maniére dont ils fe devoient armer. Medée faifoit auffi pratiquer quelque chofe de femblable. Mais fuppofé qu'ils euffent déja reconnu l'utilité de l'exercice, il y a apparence qu'Herodicus de Selivrée alla beaucoup plus loin, & qu'il fut le premier qui en fit un art, qu'on appella l'*Art de la Gymnaftique Médecinale* ou l'*Art de s'exercer pour la fanté.*

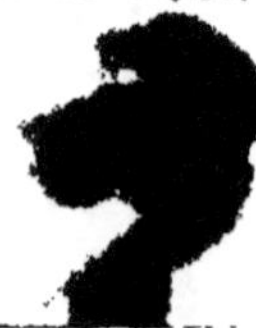

On pratiquoit avant Herodicus plufieurs maniéres d'exercice dans les jeux publics, qu'on célébroit dans divers lieux de la Gréce avec beaucoup de folemnité. Ceux qui avoient inftitué ces jeux, ne s'étoient propofé que de divertir le peuple, & de rendre les corps des hommes plus difpos, plus forts & plus propres à la guerre, ou d'obtenir, par ce moyen, la faveur des divinités en l'honneur defquelles ces mêmes jeux fe faifoient; & ceux qui s'y exerçoient, n'avoient principalement en vue que de remporter le prix qu'on donnoit au vainqueur. On apprenoit les exercices néceffaires pour cela, dans les Academies qu'on appelloit *Gymnafia* ou *Paleftra*, c'eft-à-dire, lieux propres pour s'exercer. Herodicus qui étoit Maître d'une de ces Academies, ayant remarqué que les jeunes gens qu'il avoit fous fa conduite, & qui apprenoient ces exercices, étoient, pour l'ordinaire, d'une très-forte fanté, il imputa d'abord cela au continuel exercice qu'ils faifoient. Il pouffa enfuite plus loin cette premiére réflexion, qui étoit fort naturelle, & jugea que l'on pouvoit tirer beaucoup de plus grands avantages de l'exercice, fi on fe propofoit pour but principal, l'aquifition ou la confervation de la fanté. Sur ces principes, il laiffa la Gymnaftique militaire & celle des Athlétes, pour ne s'attacher qu'à la Gymnaftique Médecinale & pour donner là-deffus les régles & les préceptes qu'il jugea convenables. Nous ne favons pas quelles étoient ces régles, mais il y a apparence qu'elles regardoient d'un côté les différentes fortes d'exercices que l'on pouvoit pratiquer pour la fanté; & de l'autre, les précautions qu'il y avoit à prendre felon la différence des perfonnes, des temperamens, des âges, des climats, des faifons, des maladies, &c. Outre cela, Herodicus régloit, fans doute, fort exactement la maniére de fe nourrir ou de faire abftinence, par rapport aux divers exercices que l'on faifoit & aux différentes vues que l'on avoit.

Hippocrate, qui avoit été difciple d'Herodicus, ne lui rend pas un témoignage fort avantageux à ce fujet; lorfqu'il dit qu'*Herodicus tuoit les fébricitans par trop de promenades, par la lutte & par les fomentations; n'y ayant rien de plus contraire à ceux qui ont la fiévre, que la faim, la lutte, les promenades, les courfes & les frictions.* Hippocrate fait encore un autre reproche à Herodicus touchant fa Gymnaftique, dont nous parlerons à l'article *Herodicus.* Mais

cette cenfure d'Hippocrate ne l'a pas empêché de fe prévaloir lui-même de la Gymnaftique en diverfes occafions,
quoiqu'il ne la crût pas utile dans les cas qu'on vient de
toucher ; & bien des Médecins qui vinrent après lui, prirent tellement le gout de cette forte de Médecine, qu'il n'y
en eut point qui ne la jugeât une partie effentielle de fon
art. Nous n'avons plus les Ecrits que Diocles, Praxagore
Philotime, Erafiftrate, Herophile, Afclepiade, Theon, Diotime & plufieurs autres avoient fait fur cette matiére ; mais
ce qui s'en trouve dans Galien, & dans les Auteurs que
citent ceux qu'on vient de nommer, fuffit pour faire voir
en quelle eftime étoit la Gymnaftique parmi les anciens.

Les Médecins n'étoient pas les feuls qui la recommandoient. Tout le monde étoit fi fort convaincu de l'utilité
qu'on en retiroit, ou du déplaifir que cela faifoit, qu'il y
avoit une infinité de gens qui paffoient la plus grande
partie de leur vie dans les lieux propres pour s'exercer :
on en bâtit depuis dans toutes les Villes de la Gréce, d'où
cette coutume fe répandit bientôt ailleurs. A la vérité, ces
bâtimens ou ces enclos, qu'on appelloit *Gymnafia*, n'é-
toient pas uniquement deftinés pour la Gymnaftique médecinale : mais les appartemens qui étoient fpécialement
refervés à ce dernier ufage, étoient le lieu du Bain, celui
où on fe deshabilloit, où l'on fe faifoit froter, oindre, &c.
On appelloit ceux qui foignoient, *Alipta*. Ceux qui étoient
appellés *Iatralipta*, avoient les premiers foûs eux, ou,
peut-être, étoient les mêmes.

Les Romains ne commencerent à bâtir des lieux d'exercice, que long-tems après les Grecs ; mais dès qu'ils en eurent une fois gouté, ils les furpafferent de beaucoup, foit
par le nombre, foit par la magnificence des bâtimens,
comme on en peut juger par les ruines qui fubfiftent encore aujourd'hui. On en étoit fi fort entêté à Rome, que,
felon la remarque de Varron, *quoique chacun eût le fien, à
peine étoit-on content*. Ceux qui voudront être inftruits à
fond de tout ce qui regarde la Gymnaftique médecinale,
peuvent confulter le favant Mercurial, qui a épuifé cette
matiére.

GYMNOSOPHISTES, de qui Strabon parle au
Livre XV. Ils fe mêloient de la Médecine, & en particulier fe vantoient de pouvoir faire par leurs remédes, que l'on
eût beaucoup d'enfans, & que l'on eût même des garçons
ou des filles, felon qu'on le fouhaitoit. L'origine des

Gymno-

Gymnofophiftes eft très-ancienne. C'étoient des Philofophes des Indes & de l'Ethiopie, qui ont auffi porté le nom
de Brachmanes : ils étoient en fi grande réputation de fageffe & de doctrine, que Pythagore, Démocrite, Anaxar-
que, Pyrrhon & autres Philofophes pénétrerent jufqu'aux
Indes pour les entendre, & fe ranger au nombre de leurs
difciples. Les Gymnofophiftes paffoient trente-fept ans dans
l'étude & dans la retraite ; ils adoroient une fouveraine
Intelligence répandue dans tout l'univers ; ils enfeignoient
la Métempficofe ; ils méprifoient la mort, le plaifir & la
douleur ; ils faifoient profeffion de la plus exacte juftice
& de la temperance la plus auftére. Les maladies paffoient
chez eux pour honteufes, parce qu'ils les regardoient comme
la fuite de la débauche. Pline dit de ces Gymnofophiftes,
que depuis l'aurore jufqu'au coucher du foleil, ils contem-
ploient cet aftre avec des yeux fixes & immobiles, & que
dans les plus grandes chaleurs de l'année, ils fe tenoient
pendant tout un jour, tantôt fur un pied, tantôt fur l'autre au milieu des fables brûlans. Arrien a rapporté avec
quelle liberté plufieurs Gymnofophiftes parlerent à Alexandre, blâmant fa vafte ambition & cette vaine ardeur de
fubjuguer toute la terre, dont une fi petite étendue lui devoit fuffire, foit pendant fa vie, foit après fa mort. *Dan-
damis*, le plus renommé de ces Philofophes, refufa de rendre des devoirs à Alexandre, & ne permit à aucun de fes
difciples d'aller voir ce Conquerant, difant qu'ils n'avoient
rien à efpérer, à défirer, ni à craindre ; que les courfes
d'Alexandre n'étoient que de longs égaremens & de fri-
voles inquiétudes, dont il troubloit fon repos & celui des
autres hommes. Alexandre parut eftimer cette liberté &
ce defintéreffement, comme vraiment philofophiques ; &
fa propre modération, à ce fujet, lui fit beaucoup d'honneur.

Le Gymnofophifte *Calanus*, ayant commencé à l'âge
de 73 ans, de fentir quelque incommodité, demanda permiffion à Alexandre de fe brûler ; & après avoir conftruit
fon bucher, il y fut confumé par les flammes en préfence
de l'armée.

Les Philofophes Indiens de ces derniers tems, appellés
Bramines ou *Brames*, font les fucceffeurs des anciens Brachmanes ou Gymnofophiftes.

Fin du premier Tome.